普通外科疾病诊断与处理

主编 谢光伟 任义 李报 韩海军 吴建萍

PUTONG WAIKE JIBING
ZHENDUAN YU CHULI

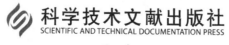

科学技术文献出版社
SCIENTIFIC AND TECHNICAL DOCUMENTATION PRESS
·北京·

图书在版编目（CIP）数据

普通外科疾病诊断与处理 / 谢光伟等主编. — 北京: 科学技术文献出版社, 2017.9
ISBN 978-7-5189-3354-9

Ⅰ. ①普… Ⅱ. ①谢… Ⅲ. ①外科—疾病—诊疗 Ⅳ. ①R6

中国版本图书馆CIP数据核字(2017)第228981号

普通外科疾病诊断与处理

策划编辑：曹沧晔　　责任编辑：曹沧晔　　责任校对：赵　瑷　　责任出版：张志平

出 版 者	科学技术文献出版社
地　　址	北京市复兴路15号　邮编　100038
编 务 部	(010) 58882938，58882087（传真）
发 行 部	(010) 58882868，58882874（传真）
邮 购 部	(010) 58882873
官方网址	www.stdp.com.cn
发 行 者	科学技术文献出版社发行
印 刷 者	南京金陵印刷有限公司
版　　次	2017年9月第1版　2017年9月第1次印刷
开　　本	880×1230　1/16
字　　数	665千
印　　张	21
书　　号	ISBN 978-7-5189-3354-9
定　　价	148.00元

前 言

　　普外科是临床医学中与各科联系最密切的一个学科，涉及面广，医学整体知识性强，是临床各科的基础。随着医学科学和医学教育事业的发展，有关普外科方面的基础理论研究及临床诊治都有了迅速发展，新概念、新理论、新观点、新药物、新技术、新疗法不断涌现，作为一名合格的普外科医师，必须不断学习和掌握相关疾病的知识才能与时俱进。编者们根据自身多年的临床经验并参考大量国内外文献，编写了这部临床实用的普外科学著作。

　　本书详细介绍了普外科各种常见疾病的诊断和治疗，重点包括颈部疾病、乳腺疾病、胃肠疾病、肝胆疾病、胰腺疾病的诊疗及相关手术等内容，全面系统，条理清晰，规范实用，适用于普外科医师、高等医学院师生以及相关医务人员学习参考。

　　由于认识水平和能力有限，加之时间仓促，书中难免有不足和疏漏之处，望广大医护人员及读者给予批评指正。

编　者
2017 年 9 月

目　录

第一章

普通外科常用诊疗技术

第一节　淋巴结活检术

一、概述

淋巴结活检是临床上最常见的诊断疾病和判断病情的重要方法，最常见的淋巴结活检部位包括颈部、腋窝和腹股沟淋巴结等，具体部位需根据淋巴结肿大情况和具体病情决定。本节以颈部斜方肌旁淋巴结活检为例进行介绍。

二、适应证

（1）性质不明的淋巴结肿大，经抗感染和抗结核治疗效果不明显。
（2）可疑的淋巴结转移癌，需做病理组织学检查以明确诊断者。
（3）拟诊淋巴瘤或为明确分型者。

三、禁忌证

（1）淋巴结肿大并伴感染、脓肿形成，或破溃者。
（2）严重凝血功能者。

四、操作方法

1. 体位　仰卧位，上半身稍高，背部垫枕，颈部过伸，头上仰并转向健侧。严格消毒、铺巾。采用利多卡因局部浸润麻醉。

2. 切口　根据病变部位选择。原则上切口方向应与皮纹、神经、大血管走行相一致，以减少损伤及瘢痕挛缩。前斜方肌旁淋巴结切除时采用锁骨上切口。在锁骨上一横指，以胸锁乳突肌外缘为中点，做一长 2cm 左右的切口。

3. 切除淋巴结　切开皮下、皮下组织和颈阔肌，向中线拉开（或部分切断）胸锁乳突肌，辨认肩胛舌骨肌。可牵开或切断以暴露肿大的淋巴结。于锁骨上区内将颈横动、静脉分支结扎，钝性分离位于斜方肌及臂丛神经前面的淋巴结，结扎、切断出入淋巴结的小血管后，将淋巴结切除。如淋巴结已融合成团，或与周围及外缘组织粘连紧时，可切除融合淋巴结中一个或部分淋巴结，以做病理检查。创面仔细止血，并注意有无淋巴漏，如有淋巴液溢出，应注意结扎淋巴管。必要时切口内放置引流片。如切断肌肉，应对端缝合肌肉断端。缝合切口。

五、并发症

淋巴结活检的可能并发症包括：①创面出血；②切口感染；③淋巴漏；④损伤局部神经等。

六、注意事项

（1）颈部淋巴结周围多为神经、血管等重要组织，术中应做细致的钝性分离，以免损伤。

（2）锁骨上淋巴结切除时，应注意勿损伤臂丛神经和锁骨下静脉。还要避免损伤胸导管或右淋巴导管，以免形成乳糜瘘。

（3）淋巴结结核常有多个淋巴结累及或融合成团，周围多有粘连。若与重要组织粘连，分离困难时，可将粘连部包膜保留，尽量切除腺体。对有窦道形成者，则应梭形切开皮肤，然后将淋巴结及其窦道全部切除。不能切除者，应尽量刮净病灶，开放伤口，换药处理。若疑为淋巴结结核，术前术后应用抗结核药物治疗。

（4）病理检查确诊后，应根据病情及时做进一步治疗（如根治性手术等）。

（谢光伟）

第二节　体表肿块穿刺活检术

一、概述

体表肿块穿刺活检因其操作简便，并发症低，准确率高，已成为表浅肿瘤获取组织病理诊断的重要方法。然而，目前部分学者认为，对于恶性肿瘤，穿刺活检有时因穿刺部位的原因，容易出现假阴性结果，而且存在针道转移的危险。因此，对于能够完整切除的体表肿块，多数建议行肿块的完全切除，只对于肿块无法完整切除或有切除禁忌证时才采用穿刺活检的方法。对于肿块的穿刺方式，目前有细针穿刺和粗针穿刺两种，前者对周围结构损伤小，但穿刺组织较少。后者虽然可取得较多的组织，但对周围损伤较大。

二、适应证

体表可扪及的任何异常肿块，都可穿刺活检，例如乳腺肿块、淋巴结等均可穿刺。

三、禁忌证

（1）凝血机制障碍。

（2）非炎性肿块局部有感染。

（3）穿刺有可能损伤重要结构。

四、操作方法

1. 粗针穿刺　如下所述。

（1）患者取合适的体位，消毒穿刺局部皮肤及术者左手拇指和示指，检查穿刺针。

（2）穿刺点用20%利多卡因做局部浸润麻醉。

（3）术者左手拇指和示指固定肿块，右手持尖刀作皮肤戳孔。

（4）穿刺针从戳孔刺入达肿块表面，将切割针芯刺入肿块 1.5~2cm，然后推进套管针使之达到或超过切割针尖端，两针一起反复旋转后拔出。

（5）除去套管针，将切割针前端叶片间或取物槽内的肿块组织取出，用10%甲醛溶液固定，送组织学检查。

（6）术后穿刺部位盖无菌纱布，用胶布固定。

2. 细针穿刺　如下所述。

（1）患者选择合适体位，消毒穿刺局部皮肤及术者左手拇指和示指，检查穿刺针。

（2）术者左手拇指与示指固定肿块，将穿刺针刺入达肿块表面。

（3）连接 20～30mL 注射器，用力持续抽吸形成负压后刺入肿块，并快速进退（约 1cm 范围）数次，直至见到有吸出物为止。

（4）负压下拔针，将穿刺物推注于玻片上，不待干燥，立即用 95% 乙醇固定 5～10min，送细胞病理学检查。囊性病变则将抽出液置试管离心后，取沉渣检查。

（5）术后穿刺部位盖无菌纱布，用胶布固定。

五、并发症

体表肿块穿刺活检的可能并发症包括：①出血；②感染；③肿瘤种植转移等。

六、注意事项

（1）不能切除的恶性肿瘤应在放疗或化疗前穿刺，以明确病理诊断。

（2）可切除的恶性肿瘤，宜在术前 7d 以内穿刺，以免引起种植转移。

（3）穿刺通道应在手术中与病灶一同切除。

（4）穿刺应避开恶性肿瘤已破溃或即将破溃的部位。

（5）疑为结核性肿块时，应采用潜行性穿刺法，穿刺物为脓液或干酪样物，则可注入雷米封或链霉素，避免其他细菌感染，术后立即抗结核治疗。

（谢光伟）

第三节　腹腔灌洗术

一、概述

腹腔灌洗引流术又称治疗性持续性腹腔灌洗引流术，它在医学上并不是一项新的治疗方法，但近年来重新得到重视，并逐渐加以改进。从单纯的生理盐水灌洗发展到目前的灌洗液中配以抗生素、微量肝素、糜蛋白酶等。

二、适应证

1. 诊断性腹腔灌洗术　如下所述。

（1）用一般诊断方法及腹腔穿刺诊断仍未明确的疑难急腹症。

（2）症状和体征不甚明显的腹部创伤病例，临床仍疑有内脏损伤，或经短期观察症状和体征仍持续存在者。特别是神志不清或陷于昏迷的腹部创伤者。

2. 治疗性腹腔灌洗术　用抗生素 – 肝素溶液持续腹腔灌洗治疗就诊晚、污染严重的弥漫性腹膜炎，以预防腹腔脓肿形成。

三、禁忌证

（1）明显出血素质。

（2）结核性腹膜炎等有粘连性包块者。

（3）肝性脑病或脑病先兆。

（4）包虫病性囊性包块。

（5）巨大卵巢囊肿者。

（6）严重肠胀气。

（7）躁动不能合作者。

四、操作方法

（1）排空膀胱：仰卧位，无菌条件下于脐周戳孔，插入套管针。导管置入后即进行抽吸。若有不凝血 10mL 以上或有胆汁样液、含食物残渣的胃肠内容物抽出时，无灌洗之必要，立即改行剖腹探查。反之则经导管以输液的方法向腹腔快速（5~6min）注入等渗晶体液 1 000mL（10~20mL/kg），协助患者转动体位或按摩腹部，使灌洗液到达腹腔各处。然后，将灌洗液空瓶置于低位，借虹吸作用使腹腔内液体回流。一般应能回收 500mL 左右。取三管标本，每管 10mL 左右，分别送红细胞与白细胞计数、淀粉酶测定及沉渣涂片镜检和细菌学检查。必要时尚可做血细胞压积，氨、尿素及其他有关酶类的测定。一次灌洗阴性时，视需要可将导管留置腹腔，短时观察后重复灌洗。

（2）结果判定：回流液阳性指标：①肉眼观察为血性（25mL 全血可染红 1 000mL 灌洗液）。②浑浊，含消化液或食物残渣。③红细胞计数大于 0.1×10^{12}/L 或血细胞比容大于 0.01。④白细胞计数大于 0.5×10^{9}/L。但此项需注意排除盆腔妇科感染性疾病。⑤胰淀粉酶测定大于 100U/L（苏氏法）判定为阳性。⑥镜检发现食物残渣或大量细菌。⑦第二次灌洗某项指标较第一次明显升高。

凡具以上 1 项阳性者即有临床诊断价值。

五、并发症

可能发生的并发症有：①出血；②腹腔脏器损伤；③心脑血管意外。

六、注意事项

（1）腹腔灌洗对腹内出血的诊断准确率可达 95% 以上。积血 30~50mL 即可获阳性结果。假阳性及假阴性率均低于 2%。

（2）腹腔灌洗必须在必要的 B 超、CT 等影像学检查之后进行，以免残留灌洗液混淆腹腔积血、积液。

（3）有腹部手术史尤其是多次手术者忌做腹腔灌洗。一是穿刺易误伤粘连于腹壁的肠管。二是粘连间隔影响灌洗液的扩散与回流。妊娠和极度肥胖者亦应禁用。

（4）判断灌洗结果时需结合临床其他资料综合分析。灌洗过程中要动态观察，必要时留置导管，反复灌洗及检验对比。

（5）单凭腹腔灌洗的阳性结果做出剖腹探查的决定，可能带来过高的阴性剖腹探查率。

（谢光伟）

第四节　体表肿块切除术

一、概述

体表肿块切除的目的主要为切除体表的新生物或取活检。

二、适应证

已确诊为体表良性肿物者或取活检。

三、禁忌证

（1）明显出血体质。
（2）严重心肺功能不全，严重心律失常。
（3）全身情况衰竭，休克等。

四、操作方法

（1）一般脂肪瘤，纤维瘤、性质未定的体表肿物和浅表淋巴结切除，可做直切口。对需要连同皮肤一同切除的体表肿物，如小海绵状血管瘤、鸡眼、痣、疣等，可做梭形切口。

（2）显露与分离切开皮肤、皮下组织后，用组织钳提起牵开皮肤边缘，仔细分离暴露。用组织钳或镊提起肿物或梭形切开的皮肤，用组织剪或止血钳紧贴肿物的囊壁或包膜仔细剥离，注意严密止血。

（3）切除与送检肿块切除后，用95%的酒精固定并送病检。

五、并发症

可能发生的并发症有：①出血；②感染。

六、注意事项

（1）注意切缘阴性。

（2）尽量不损伤包膜，完整切除。

（谢光伟）

第五节　乳腺包块切除术

一、概述

乳房内有15～20腺叶，每一腺叶分成很多腺小叶。每一腺叶有单独的导管，腺叶和乳管内以乳头为中心呈放射状排列。乳腺是许多内分泌腺靶器官，随月经周期变化。乳腺包块中常见的有慢性囊性增生病、纤维腺瘤、乳腺囊肿、乳腺癌性包块等。一旦发现应手术切除，但易再发。

二、适应证

诊断为乳腺纤维腺瘤、乳管内乳头状瘤、乳腺囊肿、乳腺小叶增生局部有腺瘤形成、乳腺内脂肪瘤、寄生虫性囊肿或性质未明确的乳腺局限性肿块。

三、禁忌证

急性心肌梗死，急性肺栓塞，严重肝肾功能、心肺功能不全等情况。

四、操作方法

（1）根据肿瘤体积大小决定切口方位和长度，一般乳腺上半部多采用弧形切口，乳腺下半部多采用放射状切口。弧形切口的优点是显露好，处于乳腺内侧的病变采用弧形切口优于放射状切口，同时其美容效果也优于后者。

（2）切开皮肤，皮下组织后找到肿瘤组织。

（3）用组织钳夹持肿瘤组织或用1号线缝置实质性肿瘤，在包膜上适当的牵拉。

（4）乳腺腺瘤、有明确包膜的囊肿等可在其与正常乳腺的间隙中做锐性与钝性分离。病变处与正常组织无明确界限者应将肿瘤组织及其周围0.5～1.0cm内的正常组织一并切除。

（5）肿瘤切除后应检查残腔内有无活动性出血，将一条橡皮片引流管置入创口的深部。

（6）将乳腺残面对合，尽可能避免局部出现凹陷，缝合皮下脂肪层和皮下组织，应使切口满意对合。

五、并发症

（1）术后伤口感染。

（2）术后伤口裂开，不愈合。

（3）术后出血，严重需再次探查止血。

六、注意事项

（1）术后伤口可加压包扎1d，但如患者出现呼吸困难，说明绷带加压过紧，如绷带滑脱，说明绷带加压过松。

（2）术后可预防性应用抗生素。

（3）防止术后出血。

（4）术后每2～3d换药一次，术后7～8d拆除伤口缝线。

（谢光伟）

第二章

围手术期处理

第一节　术前准备

术前准备的内容及时间与疾病的性质、患者的机体条件及手术方式密切相关。按手术期限的轻重缓急，临床上将手术分为三类，即急症手术、限期手术和择期手术。急症手术是以抢救患者生命为主要目的，必须在最短时间内完成必要的术前准备，争分夺秒地实施紧急手术，如外伤性脾破裂、呼吸道窒息、胸腹腔内大血管破裂等。限期手术疾病的手术时间虽然可以选择，但有一定限期，否则将延误手术时机，如各种恶性肿瘤根除术。择期手术如胃、十二指肠溃疡的胃大部切除术、一般良性肿瘤切除术及腹股沟疝修补术等，可在充分术前准备后选择恰当时机进行手术。

术前准备一方面要在手术前对外科疾病准确诊断、判断其严重程度，并根据病情的轻重缓急，严格把握手术指征，制定合理周密的手术方案；另一方面要充分评估患者对手术、麻醉的耐受力，尽可能查出并纠正可能影响整个病程的各种潜在因素，提高手术安全性。评估患者对手术耐受力包括了解患者营养状况、水、电解质及酸碱平衡状况、重要器官功能以及心理状态等。手术前需要详细询问病史、进行全面体格检查、常规实验室检查以及涉及重要器官功能的特殊检查，以充分了解患者的全身情况。

患者对手术的耐受力可归纳为两类：①耐受力良好，指外科疾病对全身的影响较少，或即使有一定影响也容易纠正。此类患者身体状况较好，重要器官无器质性病变或其功能处于代偿状态。对这一类患者，术前只需进行一般性准备；②耐受力不良，指外科疾病已经对全身造成明显影响，此类患者的全身情况不佳，或重要器官已有器质性病变，功能濒于或已有失代偿。对这一类患者，需做积极和细致的术前准备，待机体状况改善方可施行手术。

一、一般准备

包括心理和生理两方面准备。

1. 心理准备　患者术前心理变化往往会很复杂，难免有紧张、焦虑、惊恐等情绪，对手术及预后存在多种顾虑。医务人员应将病情、施行手术的必要性、手术方式、手术可能发生的并发症、术后恢复过程及可能取得的效果等，以恰当的言语和关怀安慰的口气向患者作适度的解释，以取得患者的信任和配合。应该强调的是，医务人员也应就疾病诊断、手术指征、手术方式、术中术后可能出现的并发症及意外、预后以及预计医疗费用等，向患者家属或监护人作更详细全面的介绍、解释，以取得他们的信任、同意和协助。在医务人员、家属的共同鼓励、安慰下，让患者正确认识外科治疗过程，以良好、平静的心态接受外科治疗。应履行书面知情同意手续，由患者本人（或受委托人）签署手术志愿书、麻醉志愿书等。

2. 生理准备　是对患者生理状态的调整和准备，使患者在较好的状态下安全度过手术和术后的治疗过程。

（1）对手术后变化的适应性训练：术后患者短期内多不能下床活动，不习惯在床上大、小便，术前应指导患者进行练习。患者术后常因切口疼痛不愿咳嗽，应在术前指导患者正确的咳嗽、咳痰方法，并指导家属协助患者排痰。有吸烟习惯的患者，术前2周应停止吸烟。

（2）纠正水、电解质及酸碱平衡紊乱：患者术前可能出现水、电解质及酸碱平衡紊乱，如急性肠梗阻或弥漫性腹膜炎患者常伴有等渗性脱水和代谢性酸中毒、瘢痕性幽门梗阻者合并低渗性脱水和低氯性碱中毒，术前应尽量予以纠正。

（3）备血、输血：施行中、大型手术者，术前应做好血型和交叉配合试验，准备好一定数量的全血或成分血，以便在术中出现大出血时及时补充。对于术前明显贫血者，应在术前纠正。择期手术前血红蛋白应提高至100g/L或血细胞比容至35%以上。

（4）预防感染：手术前应采取多种措施预防感染，如及时处理已发现的感染灶、不让患者与罹患感染者接触、杜绝上呼吸道感染者进入手术室、严格遵循无菌原则、手术时尽量减少组织损伤等。下列情况需要预防性应用抗生素：①涉及感染病灶或切口邻近感染区域的手术；②呼吸道、肠道、泌尿生殖系统的手术；③操作时间长、创伤大的手术；④开放性创伤，创面已污染或有广泛软组织损伤，创伤至实施清创的间隔时间较长，或清创所需时间较长或难以彻底清创者；⑤癌肿手术；⑥涉及大血管的手术；⑦需要植入人工制品的手术；⑧脏器移植手术；⑨糖尿病、再生障碍性贫血、肝硬化、慢性肾病、老年、营养不良等患者施行手术。

（5）补充热量、蛋白质和维生素：手术创伤和手术前后的饮食限制，不仅使患者的机体消耗增加，而且造成热量、蛋白质和维生素等摄入不足，以致影响组织修复和创伤愈合，降低机体防御感染的能力。因此，对于择期或限期手术的患者，应在术前通过口服或静脉途径，给予充分的热量、蛋白质和维生素。

（6）胃肠道准备：成人一般手术术前12小时起禁食，术前4小时禁饮，以防因麻醉或手术中呕吐而引起窒息或吸入性肺炎。涉及胃肠道手术者，术前1~2日便开始进流质饮食，术前置胃管胃肠减压。幽门梗阻者患者，术前尚需温盐水洗胃，以减轻胃壁水肿。对一般性手术，术前夜应做肥皂水灌肠，以减轻患者对术后排便的焦虑。结肠或直肠手术者术前应做好充分的肠道准备，包括术前2~3天开始口服肠道制菌药物并给予无渣饮食，手术前夜及手术当天清晨清洁灌肠或结肠灌洗，以减少术后并发感染的机会。

（7）其他：手术前夜，应认真检查各项准备工作是否完善。手术前夜患者需作好体力及精神上的准备，若不能安睡，可给予镇静剂，以保证良好的睡眠。如发现患者体温升高而与疾病无关，或妇女月经来潮等情况，手术即应延期。进手术室前，应排尽尿液。估计手术时间长的，或者施行的是盆腔手术，还应留置导尿管，使膀胱处于空虚状态。如果患者有可活动义齿，应予取下，以免麻醉或手术过程中脱落或造成误咽或误吸。耳环、项链、戒指、手镯、手表等均应取下交给家属。

二、特殊准备

对手术耐受力不良的患者，除了要做好一般的术前准备外，还需根据患者的具体情况，作好特殊准备。

1. 营养不良　肿瘤、术前禁食>5天，消化道功能不良的患者，术前均可能有不同程度的营养不良。营养不良可加重病情，导致患者免疫反应低下，降低患者对手术的耐受力，增加手术风险、术后并发症和死亡率。营养不良患者常有低蛋白血症，往往与贫血、低血容量并存，耐受失血、休克的能力降低。低蛋白状况可引起组织水肿，影响愈合。营养不良的患者抵抗力低下，容易并发感染。因此，术前应尽可能予以纠正。若血浆白蛋白在30~35g/L，应补充富含蛋白质饮食予以纠正；若<30g/L，则可输入血浆、人体白蛋白制剂，以期在较短时间内纠正低蛋白血症。

2. 心血管疾病　患者血压在160/100 mmHg（21.3/13.3kPa）以下者可不必作特殊准备。血压过高的患者，容易在手术过程中或手术后出现各种并发症：如手术时创面出血多；麻醉时血压容易波动，如手术前由于精神紧张，血压可骤升，而因麻醉后血管扩张、手术中失血或失液等影响，血压又可猛降；手术后血压可能持续偏低，但也可能出现反跳性高血压。因此，血压过高的患者有并发脑血管意外和充血性心力衰竭的危险。血压过高者术前应用合适的降血压药物，使血压稳定在一定水平，但并不一定要求降至正常后才做手术。对于进入手术室血压急骤升高的患者，应与麻醉医师共同处理，并根据病情和手术性质，选择实施或延期手术。

外科患者合并心脏疾病时，其手术的危险性明显高于无心脏疾病者。对于高危患者，外科医生应主动与麻醉医生和内科医生联系，共同对心脏危险因素进行评估和处理。心脏疾病的类型与手术耐受力有关，如表 2-1。

表 2-1　心脏疾病与手术耐受力的关系

心脏疾病类型	手术耐受力
非发绀型先天性、风湿性和高血压心脏病、心律正常而无心力衰竭的趋势	良好
冠状动脉硬化性心脏病、房室传导阻滞	较差，必须作充分的术前准备
急性心肌炎、急性心肌梗死和心力衰竭	甚差，除急症抢救外，推迟手术

心脏疾病者手术前准备的注意事项：①对长期使用低钠饮食和利尿药物并已有水、电解质平衡失调的患者，术前应予纠正；②并发贫血者携氧能力下降，对心肌供氧不利，术前应少量多次输血；③心律失常若为偶发的室性期前收缩，一般不需特别处理。但若有心房颤动伴有心室率增快，或确定为冠心病并出现心动过缓，都应经内科治疗，尽可能使心室率控制在正常范围；④患者发生急性心肌梗死 6 个月内不宜施行择期手术，6 个月以上且无心绞痛发作者，方考虑在良好的监护条件下施行手术。心力衰竭患者最好在控制 3~4 周后施行手术。

3. 呼吸功能障碍　中、大型手术术前应进行肺功能评估，尤其对有肺部疾病史或预期行肺切除术、食管或纵隔肿瘤切除者。危险因素包括慢性阻塞性肺疾病、吸烟、老年、肥胖、急性呼吸道感染等。

术前准备包括：①停止吸烟 2 周，避免吸入激惹性气体，指导患者做深呼吸和咳嗽练习，以排出呼吸道分泌物和增加肺通气量；②支气管扩张剂以及异丙肾上腺素等雾化吸入剂，可降低呼吸道阻力，增加肺活量。若哮喘反复发作，可口服地塞米松等来减轻支气管黏膜水肿；③经常咳脓痰者，术前 3~5 日即使用抗生素。若痰液稠厚，可采用蒸气吸入或口服药物使痰液变稀而易于咳出；④重度肺功能不全及并发感染者，必须采取积极措施，改善肺功能、控制感染后才能施行手术；⑤急性呼吸系感染者，择期手术应推迟至治愈后 1~2 周；如系急症手术，需用抗生素并避免吸入麻醉；⑥麻醉前用药要适当，以免抑制呼吸。

4. 脑血管疾病　围手术期脑卒中发生率不高，大多发生在术后，多为低血压、心房颤动引起的心源性栓塞。危险因素包括老年、高血压、冠状动脉病变、糖尿病、吸烟等。对无症状的颈动脉杂音，近期有短暂脑缺血发作者，应进一步检查治疗。近期有脑卒中者，择期手术应至少推迟 2 周，最好 6 周。

5. 肝脏疾病　任何手术前都应做各种肝功能检查，以判断有无肝功能损害。凡引起肝血流量减少而使肝脏供氧不足者，例如创伤、手术、麻醉、低血压、呼吸道不畅、长时间使用血管收缩剂等，都可加重肝细胞的损害。肝脏功能轻度损害不致影响手术耐受力。肝功能严重损害或濒于失代偿者，对手术耐受能力显著减弱，手术后可能出现腹腔积液、黄疸、出血、切口愈合不良、无尿甚至昏迷等严重并发症。因此，此类患者必须经过严格准备才可施行择期手术。若已出现明显营养不良、大量腹腔积液、昏迷前期神经精神症状者，则不宜施行任何手术。急性肝炎的患者，由于手术、麻醉可以加重肝细胞损害，除急症抢救外，不宜施行手术。

多数患者经一段时间内科治疗后，肝功能可以得到很大程度的改善，患者对手术的耐受力也明显提高。这些内科治疗措施包括给予高糖、高蛋白饮食，以改善营养状况，增加肝糖原储备；小量多次输新鲜血液、血浆或人白蛋白制剂，以纠正贫血、低蛋白血症，增加凝血因子；同时应补充多种维生素（如维生素 B 族、C、K）。如有胸腔积液、腹腔积液时，应在限制钠盐的基础上，应用利尿剂或抗醛固酮类药物等。

6. 肾疾病　手术、麻醉都可能加重肾负担，因此，施行较大手术前，必须对患者的肾功能进行评估。急性肾功能衰竭的危险因素包括术前尿素氮和肌酐升高、充血性心力衰竭、老年、术中低血压、脓毒症、使用肾毒性药物等。根据内生肌酐 24 小时清除率和血尿素氮测定值判断，肾功能损害程度可分三类（表2-2）。术前准备的要点在于最大限度地改善肾功能。肾功能损害程度愈重，手术耐受力愈差；轻、中度肾功能损害患者经过适当的处理后，一般都能较好地耐受手术；而重度损害者，则需要在有效的血液透析后才能实施手术。

表2-2　肾功能损害程度

测定法	肾功能损害		
	轻度	中度	重度
24小时肌酐清除率（ml/min）	51~80	21~50	<20
血尿素氮（mmol/L）	7.5~14.3	14.6~25.0	25.3~35.7

7. 糖尿病　糖尿病患者的手术耐受力差，在尚未得到控制前，手术危险性显著增加。糖尿病患者在整个围手术期都处于应激状态，其并发症发生率和死亡率较无糖尿病者上升50%。糖尿病影响切口愈合，感染并发症增多，常伴发无症状的冠状动脉疾病。对糖尿病患者的术前评估包括糖尿病慢性并发症（如心血管、肾疾病）和血糖控制情况，并做相应处理：①仅以饮食控制病情者，术前不需特殊准备；②口服降糖药的患者，应继续服用至手术的前一天晚上；如果服长效降糖药，应在术前2~3日停用，改用胰岛素。禁食患者需静脉输注葡萄糖加胰岛素维持血糖轻度升高状态（5.6~11.2mmol/L），此时尿糖+~++；③平时用胰岛素者，术前应以葡萄糖和胰岛素维持正常糖代谢。在手术日晨停用胰岛素；④伴有酮症酸中毒的患者，需要接受急症手术，应当尽可能纠正酸中毒、血容量不足、电解质失衡（特别是低血钾）。术中应根据血糖监测结果，静脉滴注胰岛素控制血糖。

（任　义）

第二节　术后处理

术后处理从患者离开手术室开始，到患者出院结束。术后应采取措施尽可能地减轻患者痛苦和不适，预防和减少并发症，促进患者顺利康复。

一、一般处理

患者术后送回病房前，应整理好床位，备齐术后所需的用具，如胃肠减压装置、输液架、氧气、吸引器等，甲状腺手术患者床边还需要准备气管切开包。对意识不清的患者或脊髓麻醉后尚未恢复的患者须特别注意，从手术台托起至床上时，不能弯曲脊柱或拖拉弛软的下肢。将患者平稳搬移至病床时，应注意避免引流管脱出，然后接好各种引流管。在患者尚未清醒或麻醉作用未消失前，不要贴身放热水袋取暖，以免烫伤。病房应保持安静，尽量减少对患者的刺激。

严密监测病情变化。对于行中、小型手术且病情平稳者，手术当日可每隔2~4小时测一次脉搏、呼吸和血压；而大手术或有可能发生内出血、气管压迫者，必须密切观察，每30~60分钟就应检查上述生命体征并予记录。若患者病情不稳定或特殊手术后，应随时监测心率、血压、血氧分压，或送入ICU监护直到患者情况稳定。要特别注意观察和发现呼吸道梗阻、出血（伤口、胸腹腔及胃肠道）、休克等情况的早期表现，查找原因，及时处理。

术后初期患者因切口疼痛、体力消耗，需要医护人员协助做好病床、口腔、皮肤的清洁工作，并在饮水、进食、排便、咳嗽、咳痰及翻身等方面都应给予指导和帮助。

二、卧位

手术后，应根据麻醉及患者的全身状况、术式、疾病的性质等选择卧位，以让患者处于舒适、便于活动或翻身并有利于病情恢复为原则。全身麻醉尚未清醒的患者，应取平卧位且头转向一侧，以便口腔内分泌物或呕吐物易于流出，避免吸入气管。蛛网膜下腔麻醉患者应平卧或头低卧位12小时，以防因脑脊液外渗所致的头痛。

颅脑手术后如无休克或昏迷，可取 15°～30°头高足低斜坡卧位，颈、胸手术后多采用 60°高半坐位卧式，便于呼吸及有效引流。腹部手术后多取低半坐位卧或斜坡卧位，以降低腹壁张力。若腹腔内有污染，在病情许可情况下应尽早改为半坐位或头高足低位。脊柱或臀部术后，可采用俯卧或仰卧位。休克患者，应取下肢抬高 15°～20°，头部和躯干抬高 20°～30°的特殊体位，以利于呼吸和静脉回流。

三、活动和起床

手术后患者原则上应早期床上活动，并争取在短期内下床活动。早期活动有利于增加肺活量、减少肺部并发症、促进全身血液循环和切口愈合、降低因静脉血流缓慢而并发深静脉血栓形成的发生率、增强患者康复的信心；早期活动还有利于肠道蠕动和膀胱收缩功能的恢复，减少腹胀和尿潴留的发生。

患者已清醒、麻醉作用消失后就应鼓励在床上活动，如进行深呼吸、四肢主动活动及间歇翻身等。床上足趾和踝关节伸屈活动或下肢肌松弛、收缩的交替运动，有利于促进静脉回流。早期起床活动，应根据患者的耐受程度，逐步增加活动量。离床活动一般在手术后第 2～3 日开始，可先坐在床沿上做深呼吸和咳嗽，再在床旁站立、行走，逐步增加活动范围、次数和时间。

有休克、心力衰竭、严重感染、出血、极度衰弱等情况，以及施行过特殊固定、有制动要求的手术患者则不宜早期活动。

四、饮食和输液

何时开始进食、进何种饮食，与手术范围大小及是否涉及胃肠道相关。通常可以根据下列两种情况来掌握。

1. 非腹部手术　视手术大小、麻醉方法和患者的反应，来决定进食时间。一般的体表或肢体的手术，或全身反应较轻者，术后即可进食。若手术范围较大或全身反应较明显，则需待 2～4 日后方可进食。局部麻醉下施行的手术且无任何不适反应者，术后即可给予饮食；蛛网膜下腔麻醉和硬脊膜外腔麻醉者，术后 3～6 小时即可根据患者情况进食；全身麻醉者须待麻醉清醒，恶心、呕吐反应消失后方可进食。

2. 腹部手术　腹部手术尤其是胃肠道手术后，一般需禁食 24～48 小时。待肠道蠕动恢复、肛门排气后，方可考虑进少量流质饮食，并逐步增加到全量流质饮食。一般在第 5～6 日开始进半流质，第 7～9 日恢复至普通饮食。在禁食及给予少量流质饮食期间，应经静脉来补充水、电解质和营养物质。

术后患者的输液量应考虑生理需要量、已丧失量和昨日额外损失量三部分，尤其是前一天各引流管的引流量，以免出现或加重水、电解质紊乱。对于手术前即已出现的水、电解质及酸碱平衡紊乱应继续予以纠正。若禁食时间较长，还需通过静脉提供营养。

五、缝线拆除

所缝合的伤口待完全愈合并可承受一定张力后即可考虑拆线。缝线拆除时间由切口部位、局部血液供应情况、患者年龄等决定。一般头、面、颈部拆线时间为术后 4～5 日，下腹部、会阴部 6～7 日，胸部、上腹部、背部、臀部 7～9 日，四肢 10～12 日（近关节处可适当延长），减张缝线 14 日后方考虑拆除。青少年患者拆线时间可适当缩短，而年老、营养不良患者拆线时间应延迟。

拆线时应记录切口类型和切口愈合情况。切口类型可分为三类：①清洁切口（Ⅰ类切口），指无菌切口，如甲状腺手术切口、疝修补手术切口等；②可能污染切口（Ⅱ类切口），即指手术时可能有污染的缝合切口，如胃肠道手术的腹壁切口等。皮肤表面的细菌不容易被彻底消灭的部位、6 小时内经过清创术缝合的伤口、新缝合的切口再度切开者，也都属此类；③污染切口（Ⅲ类切口），即指直接暴露于感染区或感染组织的切口，如阑尾穿孔的阑尾切除术、肠梗阻坏死的手术等。切口的愈合情况也分为三级进行记录：①甲级愈合，用"甲"字表示，系指伤口愈合优良，无不良反应；②乙级愈合，用"乙"字表示，系指伤口愈合处有炎症反应，如红肿、硬结、血肿、积液等，但未化脓；③丙级愈合，用"丙"字表示，指切口化脓，需要做切开引流等处理。应用上述切口分型和切口愈合分级方法，观察切口愈合情况并记录。如甲状腺大部切除术后愈合优良则记以"Ⅰ/甲",胃大部切除术后切口出现血肿则记以"Ⅱ/乙"。

六、引流物及引流管的管理

手术时应用的引流物种类较多,通常放在三种部位,即切口、体腔（如胸、腹腔引流管）和空腔脏器（如胃肠减压管、导尿管等）。要经常检查所放置的引流物或引流管有无阻塞、扭曲等情况;换药时要将露在体外的部分妥善固定,以免滑入体内或脱出,同时应观察记录引流量和颜色的变化。胃肠减压管一般在肠道功能恢复、肛门排气后,即可拔除;乳胶引流片一般在术后 1~2 日拔出;烟卷式引流大都在 72 小时内拔除;其他置入体腔的引流管,待引流量明显减少,一般少于 50mL/d,即可拔除。胸腔引流管、T 形管等有特殊的管理要求。

七、各种不适的处理

1. 疼痛　麻醉作用消失后切口会出现疼痛,咳嗽、翻身时又会加剧切口疼痛,此时患者往往不愿改变体位。切口疼痛在术后 24 小时内最剧烈,2~3 日后疼痛明显减轻。若切口持续疼痛或疼痛减轻后再度加重,可能有切口血肿、炎症乃至脓肿形成,应仔细检查,及时处理。

疼痛除造成患者痛苦、影响患者休息外,还可以影响各器官的生理功能,以致影响患者整个恢复过程,因此必须有效解除。应指导患者及家属在咳嗽、翻身、活动肢体时,应用手按抚伤口部位,以减少对切口张力刺激引起的疼痛。一般小手术后,可以口服镇静、止痛类药物。大手术后 1~2 日内,常需用哌替啶作肌内或皮下注射（婴儿禁用）,必要时可 4~6 小时重复使用。近几年利用手术中所放置的硬膜外导管,术后用镇痛泵持续镇痛取得了良好的效果。

2. 发热　发热可能是术后最常见的症状,一般在术后 3 日内,体温升高幅度在 1.0℃左右。如体温升高幅度过大,或恢复接近正常后再度发热,或发热持续不退,就应寻找其他原因。可能的原因是感染、致热原、脱水等。术后 24 小时以内发热,常常是由于代谢性或内分泌异常、低血压、肺不张和输血反应。术后 3~6 日的发热,要警惕感染的可能。如警惕静脉内所留置输液导管是否存在导管败血症;留置导尿管是否并发尿路感染;手术切口或肺部是否有感染。若发热持续不退,应警惕是否由更为严重的并发症所引起,如腹腔脓肿等。

除了应用退热药物或物理降温法对症处理外,更应从病史和术后不同阶段可能引起发热原因的规律进行分析,并进行如胸片、创口分泌液的涂片和培养、血培养、尿液、B 超等检查,明确诊断,并作针对性治疗。

3. 恶心、呕吐　术后恶心、呕吐的常见原因是麻醉反应,待麻醉作用消失后,即可停止。其他原因如颅内压增高、糖尿病酸中毒、尿毒症、低钾、低钠等。腹部手术后反复呕吐,须警惕急性胃扩张或肠梗阻可能。使用哌替啶、吗啡后亦可有呕吐反应。处理上除应用镇静、镇吐药物来减轻症状外,应着重查明原因,进行针对性治疗。

4. 腹胀　术后早期腹胀一般是由于手术后胃肠道蠕动受抑制,肠腔内积气尚不能排出所致。这种现象随着术后胃肠道蠕动恢复、肛门排气后可自行缓解。严重腹胀一方面可使膈肌升高而影响呼吸功能,另一方面也可因下腔静脉受压而影响血液回流。此外,严重腹胀对胃肠吻合口和腹壁切口的愈合也将产生影响,故需及时处理。如手术后已数日仍有腹胀、肛门未排气、肠鸣音未恢复,可能是由腹膜炎或其他原因所致的肠麻痹。若患者术后腹胀伴有腹部阵发性绞痛、肠鸣音亢进、甚至出现气过水声或金属音,则考虑为早期肠粘连或其他原因（如腹内疝等）所引起的机械性肠梗阻可能,应做进一步检查和处理。

处理可采用持续胃肠减压,或放置肛管、用高渗溶液低压灌肠等。如系非胃肠道手术所致,亦可应用促进肠蠕动的药物,直至肛门排气。对于因腹腔内感染引起的肠麻痹,或已确定为机械性肠梗阻者,若经过非手术治疗不能好转,尚需再次手术。

5. 呃逆　手术后发生呃逆者并不少见,多为暂时性,亦可为顽固性。呃逆可能是因膈肌受刺激或是神经中枢因素引起。如果上腹部手术后出现顽固性呃逆，要特别警惕吻合口或十二指肠残端漏所导致的膈下感染可能。此时，应作摄片或超声检查，明确膈下是否积液、感染，以便及时处理。

手术后早期发生呃逆者，可采用压迫眶上缘，短时间吸入二氧化碳，抽吸胃内积气、积液，给予镇静或解痉药物等措施治疗。如经检查仍未发现明显原因，且上述治疗措施无效，可在颈部做膈神经封闭。

6. 尿潴留　手术后尿潴留较为常见，尤其是多见于老年患者或直肠肛门手术后的患者。全身或椎管内麻醉后排尿反射受抑制，切口疼痛又引起膀胱后尿道括约肌反射性痉挛，加之患者不习惯在床上排尿等，这些都可引起尿潴留。由这些原因引起的尿潴留都是暂时性的，经过适当处理就可以解决。

手术后尿潴留是引起尿路感染的主要原因。膀胱膨胀过久会使膀胱壁肌肉失去张力，在短期内不易恢复。因此，凡是手术后 6~8 小时尚未排尿，或虽有排尿，但尿量甚少，次数频繁，就应在下腹部耻骨上区做叩诊检查，如发现有明显浊音区即说明有尿潴留，应及时处理。应安定患者情绪，焦急、紧张更会加重括约肌痉挛，使排尿困难。如无禁忌，可协助患者坐于床沿或立起排尿。下腹部热敷、轻柔按摩、用止痛镇静药解除切口疼痛，或用卡巴胆碱等刺激膀胱壁层肌收缩药物，都能促使患者自行排尿。如采用上述措施无效，则可在严格无菌条件下进行导尿。尿潴留时间过长，导尿时尿液量超过 500mL 者，应留置导尿管 1~2 日，有利于膀胱壁的逼尿肌恢复收缩力。若由于器质性病变所引起的尿潴留，例如施行盆腔广泛手术（如直肠癌根治术）后骶前神经受损影响膀胱功能、老年男性患者前列腺肥大等，均须留置导尿管。

（任　义）

第三节　术后并发症的处理

任何手术后都可能发生各种并发症，掌握其发生原因、预防措施、临床表现以及治疗手段，是术后处理的一个重要组成部分。术后并发症可分为两类：一类是各种手术后都可能发生的并发症；另一类是与手术方式相关的特殊并发症，如胃大部切除术后的倾倒综合征。

一、术后出血

术后出血可以发生在手术切口、空腔脏器及体腔内，常由术中止血不完善、创面渗血未完全控制或原痉挛的小动脉断端舒张以及结扎线脱落等所致。

覆盖切口的敷料被鲜血渗湿时就应疑及手术切口出血。此时，应打开敷料检查伤口，如有血液持续涌出，或在拆除部分缝线后看到出血点，诊断即已明确。手术后体腔内出血发生隐蔽，后果严重。腹部手术后腹腔内的出血如果不是来自较大的血管，特别是没有放置引流物者，其早期诊断极为困难，只有通过密切的临床观察，必要时行腹腔穿刺才能明确诊断。胸腔手术后从胸腔引流管内每小时引流出血液量持续超过 100mL，则提示有内出血，此时拍胸部 X 线片可显示胸腔积液。患者术后早期出现休克表现，经输给足够的血液和液体后，其休克征象和监测指标均无好转，或继续加重，或一度好转后又恶化等，均提示有术后出血。

手术时务必严格止血，结扎务必规范牢靠，切口关闭前务必检查手术野有无出血点，都是预防术后出血的关键。一旦确诊为术后出血，都需再次手术止血。

二、切口感染

切口感染的原因除了细菌侵入外，还受血肿、异物、局部组织血供不良、全身抵抗力削弱等因素的影响。术后 3~4 日，切口疼痛加重，或减轻后又加重，并伴有体温升高，脉率加速，白细胞计数增高，即提示切口可能感染。检查可发现切口局部有红、肿、热和压痛，或有波动感等典型体征。有疑问时，可以做局部穿刺，或拆除部分缝线后用血管钳撑开，进行观察。凡有分泌液者，均应取标本做细菌学检查，以便明确诊断，并为选择有效的抗生素提供依据。

切口感染重在预防：①严格遵守无菌操作原则；②手术操作应尽量轻柔精细；③严格止血以避免切口渗血、血肿；④加强手术前后处理，增强患者抗感染能力。如切口已有早期炎症现象，应使用有效的抗生素、局部理疗或酒精湿敷等。已形成脓肿者，应予局部拆线、撑开引流、加强换药处理。若创面较大，则待创面清洁后考虑行二期缝合，以缩短愈合时间。

三、切口裂开

切口裂开多见于腹部及肢体邻近关节部位的手术切口。主要原因有：①营养不良，组织愈合能力差；②切口缝合技术有缺点，如缝线打结不紧、组织对合不全等；③腹腔内压力突然增高，如剧烈咳嗽或严重腹胀等。

切口裂开常发生于术后1周左右。患者往往在一次腹部突然用力时自觉切口疼痛和突然松开，创口突然有大量淡红色液体或橘黄色浆液溢出是裂开的特征表现，严重者有肠管或网膜脱出。切口裂开分为完全裂开和部分裂开，前者切口全层裂开，后者除皮肤缝线完整而未裂开外，深层组织全部裂开。

对高危患者可用以下方法预防切口裂开：①在依层缝合腹壁切口的基础上，加用全层腹壁减张缝线；②应在麻醉良好、肌肉松弛条件下缝合切口，避免因强行缝合造成腹膜等组织撕裂；③及时处理腹胀；④患者咳嗽时，最好平卧，以减轻咳嗽时横膈突然大幅度下降，骤然增加腹内压力；⑤适当的腹部加压包扎。

切口完全裂开时，要立即用无菌敷料覆盖切口，在良好的麻醉条件下重新缝合，同时加用减张缝线。切口部分裂开的处理，按具体情况而定。

四、肺不张

术后肺不张常发生在胸、腹部大手术后，多见于老年人、长期吸烟和患有急、慢性呼吸道感染者。由于这些患者肺的弹性回缩功能已有削弱，手术后呼吸活动受到限制，肺泡和支气管内容易积聚分泌物，如不能很好咳出，就会堵塞支气管，造成肺不张。

由于肺不张区域内的支气管腔梗阻，空气不能进入肺泡，导致肺通气/血流比值失调、缺氧和二氧化碳蓄积。早期表现为发热、烦躁不安、呼吸和心率增快、血压上升等。若持续时间较长，则可出现呼吸困难和呼吸抑制、发绀和严重缺氧，直至血压下降甚至昏迷。颈部气管可能向患侧偏移，胸部叩诊时常在肺底部发现浊音或实音区，听诊时有局限性湿性啰音、呼吸音减弱、消失或为管性呼吸音。血气分析中 PaO_2 下降和 $PaCO_2$ 升高。胸片出现典型的肺不张征象，即可确定诊断。继发感染时，体温明显升高、白细胞计数和中性粒细胞比例增加。

预防肺不张的措施有：①手术前锻炼深呼吸。腹部手术者，须练习胸式深呼吸；胸部手术者，练习腹式深呼吸，既可增进吸气功能，又可减轻伤口疼痛；②术后避免限制呼吸的固定或绑扎；③减少肺泡和支气管内的分泌液。患者如有吸烟习惯，术前2周应停止吸烟；④鼓励咳痰，利用体位或药物以利排出支气管内分泌物；⑤防止术后呕吐物或口腔分泌物误吸。

术后并发肺不张的治疗，主要是要鼓励患者深吸气、帮助患者多翻身、解除支气管阻塞，使不张的肺重新膨胀。帮助患者咳痰的方法有：先用双手按住患者季肋部或切口两侧以限制患者腹部或胸部活动的幅度，让患者在深吸气后用力咳痰，并作间断深呼吸。若痰液黏稠不易咳出，可使用蒸气吸入、超声雾化器或应用痰液稀释剂等，使痰液变稀，以利咳出。如痰量过多又不易咳出者，可经支气管镜吸痰，必要时还可考虑做气管切开术，便于吸引痰液。同时给予抗生素治疗。

五、尿路感染

尿潴留是术后并发尿路感染的基本原因，感染可起自膀胱，若感染上行则引起肾盂肾炎。

急性膀胱炎主要表现为尿频、尿急、尿痛，有时尚有排尿困难，一般都无全身症状，尿液检查有较多的红细胞和脓细胞。急性肾盂肾炎多见于女性，主要表现为畏寒、发热、肾区疼痛、白细胞计数增高，中段尿做镜检可见大量白细胞和细菌，大多数是革兰染色阴性的肠源性细菌。尿液培养不仅可明确菌种，而且为选择有效抗生素提供依据。

　　术后指导患者自主排尿，防止并及时处理尿潴留是预防膀胱炎及上行感染的主要措施。置导尿管和冲洗膀胱时，应严格掌握无菌技术。尿路感染的治疗，主要是应用有效抗生素、维持充分的尿量以及保持排尿通畅。

（任　义）

第三章

显微外科技术

外科技术（即手术技术）是手术学科医生必须掌握的一项技能。近年来由于显微外科和微创外科器械和技术的发展，手术方法发生了很大变化，手术涉及的领域和难度在逐步增加。根据手术操作技术、方法、目的的不同，可将外科技术可分为 3 种：基本技术、显微技术和微创技术。

第一节　手术基本技术

手术的种类很多，尽管其大小、涉及的范围和复杂程度不同，但都是通过一些基本操作技术来完成，这些技术包括切开、分离、止血、结扎、缝合等。正确、熟练地掌握这些技术，是对一名合格外科医生的基本要求。

一、切开

切开是进行手术的第一步，主要用于皮肤、黏膜及体内组织器官的切开，采用的主要器械是手术刀、电刀。

1. 体表切口　正确选择手术切口是显露术野的第一步，理想的手术切口应符合下列条件：①能充分显露术野，便于手术操作；②尽量接近病变部位，同时能适应实际需要，便于延长和扩大；③操作简单，组织损伤小；④有利于切口愈合、功能恢复，瘢痕小。

在实际工作中，切口的设计还应注意下列问题：①切口最好和皮肤皱纹平行，尤其是面部和颈部手术。此切口不仅缝合时张力低，而且愈合后瘢痕小。②较深部位切口应与局部血管、神经走行相平行，以减少其损伤。③避开负重部位，如肩、足部手术切口设计应避开负重部位，以免劳动时引起疼痛。

切开前需要固定皮肤。小切口由术者用拇指和食指固定切口两侧；较长切口需要助手协助固定切口的另一侧。刀腹与皮肤垂直，用力均匀地一次切开皮肤及皮下组织。

2. 体内组织、器官切开　切开体内组织、器官时，应熟悉、辨析清楚下面的组织结构，可先切开一个小口，确定无误后再延长切口。如切开腹膜时，一般术者与助手配合，用镊子将腹膜提起，触摸未夹住内脏时，先切开一个小口，直视下再逐步延长腹膜切口。骨骼的切开需要采用骨锯、骨凿、骨钻等器械。应用电刀切开的同时可以止血，但是对组织的损伤要大于手术刀。

使用手术刀的执刀方法主要有 4 种：持弓式、指压式、执笔式和反挑式。

二、分离

分离是显露深部组织、游离病变的重要操作。按照正常组织间隙进行分离，不仅容易分开，而且损伤小、出血少。常用的方法有 2 种。

1. 锐性分离　用锐利的刀或剪进行的分离。常用于较致密组织的操作，如腱膜、腱鞘、瘢痕组织等。一般用刀刃在直视下沿组织间隙做垂直的短距离切开。用剪刀进行锐性分离，可采用推剪的方法，即将剪刀张开少许，轻轻向前推进。锐性分离组织损伤小，要求在直视下进行，动作应精细、准确。

2. 钝性分离　用刀柄、止血钳、剥离纱球或手指等插入组织间隙内，用适当的力量推开周围组织。常用于正常肌肉、筋膜、腹膜后、脏器间及良性肿瘤包膜外疏松组织的分离。该方法分离速度快，亦可在非直视下进行，但力量要适当，避免粗暴造成不必要的组织撕裂或重要脏器的损伤。在实际操作中，上述两种方法常配合使用。

三、止血

术中止血可使术野清晰、便于操作，还可减少出血量。常用的止血方法如下。

1. 压迫止血法　适用于找不到明确出血点的毛细血管出血或渗血。一般用纱布压迫，使血管破口缩小、闭合，短时间内形成血栓而止血。对于较广泛的渗血，使用 50～60℃ 温热盐水纱布压迫，由于热凝固作用而产生较好的止血效果。

2. 临时夹闭止血法　是手术过程中使用较多的止血方法，适用于明显的活动性小血管出血。常用的方法是用血管钳准确地夹住出血点。操作时钳的尖端朝下，尽可能少夹持组织，这样既能止血，又可避免损伤过多的组织，一般夹持数分钟后即可止血。如止血未果，则需要采用电凝或结扎法止血。颅脑手术切开头皮的皮瓣缘出血、渗血较多，使用具有弹性的塑料头皮夹，连续夹持皮缘，其操作速度快，临时止血效果好。待颅内手术结束，取下塑料夹时已多无出血，直接对合缝皮即可。

3. 结扎止血法　是常用、可靠的止血方法。在组织切开或分离时，对较大的出血点用血管钳的尖端快速准确地夹住，然后结扎止血。如已分离出要切断的较大血管，可先用血管钳夹住血管两端，在其中间切断，然后结扎；也可先套线结扎后再剪断。常用的结扎方法有两种：

（1）单纯结扎：用结扎线绕过血管钳夹下面的血管或组织，对其进行结扎。适用于小血管出血。

（2）缝合结扎：用缝线通过缝针穿过血管端或组织，绕过一侧后再缝合，绕过另一侧打结，结扎后形成"8"字（图 3-1）。适用于结扎较大的血管。

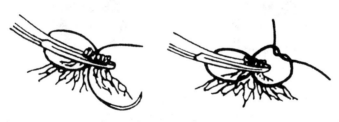

图 3-1　贯穿缝扎止血

对较大血管的出血，上述两种方法常联合使用。先在血管的近端用较粗的线单纯结扎，然后在远端贯穿缝合结扎，此方法结扎止血更为安全、可靠。

4. 电凝止血法　高频电刀通过电极尖端产生的高频高压电流使接触的组织蛋白凝固止血，适用于不易结扎的小血管出血、渗血。该方法止血迅速、操作节省时间，但对于较大的出血点，有时止血效果不够可靠。对于小的出血点可直接用电凝器烧灼止血；较大的出血点，应用血管钳或镊子夹住，再与电凝器接触传导到夹住的组织使其凝固止血。止血时血管钳或镊子勿接触身体其他部位，以免灼伤。高能超声刀的止血效果好于高频电刀，可直接闭合直径 2mm 以下的血管。

5. 其他止血法　①对于用一般方法不易控制的创面渗血，可用明胶海绵、止血纱布、止血纤维或纤维蛋白胶等外用止血药物进行止血。应用时先清除积血，然后将止血物覆盖、填塞于渗血创面，并适当加压。纤维蛋白胶直接喷洒于渗血创面。②骨断端渗血用骨蜡止血效果最好，它通过产生一种机械性屏障作用来阻止骨骼表面的局灶性出血。③止血带止血法主要用于以下两种情况：一是四肢大血管出血的急救；二是有些四肢远端的手术，为减少出血及术野清晰而使用。

四、结扎和剪线

缝合或钳夹止血的组织常需要进行结扎。如果结扎不确切，结扣松开、脱落，将发生出血或缝合组织裂开。结扎的方法有以下两种：

1. 缝线结扎　应用缝线结扎时需要打结，打结所系的结扣要求牢固，不易松动、脱落，而且操作应简单、迅速。

（1）结扣种类：大致分为4种（图3-2）。A. 方结：由相反方向的两扣结组成，是最常用的一种。成结后越拉越紧，不易松开、滑脱，适用结扎各种组织。B. 三重结：在方结的基础上再加一个与第2扣方向相反的扣。增加1个扣结，更为牢固、不易松动，但操作较方结费时。C. 外科结：第1扣重绕两次，使摩擦系数增大，优点是系第2扣时第1扣结不易松开。D. 顺结：又称为十字结或假结，是由方向相同的两个扣构成，因易松开、脱落，很少使用。

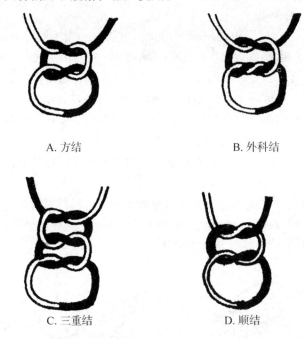

A. 方结　　　　　　　　　　B. 外科结

C. 三重结　　　　　　　　　　D. 顺结

图3-2　结的种类

如果打结时仅沿线的一边滑下结扎时即可造成滑结。所以在打结过程中双手用力应均匀，否则将成为滑结。

（2）打结方法：有以下3种：①单手打结法：打结时绕线动作以一只手为主，另一只手辅助抻线，但成结时双手用力应均匀。主要用拇、食、中指进行操作，左右手均可做结。该方法简单，操作速度快，为最常用的一种方法。对于初学者，建议多练习左手作结。②双手打结法：又称为张力结法。系紧第1个扣后，双手牵紧线，完成第2个扣。该方法可以在第1个扣不反松的情况下完成第2个扣，对张力较大或深部组织的结扎更方便、可靠，但是操作速度稍慢。③持钳打结法：适用于线头过短、术野较深而窄、手指不能伸入，或小型手术仅有术者1人操作，为减少纫线而使用。

打结时应注意以下几点：①打第1扣时，拉线的方向应顺着结扣的方向，如与结扣的方向相反或呈直角，线则容易在结扣处折断。②作结时牵拉并收紧两根缝线的着力点，距线结不要过远，应以食指尖向被结扎的组织下压推紧，不可将组织上提，以免拉脱或撕断组织。③作第2扣时，注意第1扣不要松开，必要时可由助手用血管钳轻轻夹住第1扣处，待第2扣靠近第1扣时再松钳、系紧。④打结的速度应沉稳，以持续适度的拉力系结，避免突然加力、拉力过大而拉断缝线或切割组织。

2. 结扎夹结扎　手术中除了常用的缝线结扎方法外，还可采用结扎夹结扎。在开放性手术中，主要用于深部术野结扎困难或保留较短的血管或束状组织（图3-3）。而在腔镜手术中，结扎夹常用于结扎组织、血管等，操作上比缝线更容易、迅速，而且方便、安全。结扎夹适用于中、小血管的结扎，处理大血管应采用血管闭合器，闭合血管的效果很可靠。

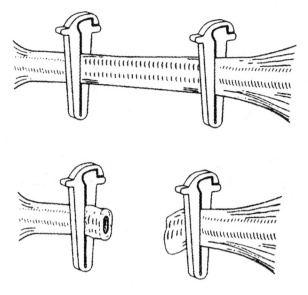

图 3 - 3　结扎夹结扎

3. 剪线　剪线应在直视下进行，不熟练者可采取"靠、滑、斜、剪"四个动作来完成。将剪刀尖部张开一个小口，以一侧剪尖端刀锋沿着拉紧的线顺滑至结扣处，剪刀略向上倾斜30°～45°后剪断（图 3 - 4）。一般丝线线头宜留 1～2mm；合成可吸收线 6～10mm。线剪不要张口太大，以免误伤缝线周围组织。

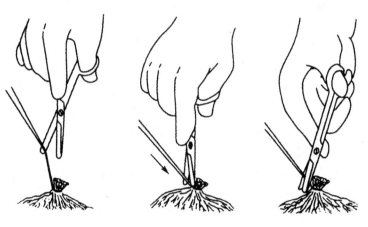

图 3 - 4　剪线方法

五、缝合与拆线

组织切开、断裂或恢复空腔脏器的连续性，除特殊情况外，一般均需缝合后才能达一期愈合。在正常愈合能力下，愈合是否完善，常取决于缝合方法和操作技术是否正确。根据使用的材料和方法不同，将缝合方法分为两大类，即手工缝合法和器械缝合法。

（一）手工缝合法

该方法应用灵活，不需要特殊设备和材料。缝合方法基本上可分为单纯缝合、内翻缝合和外翻缝合3 种，每种中又可进行间断和连续缝合两种方式（图 3 - 5）。间断缝合为一次缝合后即结扎、剪断，此方法缝合牢固、可靠。连续缝合是用一根线进行的顺序缝合，直至完成。该方法具有缝合速度快、拉力均匀等优点，缺点是一处断线，全线将松脱。连续缝合后的吻合口直径要小于间断缝合。

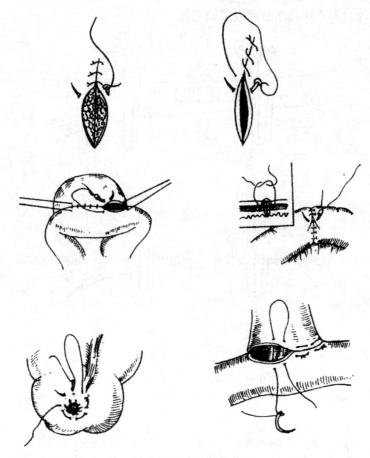

图 3 - 5　各种缝合法

1. 单纯缝合法　操作简单，将切开的组织边缘对正缝合即可。间断式或双间断式缝合（"8"字缝合）多用于缝合皮肤、皮下组织、筋膜和肌腱等组织；连续式缝合常用于腹膜、胃肠道吻合的内层；另一种连续式缝合亦称连续交锁式缝合或称毯边式缝合，多用于胃肠道吻合的后壁内层，优点是具有较好的止血效果。缝合时两边缘的针距、边距相等，才能对合整齐。

2. 内翻缝合法　将缝合组织的边缘向内翻入缝合，使其外面光滑、对合良好。多用于胃肠道的吻合，浆肌层的对合有利于愈合，并减少感染的发生。胃肠道吻合的内层缝合可用肠线做连续内翻缝合，也可用丝线间断内翻缝合；外层缝合多用丝线做褥式内翻缝合。小范围的内翻，如阑尾根部残端的包埋，多采用荷包缝合法。

3. 外翻缝合法　将缝合的组织边缘向外翻出缝合，使其内面光滑。多用于吻合血管或缝合腹膜，可减少血管内血栓形成和腹膜与腹腔脏器粘连。

手工缝合方法很多，不论采用何种，均应注意下列事项。

（1）应按组织的解剖层次分层进行缝合，缝合的组织要求对位正，不夹有其他组织，少留残腔。

（2）结扎缝线的松紧度要适当，以切口的边缘紧密相接为宜，过紧影响血液循环，过松则使组织对合不良，不利于愈合。

（3）缝合间距以不发生裂隙为宜。例如，皮肤缝合针距常掌握在 1 ~ 1.5cm，进出针与切口的边距以 0.5 ~ 1cm 为宜。

（4）对切口边缘对合张力大者，可采用减张缝合。

（二）器械缝合法

该方法是采用含有金属钉的特制器械（多为一次性使用），直接将组织一次性连续缝合。常使用的是闭合器和吻合器，根据钉书器的原理制成，通过交错的二或三排钉将两部分组织钉合。用此法代替手工缝合，可省时、省力，且组织对合整齐。器械缝合在腔镜手术中更具有优势，但价格昂贵，有些手术区的解剖关系和各种器官不同，也不适合使用。目前常用的缝合器械有：管状吻合器、直线切割闭合器、闭合器等。主要用于消化道手术，各种组织、较大血管断端的闭合。使用前须详细了解器械的结构、性能、钉的闭合厚度等，掌握使用方法并能够熟地进行操作，以免术中失误或造成重大差错。

（三）拆线

皮肤缝合线需要拆除，因全身不同部位的愈合能力及局部的张力强度不同，拆线的时间不一。一般来说，胸、腹、会阴部手术后 7d 拆线；头、面、颈部手术后 5～6d 拆线；四肢、关节部位手术以及年老体弱、营养状态差或有增加切口局部张力因素存在者，可在术后 9～12d 或分期拆线。

拆线时先后用碘酊、酒精或聚维酮碘消毒切口，然后用镊子提起线结，用剪刀在线结下靠近皮肤处剪断缝线，随即抽出。这样可使露在皮肤外面的一段线不经皮下组织抽出，以减少皮下组织孔道感染。抽出缝线后，局部再用酒精涂擦一遍，然后用无菌辅料覆盖。

（四）显露

显露的作用是使术野暴露清楚，它是手术操作的重要技术之一。无论是开放性手术，还是腔镜手术，只有将术野显露清楚，才能够安全、快速、准确地进行操作。

1. 体位、切口与路径　如下所述。

（1）体位：选择合适的体位有利于深部术野的显露。一般根据手术切口、手术路径、病变部位等选择体位。

（2）切口：根据疾病、术式选择合适的切口，以利于术野的显露。同一种疾病的切口可能因手术路径、术式不同而有所差异。

（3）手术路径：切开体表是手术入路的第 1 步，随后是到达体内处理病变需要经过的路径。合适的手术路径能够清楚地显示术野，减少由于过度牵拉造成的损伤。

2. 术中显露　术中显露是一种技能，也是手术思路清晰与否的一种检验。显露主要依据术者的意图，由助手协助完成，借助拉钩、止血钳、手掌、纱布等，推开阻挡的脏器，显露出操作部位。

（李　报）

第二节　显微外科技术

显微外科技术是在手术显微镜或手术放大镜下，应用显微器械和材料，主要是对微小组织、器官进行精细操作的一项技术。镜下的精细操作技术开辟了微观领域的手术，使组织器官的修复、重建、替代等达到了一个更高水平，极大地促进了外科学的发展。显微外科技术的很多方面属于微创技术的范畴。目前，显微外科技术已经广泛应用于手术学科的各个专业，如骨外科、整形外科、神经外科、泌尿外科、眼科、妇科、产科、耳鼻喉科、口腔颌面外科等。

一、手术显微镜

手术显微镜可分为显微镜与放大镜两种。

1. 手术显微镜　手术显微镜种类很多，因手术操作的内容、术野等方面的差异，各专业选用显微镜的类型有所不同。在镜下进行操作，术野放大，超越了人类原有视力的极限，从而大大提高了对人体组织解剖结构的辨认力，使操作更加精细，损伤减少，有利于组织愈合。

目前临床使用的多为双人双目且带有 1 人示教目镜的手术显微镜（图 3-6）。放大倍数可达 6～40倍，一般 6～25 倍就可以满足临床操作。手术显微镜的焦点距离、瞳距可调解，每组目镜都能调节瞳孔间距离和屈光度，以适应不同使用者的需要。在使用手术显微镜时，应注意无菌操作的原则，术中手术人员只能触摸手术显微镜的无菌区。

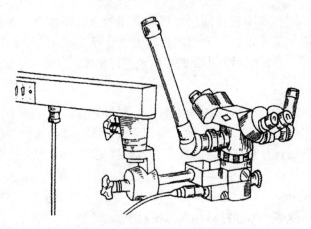

图 3-6　双人双目手术显微镜

2. 手术放大镜　手术放大镜是附于术者眼镜架上的一套放大镜，如术者原来就戴眼镜，可在原镜架上装配。若术者的视力正常，可以在一个平镜上装配这套放大镜。放大倍数 2~8 倍不等，多选择 2.5 或 3.5 倍。手术放大镜是一种简易、方便的放大系统，镜子的瞳距和屈光度可以调解（图 3-7）。缺点是长时间操作时稳定性差，易产生视疲劳。适用于单纯进行血管、神经吻合等。

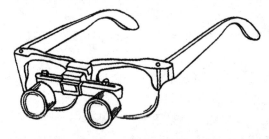

图 3-7　手术放大镜

二、显微手术器械

包括镊子、剪刀、持针器、血管夹等。显微器械轻巧、锐利、不反光及无磁性，在手术显微镜或放大镜下使用方便、组织损伤小，利于更精细的操作。

三、显微外科的应用范围

从功能上大致可归纳为两方面。

1. 显微吻合或缝合　如下所述。

（1）微血管、淋巴管、神经吻合：常见的手术有：①创伤修复性手术：断指、肢再植术。②整形手术：游离皮瓣、肌皮瓣、骨瓣移植术，拇指再造术等。③小器官移植手术：卵巢、睾丸、甲状旁腺移植术等。④其他辅助性手术：例如游离空肠血管吻合代食管术。⑤周围神经修复术：使神经外膜、束膜对合更准确，提高手术效果。⑥淋巴管吻合术：将淋巴管远端与近端吻合，用于治疗下肢慢性淋巴水肿、乳糜尿等。

（2）微小管道吻合：用于输卵管、输精管、附睾管、鼻泪管等吻合，手术操作精细，吻合可靠，再通率高。

2. 精细操作　颅脑、眼、内耳等部位的手术需要精细操作，目前这些部位的手术几乎均借助显微镜来完成。由于镜下的放大作用，容易辨别正常组织结构与病变的关系，镜下操作轻柔、准确，造成的副损伤小，显著地提高了手术疗效。

四、显微外科技术与训练

1. 基本技术　在手术显微镜或放大镜下进行的精细操作。

（1）显微吻合或缝合：其中微血管吻合技术要求较高，包括以下几方面：①无创技术：勿用器械损伤血管壁，特别是血管内膜，以减少血栓的发生。②血管及血管床肝素化：血管吻合全过程用肝素生理盐水滴注、冲洗血管表面和血管腔，以避免局部血液凝固。③血管断端处理：仔细检查血管壁损伤情况，确定切除范围，将血管断端修理整齐。④吻合血管：多采用二点法间断吻合。吻合的针距、边距根据血管的口径、管内血流压力、管壁厚度等因素而定。一般吻合动脉边距约为血管壁厚度的 2 倍。因静脉壁较薄，边距较动脉稍大。线节打在腔外，使血管处于轻度外翻、内膜对合完好的状态。吻合完毕，检查有无漏血，放开血管夹的顺序根据血流方向而定，动脉是先远心端后近端，静脉反之。

（2）精细操作：由于每例手术可能因病变、部位、术式不同，操作会有所不同。所以，除了吻合技术外，术者需要掌握镜下的分离、切开、止血、缝合、切除病变等基本操作技术，还要具有良好的镜下组织结构辨析能力。

2. 显微外科技术训练　在显微镜下操作，要求术者动作轻巧、稳定、准确。初学者需要有一个适应镜下操作和使用显微器械的训练过程。由于视野较小和视物放大，容易产生镜下动作过度及操作时手的抖动，较好的练习方法是先使肘部和腕部依附于手术台面，保持手的稳定性。可先将一张报纸置于镜下，用小镊子描上面的字，然后练习双手持镊交替拾针线，当能准确夹持缝合针时可开始缝合训练。一般先在镜下缝合旧的医用手套，通过练习，做到双手配合协调，动作准确平稳。然后开始做动物实验，吻合大白鼠尾动脉、颈动脉和股动脉，验证血管通畅率。经过 4~6 周的基础训练，可以基本掌握细小血管的吻合技术，再经过一定时间的临床助手操作，即可以独立进行显微外科手术。

（李　报）

第三节　微创外科技术

微创外科（minimally invasive surgery，MIS）也称之为"微侵袭外科"或"微侵入外科"。微创手术不是一种或一类手术方式，不是单纯小切口的手术，不等于不充分的常规手术。"微创"的概念就是在同一种手术中，以最小的创伤来获得同样或更好的疗效。微创一直是外科医生所追求的一种境界。微创技术包括内镜、腔镜、介入技术以及显微外科技术等。

一、内镜外科技术

内镜是指能够进入体内，具有照明装置，可以进行诊断或治疗作用的器械或仪器。内镜的种类很多，习惯上将通过身体自然通道由体外开口进入体内的称之为内镜；而把需要戳孔进入体腔或潜在腔隙的命名为腔镜。但是，两者在结构、功能上又不能完全分开。

（一）内镜种类及基本原理

根据镜身是否可弯曲，将内镜分为硬质内镜和软质内镜两种。

1. 硬质内镜　内镜多由镜身和显像及光源系统两部分组成。常用的硬质内镜有：膀胱镜、宫腔镜（子宫镜）、食管镜、气管镜、肛管直肠镜等。

（1）镜身：呈管式，由金属材料制成，不能弯曲。操作通过镜身的内腔或腔内的通道进入器械来完成。老式内镜的镜身深入体内的末端装有光源，操作时经镜子内直接观察镜前情况，缺点是亮度差、视野小。目前临床还在应用的有食管镜、气管镜，主要用于取异物、对肿瘤进行激光、冷冻治疗等。新型的内镜前部装有摄像头，通过光导纤维与体外的冷光源连接。镜身腔内留有 1 或 2 个通道，经通道可向内注水、置入器械进行操作。通过体外的显示器来进行观察、指导操作。

（2）摄像及光源系统：目前多种内镜、腔镜的该系统可以共用。光源器上有标注腹腔镜、膀胱镜等插口，不同的插口主要是根据术野显像的要求来设定。如腹腔、胸腔的手术视野空间为空气；而膀胱、关节手术需要注水，摄像头在水中摄取图像。该系统包括以下几部分组成：①微型摄像头及数模转换器：术中由摄像头摄取图像，通过光电偶合器将光信号转化为数字信号，传送到显示器显示出图像。②显示器：目前已有全数字显示器，图像的解析度可达 1 250 线，图像非常清晰。③冷光源：通过光导纤维与腔镜相连，具有亮度高，传导热量小、镜身不会灼伤身体等优点。④录像机与图像存储系统：手术全过程可以录像、存储。

2. 软质内镜　软质内镜的镜身柔软，细长、可弯曲。内镜前部装有摄像头，通过光导纤维与体外的冷光源、显示器连接。根据内镜内部结构不同，分为纤维内镜和电子内镜两种。镜身腔内有小口径的通道，可置入器械进行操作。目前使用的内镜多为电子内镜，其图像更为清晰。常用的软质内镜有：食管镜、胃镜、十二指肠镜、结肠镜、支气管镜、输尿管镜等。

（二）内镜手术的应用范围及特点

与外界相通可进入体内的自然通道有：①消化系统（双向）；②泌尿系统；③女性生殖系统；④呼吸系统等。通过这些通道进入体内操作，具有手术创伤小、体表无切口、出血少，恢复快、并发症少等优点，但操作的能力和范围有限，主要是采取咬除、套扎、电灼、扩张、切割等方法来处理病变。

1. 硬质内镜手术　手术通过内镜本身的通道进入器械进行操作，手术的方法有：①活检钳咬除、圈套套除或网袋套除病变等，适用于带蒂的息肉、黏膜层肿瘤、增生，结石等。②采用激光、电凝、冷冻、微波热凝等方法，造成病变坏死、脱落。③切除病变：例如对前列腺进行旋切、分割切除等。④球囊扩张、支架置入：适用于管腔狭窄的病变。⑤镜下观察、协助置入放射源物质，实行对恶性肿瘤的内照射。

2. 软质内镜手术　软质内镜与硬质内镜的操作方法和范围相似，由于镜子可弯曲，达到体内的部位比硬质内镜更深入。软质内镜是诊断体内疾病的重要工具，经自然通道进入体内可直接观察病变、咬取组织病检。近年来，由于内镜功能的改进和高性能器械的发明，治疗的范围也在扩大。软质内镜手术还可与介入治疗相结合，在X线观察下，对病变进行处理。如借助十二指肠镜将导丝经十二指肠乳头置入胆总管内，然后通过导丝将带球囊的导管置于结石上方，充气后将结石拉出。

血管镜应归属于软质内镜，手术需要切开体表，游离出血管穿刺进入。镜子进入的是密闭、液体流动的管道，操作时需要阻断血流。因血液透光度差，血管中需要用生理盐水置换血液。血管镜外径1～2mm，可对中、小血管内病变，进行病灶清除、修复、扩张、置入支架等治疗。

二、腔镜外科技术

自从1910年瑞典的Jacobaeus首次将腔镜用于观察腹腔以来，随着腔镜图像清晰度增加，相关设备、仪器和器械的发展，使腔镜手术逐步开展起来。1987年法国医生Mouret用腹腔镜为一名女患者治疗妇科疾病，同时切除了病变的胆囊。从此，开启了以腔镜手术为代表的微创外科时代。到目前为止，腔镜手术范围仍在不断扩大，有些手术已经取代了开放性直视手术。

（一）腔镜手术的基本设备

腔镜手术的广泛开展，除了腔镜本身的发展外，与配套设备和手术仪器、器械的发展密切相关。

1. 腔镜的组成　根据结构不同可分为两种。

（1）镜身无通道腔镜：镜身深入体内的末端装有摄像头，光源反射镜面分为0°、30°、45°不等，其视野广、图像清晰，几乎不出现失真。摄像及光源系统与内镜基本相同。常用的有腹腔镜、胸腔镜、关节镜等。上述几种腔镜结构大致相同，根据使用部位的不同，设计的镜身长短、粗细不一，常用的腔镜外径为4～10mm。

（2）镜身有通道腔镜：与新型的内镜完全一样，镜内留有操作通道。只是手术时需要在体表戳孔，穿过组织达到病变后进行操作。常用的有肾镜、脑室镜、椎间孔镜等。

2. 腔镜手术操作所需的设备、仪器和器械　如下所述。

（1）配套设备：①CO_2气腹系统：由气腹机、二氧化碳钢瓶、气体输出管道组成。CO_2注入腹腔，不易发生气栓。气腹状态下，视野空间大，有利于操作。②注水冲洗系统：包括储水瓶、加压器、吸引器、管道等。关节手术术中需要向术野不断注水、冲洗，以保持术野清晰。胸、腹腔手术结束时多需要注水冲洗、检查有无渗血、漏气等。

（2）能源系统：常用的系统有高频电切、电凝刀、超声刀、激光器等，操作时通过与这些系统连接的器械，在体内进行切割、止血等操作。这些能源系统使手术更为方便、快捷。

（3）器械：①多数与开放手术的各种器械相似，具有切开、分离、夹持等功能。常用的器械有抓钳、持钳、分离钳、肠钳、剪子、扇形牵拉钳、穿刺针、钛夹钳、切割闭合器等。该类器械的特点是可张开与闭合的钳翼、关节位于前部，手术时在腔内，手柄距关节较远，在腔外操作。多数器械操作时手感不明显，需要靠视频显示图像来指导操作。②电凝器械是常用的分离、止血工具。根据其前端的形状，可分为电凝钩、铲、棒等，使用时与体外的能源系统连接。③套管：腹腔镜手术使用的是封闭式套管，经套管反复出入腔镜或器械时不漏气，仍能够保持气腹状态。胸腔镜使用开放式套管，戳孔后置入，仅起到进出腔镜或器械的通道作用。

（二）腔镜手术的应用范围及特点

1. 手术范围　根据腔镜进入体内的途径和所达到的部位，手术大致分以下几种。

（1）体内腔隙：腹腔（包括腹膜后器官）、胸腔、关节腔等。体表戳孔将腔镜插入到体腔内，再戳1个或数个孔，置入专用器械进行操作。几乎能够完成腔内各种组织器官的切除、修复、置换等不同类型的手术。腹腔、胸腔、大关节腔手术应用较多，如胆囊切除、肺叶切除、膝关节半月板修复等。

（2）再造的腔隙：在组织间或器官周围通过扩张、持续注入 CO_2，再造腔隙后进行手术。如甲状腺切除术，为了避免颈部手术所遗留的瘢痕，体表切口选择在胸部，腔镜经胸部皮下抵达颈部，在甲状腺周围再造腔隙完成手术。臀肌挛缩综合征是在挛缩的臀肌周围再造腔隙后切断挛缩肌。

2. 手术特点　两种腔镜的手术有所不同。①镜身无通道腔镜：根据病变进入腔镜，再选择1个或多个孔进入器械进行操作。其手术操作的方法、达到的范围完全可与直视手术相比。术中能够灵巧地进行切开、分离、结扎、止血、显露等操作，可对病变进行去除、修复、吻合等处理。切开、分离时多采用电刀、超声刀。由于缝合操作较困难，使用闭合器进行缝合更方便。吻合则使用吻合器，或辅助小切口在体外完成吻合。②镜身有通道腔镜：手术操作与硬质内镜相同，但需要在体表戳孔进镜后显露病变进行处理。

腔镜手术具有应用广泛，创伤小，出血少，恢复快等特点。下面简述常用的3种腔镜手术。

（1）腹腔镜手术：首先在脐孔下10mm切口，进入穿刺针，建立气腹。选择进镜部位、戳孔、放置封闭式套管。经套管置入腹腔镜探查腹腔。探查后根据手术需要，在腔镜的直视下确定需要孔道的位置和数量，进入器械后进行操作。手术方法与直视手术基本相同。几乎可进行腹腔、腹膜后各种脏器的手术，涉及普外、泌尿、血管、妇产等专业。

（2）胸腔镜手术：胸腔镜手术中术野的显露关键在于麻醉师，准确定位气管内双腔插管，保证术侧肺不通气，便于操作。手术先经肋间分别戳孔，置入开放式套管，经套管插入腔镜，探查胸腔。而后根据手术需要，再选择戳孔，进入器械操作。可进行肺、食管及心脏和血管等手术。直线切割缝合器的发明为胸腔镜手术的广泛开展发挥了重要作用。它的闭合夹长度有3.0cm、4.5cm、6.0cm几种，可进行不同长度组织或血管的闭合。

（3）关节镜手术：确定进入腔镜的位置后，切开皮肤，进入戳孔，再置入腔镜，探查关节腔。然后，根据需要另戳孔进入器械操作，可进行关节内组织的清理、修复、重建等。目前新型关节镜外套内具有注水管道，术中通过注水冲洗，保证术野清晰。手术中可活动关节以利于术野显露。关节镜手术已经取代了大部分开放性手术，常见的手术部位有膝、肩、踝关节等。

（三）腔镜技术训练

胜任腔镜手术的医师应具备两方面能力：①熟练地掌握腔镜的操作技术；②直视下能够完成该手术。尽管腔镜手术术式、基本技术与直视手术相似，但是，通过显示器上的图像进行操作则相差很多。对于初学者来说，切开、分离、止血的每一次操作，要做到准确、到位，需要经过专门训练，才能逐步达到使用器械随心应手的程度。另外，助手协助操作，调节镜子保证良好视野的能力等也需要训练。

目前，国内已经建立很多腔镜手术技术训练中心。使用与手术相同的腔镜和器械进行模拟训练，如在暗箱中进行夹纸片、拾豆粒、剥葡萄皮等基本功训练，进一步在动物活体上练习，完成某项手术。最后，逐步从人体手术的助手过渡到术者。

三、介入治疗技术

介入治疗是在 X 线透视、超声、CT、MRI 等影像设备监视下，通过介入穿刺插管或直接穿刺技术，对病变进行诊断或治疗的一种方法。它不仅是穿刺针、导管的进入，而且有些操作与切开手术的基本相同，例如，房间隔缺损封堵术与补片修补术。所以，有的学者将介入治疗列入广义手术的范畴。介入治疗具有创伤小、操作简便、定位准确、并发症少等优点，是微创外科技术的重要组成部分。介入治疗是一项能够在多学科应用的技术，多数是内科心血管医生、放射介入医生进行操作，少数由手术科室医生来完成。

根据介入途径不同，可将介入治疗分为血管内和血管外两种。

1. 血管内介入治疗　它具有两个特征：一是采用可达远距离的导管进行诊疗性操作；二是在 X 线或 MRI 等成像系统监控下完成。临床上一般所指的介入治疗是血管内的介入治疗。通过进入血管、心脏内的器械，对病变进行扩张、疏通、封堵等治疗。几乎所有的病例都是通过进入循环系统的导丝－导管对病变进行处理，极少数病例在纤维血管镜下直接进行检查与治疗。进入血管内的途径多采用经皮穿刺，亦可以在术中直接穿入动脉或静脉。

目前用于治疗的手术有：①血管：取栓术、栓塞止血术，血管扩张成形术、血管内支架植入术、血管腔内放置血管移植术、注射化疗药物等。②心脏：房间隔、室间隔缺损封堵术，心脏射频消融术、心脏起搏器安置术等。

2. 血管外介入治疗　在 X 线、B 超引导下，采用穿刺针刺入体内，对深部组织、器官进行诊断或治疗。分为穿刺针和导丝－导管两种方法。

（1）穿刺针：在影像可视下将穿刺针穿入体内，准确定位后通过进入的穿刺针取组织标本进行诊断，或采用特殊的穿刺针直接完成射频、微波、电凝、冷冻等治疗，也可直接注入药物、乙醇、骨水泥、放射性粒子等进行治疗。B 超与 CT 或 MRI 的引导下穿刺的方法和对象有所不同。①B 超：适用于肝、胰、肾等体内实质脏器病变，以及腹膜后肿物等。这些组织、器官在 B 超下显示清楚，操作时可连续观察穿刺针进入的位置。②CT、MRI：适用于肺、肝、胰、肾、骨骼等组织器官，穿刺针进入合适位置，停止操作后再扫描观察位置是否合适。

（2）导丝－导管：应用范围有限。①经皮穿刺：穿刺进入管腔、通道，在 X 线监视下置入导丝－导管进行治疗。如经皮肝、胆囊穿刺置管引流术，方法是经皮穿刺入肝内胆管后，置入导丝－导管，留置引流管等。②内镜与介入治疗结合：首先插入内镜，然后在 X 线监视下置入导丝－导管，进行扩张、取石、置入支架等治疗。如十二指肠镜与 X 线配合下的胆管内取石术，膀胱镜与 X 线联合输尿管狭窄置管术等。

（李　报）

第四章

颈部疾病

第一节　颈部先天性囊肿与瘘管

颈部先天性囊肿与瘘管是在胚胎时期颈部演变过程中，由覆盖有上皮细胞的残留管道所形成。正中型是由甲状舌管而来，称甲状舌管囊肿或瘘；旁侧型起自鳃裂，称鳃源性囊肿或瘘。

一、甲状舌管囊肿与瘘

甲状舌管囊肿与瘘为先天发育异常。甲状舌管退化不全可导致囊肿或瘘形成，囊肿也可因感染破溃或手术切开后形成瘘。大多数的甲状舌管囊肿在儿童期被发现，一半以上的病例发生于 5 岁以前。男女发病率基本相同。有时家族中女孩的发病率略高。约有 40% 病例并发感染。

1. 胚胎学与病理　妊娠第 4 周时，在原口腔的咽底部第 1 和第 2 对咽陷凹间的正中部分，形成一个憩室状的甲状腺始基。此始基在喉部前方沿正中线向下移行至颈部，其行径构成一条细长的导管，称为甲状舌管。甲状舌管近端连接舌盲孔处，远端连接甲状腺峡部。甲状舌管行可通过发育舌骨的前方、后方或者穿过舌骨。当甲状腺始基沿正中线下降到最后部位时，甲状舌管即退化成实质的纤维条索。如果在发育过程中甲状舌管内上皮细胞未退化消失，则可在盲孔至胸骨颈切迹间正中线的任何部位形成甲状舌骨囊肿或瘘。

甲状舌骨囊肿的内壁衬以复层鳞状上皮、纤毛上皮或假复层柱状上皮，囊内有黏液的分泌腺体。囊肿与舌根部盲孔间的瘘管有时呈分叉状，近来报道发现瘘管在舌骨上方，进入舌下肌群时为树枝状分叉，手术时应注意结扎，以免瘘管复发。异位甲状腺在甲状舌管上或者靠近甲状舌管的发生率为 25% ~ 35%。很少有甲状舌管囊肿位于舌骨和舌盲孔之间。

2. 临床表现　近 75% 的甲状舌管畸形表现为囊肿，25% 继发感染形成瘘管。3% 的甲状舌管位于舌部，7% 位于胸骨上窝，25% 的囊肿可偏离正中。在颈部正中相当于舌骨下的甲状软骨部位，可见 1 ~ 2cm 直径的圆形肿块，表面光滑，边缘清楚，囊性，因充盈有时有实感。较固定，不能上下或左右推动，但可随吞咽或伸舌运动而略有上下移动。有时囊肿可扪及一条索带连向舌骨。未发生感染时，不与皮肤粘连，无压痛，无自觉症状。发生感染时，出现红肿、疼痛与压痛，自行溃破或切开引流后形成甲状舌管瘘，从瘘口经常排出透明或混浊的黏液，经过一定时间后瘘口可暂时结痂闭合，但不久又溃破流液，可反复发生，经久不愈。在瘘口深处可扪及向上潜行的索带状组织通向舌骨。

3. 诊断　凡位于颈部正中舌骨前下方的囊肿，随吞咽而上下活动，就能作出诊断。当囊肿位于舌骨上方时，应与该部位好发的颏下淋巴结和皮样囊肿相鉴别。囊肿位于胸骨至甲状腺之间时，应与气管源性囊肿、皮样囊肿、甲状腺囊肿、软化的结核性淋巴结、异位的唾液腺囊肿鉴别。囊肿略偏于正中线的，应与鳃源性囊肿鉴别。特别要强调注意异位的甲状腺，70% 的异位甲状腺病例缺如正常甲状腺，文献报道其被误切后可发生甲状腺功能低下。因此，诊断时常规 B 超检查甲状腺，注意有无正常或异位甲状腺，必要时应进行甲状腺同位素扫描和功能检查。

4. 治疗　对于细小的囊肿是否有必要摘除的意见尚不一致，但鉴于感染后手术复杂和再发率增加，因此确诊后以早期手术为宜。手术者必须熟知下列结构的特征：①瘘管与舌骨紧密附着并贯穿其中；②舌骨后方的瘘管非常细小而脆弱，可能呈分支状；③瘘管有憩室样的突起或侧支。手术要点是完整切除囊肿以及切除舌骨中段和通向舌基底部的瘘管（Sistrunk 法），减少术后复发。复发率约 4% ~9%，常见于甲状舌管囊肿感染或者先前有过引流的患者。最容易复发的是没有切除舌骨。有感染或先前切开引流的患者，需要控制炎症后手术，有时需要数月。未切除的甲状舌管囊肿到成人期有 10% 转变为腺瘤。儿童偶有恶变报道。

二、鳃源性囊肿与瘘

鳃源性囊肿与瘘是鳃裂发育异常的表现，是由于再吸收不全造成的。鳃裂残留物向外有开口，则形成瘘管或窦道；无外口时，则形成囊肿。瘘管较囊肿多见。窦道、瘘管、残余软骨组织常发生在婴儿期；而囊肿则出现较晚，在儿童或青年时期发生。男女发病率并无差别。

（一）胚胎学与病理

胚胎第 3 周时，颈部出现 4 ~5 对鳃弓，鳃弓间的凹沟称为鳃裂，相对凸出处为咽囊，其间隔一薄膜称鳃板。此后，第 1 鳃弓衍变为锤骨、钻骨和面部，第 1 鳃裂衍变为外耳道，咽囊为咽鼓管和中耳，鳃板为鼓膜。第 2 鳃弓形成镫骨、舌骨小角和颈侧部；第 2 鳃裂在正常发育时全部消失，咽囊成为扁桃体窝。第 3 鳃弓构成舌骨大角等，第 4 和第 5 鳃弓不发达。如果发育过程中鳃裂组织未完全退化而有遗留，则形成瘘或囊肿。第一鳃裂瘘较少见，约占 20%，外口位于下颌角下方颌下腺附近。内口在外耳道。临床上以第二鳃裂形成的囊肿与瘘为多见，约占 75%。外口位于胸锁乳突肌的前缘，内口在扁桃体窝。偶尔发生第三、第四鳃裂瘘，其位置甚低，常在胸骨柄附近，仅有一短小的窦道，如有内口则在梨状窝。瘘管的行径与血管和神经的关系见表 4 -1。

表 4 -1　颈侧瘘的发生和解剖途径

	外瘘口部位	内瘘口部位	颈动脉关系	神经关系
第一鳃裂	耳壳前后（Ⅰ）	外耳道平行		
	下颌角下方（Ⅱ）	外耳道		面神经交叉
第二鳃裂	胸锁乳突肌前	扁桃体上窝	颈内、外动脉间	舌下、舌咽神经的表层交叉
第三鳃裂	胸锁乳突肌前	梨状窝	颈总动脉后方	迷走、舌下、喉上神经的表层交叉
第四鳃裂	胸骨切迹	梨状窝	右：锁骨上动脉后方返回	
		食管入口	左：主动脉弓后方返回	

囊肿与瘘管的内层为复层鳞状上皮细胞，其中可见毛囊、皮脂腺和汗腺。亦有衬以柱状上皮或纤毛上皮细胞的。囊壁与管壁为结缔组织所构成，其中混杂有淋巴组织和肌肉纤维。囊内容物为混浊水样液或黏稠乳状液，发生感染时变为脓样液。10% ~15% 的病例存在双侧的鳃裂窦道，窦道可以从皮肤开口延伸一段很短的距离。鳃裂囊肿位于胸锁乳突肌前缘，从舌骨外侧水平以下到颈内、外动脉分叉之间。小的瘘管可以与近端囊肿共同存在。

（二）临床表现和治疗

1. 耳前瘘　先天性耳前瘘是第 1 鳃弓和第 2 鳃弓的遗迹，由任何两个耳结节间沟未闭合所致，有明显的家族史，以双侧多见，单侧病例中多见于左侧。有时可与颈侧部囊肿与瘘同时存在。

瘘口常在耳轮脚的前上方，偶有位于耳轮、耳甲、耳屏或外耳道口。瘘口细小呈一皮肤陷孔，可排出少量白色微臭分泌物。多数瘘管终止于耳轮脚的轮骨部，有时有细小分支并有两个外口。

通常无症状，常在感染后引起注意，局部软组织红肿、疼痛，数日后形成小脓肿并自行破溃，流出带黄色黏液的脓液，不久可自愈。但感染呈慢性反复发作，瘘口周围形成瘢痕组织。无症状者不需治疗。反复感染者在控制炎症后，切除全部管道及其细小分支，手术前后应用抗生素。

2. 颈侧部囊肿与瘘　颈侧部囊肿与瘘的发生，除认为是鳃裂的组织残留外，尚有可能是由于胸腺咽管退化不全所形成，还可能是淋巴结内的迷走腮腺上皮所形成，有待进一步研究。左右侧及男女发病率大致相同，10%为双侧，对称。

颈部一侧有一无痛性圆形肿块，直径3～4cm，位于胸锁乳突肌中1/3的前缘或后方。表面光滑，界限清楚，质软，稍能活动，不与皮肤粘连，发展缓慢。继发感染时出现红肿和疼痛，并突然增大，囊肿巨大时可出现气管和食管的压迫症状，少数可自行溃破成瘘。半数以上病例出生时即有细小瘘口存在，多在胸锁乳突肌前缘下1/3部位，从瘘口间歇地排出黏液样透明液，继发感染时排出脓性液，同时瘘口周围皮肤发生炎性反应。在瘘口的深处多能扪及向上延伸的条索状组织。在胸骨柄附近发现的瘘口，是第3对鳃裂残留的窦道孔，有极少量分泌物溢出，并常反复感染。窦道闭合不全可在皮肤表面出现一个浅凹，常伴有一小段的异位软骨。

诊断时应与各种颈部肿块相鉴别，如皮样囊肿、淋巴管瘤、结核性淋巴结炎、甲状腺癌、化脓性淋巴结炎，以及少见的气管源性囊肿、异位胸腺等。B超检查可以帮助区分肿块的囊实性；水溶性造影剂造影可显示窦道延伸至咽部的径路，但临床很少应用。

无论囊肿与瘘均应在早期进行手术治疗。如果经常发生感染，将导致瘢痕产生及炎症，使手术切除更加困难。另有报道鳃源性残留组织有发生癌变的可能。手术在1岁以后施行较为安全。其要点是切除整个瘘管直达内口，仔细解剖以避免损伤血管和神经等重要组织，有时为完整切除瘘管到内口，需要2～3个切口。瘘管近端应该用可吸收线进行结扎缝合。有急性炎症时可穿刺、切开，给予抗生素等治疗，待感染控制后再行手术。在许多儿童专科医院，术后再发率低于5%。

3. 梨状窝瘘　梨状窝瘘是颈部鳃源性囊肿或瘘的一种少见类型，约80%的患者于儿童期发病。男女均等。其发生于咽部梨状窝的鳃源性内瘘，起源第三或第四鳃囊。发生在左侧占90.3%，右侧占8%，双侧者极少。可能与右侧鳃性组织较早消失有关。瘘管自梨状窝底部，由甲状软骨下缘外侧斜行穿出，在甲状软骨下缘与环状软骨之间、在喉返神经外侧沿气管旁下行，经内侧、外侧或贯穿甲状腺组织，终止于甲状腺上级，偶有贯穿甲状腺左后叶，继续下行终止于左胸锁关节后方。

梨状窝瘘形成的内瘘常引起颈部反复化脓性感染，并累及甲状腺组织，临床上表现为急性化脓性甲状腺炎，但一般甲状腺功能不受影响。症状常可发生在上呼吸道炎或扁桃体炎之后。起病急，炎性肿块常位于颈前三角，恰在甲状腺侧叶的部位，有肿胀和疼痛，伴有发热和吞咽疼痛，炎症进展后则局部皮肤发红水肿，可自行破溃排脓。应用抗生素，穿刺排脓，或切开引流，炎症易消退。很少形成外瘘。此后往往再发炎症，间隔时间短则1个月，长至40年，不发炎症时毫无症状。初发时炎症范围较广，再发时较局限。成人病例在轻度炎症时易疑为甲状腺恶性肿瘤。新生儿病例呈囊状扩张，可产生气道压迫症状。

待炎症消退后6～8周，吞钡造影最具诊断价值。如见患侧梨状窝瘘底部有2～3cm细管道，经外侧向前下方延伸，即可确诊。有时可在内镜下观察梨状窝开口，压迫甲状腺时可见脓液从开口部位排出。超声或CT检查显示甲状腺脓肿形成。甲状腺扫描尤其左上叶有放射性稀疏区。

对于瘘管极细、不经常感染的病例可暂观察，有报道未手术的病例中60%在随访中无症状，本病可能有自愈倾向；对发作次数频繁者应行手术治疗，瘘管切除后疗效满意。急性炎症时应用抗生素或切开排脓，很易消退。感染控制后作瘘管切除术，必须仔细解剖，避免损伤喉返神经和喉上神经。瘘管进入或贯通甲状腺时，作部分甲状腺切除术。术后可以再发炎症。梨状窝瘘手术过程中运用胃镜辅助寻找瘘管，可明显提高瘘管切除率。

（韩海军）

第二节　颈部囊状淋巴管瘤

淋巴管瘤并非真性肿瘤，而是一种先天性良性错构瘤，是发生在淋巴系统的多囊性畸形。在新生儿中发病率为1/12 000。50%～65%在出生时即已存在，90%以上在2岁以内发现。男女发生率大致相仿。囊状淋巴管瘤好发于颈部，又称囊状水瘤，是临床上最多见的，约占75%，其余见于腋部

（20%），5%发生在纵隔、后腹膜、盆腔或腹股沟。大网膜和肠系膜囊肿亦属囊状淋巴管瘤。

一、病理

淋巴系统由来源于静脉系统或其邻近间质的5组原始淋巴囊发育而成，其中2组颈淋巴囊，1组腹膜后淋巴囊和2组后淋巴囊。胚胎发育时如有部分淋巴囊与原始淋巴系统分隔，另行增殖就形成淋巴囊肿和淋巴管瘤组织，类似肿瘤样畸形。淋巴管瘤是由增生、扩张、结构紊乱的淋巴管所组成，可向周围呈浸润性生长，但不会发生癌变。因颈淋巴囊形成最早，体积最大，所以颈部发生囊状淋巴管瘤最常见。根据淋巴管的形态和分布可分为三种类型。

（一）单纯性淋巴管瘤

由扩张的不规则的毛细淋巴管丛所组成，间质较少，主要发生在皮肤、皮下组织和黏膜层。

（二）海绵状淋巴管瘤

淋巴管扩大呈窦状，其内充满淋巴液，呈多房性囊腔，周围间质较多，病变侵及皮肤、黏膜、皮下组织和深部结构如肌肉、后腹膜、纵隔等。

（三）囊状淋巴管瘤

其囊腔大，可单房或多房，互相交通，腔内有大量透明微黄色的淋巴液，囊壁甚薄，覆有内皮细胞，偶带有淋巴细胞及多少不等的纤维基质。常常紧贴在大静脉和淋巴管旁，好发于颈部、腋窝、腹部及腹股沟区域，躯干部及四肢相对少见。与海绵状淋巴管瘤不同的是有更大的囊性腔隙。

实际上临床见到的淋巴管瘤往往是混合型的。如果淋巴管瘤中混杂有血管瘤组织，则称为淋巴血管瘤。

二、临床表现

颈部巨大囊状水瘤可造成胎儿分娩困难，挤压有时造成囊内出血。一般在出生后即可在颈侧部见到质软的囊性肿块，有明显波动感，透光试验阳性。其界限常不清楚，不易被压缩，亦无疼痛。肿瘤与皮肤无粘连，生长缓慢；但易并发感染，且较难控制，对抗生素治疗反应缓慢。当囊状水瘤发生囊内出血时，瘤体骤然增大，张力增高，呈青紫色，可压迫周围器官产生相应症状。有的广泛侵及口底、咽喉或纵隔，压迫气管、食管引起呼吸窘迫和咽下困难，甚至危及生命。有部分淋巴管瘤在发展过程中，会自行栓塞退化，或在感染后，因囊壁内皮细胞被破坏，在感染控制后自行消退。

三、诊断

浅表的淋巴管瘤一般根据临床表现即可确定。局部穿刺的液体性状可与血管瘤鉴别。位于颈前较局限的淋巴管瘤，还应注意与甲状舌骨囊肿、鳃裂囊肿、皮样囊肿、脂肪瘤相鉴别。透光试验有助于囊状淋巴管瘤的诊断。颈部、腋部病变，应予摄胸片观察肿块与纵隔的关系。还可采用超声显像、CT等检查，判断肿瘤与血管、气管和食管的关系，有利于手术评估。

四、治疗

（一）期待治愈

囊性水瘤可以发生自发性退变，或感染后肿块消退，但相当少见。对于较小局限、不影响功能的淋巴管瘤，可先观察。急性感染期后的淋巴管瘤可先观察。随访未见消退或反而增大者，再予治疗。

（二）注射疗法

硬化剂注射治疗在单房性囊肿病例或手术肯定严重影响神经功能的情况下可考虑选择。将囊液吸尽后注入硬化剂对于治疗巨大的囊肿曾经有效，但对于多囊性或是极小的浸润性囊性水瘤，硬化剂效果不明显。硬化剂的注射治疗可使囊壁硬化，加大手术切除难度。有报道显示反复注射 OK－432（picibanil）对复杂的囊性水瘤可能有较好疗效。OK-432是人源性A簇链球菌的冻干培养的混合物，已发现局部注射严重全身过敏反应死亡的病例。国内曾应用一种经青霉素处理的β-溶血性链球菌制剂沙培林，为OK-432的同类药。将一个临床单位（1KE）溶解在10mL生理盐水内，穿刺抽液后等量溶液注入瘤腔内，一次注入量不超过2KE。注射后常有暂时性发热，局部红肿、灼热的炎症过程，提示其可能也是通过一个免疫反应性的无菌性炎症过程破坏淋巴管瘤内皮细胞，形成纤维沉淀物而使淋巴液分泌停止，促使消退。其他的硬化剂还有博来霉素和无水乙醇。无水乙醇经皮囊内注射可使细胞膜溶解、蛋白质变性和血管闭塞。博来霉素虽存在肺纤维化风险，在儿童少见。

（三）手术治疗

手术切除是治愈囊性水瘤的最好方法。新生儿颈部巨大囊性水瘤压迫气管引起呼吸抑制者，需要在生后较短的时间内进行手术切除，有时可先采用引流方法，暂时性减轻呼吸道压迫症状，使根治切除时减少风险。对囊性水瘤增大的速度未超过身体的生长速度建议将手术时间推迟到生后2~6个月。手术绝对适应证为颈部、口底淋巴管瘤影响呼吸、进食。相对适应证为颈部淋巴管瘤有向纵隔、胸腔扩展趋势，引起呼吸困难可能者。淋巴管瘤并发感染时不宜手术须先控制感染。囊内出血并非手术禁忌。囊状淋巴管瘤完整切除是具有挑战性的，手术时要求仔细解剖颈部的重要神经、血管等结构，防止面神经麻痹和舌神经、喉返神经、膈神经损伤而引起呼吸困难和声音嘶哑。因为是良性病变，不必要牺牲主要的神经或者其他重要结构，对残存的囊壁，可涂擦0.5%碘酊、硝酸银或电灼破坏内皮细胞以防复发。即使是在手术满意的患儿中也有5%~10%的复发率。术后创面应置引流，防止创面积液。复发可在术后数周，甚至数月。

（韩海军）

第三节　甲状腺功能亢进症

甲状腺功能亢进症（以下简称甲亢）系指因甲状腺分泌过多而引起的一系列高功能状态，是仅次于糖尿病的常见内分泌疾病，有2%~4%的育龄妇女受累。其基本特征包括甲状腺肿大，基础代谢增加和自主神经系统的紊乱。根据其病因和发病机制的不同可分为以下几种类型：①弥漫性甲状腺肿伴甲亢：也称毒性弥漫性甲状腺肿或突眼性甲状腺肿，即Graves病，占甲亢的80%~90%。为自身免疫性疾病。②结节性甲状腺肿伴甲亢：又称毒性多结节甲状腺肿即Plummer病。患者在结节性甲状腺肿多年后出现甲亢，发病原因不明。近年来在甲亢的构成比上有增加的趋势，并有地区性。③自主性高功能甲状腺腺瘤或结节：约占甲亢的9%，病灶多为单发。呈自主性且不受促甲状腺素（TSH）调节，病因也不明确。④其他原因引起的甲亢：包括长期服用碘剂或乙胺碘呋酮等药物引起的碘源性甲亢；甲状腺滤泡性癌过多分泌甲状腺素而引起的甲亢；垂体瘤过多分泌TSH而引起的垂体性甲亢；肿瘤如绒毛癌、葡萄胎、支气管癌、直肠癌可分泌TSH所以称之为异源性TSH综合征，卵巢畸胎瘤（含甲状腺组织）属异位分泌过多甲状腺素；甲状腺炎初期因甲状腺破坏造成甲状腺激素释放过多可引起短阵甲亢表现；最后还有服用过多甲状腺素引起的药源性甲亢等。

在这些类型的甲亢中以前三者特别是Graves病比较常见且与外科关系密切，所以本节予以重点讨论。

一、弥漫性甲状腺肿伴甲亢

弥漫性甲状腺肿伴甲亢即Graves病简称GD，是由自身免疫紊乱而引起的多系统综合征，1835年Robert Graves首先描述了该综合征包括高代谢、弥漫性甲状腺肿、眼征等。

（一）病因及发病机制

该病以甲状腺素分泌过多为主要特征，但TSH不高反而降低，所以并非垂体分泌TSH过多引起。在患者的血清中常能检出针对甲状腺的自身抗体，该抗体可缓慢而持久地刺激甲状腺增生和分泌，以前曾称之为长效甲状腺刺激物（LATS），也有其他名称如人甲状腺刺激素（HTS）、甲状腺刺激蛋白（TSI）。这些物质对应的抗原是甲状腺细胞上的 TSH 受体，起到类似 TSH 的作用，可刺激 TSH 受体引起甲亢。进一步研究表明 TSH 受体抗体 TRAb 是一种多克隆抗体，可分为以下几种亚型：①甲状腺刺激抗体（TSAb）或称甲状腺刺激免疫球蛋白（TSI）主要是刺激甲状腺分泌；②甲状腺功能抑制抗体（TFIAb）或称甲状腺功能抑制免疫球蛋白（TFII），又称甲状腺刺激阻断抗体（TSBAb）；③甲状腺生长刺激免疫球蛋白（TGSI），与甲状腺肿大有关；④甲状腺生长抑制免疫球蛋白（TGII）。这些克隆平衡一旦被打破，占主导地位的抗体就决定了临床特征。如 GD 患者治疗以前的 TRAb 阳性为 60% ~ 80%，而 TSAb 阳性率达 90% ~ 100%，如果该抗体阳性妊娠妇女的新生儿发生 GD 的可能性增加。故认为 GD 患者的主导抗体是 TSAb，当然也有其他抗体存在。在主导抗体发生转变时，疾病也随之发生转变，如 GD 可转变为慢性甲状腺炎（HD），反之也一样。由于检测技术原因目前临床仅开展 TRAb 和 TSAb 的检测。

甲状腺自身免疫的病理基础目前尚不明了，可能与以下因素有关。

1. 遗传因素　在同卵双胎同时患 GD 的达 30% ~ 60%，异卵双胎同时患 GD 的仅 3% ~ 9%。在 GD 患者家属中 34% 可检出 TRAb 或 TSAb，而本人当时并无甲亢，但今后有可能发展为显性甲亢。目前认为一些基因与 GD 的高危因素有关，包括人类白细胞抗原（HLA）基因 DQ、DR 区，如带 HLA – DR3 抗原型的人群患 GD 的危险性为其他 HLA 抗原型人群的 6 倍。HLA – DQA1 ＊0501 阳性者对 GD 有遗传易感性。非 HLA 基因如肿瘤坏死因子 β（TNF – β）、细胞的 T 细胞抗原（CTLA4）、TSH 受体基因的突变和 T 细胞受体（TCR）等基因同 GD 遗传易感性之间的关系正引起人们的注意。但研究表明组织相容性复合体（MHC）系统可能只起辅助调节作用。

2. 环境因素　包括感染、外伤、精神刺激和药物等。在 GD 患者中可检出抗结肠炎耶尔森菌（Yersimia enterocolitica）抗体，耶尔森菌的质粒编码的蛋白与 TSH 受体有相似的抗原决定簇（"分子模拟学说"）。该抗原是一种强有力的 T 细胞刺激分子即超抗原，可引起 T 细胞大量活化。但其确切地位仍不明了，也有可能是继发于 GD 免疫功能紊乱的结果。

3. 淋巴细胞功能紊乱　GD 患者甲状腺内的抑制性环路很难启动与活化，不能发挥免疫抑制功能，导致自身抗体的产生。在甲状腺静脉血中 TSH 抗体的活性高于外周血，提示甲状腺是产生其器官特异自身抗体的主要场所。而且存在抑制性 T 细胞功能的缺陷，抗甲状腺药物如卡比马唑治疗后这种缺陷可以改善，但是直接还是间接反应有待研究。

总之 GD 可能是由多因素引起以自身免疫紊乱为特征的综合征，确切病因有待于进一步研究。

（二）病理解剖与病理生理

GD 患者的甲状腺呈弥漫性肿大，血管丰富、扩张。滤泡上皮细胞增生呈柱状，有弥漫性淋巴细胞浸润。浸润性突眼患者其球后结缔组织增加、眼外肌增粗水肿，含有较多黏多糖、透明质酸沉积和淋巴细胞及浆细胞浸润。骨骼肌和心肌也有类似表现。垂体无明显改变。少数患者下肢有胫前对称性黏液性水肿。

甲状腺激素有促进产热作用并与儿茶酚胺有相互作用，从而引起基础代谢率升高、营养物质和肌肉组织的消耗，加强对神经、心血管和胃肠道的兴奋。

（三）临床表现

GD 在女性更为多见，患者男女之比为 1 : (5~7)，但心脏情况、压迫症状、术中问题和术后反应在男性均较明显。高发年龄为 21~50 岁。在碘充足地区自身免疫性甲状腺疾病的发病率远高于碘缺乏地区。该病起病缓慢，典型者高代谢症群、眼症和甲状腺肿大表现明显。轻者易与神经症混淆，老年、儿童或仅表现为突眼、恶病质、肌病者诊断需谨慎。

1. 甲状腺肿　为 GD 的主要临床表现或就诊时的主诉。甲状腺呈弥漫、对称性肿大，质软，无明显结节感。少数（约 10%）肿大不明显，或不对称。在甲状腺上下特别是上部可扪及血管震颤并闻及血管杂音。这些构成 GD 的甲状腺特殊体征，在诊断上有重要意义。

2. 高代谢症群　患者怕热多汗，皮肤红润。可有低热，危象时可有高热。患者常有心动过速、心悸。食欲胃纳亢进但疲乏无力、体重下降，后者是较为客观的临床指标。

3. 神经系统　呈过度兴奋状态，表现为易激动、神经过敏、多言多语、焦虑烦躁、多猜疑、有时出现幻觉甚至亚躁狂。检查时可发现伸舌或两手平举时有细震颤，腱反射活跃。但老年淡漠型甲亢患者则表现为一种抑制状态。

4. 眼症　分为两种，多数表现为对称性非浸润性突眼也称良性突眼，主要是因交感神经兴奋使眼外肌和上睑肌张力增高，而球后组织改变不大。临床上可见到患者眼睑裂隙增宽，眼球聚合不佳，向下看时上眼睑不随眼球下降，眼向上看时前额皮肤不能皱起；另一种为少见而严重的恶性突眼，主要因为眼外肌、球后组织水肿、淋巴细胞浸润所致。但这类患者的甲亢可以不明显，或早于甲亢出现。

5. 循环系统　可表现为心悸、气促。窦性心动过速达 $100 \sim 120$ 次/分，静息或睡眠时仍较快，脉压增大。这些是诊断、疗效观察的重要指标之一。心律失常可表现为期前收缩、房颤、房扑以及房室传导阻滞。心音、心脏搏动增强，心脏扩大甚至心力衰竭。老年淡漠型甲亢则心动过速较少见，不少可合并心绞痛甚至心肌梗死。

6. 其他　消化系统除食欲增加外，还有大便次数增多。而老年以食欲减退、消瘦为突出。血液系统中有外周血白细胞总数减少，淋巴细胞百分比和绝对数增多，血小板减少，偶见贫血。运动系统表现为软弱无力，少数为甲亢性肌病。生殖系统的表现在男性可表现为阳痿、乳房发育；女性为月经减少，周期延长甚至闭经。皮肤表现为对称性黏液性胫前水肿，皮肤粗糙，指端增厚，指甲质地变软与甲床部分松离。甲亢早期肾上腺皮质功能活跃，重症危象者则减退甚至不全。

（四）诊断与鉴别诊断

对于有上述临床症状与体征者应作进一步甲状腺功能检查，在此对一些常用的检查进行评价。

1. 摄 ^{131}I 率正常值　3 小时为 $5\% \sim 25\%$，24 小时为 $20\% \sim 45\%$。甲亢患者摄 ^{131}I 率增高且高峰提前至 $3 \sim 6$ 小时。女子青春期、绝经期、妊娠 6 周以后或口服雌激素类避孕药也偶见摄 ^{131}I 率增高。摄 ^{131}I 率还因不同地区饮水、食物及食盐中碘的含量多少而有差异。甲亢患者治疗过程中不能仅依靠摄 ^{131}I 率来考核疗效。但对甲亢放射性 ^{131}I 治疗者摄 ^{131}I 率可作为估计用量的参考。缺碘性、单纯性甲状腺肿患者摄 ^{131}I 率可以增高，但无高峰提前。亚急性甲状腺炎者 T_4 可以升高但摄 ^{131}I 率下降呈分离现象。这些均有利于鉴别诊断。

2. T_3、T_4 测定　可分别测定 TT_3、T_4、FT_3 和 FT_4，其正常值因各个单位采用的方法和药盒不同而有差异，应注意参考。TT_4 可作为甲状腺功能状态的最基本的一种体外筛选试验，它不受碘的影响，无辐射的危害，在药物治疗过程中可作为甲状腺功能的随访指标，若加服甲状腺片者测定前需停用该药。但是凡能影响甲状腺激素结合球蛋白（TBG）浓度的各种因素均能影响 TT_4 的结果。对 T_3 型甲亢需结合 TT_3 测定。TT_3 是诊断甲亢较灵敏的一种指标。甲亢时 TT_3 可高出正常人 4 倍，而 TT_4 只有 2 倍。TT_3 对甲亢是否复发也有重要意义，因为复发时 T_3 先升高。在功能性甲状腺腺瘤、结节性甲状腺肿或缺碘地区所发生的甲亢多属 T_3 型甲亢，也需进行 TT_3 测定。TBG 同样会影响 TT_3 的结果应予以注意。为此，还应进行 FT_4、FT_3 特别是 FT_3 的测定。FT_3 对甲亢最灵敏，在甲亢早期或复发先兆 FT_4 处于临界时 FT_3 已升高。

3. 基础代谢率（BMR）　目前多采用间接计算法（静息状态时：脉搏 + 脉压 - 111 = BMR），正常值在 $-15\% \sim +15\%$ 之间。BMR 低于正常可排除甲亢。甲亢以及甲亢治疗的随访 BMR 有一定价值，因为药物治疗后 T_4 首先下降至正常，甲状腺素外周的转化仍增加，T_3 仍高故 BMR 仍高于正常。

4. TSH 测定　可采用高灵敏放免法（HS - TSH IRMA），优于 TSH 放免法（TSH RIA），因为前者降低时能帮助诊断甲亢，可减少 TRH 兴奋试验的使用。灵敏度和特异度优于 FT_4。

5. T_3 抑制试验　该试验仅用于一些鉴别诊断。如甲亢患者摄 ^{131}I 率增高且不被 T_3 抑制，由此可鉴别单纯性甲状腺肿。对突眼尤其是单侧突眼可以此进行鉴别，浸润性突眼 T_3 抑制试验提示不抑制。而且甲亢治疗后 T_3 能抑制者复发机会少。

6. TRH 兴奋试验　该试验也仅用于一些鉴别诊断。甲亢患者静脉给予 TRH 后 TSH 无反应；若增高可除外甲亢。该方法省时，无放射性，不需服用甲状腺制剂，所以对有冠心病的老年患者较适合。

7. TRAb 和 TSAb 的检测　可用于病因诊断和治疗后预后的评估，可与 T3 抑制试验相互合用。前者反映抗体对甲状腺细胞膜的作用，后者反映甲状腺对抗体的实际反应性。

（五）治疗

甲亢的病因尚不完全明了。治疗上首先应减少精神紧张等不利因素，注意休息和营养物质的提供。然后通过以下三个方面，即消除甲状腺素的过度分泌，调整神经内分泌功能以及一些特殊症状和并发症的处理。消除甲状腺素过度分泌的治疗方法有三种：药物、手术和同位素治疗。

1. 抗甲状腺药物治疗　以硫脲类药物如甲基或丙硫氧嘧啶（PTU）、甲巯咪唑和卡比马唑为常用，其药理作用是通过阻止甲状腺内过氧化酶系抑制碘离子转化为活性碘而妨碍甲状腺素的合成，但对已合成的激素无效，故服药后需数日才起作用。丙硫氧嘧啶还有阻滞 T_4 转化为 T_3、改善免疫监护的功。PTU 和甲巯咪唑的比较：①两者均能抑制甲状腺激素合成，但 PTU 还能抑制外周组织的细胞内 T_4 转化为 T_3，它的作用占 T_3 水平下降的 10% ~ 20%。甲巯咪唑没有这种效应。②甲巯咪唑的药效强度是 PTU 的 10 倍，5mg 甲巯咪唑的药效等于 50mgPTU。尤其是甲巯咪唑在甲状腺细胞内存留时间明显长于 PTU，甲巯咪唑 1 次 7 天，药效可达 24 小时。而 PTU 必须 6 ~ 8 小时服药 1 次，才能维持充分疗效。故维持期治疗宁可选用甲巯咪唑，而不选用 PTU。

药物治疗的适应证为：症状轻，甲状腺轻—中度肿大；20 岁以下或老年患者；手术前准备或手术后复发而又不适合放射治疗者；辅助放射治疗；妊娠妇女，多采用丙硫氧嘧啶，该药相对通过胎盘的能力相对小些。而不用甲巯咪唑，因为甲巯咪唑与胎儿发育不全有关。希望最低药物剂量达到 FT_4、FT_3 在正常水平的上限以避免胎儿甲减和甲状腺肿大，通常丙硫氧嘧啶 100 ~ 200mg/d。这类药物也可通过乳汁分泌，所以必须服药者不能母乳喂养。如果症状轻又没有并发症，可于分娩前 4 周停药。

治疗总的疗程为 1.5 ~ 2 年。起初 1 ~ 3 个月予以甲巯咪唑 30 ~ 40mg/d，不超过 60mg/d。症状减轻，体重增加，心率降至 80 ~ 90 次/分，T_3、T_4 接近正常后可每 2 ~ 3 周降量 5mg 共 2 ~ 3 个月。最后 5mg/d 维持。避免不规则停药，酌情调整用量。

其他药物：β – 阻滞剂普萘洛尔 10 ~ 20mg Tid，可用于交感神经兴奋性高的 GD 患者，以改善心悸心动过速、精神紧张、震颤和多汗。也可作为术前准备的辅助用药或单独用药。对于甲亢危象、紧急甲状腺手术又不能服用抗甲状腺药物或抗甲状腺药物无法快速起效时可用大剂量普萘洛尔 40mg Qid 快速术前准备。对甲亢性眼病也有一定效果。但在患有支气管哮喘、房室传到阻滞、心衰的患者禁用，1 型糖尿病患者慎用。普萘洛尔对妊娠晚期可造成胎儿宫内发育迟缓、小胎盘、新生儿心动过缓和胎儿低血糖，增加子宫活动和延迟宫颈的扩张等不良反应，因此只能短期应用，一旦甲状腺功能正常立即停药。

在抗甲状腺药物减量期加用甲状腺片 40 ~ 60mg/d 或甲状腺素片 50 ~ 100μg/d 以稳定下丘脑 – 垂体 – 甲状腺轴，避免甲状腺肿和眼病的加重。妊娠甲亢患者在服用抗甲状腺药物也应加用甲状腺素片以防胎儿甲状腺肿和甲减。甲状腺素片还可以通过外源性 T_4 抑制 TSH 从而使 TSAb 的产生减少，减少免疫反应。T_4 还可使 HLA – DR 异常表达减弱。另外可直接作用于特异的 B 淋巴细胞而减少 TSAb 的产生，最终使 GD 得以长期缓解、减少复发。

2. 手术治疗　甲亢手术治疗的病死率几乎为零、并发症和复发率低，可迅速和持久达到甲状腺功能正常，并有避免放射性碘及抗甲状腺药物带来的长期并发症和获得病理组织学证据等独特优点，手术能快速有效地控制并治愈甲亢；但仍有一定的复发率和并发症，所以应掌握其适应证和禁忌证。

（1）手术适应证：甲状腺肿大明显或伴有压迫症状者；中 ~ 重度以上甲亢（有甲亢危象者可考虑紧急手术）；抗甲状腺药物无效、停药后复发、有不良反应而不能耐受或不能坚持长期服药者；胸骨后甲状腺肿伴甲亢；中期妊娠又不适合用抗甲状腺药物者。若甲状腺巨大、伴有结节的甲亢妊娠妇女常需大剂量抗甲状腺药物才有作用，所以宁可采用手术。

（2）手术禁忌证：青少年（<20 岁），轻度肿大，症状不明显者；严重突眼者手术后突眼可能加重手术应不予以考虑；年老体弱有严重心、肝和肾等并发症不能耐受手术者；术后复发因粘连而使再次

手术并发症增加、切除腺体体积难以估计而不作首选。但对药物无效又不愿意接受放射治疗者有再次手术的报道，术前用超声检查了解两侧腺体残留的大小，此次手术腺叶各留2g左右。

（3）术前准备：术前除常规检查外，应进行间接喉镜检查以了解声带活动情况。颈部和胸部摄片了解气管和纵隔情况。查血钙、磷。为了减少术中出血、避免术后甲亢危象的发生，甲亢手术前必须进行特殊的准备。手术前准备常采用以下两种准备方法。

1）碘剂为主的准备：在服用抗甲状腺药物一段时间后患者的症状得以控制，心率在80～90次/分，睡眠和体重有所改善，基础代谢率在20%以下，即可开始服用复方碘溶液又称卢戈（Lugol）液。该药可抑制甲状腺的释放，使滤泡细胞退化，甲状腺的血运减少，腺体因而变硬变小，使手术易于进行并减少出血量。卢戈溶液的具体服法有两种：①第一天开始每日3次，每次3～5滴，逐日每次递增1滴，直到每次15滴，然后维持此剂量继续服用。②从第一天开始即为每次10滴，每日3次。共2周左右，直至甲状腺腺体缩小、变硬、杂音和震颤消失。局部控制不满意者可延长服用碘剂至4周。但因为碘剂只能抑制释放而不能抑制甲状腺的合成功能，所以超过4周后就无法再抑制其释放，反引起反跳。故应根据病情合理安排手术时间，特别对女性患者注意避开经期。开始服用碘剂后可停用甲状腺片。因为抗甲状腺药物会加重甲状腺充血，除病情特别严重者外，一般于术前1周停用抗甲状腺药物，单用碘剂直至手术。妊娠合并甲亢需手术时也可用碘剂准备，但碘化物能通过胎盘引起胎儿甲状腺肿和甲状腺功能减退，出生时可引起初生儿窒息。故只能短期碘剂快速准备，碘剂不超过10天。术后补充甲状腺素片以防流产。对于特殊原因需取消手术者，应该再服用抗甲状腺药物并逐步对碘剂进行减量。术后碘剂10滴 Tid 续服5～7天。

2）普萘洛尔准备：普萘洛尔除可作为碘准备的补充外，对于不能耐受抗甲状腺药物及碘剂者，或严重患者需紧急手术而抗甲状腺药物无法快速起效可单用普萘洛尔准备。普萘洛尔不仅起到抑制交感兴奋的作用，还能抑制 T_4 向 T_3 的转化。β－络克同样可以用于术前准备，但该药无抑制 T_4 向 T_3 转化的作用，所以 T_3 的好转情况不及普萘洛尔。普萘洛尔剂量是每次40～60mg，6小时一次。一般在4～6天后心率即接近正常，甲亢症状得到控制，即可以进行手术。由于普萘洛尔在体内的有效半衰期不满8小时，所以最后一次用药应于术前1～2小时给予。术后继续用药5～7天。特别应该注意手术前后都不能使用阿托品，以免引起心动过速。单用普萘洛尔准备者麻醉同样安全、术中出血并未增加。严重患者可采用大剂量普萘洛尔准备但不主张单用（术后普萘洛尔剂量也应该相应地增大），并可加用倍他米松0.5mg Q 6h 和碘番酸0.5 Q 6h。甲状腺功能可在24小时开始下降，3天接近正常，5天完全达到正常水平。短期加用普萘洛尔的方法对妊娠妇女及小孩均安全。但前面已提及普萘洛尔的不良反应，所以应慎用。以往认为严重甲亢患者手术会引起甲状腺素的过度释放，但通过术中分析甲状腺静脉和外周静脉血的 FT_3、FT_4 并无明显差异，所以认为甲亢危重病例紧急手术是可取的。

（4）手术方法：常采用颈丛麻醉，术中可以了解发音情况，以减少喉返神经的损伤。对于巨大甲状腺有气管压迫、移位甚至怀疑将发生气管塌陷者，胸骨后甲状腺肿者以及精神紧张者应选用气管插管全身麻醉。

（5）手术方式：切除甲状腺的范围即保留多少甲状腺体积尚无一致的看法。若行次全切除即每侧保留6～8g甲状腺组织，术后复发率为23.8%；而扩大切除即保留约4g的复发率为9.4%；近全切除即保留＜2g者的复发率为0%。各组之间复发时间无差异。但切除范围越大发生甲状腺功能减退即术后需长期服用甲状腺片替代的概率越大。如甲状腺共保留7.3g或若双侧甲状腺下动脉均结扎者保留9.8g者可不需长期替代。考虑到甲状腺手术不仅可以迅速控制其功能，还能使自身抗体水平下降，而且甲减的治疗远比甲亢复发容易处理，所以建议切除范围适当扩大即次全切除还不够，每侧应保留5g以下（2～3g峡部全切除）。当然也应考虑甲亢的严重程度、甲状腺的体积和患者的年龄。巨大而严重的甲亢切除比例应该大一些，年轻患者考虑适当多保留甲状腺组织以适应发育期的需要。术中可以从所切除标本上取同保留的甲状腺相应大小体积的组织称重以估计保留腺体的重量。但仍有误差，所以有作者建议一侧行腺叶切除和另一侧行大部切除（保留6g）。但常用于病变不对称的结节性甲状腺肿伴甲亢者，病变严重侧行腺叶切除。但该侧发生喉返神经和甲状旁腺损伤的概率相对较保留后薄膜的高，所以也要慎重选择。对极少数或个别 Graves 病突眼显著者，选用甲状腺全切除术，其好处是可降低 TSH 受体自身抗体和其他甲状腺抗体，减轻眶后脂肪结缔组织浸润，防止眼病加剧以致牵拉视神经而导致萎缩，引起失明以及重度突眼，角膜长期显露而受损导致失明。当然也防止了甲亢复发，但需终身服用甲状腺素片。毕竟属于个别患者选用本手术，要详细向患者和家属说明，取得同意。术前检查血清抗甲状腺微粒体抗体，阳性者术后发生甲减的病例增多。因此，此类患者术中应适当多保留甲状腺组织。

（6）手术步骤：切口常采用颈前低位弧形切口，甲状腺肿大明显者应适当延长。颈阔肌下分离皮瓣，切开颈白线，离断颈前带状肌。先处理甲状腺中静脉，充分显露甲状腺。离断甲状腺悬韧带以利于处理上极。靠近甲状腺组织妥善处理甲状腺上动静脉。游离下极，离断峡部。将甲状腺向内侧翻起，辨认喉返神经后处理甲状腺下动静脉。按前所述保留一定的甲状腺组织，其余予以切除。创面严密止血后缝闭。另一侧同样处理。术中避免喉返神经损伤以外，还应避免损伤甲状旁腺。若被误切应将其切成1mm 小片种植于胸锁乳突肌内。缝合前放置皮片引流或负压球引流。缝合带状肌、颈阔肌及皮肤。

内镜手术治疗甲亢难度较大，费用高，但术后颈部，甚至上胸部完全没有瘢痕，美容效果明显，受年轻女性患者欢迎。与传统手术相比，内镜手术时间长，术后恢复时间也无明显优势。甲状腺体积大时不适合该方式。

术后观察与处理：严密观察患者的心率、呼吸、体温、神志以及伤口渗液和引流液。一般 2 天后可拔除引流，4 天拆线。

（7）术中意外和术后并发症的防治

1）大出血：甲状腺血供丰富，甲亢以及抗甲状腺药物会使甲状腺充血，若术前准备不充分，术中极易渗血。特别在分离甲状腺上动脉时牵拉过度，动作不仔细会造成甲状腺上动脉的撕脱。动脉的近侧端回缩，位置又深，止血极为困难。此时应先用手指压迫或以纱布填塞出血处，然后迅速分离上极，将其提出切口，充分显露出血的血管，直视下细心钳夹和缝扎止血。甲状腺下动脉出血时，盲目的止血动作很容易损伤喉返神经，必须特别小心。必要时可在外侧结扎甲状颈干。损伤甲状腺静脉干不仅会引起大出血，还可产生危险的空气栓塞。因此，应立即用手指或湿纱布压住出血处，倒入生理盐水充满伤口，将患者之上半身放低，然后再处理损伤的静脉。

2）呼吸障碍：术中发生呼吸障碍的主要原因除双侧喉返神经损伤外，多是由于较大的甲状腺肿长期压迫气管环，腺体切除后软化的气管壁塌陷所致。因此，如术前患者已感呼吸困难，或经 X 线摄片证明气管严重受压，应在气管插管麻醉下进行手术。如术中发现气管壁已软化，可用丝线将双侧甲状腺后包膜悬吊固定于双侧胸锁乳突肌的前缘处。在缝合切口前试行拔去气管插管，如出现或估计术后会发生呼吸困难，应即作气管造口术，放置较长的导管以支撑受损的气管环，待 2~4 周后气管腔复原后拔除。术后呼吸困难的原因有：血肿压迫、双侧喉返神经损伤、喉头水肿、气管迟发塌陷、严重低钙引起的喉肌或呼吸肌痉挛等，应注意鉴别及时处理。

3）喉上神经损伤：喉上神经之外支（运动支）与甲状腺上动脉平行且十分靠近，如在距上极较远处大块结扎甲状腺上血管时，就可能将其误扎或切断，引起环甲肌麻痹，声带松弛，声调降低。在分离上极时也有可能损伤喉上神经的内支（感觉支），使患者喉黏膜的感觉丧失，咳嗽反射消失，在进流质饮食时易误吸入气管，甚至发生吸入性肺炎。由于喉上神经外支损伤的临床症状不太明显，易漏诊，其发生率远比人们想象的要多，对此应引起更大的注意。熟悉神经的解剖关系，操作细致小心，在紧靠上极处结扎甲状腺上血管，是防止喉上神经损伤的重要措施。

4）喉返神经损伤：喉返神经损伤绝大多数为单侧性，主要症状为声音嘶哑。少数病例双侧损伤，除引起失声外，还可造成严重的呼吸困难，甚至窒息。术中喉返神经损伤可由切断、结扎、钳夹或牵拉引起。前两种损伤引起声带永久性麻痹；后几种损伤常引起暂时性麻痹，可望手术后 3~6 个月内恢复功能。术中最易损伤喉返神经的"危险地区"是：①甲状腺腺叶的后外侧面；②甲状腺下极；③环甲区（喉返神经进入处）。喉返神经解剖位置的多变性是造成损伤的客观原因。据统计，仅约 65% 的喉返神经位于气管食管沟内。约有 4%~6% 病例的喉返神经行程非常特殊，为绕过甲状腺下动脉而向上返行，或在环状软骨水平直接从迷走神经分出而进入喉部（所谓"喉不返神经"）。还有一定数量的喉返神经属于喉外分支型，即在未进入喉部之前即已经分支，分支的部位高低和分支数目不定，即术者在明确辨认到一支喉返神经，仍有损伤分支或主干的可能性。预防喉返神经损伤的主要措施是：①熟悉喉返神经的解剖位置及其与甲状腺下动脉和甲状软骨的关系，警惕喉外分支，随时想到有损伤喉返神经的可能；②操作轻柔、细心，在切除甲状腺腺体时，尽可能保留部分后包膜；③缺少经验的外科医师以及手术比较困难的病例，最好常规显露喉返神经以免误伤。为了帮助寻找和显露喉返神经，Simon 提出一个三角形的解剖界标。三角的前边为喉返神经，后边为颈总动脉，底线为甲状腺下动脉。在显露颈总动脉和甲状腺下动脉后，就很容易找到三角的第三个边，即喉返神经。一般可自下向上地显露喉返神经的全过程。喉返神经损伤的治疗：如术中发现患者突然声音嘶哑，应立即停止牵拉或挤压甲状腺体；如发声仍无好转，应立即全程探查喉返神经。如已被切断，应予缝接。如被结扎，应松解线结。如手术后发现声音嘶哑，经间接喉镜检查证实声带完全身麻醉痹，怀疑喉返神经有被切断或结扎的可能时，应考虑再次手术探查。否则可给予神经营养药、理疗、噤声以及短程皮质激素，严密观察，等待其功能恢复。如为双侧喉返神经损伤，应作气管造口术。修补喉返神经的方法可用 6 - 0 尼龙线行对端缝接法，将神经断端靠拢后，间断缝合两端之神经鞘数针。如损伤神经之近侧端无法找到，可在其远端水平以下相当距离处切断部分迷走神经纤维，然后将切断部分的近端上翻与喉返神经的远侧断端作吻合。如损伤神经之远侧端无法找到，可将喉返神经之近侧断端埋入后环状构状肌中。如两个断端之间缺损较大无法拉拢时，可考虑作肋间神经移植术或静脉套入术。

5）术后再出血：甲状腺血管结扎线脱落以及残留腺体切面严重渗血，是术后再出血的主要原因。一般发生于术后 24～48 小时内，表现为引流口的大量渗血，颈部迅速肿大，呼吸困难甚至发生窒息。术后应常规在患者床旁放置拆线器械，一旦出现上述情况，应马上拆除切口缝线，去除血块，并立即送至手术室彻底止血。术后应放置引流管，并给予大量抗生素。分别双重结扎甲状腺的主要血管分支，残留腺体切面彻底止血并作缝合，在缝合切口前要求患者用力咳嗽几声，观察有无因结扎线松脱而产生的活跃出血，是预防术后再出血的主要措施。

6）手足抽搐：甲状旁腺功能不足（简称甲旁减）是甲状腺次全切除后的一个常见和严重并发症。无症状而血钙低于正常的亚临床甲旁减发生率为 47%，有症状且需服药的为 15%。但永久性甲旁减并不常见。多因素分析提示，甲亢明显、伴有甲状腺癌或胸骨后甲状腺肿等是高危因素。主要是由于术中误将甲状旁腺一并切除或使其血供受损所致。临床症状多在术后 2～3 天出现，轻重程度不一。轻者仅有面部或手足的针刺、麻木或强直感，重者发生面肌及手足抽搐，最严重的病例可发生喉痉挛以及膈肌和支气管痉挛，甚至窒息死亡。由于周围神经肌肉应激性增强，以手指轻扣患者面神经行径处，可引起颜面肌肉的短促痉挛（雪佛斯特征 Chvostek's sign）。用力压迫上臂神经，可引起手的抽搐（陶瑟征 Trousseau's sign）。急查血钙、磷有助诊断，但不一定等报告才开始治疗。治疗方面包括限制肉类和蛋类食物的摄入量，多进绿叶菜、豆制品和海味等高钙、低磷食品。口服钙片和维生素 D_2，后者能促进钙在肠道内的吸收和在组织内的蓄积。目前钙剂多为含维生素 D 的复合剂，如钙尔奇 D 片等。维生素 D_2 的作用在服用后两周始能出现，且有蓄积作用，故在使用期间应经常测定血钙浓度。只要求症状缓解、血钙接近正常即可，不一定要求血钙完全达到正常，因为轻度低钙可以刺激残留的甲状旁腺代偿。在抽搐发作时可即刻给予静脉注射 10% 葡萄糖酸钙溶液 10mL。对手足抽搐最有效的治疗是服用双氢速固醇（A. T. 10）。此药乃麦角固醇经紫外线照射后的产物，有升高血钙含量的特殊作用，适用于较严重的病例。最初剂量为每天 3～10mL 口服，连眼 3～4 天后测定血钙浓度，一旦血钙含量正常，即应减量，以防止高钙血症所引起的严重损害。有人应用新鲜小牛骨皮质在 5% 碳酸氢钠 250mL 内煮沸消毒 20 分钟后，埋藏于腹直肌内，以治疗甲状旁腺功能减退，取得了一定的疗效，并可反复埋藏。同种异体甲状旁腺移植尚处于实验阶段。为了保护甲状旁腺，减少术后手足抽搐的发生，术中必须注意仔细寻找并加以保留。在切除甲状腺体时，尽可能保留其背面部分，并在紧靠甲状腺处结扎甲状腺血管，以保护甲状旁腺的血供。还可仔细检查已经切下的甲状腺标本，如发现有甲状旁腺作自体移植。

7）甲状腺危象：甲状腺危象乃指甲亢的病理生理发生了致命性加重，大量甲状腺素进入血液循环，增强了儿茶酚胺的作用，而机体却对这种变化缺乏适应能力。近年来由于强调充分做好手术前的准备工作，术后发生的甲状腺危象已大为减少。手术引起的甲状腺危象大多发生于术后 12~48 小时内，典型的临床症状为 39~40℃以上的高热，心率快达 160 次/分、脉搏弱，大汗，躁动不安，谵妄以至昏迷，常伴有呕吐、水泻。如不积极治疗，患者往往迅速死亡。死亡原因多为高热虚脱、心力衰竭、肺水肿和水电解质紊乱。还有少数患者主要表现为神志淡漠、嗜睡、无力、体温低、心率慢，最后昏迷死亡，称为淡漠型甲状腺危象。此种严重并发症的发病机制迄今仍不很明确，但与术前准备不足，甲亢未能很好控制密切相关。治疗包括两个方面：①降低循环中的甲状腺素水平——可口服大剂量复方碘化钾溶液，首次 60 滴，以后每 4~6 小时 30~40 滴。情况紧急时可用碘化钠 0.25g 溶于 500mL 葡萄糖溶液中静脉滴注，Q 6h。24 小时内可用 2~3g。碘剂的作用是抑制甲状腺素的释放，且作用迅速。为了阻断甲状腺素的合成，可同时应用丙硫氧嘧啶 200~300mg，因为该药起效相对快，并有在外周抑制 T_4 向 T_3 转化的作用。如患者神志不清可鼻饲给药。如治疗仍不见效还可考虑采用等量换血和腹膜透析等方法，以清除循环中过高的甲状腺素。方法是每次放血 500mL，将其迅速离心，弃去含多量甲状腺素的血浆，而将细胞置入乳酸盐复方氯化钠溶液中再输入患者体内，可以 3~5 小时重复 1 次。但现已经很少主张使用。②降低外周组织对儿茶酚胺的反应性：可口服或肌内注射利舍平 1~2mg，每 4~6 小时 1 次；或用普萘洛尔 10~40mg 口服 Q4~6h 或 0.5~1mg 加入葡萄糖溶液 100mL 中缓慢静脉滴注，必要时可重复使用。哮喘和心力衰竭患者不宜用普萘洛尔。甲亢危象对于患者来说是一个严重应激，而甲亢时皮质醇清除代谢增加，因此补充皮质醇是有益的。大量肾上腺皮质激素（氢化可的松 200~500mg/d）作静脉滴注的疗效良好。其他治疗包括吸氧、镇静剂与退热（可用氯丙嗪），补充水和电解质，纠正心力衰竭，大剂量维生素特别是 B 族维生素以及积极控制诱因，预防感染等。病情一般于 36~72 小时开始好转，1 周左右恢复。

8）恶性突眼：甲亢手术后非浸润性突眼者 71% 会有改善，29% 无改善也无恶化。实际上在治疗甲亢的三种方法中，手术是引起眼病发生和加重概率最小的。但少数严重恶性突眼病例术后突眼症状加重，还可逐渐引起视神经萎缩并易导致失明。可能是因为甲亢控制过快又未合用甲状腺素片、手术时甲状腺受损抗原释放增多有关。治疗方法包括使用甲状腺制剂和泼尼松，放射线照射垂体、眼眶或在眼球后注射质酸酶，局部使用眼药水或药膏，必要时缝合眼睑。如仍无效可考虑行双侧眼眶减压术。

（8）甲亢手术的预后及随访

1）甲亢复发：抗甲状腺药物治疗的复发率 >60%。手术复发率为 10% 左右，近全切除者则更低。甲亢复发的原因多数为当时甲状腺显露不够，切除不足残留过多，甲状腺血供仍丰富。除甲亢程度与甲状腺体积外，药物、放射或手术治疗结束后 TRAb 或 TSAb 的状况也影响预后。无论何种治疗甲状腺激素水平改变比较快，TRAb 或 TSAb 改变比较慢，如果连续多次阴性说明预后好或可停用抗甲状腺药物；如再呈阳性提示 GD 复发的可能性增加，TSAb 阳性复发率为 93%，阴性则为 17%。该指标优于 TRH 兴奋试验。甲亢复发随时间延长而增多，可最迟在术后 10 年再出现。即使临床无甲亢复发，仍有部分患者 T_3 升高、TRH 兴奋试验和 T_3 抑制试验存在异常的亚临床病例。因此应该严密随访。适当扩大切除甲状腺并加用小剂量甲状腺素片可减少复发，达到长期缓解的目的。

2）再次手术时应注意：①上次手术未解剖喉返神经者，这次再手术就要仔细解剖出喉返神经予以保护；②术前可用 B 超和同位素扫描测量残留甲状腺大小，再手术时切除大的一侧，仅保留其后包膜；③如上次手术已损伤一侧喉返神经，则再次手术就选同侧，全切除残留的甲状腺，同时保留后包膜以保护甲状旁腺。当残留甲状腺周围组织广泛粘连，外层和内层的解剖间隙分离困难时，用剪刀在腺体前面的粘连组织中做锐性分离，尽可能找到内膜层表面，再沿甲状腺包膜小心分离。

3）甲状腺功能减退：术后甲减的发生率在 6%~20%，显然与残留体积有关。另外与分析方法也有关。因为除临床甲减患者外，还有相当一部分亚临床甲减即尚无甲减表现，但 TSH 已有升高，需用甲状腺素片替代。如儿童甲亢术后 45%，存在亚临床甲减。永久性甲减多发生在术后 1~2 年。

（9）放射性[131]I 治疗：甲状腺具有高度选择性聚[131]I 能力，[131]I 衰变时放出 γ 和 β 射线，其中 β 射线占 99%，β 射线在组织的射程仅 2mm，故在破坏甲状腺滤泡上皮细胞的同时不影响周围组织，可以达到治疗的目的。美国首选[131]I 治疗的原因是：①快捷方便，不必每 1~3 个月定期根据甲状腺功能而调整药物。②抗甲状腺药物治疗所致白细胞减少和肝损害常引起医疗纠纷，医师不愿涉及。

适应证和禁忌证：目前放射性^{131}I（RAI）治疗 GD 是一种安全有效和可靠的方法．许多中心已将其作为一线首选治疗，特别是对老年患者。并认为 RAI 治疗成年 GD 患者年龄并无下限。已有报道 RAI 不增加致癌危险，对妇女不增加胎儿的致畸性。年轻患者，包括生育年龄的妇女，甚至儿童都可成为其治疗的对象。但毕竟存在放射性，必须强调其适应证：年龄在 25 岁以上，近放宽至 20 岁；对抗甲状腺药物过敏或无效者；手术后复发；不能耐受手术者；^{131}I 在体内转换的有效半衰期不小于 3 天者；甲亢合并突眼者（但有少部分加重）。^{131}I 治疗 Graves 甲亢的条件较之以前宽松得多。

放射碘治疗的禁忌证：①妊娠期甲亢属绝对禁忌，因为胎儿 10～12 周开始摄碘。②胸骨后甲状腺肿只宜手术治疗，放射性甲状腺炎可致甲状腺进一步肿大而压迫纵隔。③巨大甲状腺首选手术治疗。④青年人应尽量避免放射碘治疗，但非绝对禁忌。生育期患者接受^{131}I 治疗后的 6～12 个月禁忌妊娠。⑤其他如有严重肝肾疾病者；WBC 小于 3 000/mm^3 者；重度甲亢；结节性肿伴甲亢而扫描提示结节呈"冷结节"者。

RAI 治疗的预后：RAI 治疗后 70%～90% 有效，疗效出现在 3～4 周后，3～4 个月乃至 6 个月后可达正常水平。其中 2/3 的患者经一次治疗后即可痊愈，约 1/3 需 2 次或 3 次。甲减是 RAI 治疗的主要并发症，第一年发生甲减的可能性为 5%～10%，以后每年增加 2%～3%，10 年后可达 30%～70%。然而，现在不再认为甲低是^{131}I 治疗的并发症，而是 Graves 甲亢治疗中可接受的最终结果（acceptable endpoint）。

因为 RAI 治疗后甲状腺激素和自身抗原会大量释放，加用抗甲状腺药物并避免刺激与感染以防甲亢危象。RAI 是发生和加重眼病的危险因素，抗甲状腺药物如甲巯咪唑以及短期应用糖皮质激素［0.5mg/（kg·d）］2～3 个月可减少眼病的加重。15% 眼病加重者可进行眼眶照射和大剂量糖皮质激素。经^{131}I 治疗后出现甲低的患者中，其眼病恶化者的比例远低于那些持续甲亢而需要重复^{131}I 治疗者。此外，有人认为 braves 眼病和甲亢的临床表现一样，都有一个初发—逐渐加重并稳定于一定水平—以后逐渐缓解的自然过程。^{131}I 治疗可使甲亢很快控制，而眼病继续按上述过程进展，因而被误认为是^{131}I 治疗所致。研究表明：^{131}I 治疗并不会引起新的眼病发生，但可使已存在的活动性突眼加重，对这类患者同时使用糖皮质激素可有效地预防其恶化。因此目前认为 Graves 甲亢伴有突眼者也不是^{131}I 治疗的禁忌证，同时使用糖皮质激素，及时纠正甲低等措施可有效地预防其对眼病的不利影响。

（10）血管栓塞：是近年应用于临床治疗 GD 的一种新方法。1994 年 Calkin 等进行了首例报道，我国 1997 年开始也在临床应用。方法是在数字减影 X 线电视监视下，采用 Seldinger 技术，经股动脉将导管送入甲状腺上动脉，缓慢注入与造影剂相混合的栓塞剂（聚乙烯醇、白芨粉或吸收性明胶海绵），直至血流基本停止，可放置螺圈以防复发；栓塞完毕后再注入造影剂，若造影剂明显受阻即表示栓塞成功。若甲状腺下动脉明显增粗，也一并栓塞。因此，该疗法的甲状腺栓塞体积可达 80%～90%，与手术切除的甲状腺量相似。综合国内外初步的应用经验，栓塞治疗后其甲亢症状明显缓解，T_3、T_4 逐渐恢复正常，甲状腺也逐渐缩小，部分病例甚至可缩小至不可触及。

Graves 病介入栓塞治疗的病理研究：在栓塞后近期内主要表现为腺体急性缺血坏死。然后表现为慢性炎症持续地灶性变性坏死、纤维组织增生明显、血管网减少、滤泡减少萎缩、部分滤泡增生被纤维组织包裹不能形成完整的腺小叶结构，这是微循环栓塞治疗 Graves 病中远期疗效的病理基础。

二、结节性毒性甲状腺肿

本病又称 Plummer 病，属于继发性甲亢，先发生结节性甲状腺肿多年，然后逐渐出现功能亢进，其发病原因仍然不明。在 1970 年前无辅助诊断设备时，临床上容易将继发性甲亢与原发甲亢相混淆。随着科技发展，碘扫描及彩色多普勒超声对甲状腺诊断技术的应用，很多高功能甲状腺结节得以发现，提高了继发性甲亢的诊断率。

该病多发生于单纯性甲状腺肿流行地区，由结节性甲状腺肿继发而来。近 20 年来结节性甲状腺肿的检出率呈上升趋势，发现毒性甲状腺肿、结节性甲状腺肿检出率与饮用低碘水和碘盐供给时间明显相关，补碘后毒性甲状腺肿发病率升高。自主功能结节学说认为其发病机制是患者的甲状腺长期缺碘后形成自主性功能结节。"自主性"是指甲状腺细胞的功能活动对 TSH 的不依赖性，结节愈大摄入碘愈多者，愈易发生甲亢。另有学者认为之所以发生甲亢是免疫缺陷，其病理基础是结节性甲状腺肿的甲状腺细胞在补碘后逐渐突变为功能自主性细胞，累积到一定数量，就会导致甲亢。此外，部分结节性甲状腺肿伴发甲亢的患者原本就是 Graves 病，由于生活在严重缺碘地区，甲状腺激素合成的原料不足，合成激素水平低而缺乏特征性的临床症状，补以足量的碘以后，激素合成显著增加，才出现甲亢症状。所以，无论是功能自主性结节还是 Graves 病，都属于甲状腺自身免疫性疾病。还有学者从基因水平分析发现，其发病与 TSH 受体基因突变有关。因此其发病有一定的遗传因素。这些学说分别为临床治疗提供了相应的依据。

该病多见于中老年人，由于甲状腺素的分泌增多，加强了对腺垂体的反馈抑制作用，突眼罕见。症状较 GD 轻，但可突出于某一器官，尤其是心血管系统。消耗和乏力较明显，可伴有畏食如无力型甲亢。扪诊时甲状腺并不明显肿大，但可触及单个或多个结节。甲状腺功能检查诊断 Plummer 病的可靠性不如 Graves 病，甲状腺功能常在临界范围。TRH 兴奋试验在老年患者中较 T_3 抑制试验更为安全。同位素扫描提示摄碘不均且不浓聚于结节。

Plummer 病一般应采用手术治疗，多发结节的癌变率为 10.0%，因甲亢患者尚有 2.5% ~ 7.0% 合并甲状腺癌。因此，应积极选择手术治疗。此外，放射性核素治疗并不能根除结节，尤其是巨大结节有压迫症状、怀疑恶变、不宜药物治疗者以及不愿接受放射治疗的患者更应手术治疗。须注意的是，对于巨大、多发性甲状腺结节（100g 以上）患者行放射碘治疗的放射剂量是 Graves 病的 4 倍。所以，手术治疗可作为结节性甲状腺肿继发甲亢的首选方法特别是疑有甲状腺癌可能的病例。对于切除范围，因为有的结节高功能，有的结节因有囊性变，为胶状体，功能就不一定相同，所以要全面考虑，对结节多的一侧行腺叶全切。

对伴有严重的心、肾或肺部疾患不能耐受手术的患者，亦可考虑作同位素治疗，也有作者将 RAI 治疗列为首选，但所需剂量较大，为治疗 Graves 病的 5 ~ 10 倍。

三、毒性甲状腺腺瘤

毒性甲状腺腺瘤亦称高功能腺瘤，指甲状腺体内有单个（少见多发）的不受脑垂体控制的自主性高功能腺瘤，而其周围甲状腺组织则因 TSH 受反馈抑制呈相对萎缩状态。发病机制不明。发病年龄多为中年以后，甲亢症状一般较轻，某些仅有心动过速、消瘦、乏力和腹泻。不引起突眼。

早期摄^{131}I 率属正常或轻度升高，但 T_3 抑制试验提示摄^{131}I 率不受外源性 T_3 所抑制，TRH 兴奋试验无反应。T_3、T_4 测定对诊断有帮助，特别是 T_3。因为此病易表现为 T_3 型甲亢，TRAb、TSAb 多为阴性有助于与 GD 鉴别。同位素扫描可显示热结节，周围组织仅部分显示或不显示（给予外源性 TSH10 国际单位后能重新显示，以鉴别先天性一叶甲状腺）。毒性甲状腺腺瘤也有恶性可能应行手术治疗，术前准备同 Graves 病，但腺体切除的范围可以缩小，作病变一侧的腺叶切除即可。RAI 治疗剂量应较大。

（韩海军）

第四节　甲状腺炎

甲状腺炎在临床上并不是单一的疾病，而是由多种病因引起的甲状腺炎症性疾病的统称，临床上并不少见。通常把甲状腺炎分为三大类，即急性甲状腺炎、亚急性甲状腺炎和慢性甲状腺炎。它们的病因各异，并具有不同的临床特征和病理变化。应当充分认识它们各自的特点，以防误诊、误治的发生。把慢性甲状腺炎当作肿瘤而行不必要的甲状腺切除手术是临床上常犯的错误。

一、急性化脓性甲状腺炎

由于甲状腺血流丰富，且自身含碘量丰富，因此具有很强的抵御感染的能力，临床上急性化脓性甲状腺炎相当罕见。然而一旦发生，往往病程非常凶险，甚至危及生命。儿童多于成人。其感染来源多数是由颈部的其他感染病灶直接扩展而来。持续存在的下咽部梨状窝瘘可使儿童甲状腺对感染的易感性增加，从而引起急性化脓性炎症。少数可能是细菌经由血行途径进入甲状腺而形成脓肿。致病菌一般为金黄色葡萄球菌、溶血性链球菌或肺炎球菌。感染可以发生在正常甲状腺，呈现出弥漫性的特征。也可以发生在甲状腺原有结节内，形成局限性炎症。炎症如未能控制而继续发展，可使组织坏死并形成脓肿。脓肿可穿破到周围组织中，一旦向后方破入纵隔或气管，可导致死亡。

本病起病急骤，全身表现为高热、寒战，局部可出现颈前区皮肤红肿、皮肤温度升高等炎症表现，并出现颈部疼痛，触痛明显。头部转动或后仰时疼痛加重。如果脓肿较大，可使气管受压，患者出现气急、吸气性呼吸困难。体检可扪及甲状腺肿大，压痛，血 WBC 和中性粒细胞升高。脓肿形成后，B 超检查可以显示甲状腺增大，内可见蜂窝状强回声区和无回声相混合的肿块，肿块内透声差，可见弱回声点漂浮。亦可见甲状腺内无回声区，内有絮状、点状回声，边界不清。甲状腺周围可见边界不清的低密度带。CT 检查显示甲状腺肿大，其内有单发或者多发液性暗区，甲状腺外侧有广泛的低密度影。如果病灶较大，可使气管明显偏向健侧。核素扫描甲状腺区可出现放射性分布稀疏的图像或"冷结节"。甲状腺功能多数正常，感染严重者降低。

因该病罕见，临床上对其认识不足，故时有误诊。作出正确诊断的关键在于提高对本病的认识。本病需要与颈部其他炎症性病变鉴别，如急性咽喉炎、化脓性扁桃体炎、急性腮腺炎、颈椎前间隙脓肿等，还需与亚急性甲状腺炎作鉴别。B 超引导下对甲状腺内的液性病灶进行穿刺，抽出脓液则可明确诊断。

对本病的治疗原则一是早期应用抗生素，有可能使炎症消退。二是如有脓肿形成，应及时切开排脓。手术应在全身麻醉下进行。多采取颈前弧形切口，显露甲状腺后先穿刺抽脓，确定脓肿的位置后可用电刀切开表面的甲状腺组织，将脓液吸出。妥善止血后，置乳胶管引流。如果脓肿已经穿破到周围组织中，应将组织间隙的脓液清洗干净，伤口开放引流，待感染完全控制后行 II 期伤口缝合。由梨状窝瘘引起的感染应在感染控制 3 个月后再次手术，切除瘘管，否则感染容易复发。

二、亚急性甲状腺炎

与急性化脓性甲状腺炎不同，亚急性甲状腺炎是一种非化脓性甲状腺炎性疾病，又称肉芽肿性、巨细胞性甲状腺炎。该症 1904 年首先由 De Quervain 描述，故又称为 De Quervain 病。多见于 20 ~ 50 岁女性，女性发病是男性的 4 倍以上。

（一）病因

本病的发病原因至今尚未完全确定。因常继发于流行性感冒、扁桃体炎和病毒性腮腺炎，故一般认为其病因可能与病毒感染或变态反应有关。患者血中可检出病毒抗体，最常见的是柯萨奇病毒抗体，其次是腺病毒抗体、流感病毒及腮腺炎病毒抗体。一些合并流行性腮腺炎的亚急性甲状腺炎患者的甲状腺组织内可以培养出流行性腮腺炎病毒，说明某些亚急性甲状腺炎是由流行性腮腺炎病毒感染所致。另外，有报道认为亚急性甲状腺炎与人白细胞抗原 HLA – Bw35 有关，提示对病毒的易感染性具有遗传因素。

（二）病理

巨检标本可见甲状腺明显肿大，组织充血和水肿，质地较实。双叶可不对称，常以一叶肿大为主。但以后往往会累及另一侧腺叶，故本病又称为"匍行性"甲状腺炎。感染使甲状腺滤泡破坏，释放出的胶体可引起甲状腺组织内的异物样反应。切面上可见透明的胶质，其中有散在的灰色病灶。显微镜下见甲状腺实质组织退化和纤维组织增生，有大量慢性炎症细胞、组织细胞和吞有胶性颗粒的巨细胞。在退化的甲状腺滤泡周围见有肉芽组织形成。这种病变与结核结节相似，故本病又称为巨细胞性或肉芽肿性和假结核性甲状腺炎。

（三）临床表现

亚急性甲状腺炎按其自然病程可分为四期，即急性期（甲亢期）、缓解早期（甲状腺功能正常期）、缓解期（甲状腺功能减退期）、恢复期（甲状腺体功能正常期）。病程一般持续 2~3 个月。由于患者就诊时处于疾病的不同时期，临床表现可有很大不同，有些患者可有典型症状，而有些病例症状不明显，易被误诊。常见的临床表现包括下列几方面：

1. 上呼吸道感染或流感症状　如咽痛、发热、肌肉酸痛等。

2. 甲亢症状　可出现烦躁不安、心悸、多汗、怕热等症状。是由于甲状腺滤泡破坏，甲状腺激素释放入血而致。

3. 甲状腺病变的局部表现　表现为颈前区肿痛，疼痛向颌下、耳后放射，咀嚼和吞咽时疼痛加剧。体检可发现甲状腺一侧叶或双侧叶肿大，质坚韧，压痛明显，表面高低不平，与周围组织无粘连，甲状腺可随吞咽而上下活动。周围淋巴结不肿大。

4. 有些患者可以出现眼征　如眼眶疼痛，突眼，上眼睑收缩等。

5. 实验室检查　可见血沉增快，基础代谢率升高，血清蛋白结合碘值升高，^{131}I 摄取率降低，T_3、T_4 值升高，TSH 降低。这种血清蛋白结合碘升高和 ^{131}I 吸收率降低的分离现象是亚急性甲状腺炎急性期的重要特征之一。

6. B 超检查　显示甲状腺体积增大，呈低回声改变，可无明显结节样回声，甲状腺边界模糊。血流信号改变可无变化；CT 与 MRI 可发现甲状腺肿大，增强后组织呈不均匀改变。

7. 甲状腺核素影像特征　甲状腺不显影，或轻度显影，而影像模糊不清，形态失常，放射性分布稀疏不均匀等；也可表现为"冷结节"，是由于局灶性放射性核素不吸收所致。有研究发现，核素扫描时唾液腺部位的放射性分布相对增强，唾液腺/甲状腺吸收率比值明显增高，该比值可作为一项有用的指标，对诊断有一定的意义。

当患者出现诸如上呼吸道感染和甲亢高代谢症状，甲状腺部位疼痛并向周围放射，触有结节、血清蛋白结合碘值升高而 ^{131}I 摄取率明显下降等典型症状和体征时，应考虑此病。少数病例临床表现不典型，可以仅表现为甲状腺肿大或结节形成，或仅有轻度甲亢症状，甲状腺不肿大或轻度肿大，也无疼痛。但如果血清蛋白结合碘值升高，^{131}I 摄取率降低，T_3、T_4 值升高，TSH 降低，也可诊断为此病。该病早期应与咽喉炎、扁桃体炎、上呼吸道感染、急性化脓性甲状腺炎鉴别；病程中期需与慢性淋巴细胞性甲状腺炎鉴别，后者一般没有发热，血清甲状腺过氧化物酶（TPO）、抗甲状腺球蛋白抗体（TGA）升高，细针穿刺可见大量淋巴细胞。病程后期应与甲状腺癌相鉴别，后者无甲亢表现，细针穿刺可见到恶性肿瘤细胞。

（四）治疗

本病有自限性，可自发地缓解消失，但多数仍需要药物治疗。主张采用类固醇药物和甲状腺制剂治疗。

1. 常用的类固醇药物　泼尼松，每日 20~40mg，分次口服，持续 2~4 周，症状缓解后减量维持 1~2 个月。亦可先用氢化可的松，每日 100~200mg，静脉滴注，1~2 天后改用口服泼尼松，2 周后逐渐减少药量，维持用药 1~2 个月。

2. 甲状腺片　每日 40~120mg，或甲状腺素片每日 50~100μg，症状缓解后减量，维持 1~2 个月。

3. 本病多不需要手术治疗　对伴有甲状腺肿瘤者，需切除病变的甲状腺。

4. 本病本身并不需要抗生素治疗　但如果并发其他细菌性感染者，可根据情况选用敏感抗生素。

三、慢性甲状腺炎

慢性甲状腺炎主要有两种情况，一是慢性淋巴细胞性甲状腺炎，二是硬化性甲状腺炎，予以分别叙述。

（一）慢性淋巴细胞性甲状腺炎

慢性淋巴细胞性甲状腺炎由日本人桥本（Hashimoto，1912）根据组织学特征首先报道，故又称为桥本甲状腺肿。

1. 病因　慢性淋巴细胞性甲状腺炎是一种自身免疫性疾病。在多数患者的血清和甲状腺组织内含有针对甲状腺抗原的抗体，如抗甲状腺球蛋白抗体（TGA）、抗甲状腺微粒体抗体（TMA－Ab）和抗甲状腺过氧化物酶抗体（TPO－Ab）等。其发病机制可能与机体的免疫耐受性遭受破坏有关，机体产生了针对自体甲状腺的免疫应答反应。遗传因素在本病的发病过程中也可能存在一定的作用，因为同一家族中发病的情况很多见。研究发现其遗传因子为人类白细胞抗原 HLA 基因复合体，位于第 6 号染色体短臂，编码产物为 HLA Ⅰ类分子和 HLA Ⅱ类分子，后两者可刺激 T 细胞产生细胞毒作用和产生各种细胞因子。此外，该病可能与环境因素有一些关系，比如过量摄入碘可使自身免疫性甲状腺炎恶化。流行病学发现，居住在高碘地区的居民血清中抗甲状腺球蛋白抗体的浓度较高。由于本病以女性多见，有人认为可能与雌激素也有关系。

2. 病理　巨检标本可见甲状腺多呈弥漫性肿大，表面光滑或呈细结节状。质地坚韧，包膜完整，无粘连。切面上呈灰白或灰黄色，无光泽。镜下病变主要表现为三方面：①滤泡破坏、萎缩，滤泡腔内胶质含量减少，滤泡上皮细胞胞质呈明显的嗜酸染色反应，称为 Hurthle 嗜酸性细胞；②细胞间质内淋巴细胞和浆细胞浸润，进而在甲状腺内形成具有生发中心的淋巴滤泡；③间质内有纤维组织增生，并形成间隔。根据病变中淋巴细胞浸润和纤维组织增生比例的不同，可分为三种病理类型：①淋巴样型：以淋巴细胞浸润为主，纤维组织增生不明显；②纤维型：以纤维结缔组织增生为主，淋巴细胞浸润不十分明显；③纤维－淋巴样型：淋巴组织和纤维结缔组织均有增生。

3. 临床表现　本病主要见于 40 岁左右的中年妇女，男性少见，男女之比约为 1 ∶ 20。本病病变演变缓慢，起病后少数患者可无任何症状。多数患者往往有下列表现：

（1）颈部非特异症状：可有颈前区不适，局部有疼痛和压痛，严重者可有压迫症状，出现呼吸或吞咽困难。多系肿大的甲状腺压迫气管或食管所致。极少压迫喉返神经，故无声音嘶哑。

（2）大多数患者有甲状腺肿大，多呈弥漫性，但也有表现为结节样不对称性。病变常累及双侧腺体，但部分患者为单侧肿大，可能为发病的早期。甲状腺质较硬，如橡皮样，表面一般是平坦的，但也可呈结节样改变。与周围组织无粘连，可随吞咽上下移动。

（3）多数患者有甲状腺功能方面的变化，在病程早期可有轻度甲亢表现，而到病程后期则出现甲状腺功能减退的表现。约 60% 的患者以甲状腺功能减低为首发症状。

4. 辅助检查　具体如下。

（1）血清抗甲状腺球蛋白抗体（TGA－Ab）的测定是诊断的主要手段。其阳性率可达 60% 左右。而抗甲状腺微粒体抗体（TMA－Ab）的阳性率可达 95% 左右。此外，抗甲状腺过氧化物酶抗体（TPO－Ab）的阳性率更高。

（2）甲状腺功能检查：在疾病的不同阶段，检查的结果可有不同，早期 $T_3 \times T_4$ 值升高，TSH 值降低，而后期则可能相反。部分患者可伴血沉增快、抗核抗体滴度增高。

（3）影像学检查：CT、MRI、B 超等检查无特征性表现，无助于本病的诊断，仅可作为病变范围及疗效的评估。

（4）同位素扫描：甲状腺放射性分布往往不均匀，有片状稀疏区。

（5）穿刺细胞学及病理检查见甲状腺间质内多量的淋巴细胞和浆细胞浸润。

5. 诊断和鉴别诊断　本病的诊断要结合临床表现、实验室检查和细胞病理学检查三方面的情况来决定。仅有临床症状而无实验室和细胞病理学方面的依据则不能做出诊断。其中细胞病理学检查是确诊的依据。对于临床上考虑为本病者，应行实验室检查，如果放免法测定的 TGA－Ab 和 TPO－Ab 值均大于 50% 便有诊断意义。若临床表现不典型，两者结果两次 ≥60% 也可确诊。近来，TGA－Ab 的临床意义已大大逊于 TMA－Ab 及 TPO－Ab。多数认为后两者，甚至只要 TPO－Ab 的滴度增高便有诊断意义。进一步行细针穿刺细胞学检查，若间质内见到多量淋巴细胞和浆细胞浸润则可确定诊断。细针穿刺细胞学检查是诊断慢性甲状腺炎简便、有效的方法。但必须满足以下三个条件：①标本量足够；②由经验丰富的细胞学家读片；③穿刺到所指定的病变部位，否则常可误诊或漏诊。该病应与甲状腺癌进行鉴别。慢性淋巴细胞性甲状腺炎与甲状腺癌可以同时存在，两者之间的关系尚不明确。但在两者的病灶内发现

PI3K/Akt 高表达，提示慢性淋巴细胞性甲状腺炎与分化型甲状腺癌的发生存在某些相关的分子机制。临床上常发现，因甲状腺癌而切除的甲状腺标本癌旁组织呈慢性淋巴细胞性甲状腺炎改变。而慢性淋巴细胞性甲状腺炎患者在随访过程中有部分可以出现甲状腺癌，其发生概率是正常人的三倍。慢性淋巴细胞性甲状腺炎的甲状腺多呈双侧弥漫性增大，质地韧而不坚。而甲状腺癌的病灶多呈孤立性，质地坚硬。穿刺细胞学检查可资鉴别。如在慢性淋巴细胞性甲状腺炎的基础上出现单发结节或出现细小钙化，应警惕发生甲状腺癌的可能。

慢性淋巴细胞性甲状腺炎常常并发存在其他自身免疫性疾病，如重症肌无力、原发性胆管硬化、红斑狼疮等，在诊断时应当引起注意，以免漏诊。

6. 治疗　本病发展缓慢，可以维持多年不变，少数病例自行缓解，多数患者最终将发展成甲状腺功能减退。如无临床症状，无甲减，TSH（或 S – TSH）也不增高可不治疗，定期随访即可。如已有甲减或 TSH 增高，提示存在亚临床型甲减，应给予治疗。原则是长期的甲状腺激素抑制和替代疗法。目前常用的口服药物有两类，一是甲状腺干燥制剂，系牛和猪的甲状腺提取物，各种制剂中甲状腺激素含量可能不同。二是合成的 T_4 制剂，即左甲状腺素片，剂量恒定，半衰期长。应用时先从小剂量开始，甲状腺干燥制剂每日 20mg，左甲状腺素片 25μg，以后逐渐加量，使 TSH 值维持在正常水平的低限，使 T_3 和 T_4 值维持在正常范围。确定维持量后，一般每 3 ~ 6 个月复查甲状腺功能，并根据甲状腺功能情况调整药物剂量。一般不建议应用类固醇药物，当单独应用甲状腺制剂后甲状腺缩小不明显，疼痛和压迫症状未改善时可考虑合并使用。类固醇激素可使甲状腺缩小，硬度减轻，甲状腺抗体效价下降，一般用量为泼尼松 30 ~ 40mg/d，1 个月后减量到 5 ~ 10mg/d，病情稳定后即可停用。

单纯性慢性淋巴细胞性甲状腺炎不采用手术治疗，因手术切除甲状腺可使原有的甲状腺功能减退进一步加重。但有下列情况可考虑手术治疗：①口服甲状腺制剂后甲状腺不缩小，仍有压迫症状；②有可疑结节、癌变或伴随其他肿瘤；③肿块过大、影响生活和外观。术前了解有无甲减，然后决定处理方案。仅有压迫症状，以解除压迫为目的，仅需作峡部切除或部分腺叶切除。疑有甲状腺癌或其他恶性肿瘤时，应做术中活检，一旦证实为癌时，按甲状腺癌选择术式。如不能排除恶性肿瘤或肿块过大时，也可考虑做腺叶切除或腺叶大部切除术。

因诊断为其他甲状腺结节而手术时，如果从大体病理上怀疑为慢性淋巴细胞性甲状腺炎时，应切取峡部作冰冻切片，并详细探查双侧甲状腺有无其他病变及可疑结节，一旦确诊为无伴随病的慢性淋巴细胞性甲状腺炎时，只作峡部切除，以免术后甲减。

（二）硬化性甲状腺炎

本病极为罕见，是以甲状腺实质组织的萎缩和广泛纤维化，以及常累及邻近组织为特征的疾病。首先由 Riedel 描述，所以又称为 Riedel 甲状腺炎，还有其他的一些名称，如纤维性甲状腺炎、慢性木样甲状腺炎和侵袭性甲状腺炎等。本病原因不明确，有人提出是其他甲状腺炎的终末表现。也有人认为本病属原发性，可能是一组被称为炎性纤维性硬化疾病的一种表现形式。常并发存在其他纤维性硬化疾病，如纵隔和腹膜纤维化、硬化性胆管炎等。病变常累及甲状腺的两叶，滤泡和上皮细胞明显萎缩，滤泡结构大量破坏，被广泛玻璃样变性的纤维组织替代，在大量增生的纤维组织中仅见若干分散的小的萎缩的滤泡，血管周围有淋巴细胞和浆细胞浸润，常出现纤维组织包裹的静脉管壁炎。病变常累及周围的筋膜、肌肉、脂肪和神经组织。本病多见于中、老年女性。起病缓慢，无特殊症状。主要表现为甲状腺肿块，质地坚硬，边界不清，甲状腺因与周围组织有致密粘连而固定，局部很少有明显的疼痛或压痛。常出现压迫症状，引起吞咽困难、声音嘶哑和呼吸困难，严重时可以出现重度通气障碍。甲状腺肿大的程度和压迫症状的程度常不对称，腺体肿大不明显而其压迫症状较为突出的特点有助于诊断。附近淋巴结不肿大。甲状腺功能一般正常，严重者可有甲状腺功能减退。抗甲状腺抗体效价多数在正常范围，少数病例可出现一过性滴度升高。碘摄取率降低，核素扫描病变区可出现"冷"结节。本病应与甲状腺癌和慢性淋巴细胞性甲状腺炎相鉴别。慢性淋巴细胞性甲状腺炎虽累及整个甲状腺，但不侵犯周围组织，且甲状腺破坏程度轻，甲状腺内有多量淋巴细胞浸润和淋巴滤泡形成。根据这些特点可资鉴别。本病治疗应给予口服甲状腺制剂。尚可考虑应用类固醇药物，有助于减轻压迫症状。有人推荐使用他莫昔芬，40mg/d，分两次口服，1~2周后可望甲状腺变软，压迫症状随之减轻。3个月内甲状腺缩小，1年后虽被压迫的喉返神经麻痹不能恢复，发音却可改善。如药物不良反应明显，可减量维持使用。如气管压迫症状明显，可切除或切开甲状腺峡部以缓解症状。不能排除甲状腺癌时，应作活检。

（韩海军）

第五节　单纯性甲状腺肿

单纯性甲状腺肿是一类仅有甲状腺肿大而无甲状腺功能改变的非炎症、非肿瘤性疾病，又称为无毒性甲状腺肿。其发病原因系体内碘含量异常或碘代谢异常所致。按其流行特点，通常可分为地方性和散发性两种。

一、病因

1. 碘缺乏　居住环境中碘缺乏是引起地方性甲状腺肿的主要原因。地方性甲状腺肿，又称缺碘性甲状腺肿，是由于居民居住的环境中缺碘，饮食中摄入的碘不足而使体内碘含量下降所致。世界上约三分之一的人口受到该病的威胁，尤其是不发达国家可能更为严重，而该病患者可能超过2亿。根据WHO的标准，弥漫性或局限性甲状腺肿大的人数超过总人口数10%的地区称为地方性甲状腺肿流行区。流行区大多远离河海，以山区、丘陵地带为主。东南亚地区中以印度、印尼、中国比较严重。欧洲国家中以意大利、西班牙、波兰、匈牙利和前南联盟国家为主。我国地方性甲状腺肿的流行范围比较广泛，在高原地区和各省的山区如云南、贵州、广西、四川、山西、河南、河北、陕西、青海和甘肃，甚至山东、浙江、福建等都有流行。

碘是合成甲状腺激素的主要原料，主要来源于饮水和膳食中。在缺碘地区，土壤、饮水和食物中碘含量很低，碘摄入量不足，使甲状腺激素合成减少，出现甲状腺功能低下。机体通过反馈机制使脑垂体促甲状腺激素（TSH）分泌增加，促使甲状腺滤泡上皮增生，甲状腺代偿性肿大，以加强其摄碘功能，甲状腺合成和分泌甲状腺激素的能力则得以提高，使血中激素的水平达到正常状态。这种代偿是由垂体－甲状腺轴系统的自身调节来实现的。此时若能供应充分的碘，甲状腺肿则会逐渐消退，甲状腺滤泡复原。如果长期缺碘，甲状腺将进一步增生，甲状腺不同部位的摄碘功能及其分泌速率出现差异，而且各滤泡的增生和复原也因不均衡而出现结节。

2. 生理因素　青春发育期、妊娠期和绝经期的妇女对甲状腺激素的需求量增加，也可发生弥漫性甲状腺肿，但程度较轻，多可自行消退。

3. 致甲状腺肿物质　流行区的食物中含有的致甲状腺肿物质，也是造成地方性甲状腺肿的原因，如萝卜、木薯、卷心菜等。如摄入过多，也可产生地方性甲状腺肿。

4. 水污染　水中的含硫物质、农药和废水污染等也可引起甲状腺肿大。饮水中锰、钙、镁、氟含量增高或钴含量缺乏时可引起甲状腺肿。钙和镁可以抑制碘的吸收。氟和碘在人体中有拮抗作用，锰可抑制碘在甲状腺中的蓄积，故上述元素均能促发甲状腺肿大。铜、铁、铝和锂也是致甲状腺肿物质，可能与抑制甲状腺激素分泌有关。

5. 药物　长期服用硫尿嘧啶、硫氰酸盐、对氨基水杨酸钠、维生素B1、过氯酸钾等也可能是发生甲状腺肿的原因。

6. 高碘　长期饮用含碘高的水或使用含碘高的食物可引起血碘升高，也可以出现甲状腺肿，如日本的海岸性甲状腺肿和中国沿海高碘地区的甲状腺肿。其原因一是过氧化物功能基被过多占用，影响酪氨酸氧化，使碘有机化受阻；二是甲状腺吸碘量过多，类胶质产生过多而使甲状腺滤泡增多和滤泡腔扩大。

二、病理

无论地方性或散发性甲状腺肿，其发展过程的病理变化均分为三个时相，早期为弥漫性滤泡上皮增生，中期为甲状腺滤泡内类胶质积聚，后期为滤泡间纤维化结节形成。病灶往往呈多源性，且同一甲状腺内可同时有不同时相的变化。

1. 弥漫增生性甲状腺肿　甲状腺呈弥漫性、对称性肿大，质软，饱满感，边界不清，表面光滑。镜检下见甲状腺上皮细胞由扁平变为立方形，或呈低柱形、圆形或类圆形滤泡样排列。新生的滤泡排列紧密，可见小乳头突入滤泡腔，腔内胶质少。滤泡间血管增多，纤维组织增多不明显。

2. 弥漫胶样甲状腺肿　该阶段主要是因为缺碘时间较长，代偿性增生的滤泡上皮不能持续维持增生，进而发生复旧和退化，而滤泡内胶质在上皮复退后不能吸收而潴留积聚。甲状腺弥漫性肿大更加明显，表面可有轻度隆起和粘连，切面可见腺肿区与正常甲状腺分界清晰，成棕黄色或棕褐色，甚至为半透明胶冻样，这是胶性甲状腺肿名称的由来。腺肿滤泡高度扩大，呈细小蜂房样，有些滤泡则扩大呈囊性，囊腔内充满胶质。无明显的结节形成。镜检下见滤泡普遍性扩大，滤泡腔内充满类胶质，腺上皮变得扁平。细胞核变小而深染，位于基底部。囊腔壁上可见幼稚立方上皮，有时还可见乳头样生长。间质内血管明显增多，扩张和充血，纤维组织增生明显。

3. 结节性甲状腺肿　是病变继续发展的结果。扩张的滤泡相互聚集，形成大小不一的结节。这些结节进一步压迫结节间血管，使结节血供不足而发生变性、坏死、出血囊性变。肉眼观甲状腺增大呈不对称性，表面结节样。质地软硬不一，剖面上可见大小不一的结节和囊肿。结节无完整包膜，可见灰白色纤维分割带，可有钙化和骨化。显微镜下呈大小不一的结节样结构，不同结节内滤泡密度、发育成熟度、胶质含量很不一致。而同一结节内差异不大。滤泡上皮可呈立方样、扁平样或柱状，滤泡内含类胶质潴留物，有些滤泡内有出血、泡沫细胞、含铁血黄素等。滤泡腔内还可以见到小乳头结构。滤泡之间可以看到宽窄不同纤维组织增生。除上述变化外，结节性甲状腺肿可以并发淋巴细胞性甲状腺炎，可伴有甲亢，还可伴有腺瘤形成。以前的研究认为，甲状腺肿可以癌变。近年有研究认为，结节性甲状腺肿为多克隆性质，属于瘤样增生性疾病，与癌肿的发生无关。而腺瘤为单克隆性质，与滤泡性腺癌在分子遗传谱学表型上有一致性。这种观点尚需进一步研究证实。

三、临床表现

纯性甲状腺肿除了甲状腺肿大以及由此产生的症状外，多无甲状腺功能方面的改变。甲状腺不同程度的肿大和肿大的结节对周围器官的压迫是主要症状。国际上通常将甲状腺肿大的程度分为四度：Ⅰ度是头部正常位时可看到甲状腺肿大；Ⅱ度是颈部肿块使颈部明显变粗（脖根粗）；Ⅲ度是甲状腺失去正常形态，凸起或凹陷（颈变形），并伴结节形成；Ⅳ度是甲状腺大于本人一拳头，有多个结节。早期甲状腺为弥漫性肿大，随病情发展，可变为结节性增大。此时甲状腺表面可高低不平，可触及大小不等的结节，软硬度也不一致。结节可随吞咽动作而上下活动。囊性变的结节如果囊内出血，短期内可迅速增大。有些患者的甲状腺巨大，可如儿头样大小，悬垂于颈部前方。可向胸骨后延伸，形成胸骨后甲状腺肿。过大的甲状腺压迫周围器官组织，可出现压迫症状。气管受压，可出现呼吸困难，胸骨后甲状腺肿更易导致压迫，长期压迫可使气管弯曲、软化、狭窄、移位。食管受压可以出现吞咽困难。胸骨后甲状腺肿可以压迫颈静脉和上腔静脉，使静脉回流障碍，出现头面部及上肢瘀血水肿。少数患者压迫喉返神经引起声音嘶哑，压迫颈交感神经引起霍纳综合征（Horner syndrome）等。

影像学检查方面，对弥漫性甲状腺肿 B 超和 CT 检查均显示甲状腺弥漫性增大。而对有结节样改变者，B 超检查显示甲状腺两叶内有多发性结节，大小不等，数毫米至数厘米不等，结节呈实质性、囊性和混合性，可有钙化。血管阻力指数 RI 可无明显变化。CT 检查可见甲状腺外形增大变形，其内有多个大小不等的低密度结节病灶，增强扫描无强化。病灶为实质性、囊性和混合性。可有钙化或骨化。严重患者可以看到气管受压，推移、狭窄。还可看到胸骨后甲状腺肿以及异位甲状腺肿。笔者有一例胸骨后甲状腺肿，远离甲状腺下极，经 CT 检查发现，后经手术证实。

四、诊断

单纯性甲状腺肿的临床特点是早期除了甲状腺肿大外多无其他症状，开始为弥漫性肿大，以后可以发展为结节性肿大，部分患者后期甲状腺可以变得巨大，出现邻近器官组织受压的现象。根据上述特点诊断多无困难。当患者的甲状腺肿大具有地方流行性、双侧性、结节为多发性、结节性质不均一性等特点，可以做出临床诊断，进而选择一些辅助检查以帮助确诊。对于结节性甲状腺肿，影像学检查往往提示甲状腺内多发低密度病灶，呈实性、囊性和混合性等不均一改变。甲状腺功能检查多数正常。早期可有 T_4 下降，但 T_3 正常或有升高，TSH 升高。后期 T_3、T_4 和 TSH 值都降低。核素扫描示甲状腺增大、变形，甲状腺内有多个大小不等、功能状况不一的结节。在诊断时除与其他甲状腺疾病如甲状腺腺瘤、甲状腺癌、淋巴细胞性甲状腺炎鉴别外，还要注意与上述疾病合并存在的可能。甲状腺结节细针穿刺细胞学检查对甲状腺肿的诊断价值可能不是很大，但对于排除其他疾病则有实际意义。

五、防治

流行地区的居民长期补充碘剂能预防地方性甲状腺肿的发生。一般可采取两种方法：一是补充加碘的盐，每 10 ~ 20kg 食盐中加入碘化钾或碘化钠 1g，可满足每日需求量；二是肌内注射碘油。碘油吸收缓慢，在体内形成一个碘库，可以根据身体需碘情况随时调节，一般每 3 ~ 5 年肌内注射 1mL。但对碘过敏者应列为禁忌，操作时碘油不能注射到血管内。

已经诊断为甲状腺肿的患者应根据病因采取不同的治疗方法。对于生理性的甲状腺肿大，可以多食含碘丰富的食物，如海带、紫菜等。对于青少年单纯甲状腺肿、成人的弥漫性甲状腺肿以及无并发症的结节性甲状腺肿可以口服甲状腺制剂，以抑制腺垂体 TSH 的分泌，减少其对甲状腺的刺激作用。常用药物为甲状腺干燥片，每天 40 ~ 80mg。另一常用药物为左甲状腺素片，每天口服 50 ~ 100μg。治疗期间定期复查甲状腺功能，根据 T_3、T_4 和 TSH 的浓度调整用药剂量。对于因摄入过多致甲状腺肿物质、药物、膳食、高碘饮食的患者应限制其摄入量。对于结节性甲状腺肿出现下列情况时应列为手术适应证。

（1）伴有气管、食管或喉返神经压迫症状。

（2）胸骨后甲状腺肿。

（3）巨大的甲状腺肿影响生活、工作和美观。

（4）继发甲状腺功能亢进。

（5）疑为恶性或已经证实为恶性病变。

手术患者要做好充分术前准备，尤其是合并甲亢者更应按要求进行准备。至于采取何种手术方式，目前并无统一模式，每种方式都有其优势和不足。根据不同情况可以选择下列手术方式.

（1）两叶大部切除术：该术式由于保留了甲状腺背侧部分，因此喉返神经损伤和甲状旁腺功能低下的并发症较少。但对于保留多少甲状腺很难掌握，切除过多容易造成甲状腺功能低下，切除过少又容易造成结节残留。将来一旦复发，再手术致喉返神经损伤和甲状旁腺功能低下的机会大大增加。

（2）单侧腺叶切除和对侧大部切除：由于单侧腺体切除，杜绝了本侧病灶残留的机会和复发的机会。对侧部分腺体保留，有利于保护甲状旁腺，从而减少了甲状旁腺全切的可能。手术中先行双侧叶探查，将病变较严重的一侧腺叶切除，保留对侧相对正常的甲状腺。

（3）甲状腺全切或近全切术：本术式的优点是治疗的彻底性和不存在将来复发的可能。但喉返神经损伤，尤其是甲状旁腺功能低下的发生率较高。因此该术式仅在特定情况下采用，操作时应仔细解剖，正确辨认甲状旁腺并对其确切保护十分重要。术中如发现甲状旁腺血供不良应先将其切除，然后切成细小颗粒状，种植到同侧胸锁乳突肌内。切除的甲状腺应当被仔细检查，如有甲状旁腺被误切，也应按前述方法处理。

选择保留部分甲状腺的术式时，切除的标本应当送冰冻切片检查，以排除恶性病变。一旦证实为恶性，应切除残留的甲状腺并按甲状腺癌的治疗原则处理。

对于甲状腺全切的患者，尤其是巨大甲状腺肿，应注意是否有气管软化，必要是做预防性气管切开，以免发生术后窒息。

对于术后出现暂时性手脚和口唇麻木甚至抽搐的患者，应及时补充维生素 D 和钙剂，并监测血钙浓度和甲状旁腺激素浓度。多数患者在 1～2 周内症状缓解。不能缓解者需终身服用维生素 D 和钙制剂。甲状旁腺移植是最好的解决方法。

术后患者甲状腺功能多有不足，即使双侧大部切除也会如此。因此应服用甲状腺制剂，其目的一是激素替代治疗，二是抑制腺垂体 TSH 的分泌。服用剂量应根据甲状腺功能进行调节。

（韩海军）

第六节　甲状腺腺瘤

甲状腺腺瘤是最常见的甲状腺良性肿瘤。各个年龄段都可发生，但多发生于 30～45 岁，以女性为多，男女之比为 1 :（2～6）。多数为单发性，有时为多发性，可累及两叶。右叶稍多于左叶，下极最多。

一、病理

传统上将甲状腺腺瘤分为滤泡性腺瘤和乳头状腺瘤。2004 年 WHO 的肿瘤分类及诊断标准中已经取消了乳头状腺瘤这一类别。多数人认为，真正的乳头状腺瘤不存在，如果肿瘤滤泡中有乳头状增生形态者多称为"伴有乳头状增生的滤泡性腺瘤"，这种情况主要发生在儿童。常伴出血囊性变。组织学特征为包膜完整、由滤泡组成、伴有宽大乳头状结构、细胞核深染且不具备诸如毛玻璃样核、核沟、核内假包涵体等乳头状癌的特征。

滤泡性腺瘤是甲状腺腺瘤的主要组织学类型。肉眼观肿瘤呈圆形或椭圆形，大多为实质性肿块，表面光滑，质韧，有完整包膜，大小为数毫米至数厘米不等。如果发生退行性变，可变为囊性，并可有出血，囊腔内可有暗红色或咖啡色液体，完全囊性变的腺瘤仅为一纤维性囊壁。除了囊性变外，肿瘤还可以纤维化、钙化、甚至骨化。显微镜下观察，其组织学结构和细胞学特征与周围腺体不同，整个肿瘤的结构呈一致性。滤泡性腺瘤有一些亚型，它们分别是嗜酸细胞型、乳头状增生的滤泡型、胎儿型、印戒样细胞型、黏液细胞型、透明细胞型、毒性（高功能型）和不典型等。这些腺瘤共有的特征是：①具有完整的包膜；②肿瘤和甲状腺组织结构不同；③肿瘤组织结构相对一致；④肿瘤组织压迫包膜外的甲状腺组织。

二、临床表现

多数患者往往无意中或健康体检时发现颈前肿物，一般无明显自觉症状。肿瘤生长缓慢，可保持多年无变化。但如肿瘤内突然出血，肿块可迅速增大，并可伴局部疼痛和压痛。体积较大的肿瘤可引起气管压迫和移位，局部可有压迫或哽噎感。多数肿瘤为无功能性，不合成和分泌甲状腺激素。少数肿瘤为功能自主性，能够合成和分泌甲状腺素，并且不受垂体 TSH 的制约，因此又称高功能性腺瘤或甲状腺毒性腺瘤，此型患者可出现甲亢症状。体检时直径大于 1cm 的肿瘤多可扪及，多为单发性肿块，呈圆形或椭圆形，表面光滑，质韧，边界清楚，无压痛，可随吞咽而活动。如果肿瘤质变硬，活动受限或固定，出现声音嘶哑、呼吸困难等压迫症状，要考虑肿瘤发生恶变的可能。B 超检查可见甲状腺内有圆形或类圆形低回声结节，有完整包膜，周围甲状腺有晕环，并可鉴别肿瘤为囊性或是实性。如肿瘤内有细小钙化，应警惕恶变的可能。颈部薄层增强 CT 检查可见甲状腺内有包膜完整的低密度圆形或类圆形占位病灶，并可观察有无颈部淋巴结肿大。^{131}I 核素扫描可见肿瘤呈温结节，囊性变者为冷结节，高功能腺瘤表现为热结节，周围甲状腺组织显影或不显影。无功能性腺瘤甲状腺功能多数正常，而高功能性腺瘤 T_3、T_4 水平可以升高，TSH 水平下降。

三、诊断

20～45 岁青壮年尤其是女性患者出现的颈前无症状肿块，应首先考虑甲状腺腺瘤的可能性。根据肿块的临床特点和必要的辅助检查如 B 超等，多数能做出诊断。细针穿刺细胞学检查对甲状腺腺瘤的诊断价值不大，但有助于排除恶性肿瘤。而^{131}I扫描有助于高功能性腺瘤的诊断。该病应当注意与结节性甲状腺肿、慢性甲状腺炎和甲状腺腺癌鉴别。结节性甲状腺肿多为双侧性、多发性和结节性质不均一性，无包膜，可有地方流行性。而慢性甲状腺炎细针穿刺可见到大量的淋巴细胞，且抗甲状腺球蛋白抗体和微粒体抗体多数升高。与早期的甲状腺乳头状癌术前鉴别比较困难，如果肿瘤质地坚硬、形状不规则，颈部可及肿大淋巴结、肿瘤内有细小钙化，应考虑恶性的可能。应当注意的是甲状腺腺瘤有恶变倾向，癌变率可达10%左右。故对甲状腺"结节"的诊断应予全面分析，治疗上要采取积极态度。

四、治疗

甲状腺腺瘤虽然为良性肿瘤，但约有10%腺瘤可发生恶变，且与早期甲状腺癌术前鉴别比较困难，因此一旦诊断，即应采取积极态度，尽早行手术治疗。对局限于一叶的肿瘤最合理的手术方法是甲状腺腺叶切除术。切除的标本即刻行冰冻切片病理检查，一旦诊断为甲状腺癌，应当按照其处理原则进一步治疗。虽然术前检查多可明确肿瘤的部位和病灶数目，但术中仍应当仔细探查对侧腺体，以免遗漏。必要时还要探查同侧腺叶周围的淋巴结，发现异常时需作病理切片检查，以防遗漏转移性淋巴结。目前临床上腺瘤摘除或部分腺叶切除术，仍被广泛采用。但常常遇到两个问题：一是术中冰冻病理切片虽然是良性，而随后的石蜡切片结果可能为癌；二是残余的甲状腺存在腺瘤复发的可能。上述两种情况都需要进行再次手术，而再次手术所引起的并发症尤其是喉返神经损伤的机会大大增加。鉴于此，除非有特殊禁忌证，甲状腺腺瘤的术式原则上应考虑行患侧腺叶切除术。而对于涉及两叶的多发性腺瘤，处理意见尚不统一。有下列几种方法：①行双侧腺叶大部切除；②对主要病变侧行腺叶切除术，对侧作腺瘤摘除或大部切除；③行甲状腺全切术。凡保留部分甲状腺者，都需对切除的标本做冰冻病理切片检查，排除恶性肿瘤。对甲状腺全切术要采取谨慎态度，术中应当尽力保护甲状旁腺和喉返神经。超过一叶范围的切除术可能会造成术后甲状腺功能低下，应当给予甲状腺激素替代治疗，并根据甲状腺功能测定情况调整用药剂量。

对于伴有甲亢症状的功能自主性甲状腺腺瘤应给予适当术前准备，以防术后甲状腺危象的发生。手术方式为腺叶切除术。对于呈热结节而周围甲状腺组织不显影的功能自主性甲状腺腺瘤，有人主张放射性碘治疗，可望破坏瘤体组织，但治疗效果无手术治疗确切。

（韩海军）

第七节　甲状腺癌

甲状腺癌约占全部甲状腺肿瘤的10%，但它是人体内分泌系统最常见的恶性肿瘤，在美国是女性排位第七的恶性肿瘤，在亚太地区也已排入女性最常见十大肿瘤之列，应当引起临床医师的重视。

一、甲状腺癌的流行病学

随着人们生活水平的提高，医学知识的普及，甲状腺癌的发病率不断提高，根据上海市疾病控制中心的资料提示；上海市居民甲状腺癌年发病率1987年男性为1.0/10万，女性2.9/10万；2004年男性为3.71/10万，女性10.49/10万。夏威夷Filipino族人是世界上发病率最高的，男性6.6/10方，女性24.2/10万；希腊人发病率是最低的，男性仅0.4/10万，女性1.5/10万。由于大多数甲状腺癌是分化性甲状腺癌，即乳头状癌与滤泡样癌，其恶性程度低，发展较慢，甚至可以在死亡前仍未出现任何甲状腺的异常表现，Harach报道一组芬兰尸检结果，其甲状腺隐癌的发生率高达34.5%，同样日本组报道甲状腺隐癌的尸检检出率28%。甲状腺癌好发于女性，通常男女的比例为1：（3~4），不同类型的甲状腺癌发病年龄不同，乳头状癌多见于30~39岁，滤泡样癌多见于30~49岁，而未分化癌多见于60岁以上的老年患者。甲状腺癌的死亡率较之其他恶性肿瘤是比较低的，在美国占全部恶性肿瘤死亡率的0.2%。上海20世纪90年代甲状腺的死亡率为：男性0.4/10万，女性0.9/10万，甲状腺癌的死亡率与年龄有关，年龄越大死亡率越高，病理类型也是影响死亡率的重要因素之一，其中致死性最大的是未分化癌，一旦明确诊断后，大多数患者一年内死亡，其次为髓样癌。

二、病因学

甲状腺癌的病因至今尚不明确，已知有些髓样癌有家庭遗传史，部分未分化癌可能来自分化性甲状腺癌，有些甲状腺淋巴瘤可能是淋巴细胞性甲状腺炎（桥本甲状腺炎）恶变。

1. 电离辐射　早在1950年 Doniach 实验发现用放射线诱发鼠甲状腺癌，小剂量（5uci）即可促使癌的发生，最大剂量为30uci，再大剂量100uci 则抑制。儿童期有头颈部接受放射治疗史的患者所诱发的甲状腺癌的发病率更高。提示儿童甲状腺对放射线更敏感，乌克兰·契尔诺贝利核泄漏所造成的核污染，该地区儿童甲状腺癌发生率高于污染前15倍，放射线所诱发的甲状腺肿瘤常见双侧性的，一般潜伏期为10~15年。

2. 缺碘与高碘　20世纪初，即有人提出有关缺碘可致甲状腺肿瘤的发生，在芬兰地方性甲状腺肿流行区，甲状腺癌的发病率为2.8/10万，而非流行区为0.9/10万。其致病原因可能是缺碘引发甲状腺滤泡的过度增生而致癌变，其所诱发的甲状腺癌以滤泡样癌和未分化癌为主。从流行病学研究发现，高碘饮食亦是甲状腺癌的高发诱因。我国东部沿海地区是高碘饮食地区，是我国甲状腺癌高发地区，高碘所诱发的甲状腺癌主要以乳头状癌为主，它的致病原因可能是长期高碘刺激甲状腺滤泡上皮而致突变所产生癌变。

3. 癌基因与生长因子　许多人类肿瘤的发生与原来基因序列的过度表达，突变或缺失有关，目前有关甲状腺癌的分子病理学研究重点有癌基因与抑癌基因，在报道从甲状腺乳头状癌细胞中分离出 RET/PFC 癌基因，认为是序列的突变。H-ras、K-ras 及 N-ras 等癌基因的突变形式已被发现在多种甲状腺肿瘤中。此外，也发现 c-myc 及 c-fos 癌基因的异常表现在各种甲状腺癌组织中，c-erb-B 癌基因过度表达在甲状腺乳头状癌中被检出，P53 是一种典型的抑癌基因，突变的 P53 不仅失去了正常野生型 P53 的生长抑制作用，而且能刺激细胞生长，促进肿瘤发展，分化性甲状腺癌组织中 P53 基因蛋白也呈高表达现象。近年来认为至少50%的甲状腺乳头状癌发生染色体结构异常，多为10号染色体长臂受累，其中大多为原癌基因 RET 的染色体内反转。癌基因常因 ras 变异和错位而被激活，约40%可见此种现象。

4. 性别与女性激素　甲状腺癌发病性别差异较大，女性明显高于男性。近年研究显示，雌激素可影响甲状腺的生长，主要是促进垂体释放 TSH 而作用于甲状腺，因而当血清雌激素水平升高时，TSH 水平也升高。采用 PCR 方法检测各类甲状腺疾病中雌激素受体及孕激素受体，结果以乳头状癌组织中 ER 及 PRT 阳性率最高，表明甲状腺癌组织对女性激素具有较活跃的亲和性。

5. 遗传因素　在一些甲状腺癌患者中，常可见到一个家族中一个以上成员同患甲状腺癌，文献报道家族性甲状腺乳头状癌发生率在5%~10%。10%的甲状腺髓样癌有明显家族史，其10号染色体 RET 突变的基因检测有助于家族中基因携带者的诊断。

三、病理

甲状腺癌主要由四个病理类型组成；即乳头状癌、滤泡样癌（两者又称分化性甲状腺癌）、髓样癌和未分化癌。

1. 乳头状癌　属于微小癌，指肿瘤最大直径≤1cm，分为腺内型、腺外型，是临床最常见的病理类型，约占全部甲状腺癌的75%~85%，病灶可以单发，也可多发，可发生在一侧叶，亦可发生在两叶、峡部或锥体叶。近年，对甲状腺乳头状癌的病理组织学诊断标准，大多学者已逐步取得较为一致的意见，即乳头状癌的病理组织中，虽常伴有滤泡样癌成分，有时甚至占较大比重，但只要查见浸润性生长且具有磨砂玻璃样的乳头状癌结构，不论其所占成分多少，均应诊断为乳头状癌。因本病的生物学行为特性，主要取决于是否有乳头状癌成分的存在，甲状腺乳头状癌主要通过区域淋巴结转移，其颈淋巴结转移率可高达60%以上。

2. 滤泡样癌（包括 Hurthle 细胞癌）　是另一种分化好的甲状腺癌，约占甲状腺癌的10%，根据

WHO 组织病理分类，将嗜酸细胞癌（Hurthle cell carcinoma）归入滤泡样癌，其占滤泡样癌的 15% ~ 20%，可以单发，少数可多灶性或双侧病变，较少发生淋巴道转移，一般仅 20% ~ 30%，主要通过血道转移，大多转移至肺、骨。

3. 髓样癌 髓样癌为发自甲状腺滤泡旁细胞，亦称 C 细胞的恶性肿瘤，属中等恶性肿瘤，C 细胞为神经内分泌细胞，该细胞的主要特征分泌降钙素以及多种物质，包括癌胚抗原，并产生淀粉样物，本病占甲状腺癌的 3% ~ 10%，临床分散发型与家族型，国内主要以散发型为主，约占 80% 以上，家族型髓样癌根据临床特征又分为 3 型：①多发内分泌瘤 2A 型（MEN 2A），本征较多并发嗜铬细胞瘤及甲旁亢。②多发内分泌瘤 2B 型（MEN 2B），本征多含嗜铬细胞瘤及多发神经节瘤综合征，包括舌背或眼结膜神经瘤及胃肠道多发神经节瘤。③不伴内分泌征的家族型髓样癌，甲状腺髓样癌易发生淋巴道转移，尤其在前上纵隔。

4. 未分化癌 是一种临床高度恶性的肿瘤。大多数患者首次就诊时病灶已广泛浸润或远处转移，大多不宜手术治疗，此类癌约占甲状腺癌的 3% ~ 5%。好发老年患者，病程可快速进展，绝大多数甲状腺未分化癌首次就诊时已失去了治愈机会。

四、诊断

1. 病史与体检 病史与体检是临床诊断最基础的工作，通过病史的询问，认真的体检可以得出初步的诊断，当患者主诉：颈前区肿块，伴有声音嘶哑、进食梗阻或呼吸困难，体检发现肿块边界不清，活动度差，肿块质硬，颈侧区有异常肿大淋巴结时，则需要考虑甲状腺癌的可能。

2. 超声波检查 超声检查是甲状腺肿瘤辅助诊断最有用的方法之一，通过超声诊断可以了解肿瘤的大小、多少、部位、囊实性、有无包膜、形态是否规则、有无细小钙化、血供情况，当肿瘤出现无包膜、形态不规则、血供丰富伴细小钙化时，应考虑癌症可能性大。

3. 细针穿刺检查 是一项较成熟的诊断技术，操作简单，损伤小，诊断率高，价格低廉，其准确率可高达 90%，对颈部转移淋巴结的诊断也有很高的价值。但此技术有一定的局限性，对较小的肿瘤不易取到标本，对滤泡样癌无法作出正确诊断。

4. 实验室检查 对临床鉴别诊断和术后随访有重要意义，通过 T_3，T_4，TSH 的检查可以了解甲状腺功能，当全甲状腺切除后，TG 的持续性升高，应怀疑肿瘤有复发与转移的可能，同样，降钙素的异常升高，应考虑甲状腺髓样癌的可能，术后降钙素的持续性升高也是髓样癌转移的佐证。

5. 同位素核素检查 可以了解甲状腺功能。^{99m}TC（V）- DMSA 是目前公认最好的甲状腺髓样癌显像剂，其灵敏度，特异性分别达 84% ~ 100%。同样根据甲状腺对放射线同位素摄取的情况可分为热结节、温结节、凉结节与冷结节。后者有癌变的可能。

6. 影像学检查 目前主要的影像学检查有 X 线、CT、MRI、PET - CT 等。通过这些检查，可以了解肿瘤的部位、外侵情况、有无气管、食管的侵犯、气管是否有狭窄或移位、颈侧部淋巴结是否有转移及可以了解转移淋巴结与周围组织的关系。

五、治疗

甲状腺癌的治疗以手术为主，一旦诊断明确，如无手术禁忌证应及时手术，对原发病灶和颈淋巴结的清扫术，目前仍有不同处理意见。

1. 原发病灶的切除范围 行甲状腺全切除术还是行腺叶切除术至今仍有不同意见，欧美、日本主张采用全甲状腺切除术或近全甲状腺切除术，其理论基础是：①甲状腺癌常表现为多灶性，尤其是乳头状癌，所以只有切除全部甲状腺，才能保证肿瘤的彻底清除。②残留在腺体内的微小病变可以转化成低分化癌，造成临床处理的困难或成为转移病灶的源泉。③有利于监控肿瘤的复发与转移，主要通过对甲状腺球蛋白（TG）的检测，可以预测肿瘤的复发与转移。④有利于术后核素的治疗。由于全甲状腺切除术容易产生较多的手术并发症，除了甲减之外，主要是低钙血症及增大了喉返神经损伤的概率，所以目前国内外有不少学者主张对原发病灶行甲状腺腺叶切除 + 峡部切除术，其理论基础是：①在残留的甲状腺中，真正有临床意义的复发率远低于病理检测出的微小癌，国内报道仅 3% ~ 4%。②分化性甲状腺癌转移成低分化癌的概率极低。③大多回顾性研究证实，全甲状腺切除术与腺叶切除 + 峡部切除术的 10 年生存率相似，差异无统计学意义，但腺叶切除 + 峡部切除术的生存质量明显好于全甲切除术者。④在随访期间，如残留甲状腺出现肿瘤，再行手术并不增加手术的难度与手术并发症，复旦大学附属肿瘤医院对 T_1 ~ T_3 的甲状腺癌行腺叶切除 + 峡部切除术，其 10 年生存率达 91.9%，对 T_4 的患者由于肿瘤已侵犯邻近器官，外科手术往往不能彻底清除病灶，常需术后进一步治疗，如同位素[131]I 或外放疗。为了有利于进一步治疗，我们主张全甲状腺切除术，有远处转移者应行全甲状腺切除术，为[131]I 治疗创造条件，位于峡部的甲状腺癌可行峡部切除 + 双侧甲状腺次全切除术，双侧甲状腺癌则应行全甲状腺切除术。

2. 颈淋巴结清除术的指征　甲状腺癌治疗的另一个热点是颈淋巴结清扫术的指征，对临床颈侧区淋巴结阳性的患者应根据颈淋巴结的状况行根治性、改良性，或功能性颈淋巴结清扫术，对临床颈淋巴结阴性的患者是否行选择性颈淋巴结清扫术目前意见尚不一致，坚持做选择性颈淋巴结清扫术者认为：①甲状腺癌，尤其是乳头状癌其颈淋巴结的转移率可高达 60%，故应行颈清扫术。②淋巴结转移是影响预后的主要因素之一。③功能性颈清扫术对患者破坏较小。而不做颈清扫术者认为：①滤泡样癌主要以血道转移为主，无须行颈清扫术。②乳头状癌虽然有较高的颈转移率，但真正有临床意义的仅 10%，可以长期观察，在随访期间，一旦出现颈淋巴结转移，再行颈清扫术，并不影响预后，也不增加手术危险性，复旦大学附属肿瘤医院的经验是：对临床颈淋巴结阴性的患者，不行选择性颈清扫术，可以长期随访，但在处理甲状腺原发病灶时应同时清扫中央区淋巴结。因甲状腺癌淋巴结转移第一站往往在中央区，所以中央区淋巴结清扫术对甲状腺癌的治疗显得尤为重要。该手术的特点是：既可保留颈部的功能与外形，又可达到根治疾病的目的。即使在随访期间出现了颈淋巴结转移，再实施手术，也可避免再次行中央区淋巴结清除术时因组织反应而致喉返神经损伤。由于甲状腺髓样癌属中度恶性肿瘤，颈淋巴结阴性的患者选择性颈清除术指征可以适度放宽，同时要注意对气管前，前上纵隔淋巴结的清扫。

3. 甲状腺癌的综合治疗　甲状腺癌对放、化疗均不敏感，故术后常规无须放疗或化疗，对术中有肿瘤残留的患者可行外放疗，仅对无法手术或未分化癌患者可行化疗，常用药物为阿霉素，5 - Fu 等，对有远处转移者可行同位素[131]I 治疗。

六、预后

大多数分化性甲状腺癌预后良好，10 年生存率可高达 92%，髓样癌的 10 年生存率为 60%，而未分化癌，一旦诊断明确绝大多数一年内死亡。

七、术后随访

由于甲状腺癌术后大多能长期生存，术后定期随访非常重要，通过随访，可以了解患者术后有无复发，转移，药物使用剂量是否合适，以往认为术后甲状腺素的使用应达到临床轻度甲亢的标准，而现在我们认为由于甲状腺素对心脏有毒性作用，并且会造成脱钙现象，甲状腺癌大多发生在中青年，长期处于甲亢状况会影响患者的生存质量，故我们提倡甲状腺素服用的剂量使 TSH 值处于正常范围的下限即可，术后第一年，每 3 个月随访一次，术后第二年起可以每 6 个月随访一次，随访的主要内容是：体检、超声检查、甲状腺功能每 6 个月检查一次，每年应作一次 X 线胸部检查，必要时可行全身骨扫描，排除远处转移的可能。

（韩海军）

第八节　甲状旁腺功能亢进症

甲状旁腺功能亢进症（以下简称甲旁亢）可分为原发性、继发性和三发性 3 种。原发性甲旁亢是由于甲状旁腺本身病变引起的甲状旁腺素（PTH）合成、分泌过多。继发性甲旁亢是由于各种原因所致的低钙血症，刺激甲状旁腺增生肥大，分泌过多的PTH。三发性甲旁亢是在继发性甲旁亢的基础上，由于腺体受到持久和强烈的刺激，部分增生组织转变为腺瘤，自主地分泌过多的PTH。部分原发性甲旁亢为多发性内分泌肿瘤（MEN）-Ⅰ型或MEN-Ⅱ型中的组成部分。原发性甲旁亢在欧美国家多见，是一种仅次于糖尿病和甲状腺功能亢进症的常见的内分泌疾病，自20世纪70年代以来，随着血钙水平筛查的普及，大多数患者被检出时无症状。在国内少见，我国的血钙水平筛查尚不十分普遍，大多数原发性甲旁亢患者有明显的临床表现。

一、解剖和生理

甲状旁腺位于甲状腺左右两叶的背面，一般为上下两对4枚。少数人只有3枚，或可多于4枚甲状旁腺。上甲状旁腺的位置相对比较固定，多数位于甲状腺侧叶后缘上、中1/3交界处，相当于环状软骨下缘水平；下甲状旁腺靠近甲状腺下动脉与喉返神经相交处水平。上甲状旁腺与甲状腺共同起源于第4对咽囊，而下甲状旁腺与胸腺共同起源于第3对咽囊，在下降过程中，下甲状旁腺胚原基可中途停止或随胸腺胚原基继续下降至纵隔。即使发生位置变异，上甲状旁腺总是位于甲状腺的邻近，下甲状旁腺可位于甲状腺内、胸腺内、纵隔内、颈动脉分叉或甲状腺下极外侧的疏松组织内。正常的甲状旁腺可呈卵圆、盘状、叶片或球形，约 $0.5cm \times 0.3cm \times 0.3cm$（$0.2cm \times 0.2cm \times 0.1cm \sim 1.2cm \times 0.3cm \times 0.3cm$），重约 $30 \sim 50mg$，呈褐黄色或棕红色，质地柔软。

绝大多数甲状旁腺血供来自甲状腺下动脉，仅少数上甲状旁腺的血供来自甲状腺上动脉或甲状腺上、下动脉的吻合支，但下降至纵隔的下甲状旁腺可由乳内动脉或主动脉分支供血。

甲状旁腺分泌甲状旁腺素（PTH），其主要功能是调节人体钙的代谢和维持体内钙、磷的平衡：①促进近侧肾小管对钙的重吸收，减少尿钙而增加血钙；抑制近侧肾小管对磷的吸收，增加尿磷而减少血磷，使之钙、磷体内平衡。②促进破骨细胞的脱钙作用，使磷酸钙从骨质中脱出，提高血钙。③通过维生素D的羟化作用生成1,25-二羟 D_3 而促进肠道对钙的吸收。PTH与血钙之间呈负反馈关系，即血钙过低可刺激PTH的合成和释放，使血钙上升；血钙过高则抑制PTH的合成和释放，使血钙下降。

二、病因

分原发性、继发性、三发性和多发性内分泌肿瘤甲旁亢几类，以原发性最多见。

1. 原发性甲旁亢 主要由甲状旁腺腺瘤（占80%）和增生（15%）引起，约0.5%~3%可由甲状旁腺癌引起。可有自主性分泌PTH过多，后者不受血钙的反馈作用而致血钙持续升高。

2. 继发性甲旁亢 多由于体内存在刺激甲状旁腺的因素，特别是血钙、血镁过低和血磷过高，腺体受刺激后不断增生和肥大，由此分泌过多的PTH。本症多见于慢性肾功能不全、维生素D缺乏（包括胃肠、肝胆胰系疾病的维生素吸收不良）、骨软化症、长期低磷血症等。慢性肾功能衰竭是继发性甲旁亢的主要原因，尿毒症患者肾脏排泌磷障碍导致的高磷血症，合成障碍引起的1,25-二羟 D_3 减少和低钙血症是引起肾性继发性甲旁亢发病的三个主要因素。目前我国慢性肾功能衰竭患者只有极少数人能进行肾移植手术，绝大多数患者只能依赖透析进行肾替代治疗。随着血液透析技术的不断发展及其广泛应用，这些患者的生存期明显延长，继发性甲旁亢的发病率也随之升高。

3. 三发性甲旁亢 是在继发性甲旁亢的基础上发展起来的，甲状旁腺对各种刺激因素反应过度或受到持续刺激而不断增生肥大，其中一两个腺体可由增生转变为腺瘤，出现自主性分泌，当刺激因素消除后，甲旁亢现象仍存在。主要见于肾功能衰竭者。

4. 多发性内分泌肿瘤 少见病，属家族性常染色体显性遗传疾病，其中 MEN-Ⅰ型主要累及甲状旁腺、垂体前叶和胰腺内分泌系统，MEN-Ⅱ型累及甲状腺C细胞、肾上腺嗜铬细胞和甲状旁腺。约90% MEN-Ⅰ型病例有甲旁亢症状，且常是首发表现，患者多属20~40岁，其表现与散发的原发性甲旁亢相似。MEN-Ⅱ型中甲旁亢的发病率较低，症状也轻，发病年龄较 MEN-型为晚。其病理多为甲状旁腺增生，少数为腺瘤。

三、病理

正常的甲状旁腺组织含有主细胞、嗜酸细胞和透明细胞。主细胞呈圆形或多边形，直径 6~8μm，细胞质多含有脂肪，正常时仅 20% 处于活动状态。PTH 由主细胞合成分泌。嗜酸细胞存在于主细胞之间，胞体较大，细胞质中含有大量的嗜酸性颗粒，嗜酸细胞从青春期前后开始逐渐增加。透明细胞的细胞质多，不着色，由于含过量的糖原，正常时数量少，增生时增多。在主细胞发生代谢改变时出现形态变异，主细胞的细胞质内充满嗜酸颗粒时便成为嗜酸细胞，含过量糖原时即成为透明细胞。

1. 甲状旁腺腺瘤　一般为单个，仅 10% 为多个，多位于下位甲状旁腺。Hodback 分析 896 例甲状旁腺腺瘤，平均重 1.30g（0.075~18.3g），腺瘤的重量与患者的病死率呈正相关（P<0.001）。腺瘤有完整包膜，包膜外一圈有正常的甲状旁腺组织，这是与增生的主要区别。肿瘤较大时，可见出血、囊性变、坏死、纤维化或钙化；肿瘤较小时，周围绕有一层棕黄色的正常组织，此时需与增生仔细鉴别。镜下分成主细胞型、透明细胞型和嗜酸细胞型，后者少见，多属无功能性腺瘤。Rasbach 将肿瘤直径 <6mm 的定为微小腺瘤，细胞活跃，一旦漏诊，是顽固性高钙血症的原因。由于胚胎发育异常，腺瘤偶可见于纵隔、甲状腺内或食管后的异位甲状旁腺，约占全部病例的 4%。

2. 甲状旁腺增生　常累及 4 个腺体，病变弥漫，无包膜。有的腺体仅比正常略大，有时 1 个增生特别明显。外形不规则，重达 150mg~20g。由于增生区周围有压缩的组织而形成假包膜，勿误为腺瘤。镜下以主细胞增生居多，透明细胞增生罕见。

3. 其他罕见病变　甲旁亢中甲状旁腺癌仅占 0.5%~5%，甲状旁腺癌的病理特点为：侵犯包膜或血管，与周围组织粘连，有纤维包膜并可伸入肿瘤内形成小梁，核分裂象较多，以及玫瑰花样细胞结构的特点。甲状旁腺癌的症状一般较重，1/3 患者有颈淋巴结或远处转移。甲状旁腺囊肿（伴甲旁亢时囊液呈血性）、脂肪腺瘤（又名错构瘤）更为少见。

四、临床表现和初步诊断

甲旁亢包括症状型及无症状型两类。我国目前以有明显症状的甲旁亢为多见。但欧美患者以无症状为多，常在普查时因血清钙增高而被确诊。

症状型甲旁亢的临床表现又可分为骨骼系统、泌尿系统症状和高血钙综合征三大类，可单独出现或合并存在。骨骼系统主要表现为骨关节的疼痛，伴明显压痛。起初为腰腿痛，逐渐发展为全身骨及关节难以忍受的疼痛，严重时活动受限，不能触碰。易发生病理性骨折和骨畸形。可表现为纤维囊性骨炎、囊肿形成，囊样改变的骨骼常呈局限性膨隆并有压痛，好发于颌骨、肋骨、锁骨外 1/3 端及长骨。泌尿系统主要表现为烦渴、多饮、多尿，可反复发生尿路结石，表现为肾绞痛、尿路感染、血尿乃至肾功能衰竭。高血钙综合征由血钙增高引起，可影响多个系统。常见的症状有淡漠、烦躁、消沉、疲劳、衰弱、无力、抑郁、反应迟钝、记忆丧失、性格改变、食欲丧失、腹胀、恶心、呕吐、便秘、腹痛和瘙痒，胃十二指肠溃疡、胰腺炎，心悸、心律失常、心力衰竭和高血压等。按症状可将甲旁亢分为三型：Ⅰ 型以骨病为主，Ⅱ 型以肾结石为主，Ⅲ 型为两者兼有。

甲亢临床表现呈多样性，早期常被误诊而延误治疗。对凡有高钙血症伴肾绞痛、骨痛、关节痛或溃疡病等胃肠道症状者，要考虑甲旁亢的可能，对慢性肾功能不全患者尤要注意。应作血清钙、无机磷和甲状旁腺激素（PTH）测定。血清钙正常值为 2.20~2.58mmol/L，重复 3 次均高于 2.60mmol/L 方有诊断价值。PTH 只影响游离钙，临床测定值还包括蛋白结合钙部分，应同时测定血浆蛋白，只有后者在正常的情况下，血清钙水平升高才有诊断意义，但血清游离钙的测定较血清总钙测定更可靠。血清无机磷正常值为 0.80~1.60mmol/L，原发性甲旁亢时血清无机磷降低，在持续低于 0.80mmol/L 时才有诊断意义，当然还可看血钙水平。血清无机磷浓度还受血糖的影响，故应同时测定血糖。慢性肾功能不全继发甲旁亢时血清无机磷值升高或在正常范围。血清 PTH 正常值为（全端包被法）<55pg/mL，甲旁亢时可升高。上述测定符合甲旁亢可能时再作进一步定位检查。

五、定位诊断

术前均需作定位诊断，其方法包括 B 超检查、核素扫描和 CT 检查等。

B 超扫描定位诊断的正确性、特异性和敏感性均在 95% 左右，但是还有一定的阴性率和误诊率。术前手术医师和超声医师共同参与 B 超扫描定位诊断，对指导手术有很大帮助。放射性核素甲状旁腺显像定位诊断的阳性率和敏感性均较高，^{99m}Tc – MIBI 检查可发现最小为 80mg 的腺瘤，定位诊断准确率可达 90% 以上，尤其对异位甲状旁腺病变有良好的定位诊断价值。B 超检查和核素扫描联合应用，是甲旁亢定位诊断常规的检查方法，可提高定位诊断准确率。

CT 检查片上，腺瘤表现为卵圆形、圆形或类三角形肿块。平扫 CT 图像示腺瘤密度均一，增强 CT 图像示腺瘤血供丰富，其强化程度仍低于颈部大血管。凡发现病灶内有钙化者要高度怀疑甲状旁腺癌。CT 检查对鉴别良恶性肿瘤和增生有一定困难，但不影响其定位价值，尤其 CT 检查对纵隔等处的异位甲状旁腺病变有良好的显示。

术中 PTH 监测可作为甲状旁腺切除术的辅助检查，改良的 PTH 测定方法，使整个测定时间缩短为 15 分钟，更适于术中应用，如切除了病灶，术中 PTH 测定可下降 50% 以上。

六、治疗

1. 原发性甲旁亢 不论是肿瘤或增生引起的原发性甲旁亢均以手术切除为主。甲状旁腺腺瘤切除后效果良好。原发性甲旁亢中单发腺瘤约占 90%，且术前 B 超检查、核素扫描定位诊断准确率高，目前多数主张采用单侧探查术，由于少数腺瘤可以是多发的，仍有主张以双侧探查为宜，以免遗漏病变，但过多的盲目探查，可能造成甲状旁腺血供受损，加重术后甲状旁腺功能不足造成的低钙血症。甲状旁腺增生者应切除 3 个半甲状旁腺，留下半个甲状旁腺以防功能低下（甲旁减症），留多了易致症状复发。也可将增生甲状旁腺全切除，同时取部分甲状旁腺组织切成小薄片作自体移植，可移植于胸锁乳突肌或前臂肌肉内。

近年来随着微创外科技术的发展，微创甲状旁腺切除术已逐渐进入了临床应用。1996 年，Gagner 成功地进行了第一例内镜下甲状旁腺切除术。目前甲状旁腺微创手术可分为放射性引导小切口甲状旁腺切除术和内镜下微创甲状旁腺切除术两类。现主要适用于术前有 B 超、核素扫描准确定位的单个甲状旁腺腺瘤。手术成功率接近常规开放性手术，疗效满意。放射性引导小切口甲状旁腺切除术就是在将开始手术时静脉内注射放射性同位素，术中利用一个同位素探测器定位病变腺体，直接在病变所在部位作一小切口，就能切除腺瘤。有条件单位可同时应用术中快速 PTH 测定，若下降 50% 以上，可进一步保证肿瘤切除的彻底性。手术可在局部麻醉下进行，创伤小，并发症少。随着内镜技术逐渐成熟，在不少国家内镜下微创甲状旁腺切除术占甲状旁腺单发腺瘤手术的比例在逐渐增加。相信甲状旁腺微创手术将逐渐成为治疗甲状旁腺单发腺瘤的主要手术方式。

如患者一般情况不好而无法立即进行手术者，可试用药物治疗以暂时缓解症状，鼓励患者多饮水，以利于钙排出体外。口服磷盐可以降低血钙。雌激素可以拮抗 PTH 介导的骨吸收，尤对绝经后妇女患者更为理想。二磷酸盐可用于控制甲旁亢危象，活性维生素 D – 1, 25 (OH)$_2$D$_3$ 可抑制甲状旁腺功能。以上治疗均有暂时治疗作用。

甲状旁腺癌早期可作整块切除，伴淋巴结转移者加作根治性淋巴结清扫术。切除范围应包括患侧甲状腺、颈前肌群、气管前和同侧动静脉鞘附近淋巴结。如肿瘤难以切净，化疗药物又不能阻止肿瘤生长，可用抑制骨骼释放钙以及增加尿钙排出的方法治疗。光辉霉素有抑制破骨细胞作用，可用于治疗有远处转移的晚期甲状旁腺癌的高钙血症。

2. 继发性甲旁亢 若早期患者能及时去除血钙、血镁过低和血磷过高等原发因素后，病情多可控制。慢性肾功能衰竭引起磷排泄减少，导致高磷血症和血钙浓度下降，虽经口服磷结合剂以及补充维生素 D$_3$ 等措施，仍有 5% ~ 10% 患者的甲旁亢症状持续存在，内科治疗无效，需外科手术治疗。严重的慢性肾功能衰竭继发甲旁亢符合下列指征者，应及时进行手术治疗：①严重的高 PTH 血症，血全段

PTH（iPTH）800pg/mL；②临床症状严重，如严重的骨痛、行走困难、身材变矮及皮肤瘙痒等；③影像学检查 B 超或核素扫描显示有肿大的甲状旁腺；④内科治疗无效。

手术方式有三种：①甲状旁腺次全切除术，此方法较早被采用，但究竟保留多少甲状旁腺组织的量为合适，较难掌握，要确保残留甲状旁腺组织的良好血供也有一定的难度，该术式术后复发率较高，且复发后在颈部再次手术难度较大，现已较少采用。②甲状旁腺全切除加前臂自体移植术，此手术方法安全、有效，复发率低，若复发后在前臂作二次手术切除，手术也较简便。是采用较多的术式。③甲状旁腺全切除术，此方法起初提出时，担心术后会发生严重的低钙血症、代谢性骨病而未被采用。近来研究发现，在甲状旁腺全切除术后的部分患者血中还能检测到微量的 PTH，有学者推测可能是由于手术中脱落的甲状旁腺细胞种植所致。而且术后需进行常规血透，通过透析液的调整，术后低钙血症可以纠正，也无代谢性骨病等严重并发症发生，且复发率低，故现也有学者主张选用此术式。

对药物治疗失败，又不能耐受甲状旁腺切除手术者，可采用超声引导下甲状旁腺内酒精或 1，25 - 二羟 D_3 溶液注射治疗，也能取得一定的疗效。

在笔者单位的临床工作中，发现目前原发性甲旁亢病例并不多见。随着糖尿病、高血压患病率的增高，继发于糖尿病、高血压的慢性肾功能衰竭病例的增多，慢性肾功能衰竭的发病率也逐渐增高。目前我国慢性肾功能衰竭患者只有极少数人能进行肾移植手术，绝大多数患者只能依赖透析进行肾替代治疗。而随着血液透析技术的进步，尿毒症患者的生存期明显延长，肾性继发性甲旁亢的发病率也随之升高，同时需要外科手术治疗的患者也逐渐增多。近十多年来，笔者单位对符合上述手术指征的肾性继发性甲旁亢患者进行了外科手术治疗，采用的手术方式是甲状旁腺全切除加前臂自体移植术。笔者认为此术式比较合理，甲状旁腺全切除能避免术后颈部复发，自体移植成活，能避免甲状旁腺功能低下，若前臂移植物过度增生复发，在前臂作二次手术也较简便。笔者单位的结果显示，甲状旁腺全切除加前臂自体移植术治疗肾性继发性甲旁亢，患者术后临床症状得到明显改善，血钙维持在正常范围，术后复发率低，疗效满意，手术安全，无喉返神经损伤等严重并发症发生。通过这项临床工作实践，有以下几点体会：①有部分肾性继发性甲旁亢患者到外科就诊时，临床症状已非常严重，早期未能得到及时的诊断和治疗。因此，需要广大临床医师对该疾病有充分的认识和足够的重视。②甲状旁腺残留是造成复发的主要原因之一，做到甲状旁腺全切除是减少术后复发的关键之一。如何做到甲状旁腺全切除，术前定位诊断非常重要。B 超检查和核素扫描联合应用，可提高定位诊断准确率。文献报道核素扫描有较高的应用价值，但主要是针对甲状旁腺腺瘤，而对增生性病变优势不明显。而笔者的病例资料显示 B 超检查也有较高的检出率，可达 96.2%，手术医师术前参与 B 超检查定位，能使术中寻找病灶更为简便、准确。术中仔细探查也非常重要，能检出定位诊断遗漏的病灶。有条件单位可同时应用术中快速 PTH 测定，可进一步保证做到甲状旁腺全切除。③对内科治疗无效，临床症状严重，定位诊断又只能发现少于四枚甲状旁腺的肾性继发性甲旁亢患者，手术的时机较难确定。此类患者手术很难做到甲状旁腺全切除，从而导致术后复发。④术后复发的另一个重要原因是由移植物过度增生引起的。结节状增生的组织更易致功能亢进，应选取弥漫性增生的组织作为移植物。应该选取多少重量的移植物较合适，笔者单位初期的病例是按照传统的方法，选取约 1mm×1mm×1mm 大小的组织 30 枚作为移植物，发现有移植物增生复发病例发生。尿毒症状态下易发生甲状旁腺增生，是否减少移植物的量更合适，在笔者单位近期的病例中，选取了 1mm×1mm×1mm 大小的组织 10 枚作为移植物，近期疗效满意。⑤甲状旁腺全切除术后可发生"骨饥饿"综合征，表现为严重的低钙血症和抽搐，术中、术后要严密监测血钙并及时补钙，以避免该综合征的发生。术中应每切除一枚甲状旁腺组织后检测一次血钙，若手术顺利，手术时间不是很长，术中血钙一般不会低于正常值，术中不需要常规补钙。术后应常规静脉补钙，术后每天的补钙量根据切除的甲状旁腺组织的总重量推算，每 1g 甲状旁腺组织约补 1g 元素钙，1g 元素钙相当于补葡萄糖酸钙 11g。术后每 4 小时监测一次血钙，根据血钙水平，调整补钙用量。血钙水平稳定可延长监测间隔，并可逐渐过渡到口服补钙。

3. 三发性甲旁亢　肾功能恢复或肾移植后甲状旁腺增生不见复旧，甲旁亢症状依然存在，Goar 称此为三发性甲旁亢，治疗以手术为主。施行甲状旁腺全切除和自身腺体移植，移植重量为 80～100mg，一般置于胸锁乳突肌或前臂肌肉内，自身移植至前臂皮下组织或肌肉对肾性甲旁亢的治疗是同样有效的。

4. MEN 中的甲旁亢　术式有保留半个腺体的甲状旁腺次全切除或甲状旁腺全切除加自体腺体移植术。在 MEN－Ⅱ型的嗜铬细胞瘤所致的高血压症状严重甚或出现危象者，以先行肾上腺手术为宜。

（韩海军）

第五章

乳腺疾病

第一节　乳腺炎性疾病

乳腺炎性疾病种类很多，包括乳头炎、乳晕炎和乳腺炎。其中乳腺炎可分为非特殊性乳腺炎和特殊性乳腺炎。非特殊性乳腺炎包括急性乳腺炎、慢性乳腺炎和乳腺皮脂腺囊肿，而特殊性乳腺炎包括乳腺结核、乳腺结节病、乳腺寄生虫病、乳腺真菌病、乳腺传染性软疣、乳腺硬皮病及乳房湿疹等。绝大多数乳腺特殊性炎症病例是全身性疾病在乳腺的局部表现。

一、乳头炎

乳头炎（Thelitis）一般见于哺乳期妇女，由于乳头皲裂而使致病菌经上皮破损处侵入所致。有时糖尿病患者也可发生乳头炎。早期表现主要为乳头皲裂，多为放射状小裂口，裂口可宽可窄，深时可有出血，自觉疼痛。当感染后疼痛加重，并有肿胀，因乳头色黑充血不易发现，由于疼痛往往影响授乳。患者多无全身感染中毒症状，但极易发展成乳腺炎而使病情加重。

治疗上首先要预防和治疗乳头皲裂，经常清洗乳头、乳腺（不用碱性大的肥皂），保持乳房清洁；停止授乳，减少刺激，局部外用油质软膏；当发展为乳头炎后，应局部热敷，外用抗生素软膏，全身应用有效抗生素。

二、乳晕炎

乳晕炎（Areolitis）多为乳晕腺炎。正常乳晕有三种腺体，即汗腺、副乳腺、特殊皮脂腺即乳晕腺，又称 Montgomery 腺。乳晕腺有 12～15 个，在乳头附近呈环状排列，位置比较浅在，往往在乳晕处形成小结节样凸起，单独开口于乳晕上。乳晕腺发炎即为乳晕腺炎，在妊娠期间乳晕腺体显著增大，导管扩张，皮质分泌明显增加，这时乳晕腺导管容易发生堵塞和继发感染，可累计一个或多个腺体，形成脓包样感染，最后出现白色脓头形成脓肿，细菌多为金黄色葡萄球菌。如感染继续发展也可形成浅层脓肿。炎症多限于局部，很少有全身反应。

在妊娠和哺乳期应随时注意乳头及乳晕处的清洁，经常以肥皂水和清水清洗局部，以预防感染。避免穿着过紧的乳罩，产后初期乳汁不多时，勿过分用力挤乳。如已发生感染，早期可用碘附消毒乳晕处皮肤，涂以抗生素软膏，并结合热敷、电疗等物理疗法。如出现白色脓头，可在无菌条件下，用针头刺破，排出脓性分泌物，以后用碘附消毒局部皮肤，数天即可痊愈。如已形成脓肿，则必须切开引流。

三、急性乳腺炎

（一）病因

1. 乳汁淤积和细菌感染　患者多见于产后哺乳的妇女，其中尤以初产妇为多。大都是金黄色葡萄球菌感染，链球菌少见。往往发生在产后第 3～4 周，也可以见于产后 4 个月，甚至 1 年以上，最长可达两年，这可能与延长哺乳期限有关。江氏认为初产妇缺乏哺乳经验，易致乳汁淤积，而且乳头皮肤娇嫩，易因乳儿吮吸而破裂，病菌乘隙而入。由于病菌感染最多见于产后哺乳期，因而称为产褥期乳腺炎。由于近年计划生育一胎率增高，刘金波认为初产妇占90%。急性乳腺炎的感染途径是沿着输乳管先至乳汁淤积处，引起乳管炎，再至乳腺实质引起实质性乳腺炎。另外，从乳头皲裂的上皮缺损处沿着淋巴管到乳腺间质内，引起间质性乳腺炎。很少是血性感染，而从临近的皮肤丹毒和肋骨骨髓炎蔓延所致的乳腺炎更为少见。长期哺乳，母亲个人卫生较差，乳汁淤积，压迫血管和淋巴管，影响正常循环，对细菌生长繁殖有利，也为发病提供了条件。患者感染后由于致病菌的抗药性，炎症依然存在时，偶可发展成哺乳期乳腺脓肿，依其扩散程度和部位可分为皮下、乳晕下、乳腺内和乳腺后脓肿等类型。

2. 乳房外伤　乳房受创伤后，可导致脂肪坏死和乳房血肿，为细菌繁殖提供了场所。创伤后1周至数月可出现感染表现，病理表现为炎性细胞浸润。此类病因导致的乳腺炎有增加的趋势，应引起重视。

3. 乳房整形美容　随着注射隆乳术在临床应用的逐渐增多，注射隆乳术后哺乳期急性乳腺炎也时有发生。这与普通乳腺炎在临床表现、B超所见以及治疗上均有不同。隆乳术后由于乳房高压、乳管损伤等导致乳管阻塞或扭曲更加严重，引起的感染较普通哺乳期乳腺炎更为严重。

（二）病理

急性乳腺炎有以下不同程度的病理变化，从单纯炎症开始，到严重的乳腺蜂窝组织炎，最后形成乳腺脓肿。必须注意乳腺脓肿可能不止一个。感染可以从不同乳管或皲裂进入乳腺，引起两个或两个以上不同部位的脓肿，或者脓肿先在一个叶内形成，以后穿破叶间的纤维隔而累及邻近的腺叶，两个脓肿之间仅有一小孔相通，形成哑铃样脓肿。如手术时仅切开了浅在的或较大的脓肿，忽视了深部的较小的脓肿，则手术后病情仍然不能好转，必须再次手术；否则坏死组织和脓液引流不畅，病变有变成慢性乳腺脓瘘的可能。

急性乳腺炎可伴有同侧腋窝的急性淋巴结炎，后者有时也可能有化脓现象。患者并发败血症的机会则不多见。

（三）临床表现

发病前可有乳头皲裂现象或有乳汁淤积现象，继而在乳腺的某一部位有胀痛和硬节，全身感觉不适，疲乏无力，食欲差，头痛发热，甚至寒战高热。部分患者往往以发热就诊查体时才发现乳腺稍有胀痛和硬结。此时如未适当治疗，病变进一步加重，表现患侧乳腺肿大，有波动性疼痛。发炎部位多在乳腺外下象限，并有持续性寒战高热，检查可见局部充血肿胀，皮温增高，触痛明显，可有界限不清之肿块。炎症常在短期内有蜂窝组织炎形成脓肿。患侧淋巴结可肿大，白细胞计数增高。脓肿可位于乳腺的不同部位（图5-1）。

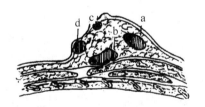

图5-1　各种乳腺脓肿的位置
a. 乳腺内脓肿；b. 乳腺后脓肿；c. 乳晕皮
下脓肿；d. 乳腺皮下脓肿

脓肿位置越深，局部表现越不明显（如波动感）。脓肿可向外破溃，亦可传入乳管，自乳头排出脓液。有时脓肿可破入乳腺和胸大肌间的疏松组织中，形成乳腺后脓肿。

（四）诊断

1. 临床表现　患者感觉乳腺疼痛，局部红肿、发热，可有寒战、高热，脉搏快，患者腋窝淋巴结肿大、压痛。脓肿形成后有波动感。发生在哺乳期的急性乳腺炎诊断比较容易，所以应做到早期诊断，使炎症在初期就得到控制。隆乳术后出现乳房红肿疼痛者也应注意检查是否合并感染。

2. 实验室检查 血常规检查白细胞计数增高。

3. 乳腺 B 超 较表浅的脓肿可触及局部波动感，深部脓肿往往发现困难，需要辅助检查证实。B超检查简便易行、诊断准确率高、无创，为首选方法。

4. 穿刺检查 疑有脓肿形成时可用粗针穿刺证实，是传统的切实可靠的方法。

（五）鉴别诊断

1. 炎性乳腺癌 本病是一种特殊类型的乳腺癌。多发生于年轻妇女，尤其在妊娠或哺乳时期。由于癌细胞迅速浸润整个乳腺，迅速在皮肤淋巴结内扩散，因而引起炎症样改变。然而炎性乳腺癌的病变范围广泛，往往累及整个乳腺 1/3 ~ 1/2 以上，尤其下半部为甚。其皮肤颜色为一种特殊的暗红或紫红色。皮肤肿胀，呈橘皮样。患者的乳腺一般并无明显的疼痛和压痛，全身炎症反应如体温升高，白细胞计数增加及感染中毒症状也较轻，或完全缺如。相反，在乳腺内有时可触及不具压痛的肿块，特别是同侧腋窝淋巴结常有转移性肿大。但是，早期的炎性乳腺癌往往被误诊为乳腺炎，对应用抗生素无效的乳腺炎应及时进行进一步检查，以明确诊断。

2. 晚期乳腺癌 浅表的乳腺癌因皮下淋巴管被癌细胞阻塞可有皮肤水肿现象，癌组织坏死后将近破溃时，其表面皮肤也常有红肿现象，有时可被误诊为低度感染的乳腺脓肿。然而晚期乳腺癌一般并不发生在哺乳期，除了皮肤红肿和皮下硬结以外别无其他局部炎症表现，尤其没有乳腺炎的全身表现。相反晚期乳腺癌的局部表现往往非常突出，如皮肤粘连、乳头凹陷、乳头方向改变等，都不是急性乳腺炎的表现。腋窝淋巴结的转移性肿大也较乳腺炎的淋巴结肿大更为明显。

不管是炎性乳腺癌还是晚期乳腺癌，鉴别诊断主要在于病理诊断。为了避免治疗上的原则性错误，可切取小块组织或脓肿壁做病理检查即可明确诊断。

（六）预防

减少急性乳腺炎发病率重在预防。妊娠期至哺乳期的乳房保健非常重要，特别对那些乳头凹陷妇女，要特别关照她们的孕、产期乳房保健。保持乳头清洁，经常用温水清洗乳房，并涂以润肤霜；但不宜用酒精、刺激性强的肥皂及其他清洁剂，否则，可导致乳头、乳晕皮肤变脆，发生皲裂，为细菌侵入提供可乘之机。乳头平坦、凹陷孕妇更应注意，在妊娠期反复轻柔挤捏、提拉乳头，使其隆起，个别需手术矫正。哺乳时应养成良好的哺乳习惯，定时哺乳，每次应吸净乳汁；不能吸净时用吸乳器吸出。另外，不应让婴儿含着乳头睡觉。有乳头破损或皲裂时应停止授乳，并用吸乳器吸出乳汁，局部涂抗生素软膏，待伤口愈合后再哺乳。另外，乳房外伤、乳房的整形美容手术等引起急性乳腺炎病例有增加趋势，应引起注意。

（七）治疗

患侧乳腺应立即停止授乳，并用吸乳器吸净乳汁。关于停止授乳曾有不同意见，有人认为，这样不仅影响婴儿的营养，且提供了一个乳汁淤积的机会。但是停止授乳不一定要终止乳汁分泌，可应用吸奶器将乳汁吸净，使其不至于淤积乳内，而加重感染。而只是在感染严重或脓肿引流后并发乳瘘时才终止乳汁分泌。终止乳汁分泌可用炒麦芽 60g，水煎服，每天 1 剂，连服 2 ~ 3d；或口服己烯雌酚 1 ~ 2mg/次，3 次/d，2 ~ 3d；肌内注射 E_2，2mg/d，不超过 3d 后减量或改小量口服药至收乳为止。

乳房以乳罩托起，应当努力设法使乳管再通，可用吸乳器或细针探通，排空乳腺内的积乳，并全身给予有效、足量抗生素，这样往往可使炎症及早消退，不至于发展到化脓阶段。值得注意的是注射式隆乳术后，哺乳期急性乳腺炎，因乳腺后间隙形成一纤维包膜及假体牵拉、损伤血管等原因，血供受到影响，抗生素很难足量达到病变部位，控制感染效果不佳，使大部分患者均需切开引流。同时进行脓液细菌培养及药敏试验，根据试验结果选用合适的抗生素。

在炎症早期，注射含有 100 万 U 青霉素的 0.9% 氯化钠注射液 10 ~ 20mL 于炎症周围组织，每 4 ~ 6h 重复，能促使炎症消退。

已有脓肿形成，应及时切开引流。乳腺脓肿切开引流的方法主要根据脓肿的位置而定：①乳晕范围内的脓肿大多比较表浅，在局部麻醉下沿乳晕与皮肤的交界线做弧状切口，可不伤及乳头下的大导管。②较深的乳腺脓肿，最好在浅度的全身麻醉下，于波动感和压痛明显处，以乳头为中心、乳晕以外做放射状切口，可不伤及其他正常组织。同时注意切口应有适当的长度，保证引流通畅。通常在脓肿切开脓液排出以后，最好再用手指探查脓腔，如脓腔内有坏死组织阻塞，应将坏死组织挖出，以利引流；如发现脓腔壁上有可疑的洞孔，应特别注意邻近的组织内有无其他脓肿存在；必要时可将腺叶间的纤维间隔用食指予以挖通或扩大，使两个腔合为一个腔，可避免另做一皮肤切口；但如脓腔间的纤维间隔较坚实者，则不易用强力做钝性分离，只可做另一个皮肤切口，以便于做对口引流。③脓腔在乳腺深面，特别是在乳腺下部，则切口最好做在乳腺和胸壁所形成的皱襞上，然后沿着胸大肌筋膜面向上、向前探查，极易到达脓腔部位；此种切开引流即通畅，愈合后也无明显的瘢痕，但对肥大而悬垂的乳房不适用。

另外有人报道应用粗针穿刺抽脓的方法治疗乳腺脓肿，其方法为：确定脓肿部位，用 16 号针头刺入脓腔尽力吸尽脓汁。脓腔分房者或几个脓腔者可改变进针方向不断抽吸。此后每天抽吸 1 次。70% 患者经 3~5 次穿刺即可治愈。3%~5% 的患者并发乳瘘。此方法简便易行，可在不具备手术条件的卫生所或家庭医生均可施行。

乳腺炎是理疗的适应证之一。所用的物理因子品种繁多，有超短波、直流电离子导入法、红外线、超生磁疗等。和春报道应用超短波和超声外加手法挤奶治疗急性乳腺炎 201 例有效率（Response rate）99.5%，他们认为发病后炎性包块不大且无波动时，及时进行理疗，一般均可促使其炎症吸收，关键在于解除炎症局部的乳汁淤积问题。采用超短波、超声波或两者同时应用，可使肿胀消退，闭塞的乳管通畅，排除感染的乳汁，使炎症逐渐消失。

急性乳腺炎，我国传统医学称其为"乳痈"，在治疗方面积累了丰富的经验，清淡饮食加以清热解毒之中药有较好的作用。应使用有效、足量的抗生素，同时以中药辅助治疗可促进病情好转。可应用方剂：蒲公英 30g，紫花 30g，地丁 30g，黄芩 10g，皂角刺 10g，柴胡 10g，青皮 10g，全瓜蒌 15g，远志 12g。热盛者加连翘 15g，气虚者加黄芪 15g。祖国医学博大精深，有效方剂众多，不再赘述。

中西医结合治疗急性乳腺炎是最好的治疗方法。

四、慢性乳腺炎

慢性乳腺炎（Chronic mastitis）临床表现多不典型，红、肿、热、痛等较急性乳腺炎轻，多数表现有局部肿块。病程较长，有的经久不愈，甚至时好时坏，时轻时重。临床表现为慢性乳腺炎症性疾病者，其病理诊断可分为慢性乳腺炎、乳房脂肪坏死、肉芽肿性乳腺炎、淋巴细胞性乳腺炎、血管性乳腺炎、非特异性乳腺炎等，这些疾病在临床是难以鉴别的。病理类型的不同表示炎症发展过程中的组织学改变不同，也预示着其病因不同。因此，其治疗方法亦不同，在有条件情况下应早期进行病理学诊断。感染性慢性乳腺炎由急性乳腺炎治疗不当或不充分转变而来，也有一开始发病就为慢性乳腺炎，但不多见。

其治疗主要是抗生素结合物理疗法配以中药治疗效果好。应尽可能对病原菌及其对抗生素的敏感性做出鉴定，选择敏感药物治疗，并应用两种或两种以上抗生素联合应用。对以肿块为主要表现者，应手术切除病变，并进行病理组织学检查。

五、乳房皮脂腺囊肿

乳房皮脂腺囊肿（Sebaceous cyst）即乳腺皮肤区皮脂腺囊肿，当其继发感染时可误认为是乳腺脓肿，也可由于患处发红、变硬而疑为炎症样乳腺癌。乳房皮脂腺囊肿主要是在发病部位有一缓慢增大的局限性肿物，体积一般不大，自皮肤隆起，质韧、硬如橡皮，呈圆形，与表面皮肤粘连为其特点。仔细检查可见隆起中央部位被堵塞的腺口呈一小黑点。周围与正常组织分界明显，无压痛，无波动，与深层组织无粘连，故可被推动。皮脂腺囊肿内含有丰富的皮脂等营养物质易继发感染；继发感染后囊肿迅速肿大，伴红、肿、热、痛，触之有波动感。继续发展可化脓破溃，形成溃疡或窦道。

乳房皮脂腺囊肿应手术切除，以避免发生感染，尤其在哺乳期发生感染，可能引起急性乳腺炎或影响喂奶。手术必须将囊壁完全切除，以免复发。皮脂腺囊肿的微创摘除术在疾病治疗的同时缩小了局部疤痕。继发感染者先行切开引流，并尽量搔刮囊肿壁，减少复发机会。有时囊壁经感染后已被破坏，囊肿不再复发。对囊肿复发者仍应手术切除。

六、乳腺结核

在我国，乳腺结核约占乳腺疾病的 1%。南非和印度多见，约占 2.8%。本病可见于任何年龄，最年轻者为 6 个月婴儿，最老者为 73 岁，但以 20～40 岁、婚后已生育妇女多见，平均年龄为 31.5 岁。男性乳腺结核更为少见，占 4%～5%。

（一）病因

乳腺结核可分为原发性和继发性两类，原发性乳腺结核除乳腺病变外，体内别无结核病灶，近年报道的乳腺结核病例原发性占多数。继发性乳腺结核，患者有其他慢性结核病灶存在，然后在出现腋窝淋巴结结核或胸壁结核之后出现乳腺结核。

有关乳腺结核的感染途径各家意见不一，归纳起来有几种可能：①直接接触感染，结核菌经乳房皮肤破损处或经乳头，沿着乳管到达乳房。②血行感染，其原发病灶多在肺或淋巴结等处。③邻近组织、器官结核病灶的蔓延，最常来自肋骨、胸骨、胸膜、胸腔脏器或肩关节等处。④淋巴系统感染，绝大多数乳房结核病例，都伴有同侧腋窝淋巴结结核。故来自该处的可能性最大，也可从颈、锁骨上、胸腔内结核病灶沿着淋巴管逆行至乳房。

在上述几种感染途径中，以后两种，特别是逆行淋巴结感染途径最为常见。此外，乳房外伤、感染、妊娠和哺乳，也与诱发本病有关。

（二）病理

乳腺结核的早期病变比较局限，常呈结节型；继而病变向周围扩散，成为融合型，有邻近结节融合成为干酪样液化肿块，乳腺组织从而遭到广泛破坏，有相互沟通的多发脓肿形成，最终破溃皮肤，构成持久不愈的瘘管。有的病例特别是中年妇女患者，则以增殖性结核病变居多，成为硬化型病变，其周围显示明显的纤维组织增生，其中心部显示干酪样液化物不多；有时候由于增殖性病变邻近乳晕，故可导致乳头内缩或偏斜。镜下可见乳腺内有典型结核结节形成。

（三）临床表现

病变初起时，大多表现为乳腺内的硬结，1 个或数个，触之不甚疼痛，与周围正常组织分界不清，逐渐与皮肤粘连。最常见于乳腺外上象限，常为单侧性，右侧略多见，双侧性少见。位于乳晕附近的病变，尚可导致乳头内陷或偏斜。发病数月后肿块可软化形成寒性脓肿。脓肿破溃后发生 1 个或数个窦道或溃疡，排出混有豆渣样碎屑的稀薄脓液。若结核病破坏乳管，可从乳头溢出脓液。可继发细菌感染。多数患者患侧腋窝淋巴结肿大。乳腺结核不伴有肺等其他部位结核患者，缺乏如低热、乏力、盗汗及消瘦等全身结核中毒症状的表现。

（四）诊断

早期乳腺结核不易诊断，常误诊为乳腺癌，术中病理活组织检查时才能确诊。晚期有窦道或溃疡形成后，诊断不难。窦道口或溃疡面呈暗红色，潜行性皮肤边缘和松脆、苍白的肉芽组织，镜检脓液中见坏死组织碎屑而无脓细胞，脓液染色后有时可找到结核杆菌，这些都有助于乳腺结核的诊断。李晓阳报道：仅以临床表现诊断乳腺结核其误诊率高达 80%，多数在肿块切除后，病理检查证实。

（五）鉴别诊断

乳腺结核除要注意与结节病、真菌性肉芽肿、丝虫病性肉芽肿、脂肪坏死和浆细胞性乳腺炎等鉴别外，首要的问题是应与乳腺癌相鉴别，其鉴别点为：①乳腺结核发病年龄较轻，较乳腺癌患者年轻 10～20 岁。②乳腺结核肿块发展较快，由于炎症性反应肿块常与皮肤粘连，但很少引起橘皮样变，病情继续发展可形成局部溃疡，并有窦道深入到肿块中心，有时可深入 5cm 以上。③乳腺肿块以外，乳腺结核患者常可见其他的结核病灶，最常见的是肋骨结核、胸膜结核、肺门淋巴结结核，此外颈部和腋窝的淋巴结核也属常见，身体其他部位的结核如肺、骨、肾结核亦非罕见。④除窦道中有干酪样分泌物以外，乳腺结核乳头有异常分泌之机会亦较乳腺癌为多。⑤乳腺结核即使已经溃破并有多量渗液，也不像乳腺癌那样有异常恶臭。⑥要想到乳腺结核可并发乳腺癌，据统计，约5%乳腺结核可同时并发乳腺癌，两者可能是巧合的。重要的可靠的诊断是结核菌和活体组织检查。另外，乳腺结核也要注意与其他表现为乳腺肿块的疾病鉴别，如结节病、真菌性肉芽肿、脂肪坏死和浆细胞性乳腺炎等炎症鉴别。

（六）治疗

合理丰富的营养，适当的休息。全身应用足量全疗程抗结核药物。对局限于一处的乳腺结核可行病灶切除。若病变范围较大，则最好将整个乳腺连同病变的淋巴结一并切除，手术效果与原发结核病灶的情况有关，多数患者恢复良好。术后应进行正规、足疗程抗结核治疗，以防复发。

七、乳腺结节病

乳腺结节病（Sarcoid of breast）十分少见，一般继发于全身结节病。结节病为原因不明的多系统肉芽肿病变，多见于年轻人。我国结节病过去发病率低，但近年来有增多趋势，所以日益受到重视。

结节病的病理特征为非干酪性肉芽肿，肉芽肿中心为巨噬细胞、上皮细胞和巨细胞，后者由两个或两个以上巨噬细胞融合而成。肉芽肿周围部分为淋巴细胞或少数浆细胞。

临床上乳腺结节病主要表现为乳腺的肉芽肿性肿块，但无特异性。乳腺结节病的确诊常依赖于病理活组织检查。另外，Kveim试验有助于诊断，本试验系应用结节病患者的结节组织的提取物注射至其他结节患者的皮内，阳性者在4~6周后于注射局部可发生小结节，活检为肉芽肿改变，Kveim试验阳性率与应用的结节组织有关，用标准方法制备的结节组织在结节病的患者中平均阳性率可达80%，其结果也与病变结节的活动性有关。本病还可有免疫障碍，表现为延缓型变态反应的抑制及免疫球蛋白的增高或异常。

在治疗上应该指出的是，并非所有的结节病患者均需治疗，一些患者常在两年内缓解。但乳腺结节病由于不易与其他病鉴别，常需行病变局部切除，手术后常规活组织检查。全身治疗首选药物为肾上腺皮质激素，当激素无效或禁忌时，其他可供选择的药物为苯丁酸氮芥，氨甲喋呤、硫唑嘌呤及氯喹。

八、乳腺寄生虫病

乳腺寄生虫病（Parasitosis of breast）临床上很少见，国内报道仅430余例。由于人们认识不足，临床上常被误诊误治。

（一）乳腺丝虫病（Filariasis of breast）

丝虫病多流行于我国东南沿海以及长江流域湖泊地区，经蚊虫叮咬传染。研究发现，在丝虫病流行区乳腺为丝虫感染的常见部位。乳腺丝虫病到2000年国内报道419例患者，以成年女性多见，发病年龄16~70岁，以30~49岁多见。

本病的基本病理变化，是丝虫成虫寄生于乳腺淋巴管内引起的肉芽肿性淋巴管炎，表现为淋巴管内外膜炎，形成嗜酸性肉芽肿，最后发展成闭塞性淋巴管炎。进行病理学检查时，在病变的淋巴管内常可见到丝虫成虫的横切面，有时见到数量不等的微丝蚴。

临床表现为单发性结节或硬结，但亦有2~3个结节者。结节多位于乳腺的外上象限皮下或浅表乳腺组织，其次为中央区或外下象限，右侧较左侧多见。结节从黄豆大到鸡蛋大，一般约蚕豆大小，生长速度较慢。多数患者结节表面皮肤无改变，少数患者有橘皮样变、湿疹或水泡，多数患者无压痛，少数患者表现轻压痛、活动受到一定限制，位置较浅的结节与皮肤粘连。部分患者伴有同侧腋窝淋巴结肿大，个别者可并发急性化脓性乳腺炎。

本病可误诊为乳腺炎性肿块、乳腺小叶增生、乳腺结核、乳腺囊肿或纤维囊性乳腺病等，尤其是局部皮肤有橘皮样变和同侧腋窝淋巴结肿大时，更易被误诊为乳腺癌。因此，在丝虫病流行区对成年妇女进行乳房检查时如触到皮下结节，应想到丝虫病的可能。对乳腺肿块用小细针穿刺涂片或乳汁涂片可查到微丝蚴。

乳腺丝虫病形成乳腺结节、肿块者首选切除肿块，术后再进行药物治疗，预防复发。乳腺丝虫病一般对枸橼酸乙胺嗪治疗反应良好，多数患者服用枸橼酸乙胺嗪后肿块消失。所以，对乳腺丝虫病结节的患者首选枸橼酸乙胺嗪、卡巴肿联合治疗。术前应用枸橼酸乙胺嗪治疗可避免术后形成新的结节。术后应将标本送病理检查，因极少数患者可存在乳腺肿瘤。

（二）乳腺包虫病（Echinococcosis of breast）

包虫病是棘球绦虫的幼虫（棘球蚴）在人体内寄生引起的疾病，又称棘球蚴病。乳腺包虫病很少见。占人体包虫病的 0.27% ~1% 。

患者在临床上多无自觉症状，常因乳腺包块而就诊。肿块生长缓慢，但在妊娠后期和哺乳期加快生长，肿块为囊性，活动度大，包膜完整，不与皮肤粘连。如果肿块位置表浅可压迫乳房皮下静脉而引起静脉曲张。

超声波检查显示回声不均的圆形肿块，内有多个大小不等的囊，可见典型的液平。乳腺钼靶片可见圆形或椭圆形、边界整齐光滑的包壳状影像。如进行包虫病免疫学试验阳性者，则具有较大的诊断价值。对疑诊患者切忌穿刺，以防棘球蚴液外流引起种植复发以及严重的甚至致死的变态反应。

本病主要是手术治疗。将囊肿及囊壁完整地切除，术中应保护周围皮肤及乳腺组织，避免内囊破裂。如不慎刺破内囊应将囊液吸净，取出内囊，并用 10% 甲醛溶液反复涂擦外囊的内壁以破坏囊壁的生发层。如已误行穿刺，则应将穿刺经过之皮肤与乳腺组织连同囊肿一并切除。

（三）乳腺裂头蚴病（Sparganosis of breast）

人体感染裂头蚴有以下 3 种方式：局部贴敷生蛙肉；吞噬生的或未熟的蛙肉；饮用生水如湖塘水。

乳腺裂头蚴病主要表现为乳腺肿块，肿块多为圆形，核桃或鸡蛋样大小，少数为条索样或不规则形，质硬、边界不清，常与周围组织粘连，多无明显压痛。有时可伴有腋窝或锁骨上淋巴结肿大。在病变早期，肿块常具有迁移性局部瘙痒或具有虫爬感。本病在临床上易被误诊为乳腺肿瘤或炎性包块。

治疗方法以手术为主。必须将整个虫体特别是头节取出，方能根治。在找不到虫体时要注意是否有虫体迁移的隧道。有时沿隧道切开可找到虫体。

（四）乳腺肺吸虫病（Paragonimiasis of breast）

肺吸虫也可寄生在乳腺引起乳腺肺吸虫病。患者均有生食或半生食蟹史。

主要表现为乳房皮下肿块，肿块多具有游走性，常为单个，偶可多个成串。肿块表面皮肤正常，初期时质软，后期稍硬。局部可有微痒或微痛等症状。部分患者伴有全身症状，如低热、咳嗽、厌食、乏力及盗汗等。周围血嗜酸性粒细胞多明显升高，常在 10% 以上。对疑诊患者应进行肺吸虫抗原皮内试验，若为阳性，则具有较大的价值。

治疗本病的首选药物是硫氯酚 50 ~ 60mg/（kg·d），3 次/d，每日或隔日给药，20d 为 1 个疗程。多数患者的肿块可在用药 1~2 个疗程后消失。

（五）乳腺血吸虫病（Schistosomiasis of breast）

乳腺血吸虫病多有血吸虫病史或疫水接触史，常无自觉症状，主要表现为乳腺肿块，对疑诊患者进行粪检、毛蚴软化试验或免疫学试验，有助于诊断。然而由于血吸虫病的刺激，患者可伴发乳腺癌，已报道的两例乳腺血吸虫病均并发乳腺癌。因此，对疑诊患者应尽早行手术切除。

（六）乳腺蜱感染

蜱属昆虫，以各种脊椎动物为宿主，暂时体外寄生，是自然疫源性疾病的重要媒介，危害人类的主要方式是传播病原体引起疾病。人被蜱叮咬多发生于暴露部位，寄生于乳腺实属罕见。被蜱叮咬部位充血、水肿、炎性细胞浸润等，形成界限不清的肿块，如局部红肿不明显，易忽视其瘙痒症状，而与乳腺癌相混淆。

九、乳腺真菌病

凡侵犯乳房皮肤、皮下组织及乳腺组织的各种真菌所引起的疾病为乳腺真菌病（Mycotic disease of breast）。乳腺真菌病通常属于深部真菌病。

（一）病因

深部真菌病常在人体免疫功能有相当缺陷的全身性疾病如各种严重感染、恶性肿瘤、血液病、糖尿病、肝硬化等的基础上发生，因此，多见于老年人。

近年来由于肾上腺皮质激素、免疫抑制剂、抗肿瘤药物、放疗等的广泛采用，使人体免疫力进一步受到抑制，因而给真菌的入侵创造了更多的有利条件。有些真菌也可在体内寄生，在一般情况下不足为害，但当广谱抗生素的应用而导致菌群失调时，则这些真菌又乘机繁殖而造成二重感染。

（二）病理

乳腺真菌病的病理变化并无特异性。早期一般呈急性或慢性炎症改变，晚期多为肉芽肿病变。镜检可见真菌菌丝及孢子以及脓肿间的炎症渗出，病灶中血管充血和出血，并有浆液，纤维蛋白渗出物与大量中性粒细胞、单核细胞浸润。

（三）临床表现

1. 乳腺念珠菌病（Moniliasis of breast）　念珠菌性糜烂可发生于乳房下皱襞处，另外，可发生在身体其他皮肤皱褶部位。可表现为潮红糜烂及有浸渍发白的皮屑，边界常较清楚，有膜状鳞屑。极少数可表现为念珠菌性肉芽肿，难与其他肿物鉴别。

2. 乳腺隐球菌病（Cryptococcosis of breast）　乳房皮下可有丘疹、结节等改变，可随病损扩大而出现小脓肿或溃疡；自觉症状并不严重，但病程漫长。

3. 乳腺放线菌病（Actinomycosis of breast）　放线菌病是一种慢性化脓性和肉芽肿性疾病，以多发生瘘管，排出含硫黄颗粒的脓液为特点。初时为一皮下结节，逐渐增大，继而形成脓肿，伴局部热、痛。脓肿破溃后流出稀薄脓液，周围又有新结节及脓肿产生。脓肿间相互沟通，形成窦道及瘘管、愈合后留下紫红色瘢痕。

4. 乳腺组织胞质菌病（Histoplasmosis of breast）　表现为溃疡、肉芽肿、结节、坏死性丘疹或脓肿。局部淋巴结明显肿大，并有液化性坏死。一般无全身症状。

（四）实验室检查

1. 直接检查　本法最为简便。取相应标本如脓液、分泌物等做成悬浊液或涂片，加10%氢氧化钾液，或用革兰染色；置于显微镜检查，可见到不同形态的孢子或菌丝。根据孢子的大小、形态、数目、出芽情况，位于细胞内外等，以及菌丝的排列、数目、宽度、分隔分支等情况，可以鉴别各种真菌。

2. 培养　可采用不同种类的培养基在不同条件下培养出真菌。

3. 病理活组织检查　对乳腺真菌病的早期确诊和进行积极的治疗有重要意义。真菌病的组织反映并无特异性，因此，仍需凭真菌在组织内的形态而做出诊断。

4. 免疫学试验　包括皮肤试验、补体结合试验、凝集试验、间接荧光抗体试验、琼脂弥散试验等，可有助于诊断。

（五）诊断

对乳腺真菌病的确诊除临床表现外，更有赖于实验室检查的结果。

（六）治疗

1. 一般治疗　加强营养，给予适量B族维生素和维生素C，慎用皮质激素以及免疫抑制剂，增强抵抗力，避免二重感染。积极治疗全身性疾病。

2. 病原治疗　根据不同真菌可选用青霉素、四环素、磺胺药、两性霉素B、球红霉素、5－氟尿嘧啶、克霉唑、大蒜素、曲古霉素等。

3. 手术切除 对界限清楚的真菌性肉芽肿可手术切除。

十、乳房传染性软疣

乳房传染性软疣（Molluscum of contagiosum of breast）是由传染性软疣病毒引起，传染性软疣病毒属于痘疮病毒组，大小在 230 ~ 330μm，为椭圆形或砖形，系感染人体的大型病毒。不能在鸡胚中生长，将皮损内容物挤出，涂于玻片镜检，可见软疣小体，芦戈染色为暗褐色，用亮结晶蓝染色为青褐色。本病潜伏期 2 ~ 3 周。可自体接种或传染他人。流行病学证实，该病的传播与温暖潮湿的气候有关。除乳房外还好发于躯干、四肢、阴囊及睑缘处。

本病好发于青年。近年来该病已成为人类免疫缺陷病毒感染者中常见的一种感染疾病。初起为粟粒大半球形丘疹，可增至绿豆大，呈灰白、乳白、微红或正常皮肤色。表面有蜡样光泽，中心有脐窝，可以从中挑出或挤出白色物质，为受病毒侵犯的变性上皮细胞所构成。损害数目多少不定，散在分布，自觉微痒，经过缓慢，抓后基底红肿，疣部有脓及结痂。潜伏期 2 ~ 6 个月。

治疗：避免搔抓，防止扩散。对于免疫力正常的人，乳房传染性软疣是一种自限性疾病，典型的单个皮损多在 2 个月内消退。对长期不愈，或自身传染者，主要清除局部病灶为主，包括电烧灼、冷冻、刮除等，并辅以药物治疗，提高全身免疫力。

十一、乳房硬皮病

硬皮病是以皮肤及胶原纤维硬化为特征的慢性疾病。病程缓慢，可分为局限性和系统性硬皮病两型。两型之间的关系密切。乳房硬皮病（Scleroderam of breast）是全身疾病的局部表现。女性多见。乳房硬皮病属局限性硬皮病，预后较好。本病病因不十分清楚。有人认为与自身免疫有关。本病的病理变化具有特征性，主要表现为胶原纤维硬化变性与多数小血管壁增厚硬化，因而管腔狭窄或闭塞。

（一）临床表现

病变的特点是皮肤有局限性硬化，可呈点滴状、片状。除乳房外硬皮病还好发于颈部、面部、腹部、背部及臀部。皮损初发时为淡红色或紫红色片状，可为一两块或多块。边缘清楚，可略高于皮肤，逐渐扩大，数周后皮损从中心逐渐变硬，呈黄色或象牙色，有的则较凹陷，光滑发亮，无皱纹，与皮下组织紧紧相连，触之硬韧，表面干燥，无汗，毫毛脱落。周围留有红色或淡红色晕环，此种晕环的出现，表示病变正在扩张活动，当病情稳定或趋向愈痊时，晕环即逐渐消失。本病病程缓慢，经 1 ~ 2 年后皮损萎缩变薄，并常发生色素沉着。患部一般没有自觉症状，有时有轻微痒感或刺痛感，有些病例可自行缓解，但偶可转化为系统性硬皮病。对局限性硬皮病患者应检查是否同时存在系统性硬皮病。

（二）诊断

此病多见于女性。病程长，一般无自觉症状。乳房皮肤局限性发硬、紧绷感，颜色黄白并有蜡样光泽，周围有一淡红色晕环等特点，不难诊断。必要时可做皮肤活检。

（三）治疗

口服维生素 E，每天 30 ~ 50mg，亦可用氯喹、胎盘组织液、丹参注射液、毛冬青注射液肌内注射。

局部可用碘离子透入疗法，或用透明质酸酶150U注入皮损中，每日 1 次，共 10 次，亦可用皮质类固醇激素混浊液皮损内注射。蜡疗、热浴、按摩亦可试用，音频电疗有一定效果。

中医治则为祛风除湿，温经通络，和营活血，健脾软坚，应根据各个患者情况进行辨证施治。

十二、乳房湿疹

乳房湿疹（Eczema mammae）是乳房皮肤的一种过敏性炎性疾病，通常以红斑、渗液、结痂和并发皲裂为主要特征，是哺乳期妇女较常见的疾病。

（一）病因

湿疹的发病原因是很复杂的，它的发生一般认为和变态反应有关。由于致敏因子比较多，往往不易查清，但致敏因子不是在每个人身上都引起湿疹，所以，有人认为发生湿疹的患者具有一定的湿疹素质，这种素质可能与遗传因素有关。精神因素对于湿疹的发病有密切关系，如精神紧张、失眠、劳累、情感变化等，都可使湿疹的病变加重和痒感加剧。

（二）临床表现

男女都可以发生乳房湿疹，但以哺乳期妇女最为多见。病变通常是两侧对称性分布。皮肤损害可累及乳头、乳晕和乳房皮肤。湿疹按发病过程，可分为急性、亚急性和慢性3种。

1. 急性湿疹　乳房皮肤上先出现多数密集的粟粒大小红斑、丘疹，基底潮红，轻度水肿，湿疹很快变成球疱疹或小水疱，可糜烂形成点状渗出结痂等，损害呈多样性。病变中心部较重，边缘轻，易向周围扩大蔓延，因此，外围常有散在小丘疹、丘疱疹等而使境界不清。

自觉症状有瘙痒和疼痛等，瘙痒的程度以病期、病情轻重、病变部位及患者的耐受性而有所不同。

热水洗烫、用力搔抓、不适当的外用药等，均可使本病恶化及痒感加剧。急性湿疹若处理适当可渐消退。但常易移行为亚急性或慢性湿疹。

2. 亚急性湿疹　当急性湿疹的红肿、渗出等急性炎症减轻后，病变以小丘疹为主，或尚残留少数丘疱疹，小水疱及糜烂面，并有结痂及鳞屑，此时痒感仍甚剧烈。病程可达数周，易慢性化，若处理不当可再呈急性病变。

3. 慢性湿疹　湿疹长期反复发作，但炎症逐渐减轻，患部皮肤变厚浸润，粗糙，色素沉着，部分呈苔藓化。这时皮损多比较局限，有搔痕、点状渗出、血痂及鳞屑。瘙痒呈阵发性，遇热或入睡时加重。慢性病程常达数月或更久，处理适当可逐渐好转及痊愈，若再受刺激可急性化。

（三）诊断

湿疹的皮肤损害为多形性，分布对称，急性时有渗出，易反复发作，常呈慢性经过，瘙痒剧烈，一般不难诊断。

（四）鉴别诊断

急性湿疹需和接触性皮炎相鉴别。慢性皮疹需和神经性皮炎鉴别。当病变为一侧性尤其是久治不愈的患者，则需与Paget's病鉴别，必要时应切取少许全厚皮肤做病理检查。

（五）治疗

应去除一切可疑的致病因素，避免各种外伤刺激，如热水烫洗、用力搔抓，过多使用肥皂、不适当的外用药等。应避免过劳及精神紧张，避免辛、辣、腥、膻等食物。保持皮肤清洁，避免继发感染。

1. 内用疗法　可给抗组织胺药物和镇静剂。对乳房急性或亚急性湿疹可选用静脉注射钙剂，硫代硫酸钠等。皮质类固醇激素对严重或顽固疾病可以缩短应用。但应严格选择病例。有继发感染时，可并用有效的抗生素治疗。

2. 外用疗法　如下所述。

（1）急性湿疹：无渗出的可用炉甘石洗剂等，也可用3%硼酸溶液或3%马齿苋煎液做冷湿敷。有渗出时，也可采用上述溶液湿敷，当渗液减少后，可外用20%~40%氧化锌油。

（2）亚急性湿疹：有少量渗出的可继续湿敷，干燥结痂后，选用乳剂、油剂或糊膏等。如3%~5%的黑豆馏油糊膏、糠馏油糊膏、皮质类固醇激素乳剂等。有感染时可在上述药物中加入新霉素或氯霉素。

（3）慢性湿疹：可食用焦油类药物，黑豆馏油、煤焦油等软膏。含有抗生素的皮质类固醇软膏也可应用。

十三、乳腺的其他炎性疾病

（一）乳晕下慢性复发性脓肿

本病是一种与哺乳无关的特殊型慢性低度感染。常在乳晕或其皮下形成一个小脓肿，往往自行破溃后炎症即行消退，但几个月之内又同样复发；或小脓肿破溃后形成一个窦道，窦口封闭时炎症又再复发。本病主要是发生于青年或中年妇女，但其发病原因与哺乳无关。病菌一般是经由乳晕的汗腺或皮质腺深入到皮下，化脓以后蚀破了乳头根部的一两个大导管，因此，即使在脓肿引流以后炎症能够暂时消退，但由于细菌可从乳管的乳头开口处重新进入原先所在部位的纤维组织中，感染又可重新急性发作，对于此种病变，单纯切开引流不能取得永久疗效，必须在炎症静止期中将皮下的纤维组织连同与之相通的有关导管一并切除，方能有效。

（二）乳房皮肤的类肉瘤

本病非常罕见，即使在类肉瘤比较多见的北欧地区，也少有报道。病变初起时表现为小块皮肤的湿疹样变，然后范围逐渐扩大，有时可累及整个乳腺。皮肤增厚而硬韧，颜色潮红，表面粗糙，有微小的浅表溃疡，有臭味的分泌物和痂皮。病理切片主要为炎性肉芽肿，往往形成结节，其中可见巨细胞，但与结核结节无关。类肉瘤病变有时可累及淋巴结和肝、脾、肺等内脏组织。

（吴建萍）

第二节　乳腺增生症

乳腺增生症（Mazoplasia）又称乳腺结构不良症（Mammary dysplasia），是妇女常见的一组既非炎症亦非肿瘤的乳腺疾病。常有以下特点：在临床上表现为乳房周期性或非周期性疼痛及不同表现的乳房肿块。组织学表现为乳腺组织实质成分的细胞在数量上的增多，在组织形态上，诸结构出现不同程度的紊乱为病理改变。本病好发于 30～45 岁的中年妇女，而且有一定的恶变率。

本病与内分泌失衡有着密切关系。多数学者同意称本病为乳腺结构不良症，也是世界卫生组织（WHO）所提倡的名称。从临床习惯上，一些学者称"乳腺增生症"或"纤维性囊性乳腺病"。文献中名称繁多，很不统一，造成临床诊断标准的不一致，临床医师对恶变尚缺乏统一诊断标准。尤其是临床表现，尚没有一个明确指征为诊断依据。因此，在治疗中所用方法也较混乱，治疗效果也欠满意，故对预防早期癌变，尚没一个可靠的措施。因本病的不同发展阶段有一定癌变率，如何预防癌变或早期发现癌变而进行早期治疗，尚待进一步研究。

一、发病率

Haagen Sen 报道，本病占乳腺各种疾病的首位。Frantz 等（1951）在 225 例生前无乳腺病史的女尸中取材检查，镜下 53% 有囊性病。蚌埠医学院（1979）报道 2 581 例乳房肿块的病理学检查，发现该病 636 例，占全部的 25.85%。北京中医学院（1980）报道 519 例乳腺病中，该病有 249 例，占 48%。河南医学院附一院（1981）门诊活检 1 100 例各种乳房疾病中，乳腺结构不良症 260 例，占 26%。栾同芳等（1997）报道的 3 361 例乳房病中，乳腺增生及囊性乳房病 600 例，分别占全部病例的 17% 和 9%。足以证明，该病是妇女乳房疾病中的常见病。因本病有一定癌变率，因此应引起医师的注意。近些年来，随着人们的物质及文化生活水平的提高，患者逐年增多，且发病年龄有向年轻化发展趋势。有人称其为妇女的"现代病"，是中年妇女最常见的乳腺疾病，30～50 岁达最高峰，青春期及绝经后则少见。欧美等西方国家，有 1/4～1/3 的妇女一生中曾患此病。从文献报告的尸检中，有乳腺增生的妇女占 58%～89%。在乳腺病变的活检中，乳腺增生症占 60%。我国报道的患病率因资料的来源不同，>30 岁妇女的发生率为 30%～50%。有临床症状者占 50%。河南医科大学附一院近 5 年间（1991—1996），从门诊 248 例乳痛及乳房肿块患者中（仅占乳房疾病就诊者的 1/20）做病理学检查，其中 151 例有乳腺不同程度的增生，有 12 例不典型增生至癌变。发病率为 58%，较 16 年前（1981）有明显的上升，是原来的 2 倍左右。尽管这种诊断方法是全部乳腺疾病患者的一部分，但也说明了一个问题，从病理学检查中已有半数患者患此病。城市妇女的发病率较农村高，可能与文化知识及对疾病的重视程度乃至耐受程度有关。这些也引起医师对该病的重视。

二、病因和发病机制

本病的病因虽不完全明了，但目前从一些临床现象的解析认为与内分泌的失衡有密切关系，或者说有着直接关系。

1. 内分泌失衡　尽管乳腺增生症的病因尚未完全探明，但可以肯定，与卵巢内分泌激素水平失衡有关是个事实，其原因如下。

（1）乳房的症状同步于乳腺组织变化，即随月经周期（卵巢功能）的变化而变化。也即随体内雌激素、孕激素水平的周期变化，发生周而复始的增生与复旧。乳腺增生症的主要组织学变化就是乳腺本质的增生过度和复原不全。这种现象必然是由于雌激素、孕激素比例失衡的结果。

（2）从发病年龄看，患者多系性激素分泌旺盛期，该病在青春前期少见，绝经后下降，与卵巢功能的兴衰相一致。

（3）从乳腺病变在乳房上不规律的表现，也说明是受内分泌影响引起。乳腺组织内的激素受体分布不均衡，而乳腺增生在同一侧乳房上的不同部位可表现为程度上的不一致，病变位置每人也不相同。主要表现了激素水平的波动后乳腺组织对激素敏感性的差异，决定着增生结节的状态及疼痛的程度。生理性反应和病理性结构不良的分界，取决于临床上的结节范围、严重性和体征的相对固定程度。然而两者往往很难鉴别，也往往要靠活检来鉴别。

（4）切除实验动物的卵巢，乳房发育停止，而给动物注射雌激素可诱发乳腺增生，目前无可靠依据来说明乳腺增生症患者体内雌、孕激素的绝对值或相对值比正常女性为高。

性激素对引起本病的生理机制主要表现在性激素对乳腺发育及病理变化均起主导作用。雌激素促进乳管及管周纤维组织生长，黄体酮促进乳腺小叶及腺泡组织发育。正常的乳腺组织结构，随着月经周期激素水平变化，而发生着生理性增生－复旧这种周期性的变化。如雌激素水平正常或过高而黄体酮分泌过少或两者之间不平衡，便可引起乳腺的复旧不完全，组织结构发生紊乱，乳腺导管上皮和纤维组织不同程度的增生和末梢腺管或腺泡形成囊肿。也有人认为，雌激素分泌过高而孕激素相对减少时，不仅刺激乳腺实质增生，而且使末梢导管不规则出芽，上皮增生，引起小管扩张和囊肿形成。也因失去孕激素对雌激素的抑制性影响而导致间质结缔组织过度增生与胶原化及淋巴细胞浸润，并认为这种增生与复旧的紊乱，就是该病的基础。另外，近年来许多学者注意到催乳素、甲基嘌呤物与乳腺增生症的关系。因此，目前认为这种组织形态上的变化，并非一种激素的效应所为而是多种内分泌激素的不平衡所引起。

2. 与妊娠和哺乳的关系　如下所述。

（1）多数乳腺增生症患者发生在未哺乳侧，或不哺乳侧症状偏重。

（2）未婚未育患者的乳腺增生症（尤其是乳痛症），在怀孕、分娩、哺乳后，病症多可缓解或自愈。

3. 精神因素　此类患者往往以性格抑郁内向或偏激者为多。部分患者诉说，每遇生气乳房就痛且有硬块出现，心情好时症状减轻，局部肿块变软。这也说明本症与精神情绪改变有关。

三、病理

由于本病组织形态改变较为复杂，病理分类意见纷纭，迄今尚未统一。

正常时，乳腺组织随卵巢周期性活动而有周期性变化，经前期表现为乳腺上皮增生，小管或腺泡形成、增多或管腔扩张，有些上皮呈空泡状，小叶间质水肿、疏松。月经期表现为管泡上皮细胞萎缩脱落，小管变小乃至消失，间质致密化并伴有淋巴细胞浸润。月经结束后，乳腺组织又进入新的周期性变化。如果雌激素分泌过多或孕激素水平低下而使其相对过多时，则刺激乳腺实质过度增生，表现为导管不规则出芽，上皮增生，引起小导管扩张而囊肿形成，同时间质结缔组织增生、胶原化和炎性细胞浸润等。上述病理变化常同时存在，但由于在不同个体、不同病期，这些病变的构成比例不同而有不同的病理阶段和不同的病理改变。

乳腺增生症是有着不同组织学表现的一组病变，尽管其病理分型不同，病因都与卵巢功能失调有关，各型都存在着管泡及间质的不同程度的增生为病理特点。各型之间都有不同程度的移行性病理改变，此点亦被多数医师认为是癌前病变。为了临床分类及诊断有一明确概念，按王德修分类意见，使临床与病理更为密切结合，可将本病分为乳腺腺病期和乳腺囊肿期 2 期，对临床诊治实属有利。

1. 乳腺腺病（Adenosis）　是乳腺增生症的早期，本期主要改变是乳腺的腺泡和小导管明显的局灶性增生，并有不同程度的结缔组织增生，小叶结构基本失去正常形态，甚者腺泡上皮细胞散居于纤维基质中。Foote、Urball 和 Dawson 称"硬化性腺病"，Bonser 等称"小叶硬化病"。根据病变的发展可分 3 期：即小叶增生、纤维腺病和硬化性腺病。有文献报道，除小叶增生未发现癌变外，后 2 期均有癌变存在，该现象有重要临床意义。

（1）乳腺小叶增生：小叶增生（或乳腺组织增生）是腺病的早期。该期与内分泌有密切关系，是增生症的早期表现。主要表现为小叶增生，小叶内腺管数目增多，因而体积增大，但小叶间质变化不明显。镜下所见：主要表现为小叶数目增多（每低倍视野包括 5 个以上小叶），小叶变大，腺泡数目增多（每小叶含腺泡 30 个以上）。小导管可见扩张。小叶境界仍保持，小叶不规则，互相靠近。小叶内纤维组织细胞活跃，为成纤维细胞所构成。小叶内或周围可见少数淋巴细胞浸润，使乳房变硬或呈结节状。临床特点是乳腺周期性疼痛，病变部触之有弥漫性颗粒状感，但无明显硬结。此是由于在月经周期中，乳腺结缔组织水肿，周期性乳腺小叶的发育与轻度增生所引起，是乳腺组织在月经期、受雌激素的影响而出现的增生与复旧的一个生理过程，纯属功能性，也可称生理性，可恢复正常。因此，临床上肿块不明显，仅表现为周期性乳痛。甚者，随月经周期的出没，乳房内的结节出现或消失。本期无发生恶变者，但仍有少数发展为纤维腺病。

（2）乳腺纤维腺病（乳腺病的中期变化）：小叶内腺管和间质纤维组织皆增生，并有不同程度的淋巴细胞浸润，当腺管和纤维组织进一步灶性增生时，可有形成纤维瘤的倾向。早期小管上皮增生，层次增多呈 2～3 层细胞甚至呈实性增生。同时伴随不同程度的纤维化。小管继续增多而使小叶增大，结构形态不整，以致小叶结构紊乱。在管泡增生过程中，由于纤维组织增生，小管彼此分开，不向小叶内管泡的正常形态分化。形成似囊样圆腔盲端者，称"盲管腺病"（Blunt ductal adenosis）。此期的后期表现是以小叶内结缔组织增生为主，小管受压变形分散。管泡萎缩，甚至消失，称"硬化性腺病"。在纤维组织增生的同时，伴有管泡上皮增生活跃，形成旺炽性硬化性腺病（Norjd schemsing adenosis）。另有一种硬化性腺病是由增生的管泡和纤维化共同组成界线稍分明的实性肿块，称"乳腺腺瘤"（Adenosistumor of breast）。发病率低，约占所有乳腺病变的 2%。因此，临床上常见此型腺病同时伴发纤维腺瘤存在。

（3）硬化性腺病（又称纤维化期）：乳腺腺病的晚期变化，由于纤维组织增生超过腺管增生，使腺管上皮受挤压而扭曲变形，管泡萎缩消失，小叶轮廓逐渐缩小，乃至结构消失。而仅残留萎缩的导管，上皮细胞体积变小，深染严重者细胞彼此分离，很似硬癌，尤其冷冻切片时，不易与癌区分。本病早期有些经过一定时期可以消失，有些可发展成纤维化，某些则伴有上皮明显乳头状增生的该病理改变尤其值得注意，多数医师正视此为癌前期病变。

纤维腺病与纤维腺瘤病理上的区别点是：后者有包膜，小叶结构消失，呈瘤样增生。与硬癌的区别点是：硬癌表现小叶结构消失，癌细胞体积较大，形态不规则，有间变核分裂易见，两者较易区别。有学者（1998）从 176 例乳腺结构不良中发现，乳腺腺病期的中期（纤维性腺病）及晚期（硬化性腺病），均有不同程度癌变（其癌变率为 17%）。该两期应视为癌前病变，临床上已引起足够重视。

2. 乳腺囊性增生病（Cystic hyperplasia）　与前述的乳腺组织增生在性质有所不同，前者是生理性改变，后者是病理性而且是一种癌前状态。根据 Stout 的 1 000 例材料总结，本病的基本病变和诊断标准是：导管或腺泡上皮增生扩张成大小不等的囊或有上皮化生。本期可见肿瘤切面为边界不清或不整的硬结区。硬结区质硬韧，稍固定，切面呈灰白色伴不规则条索状区。突出的特点是囊肿形成。囊肿小者直径在 2mm 以下，大者 1～4cm 不等，有光滑而薄的囊壁，囊内充满透明液体或暗蓝色、棕色黏稠的液体。后者称为蓝顶囊肿（所谓 Bloodgood cyst 蓝顶盖囊肿），镜下可见囊肿由中小导管扩张而来。上皮增生发生于扩张的小囊内，也可发生于一般的导管内。为实体性增生（乳头状增生），导管或扩张的小囊上皮细胞可化生。显微镜下，囊性上皮增生的病理表现如下：

（1）囊肿的形成：主要是由末梢导管高度扩张而成。仅是小导管囊性扩张，而囊壁内衬上皮无增生者，称"单纯性囊肿"。巨大囊肿因其囊内压力升高而使内衬上皮变扁，甚至全部萎缩消失，以致囊壁仅由拉长的肌上皮和胶原纤维构成。若囊肿内衬上皮显示乳头状增生，称乳头状囊肿。增生的乳头可无间质，有时乳头上皮可呈大汗腺样化生，末端小腺管和腺泡形成囊状的原因可能有以下2种说法：①因管腔发炎，致管周围结缔组织增生，管腔上皮脱落阻塞乳管所致。②乳管及腺泡本身在孕激素作用下上皮增生而未复原所致。但多数认为囊性病变可能是乳管和腺泡上皮细胞增生的结果。作者有同样看法。

（2）导管扩张：小导管上皮异常增生，囊壁上皮细胞通常增生成多层，也可从管壁多处作乳头状突向腔内，形成乳头状瘤病（Papiuomatosis），也可从管壁一处呈蕈状增生。

（3）上皮瘤样增生：扩张导管或囊肿上皮可有不同程度的增生，但其上皮细胞均无间变现象，同时伴有肌上皮增生。上皮增生有以下表现。

1）轻度增生者上皮细胞层次增多，较大导管和囊肿内衬上皮都有乳头状增生时，称"乳头状瘤"。

2）若囊腔内充满多分支的乳头状瘤，称"腺瘤样乳头状瘤"。

3）复杂多分支乳头的顶部相互吻合后，形成大小不一的网状间隙，称"网状增生"或"桥接状增生"。

4）若上皮细胞进一步增生，拥挤于囊腔内致无囊腔可见时，称"腺瘤样增生"。

5）增生上皮围成孔状时，称"筛状增生"。

6）上皮细胞再进一步增生而成实体状时，称"实性增生"。

上皮瘤样增生的病理生理变化：雌激素异常刺激→乳腺末梢导管和腺泡增生成囊肿→囊内液体因流通不畅→淤滞于囊肿内，囊液中的刺激物→先引起上皮的脱落性增生→再促使增生的上皮发生瘤化→进一步可演变为管内型乳癌（原位癌）→癌由管内浸及管周围组织→浸润性癌。

乳头状瘤可分为：①带蒂型（细胞多为柱状，排列整齐），多系良性，但也有可能恶变。②无蒂型（细胞分化较差，排列不整齐），多有恶变倾向。

有人认为小囊肿易恶变，而大囊肿却不易。可能是因为大囊肿内压力较高，上皮细胞常挤压而萎缩，再生力较差之故。但事实上在大囊肿周围常伴有小囊肿。故除临床上不能触及的小囊肿以外，一切能触及的乳腺囊性增生病，都有恶变可能，对可疑的病变应行活检。

（4）大汗腺样化生：大汗腺细胞样的化生，也是囊性病的一种特征。一般末端导管的上皮是低立方状，一旦化生为汗腺核细胞，其上皮呈高柱状，胞体大，小而规则的圆形核位于基底部，细胞质丰富，嗜酸性，伴有小球形隆出物的游离缘（Knobby free mar‑gins），称"粉红细胞"（Dink cell），这些细胞有强烈的氧化酶活性和大量的线粒体，是由正常乳腺上皮衍生的，而且具有分泌增生能力。不同于大汗腺细胞。大汗腺细胞核化生的原因不明，生化的意义也不了解。Speet（1942）动物实验研究认为此种化生似与癌变无关。乳腺囊性增生病中的乳头状增生与管内乳头状瘤的增生不同之处是，前者发生于中小导管内，而后者则是发生在大导管内，且多为单发性。

根据王德修的病理分类，我们将分类、病理、临床表现作对照分析（表5-1）。

表5-1　乳腺增生症分类、病理与临床特点

分类分期	主要病理改变	主要临床表现	与恶变关系
乳腺小叶增生（腺病早期）	1. 小叶数目增多，小叶管泡增生，小叶增大，小叶形状稍不规则 2. 小叶内结缔组织不增多或只有轻度增多 3. 小叶内或小叶周围淋巴细胞浸润	平均年龄为33.6岁，主要以27岁以前，周期性乳痛，肿块随月经周期出没，软，非固定性，痛为主诉，双侧乳房	目前无见恶变报道

分类分期		主要病理改变	主要临床表现	与恶变关系
乳腺腺病期	纤维腺病期（腺病中期）	1. 在小叶增生基础上，小叶管泡继续增生，以结缔组织增生最明显 2. 小叶增大，形态不规则，小叶轮廓不清 3. 纤维腺病的晚期阶段，小叶内的结缔组织增生更为明显 4. 小叶内的淋巴细胞的浸润程度不一	平均年龄为 37.2 岁，乳痛存在，为周期性肿块，中硬，有立体感，条索状，双侧乳房或一侧，表现轻重不一，多在外上象限，月经后肿块软而小，但仍在	有不同程度的恶变（在作者 1998 年报道的 176 例中，中期和晚期各 1 例恶变）
	纤维化期（腺病晚期）	此期由纤维病变发展而来，其主要形态是纤维化管泡萎缩，小叶的轮廓有时存在，有时消失，管及管泡大部分消失或完全消失，仅残存一些萎缩的导管	平均年龄 40.1 岁，乳痛不显著，周期性乳房变化不明显，肿块较硬，为三角形、条索状的片状或颗粒结节，常为一侧，有较硬结节位于肿块之中	
乳腺囊肿期		1. 主要病在小导管，尤其靠近小叶的末梢导管，来自大导管的极少见 2. 也有管泡形成囊肿 3. 也有来自大汗腺化生的导管形成囊肿（又称盲端导管） 4. 囊肿的上皮可呈增生萎缩、大汗腺样化生或泡沫状改变，囊肿周围的小导管可呈各种类型的上皮增生，有的甚至发展成癌	以肿块为主，病史长，肿块硬、突出、界清、有孤立灶性结节，多在外上象限，年龄多在 40 岁以上	作者 1998 年总结 176 例乳腺结构不良中，囊增生病 9 例，由增生间变过渡为癌，占 5.1%（9/176）

阚秀等对乳腺增生症的病理组织形态及其分类进行长期研究认为：乳腺增生症是乳腺组织多种既有联系又各具特征的一组病变。有学者根据 300 例乳腺增生症的病史及病理切片的复习结果，将乳腺增生症分为单纯性增生和非典型增生两大类。

1. 单纯性增生病变　又分为 4 组病变，即囊肿病、腺病、一般性增生及高度增生。

（1）囊肿病：囊肿病不包括乳头下大中型导管扩张及积乳囊肿。仅指肉眼囊肿，囊肿肉眼可见，直径 >0.3cm。显微囊肿，指在小叶内发生的腺泡导管化并扩张形成的微小囊肿，囊壁被覆低立方上皮，囊内充以淡粉色蛋白液体。有的形成大汗腺囊肿或乳头囊肿。还有的囊内充以大量泡沫细胞或脂性物质为脂性囊肿。

（2）腺病：分 5 种形式。

1）旺炽型腺病：小叶在高度增生的基础上，相互融合，界限不清，形态不一。肌上皮细胞增生明显。

2）硬化型腺病：在旺炽型腺病的基础上，纤维组织增生，腺体变硬。

3）纤维硬化病：在硬化型腺病的基础上进一步发展，腺体萎缩变小，甚或大部分消失。肌上皮细胞可残存甚或增生。纤维组织高度增生玻璃样变，也可形成一团局限性硬结。

4）结节性腺病：在增生扩大的小叶基础上，腺上皮及肌上皮细胞明显增生，纤维间质明显减少，形成一团细胞密集结节。主要成分为肌上皮细胞，腺体可完整或残缺不全。

5）腺管腺病（又称盲管腺病）：小叶腺泡导管化、扩大、增生，形成一团小导管。被覆的立方上皮、肌上皮细胞明显增生。常有向囊肿或纤维腺瘤转化的趋势。有的高度增生呈现搭桥倾向。

（3）一般性增生：包括下列病变。

1）小导管扩张或轻度增生，多为老年人，乳腺萎缩，仅表现为小导管轻度增生及扩张，细胞层次增多。

2）小叶增生症：小叶变大，每一小叶腺泡数目可 >30 个；小叶数目增多，有时数目不多，但腺上皮细胞增生活跃，细胞变大，数目增多，核深染。此类病变最为多见。

3）大汗腺样化生：多是数个小导管或腺泡大汗腺样化生。细胞大，细胞质呈红色颗粒状。细胞质游离面可见顶浆分泌小突起。

4）肌上皮增生症：大部分腺泡或导管肌上皮细胞增生明显。增生的肌上皮细胞体积大。细胞质透明，核小、染色深。

5）泌乳腺结节：腺体呈哺乳期或妊娠期形态。腺体增生扩大，间质极少，腺体呈背靠背状。上皮细胞立方状，细胞质富于脂性分泌物呈泡沫状或透明。

6）纤维腺瘤变：在小叶增生或腺病的基础上，局部小叶增生、伸长、分支及出现分节现象。似管内纤维腺瘤的表现。

（4）高度增生：包括下列两种形式。

1）搭桥现象：小导管或腺泡导管化生，上皮增生，部分上皮层次增多向管腔内乳头状伸出，互相连接形成搭桥状，致使导管腔隙变小变窄，但不形成真正的实性及筛孔。

2）导管内乳头状瘤病：多数小叶内导管上皮增生蜷曲、弯折，间质伸入，形成典型的导管内乳头状瘤（但上皮层次不增多）。

2. 非典型增生　分轻（Ⅰ级）、中（Ⅱ级）、重（Ⅲ级）3级。表现为4种形式，4种病变，出现2种特殊细胞。

（1）4种形式：实性、筛状、乳头状、腺管样。

（2）4种病变

1）导管扩张变大。

2）细胞增大可有一定的异型性。

3）细胞极性紊乱但仍可辨认出排列秩序。

4）肌上皮细胞显示减少但总会有残留。

（3）2种细胞

1）淡细胞：体积大，细胞质呈粉红色，核圆，核膜清楚染色质细，染色淡，可见核仁。

2）暗细胞：体积小，细胞质较窄，核小圆形，染色质粗，染色深，核仁分明显。

关于非典型增生的处理原则：可看出非典型增生Ⅰ级实为单纯性向非典型增生的过渡形式，无明显临床意义，良性增生症中发生率亦达16%，因此切除活检后，无须临床再做特殊处理。Ⅱ级为临界性病变，需密切随访，可3~6个月检查1次，必要时行X线摄片，超声波断层及针吸细胞学等进一步检查。Ⅲ级与原位癌有移行。不可避免会包括一部分原位癌，尽管有人主张，以往所谓原位癌不是癌，是一种良性小叶新生的增生病变。我们认为，仍以乳腺单纯切除较为稳妥。以癌前病变的观点，慎重地对待非典型增生患者，尤其高危人群更应慎重。

四、乳腺组织增生症

乳腺组织增生症（Mazoplasia）又称乳痛症（Mastodynia），是乳腺结构不良症的早期阶段，是一种因内分泌失衡引起的乳腺组织增生与复旧不良的生理性改变。临床表现以乳痛为主，病理改变主要是末端乳管和腺泡上皮的增生与脱落，目前未发现有癌变的报道。

（一）发病率

本病为妇女常见病，发病年龄多为30~50岁，青少年及绝经后妇女少见。男性极少见。近期文献报道有乳腺增生的妇女为58%~89%。城市患病率高于农村。

（二）临床表现

本病系乳腺结构不良症的早期阶段，主要是乳腺组织增生，如小叶间质中度增生，如小叶发育不规则、腺泡或末端乳管上皮轻度增生。

1. 好发年龄　多见于中年妇女（30~40岁），少数在20~30岁，并伴有乳房发育不全现象。青春期前和闭经期少见。发病缓慢，多在发病 1~2 年后开始就医。

2. 本病与月经和生育的关系　此类患者月经多不规则，经潮期短，月经量少或经间期短等。多发生于未婚或未育及生育而从未哺乳者。

3. 周期性乳痛　周期性乳痛及乳胀是本病的特点。

（1）疼痛出现的时间：乳痛为本病的主要症状，常随月经周期而出现经前明显乳痛，经潮至症状锐减或消失，少数患者也有不规律的疼痛。乳痛多在月经来潮前 1 周左右出现且渐加重，月经来潮后渐缓解至消失，此乃本病的特点。

（2）疼痛的性质：多为间歇性、弥漫性钝痛或针刺样痛，亦有表现为串痛或隐痛，甚者有刀割样痛，多数为胀痛或钝痛。有些表现为自觉痛，亦有表现为触痛或走路衣服摩擦时疼痛。乳房也可以有压痛，或上肢过劳后疼痛加重现象。

（3）乳痛的部位：位于一侧乳房的上部外侧或乳尾部位，甚至全乳痛。单侧或双侧，以双侧为多见，有时也可仅有乳房的部分疼痛，也可伴患侧胸部疼痛且疼痛常放射到同侧上肢、颈部、背部及腋窝处。其疼痛程度不一致，多发生在乳房外上象限及乳尾区。疼痛发生前乳房无肿块及结节。

（4）乳痛的原因：在月经周期中，乳腺小叶受性激素影响，在月经前乳腺小叶的发育和轻度增生，乳腺结缔组织水肿，腺泡上皮的脱落导致乳腺管扩张而引起，纯属生理性，可以恢复正常。此种现象在哺乳期、妊娠期或绝经后减轻或消失。

4. 乳痛与情绪改变的关系　本病的症状及乳房肿块，多随月经周期、精神情绪改变而改变。如随愁怒、忧思、工作过度疲劳，甚至刮风、下雨、天阴、暑湿等气候改变而加重；经期或心情舒畅以及风和日暖气候则症状减轻或消失。此乃本病的特点。

与乳痛症的相关特点：

（1）疼痛原因：与性激素有直接关系。

（2）好发年龄：30~40 岁妇女。

（3）疼痛出现时间：月经前 7 天左右。

（4）疼痛性质：慢性钝痛及刺痛。

（5）疼痛部位：乳房上部或外侧，一侧或双侧。

（6）疼痛、触痛及可变的乳房结节为本病三大主要表现。

5. 乳房检查　如下所述。

（1）乳头溢液：有些患者偶尔可见乳头溢出浆液性或牙膏样分泌物。

（2）乳房的检查：乳房外形无特殊变化，在不同部位可触及乳腺组织增厚，呈颗粒状，多个不平滑的结节，质韧软，周界不清，触不到具体肿块。增厚组织呈条索状、三角形或片状非实性。月经来前 7 天以内胀硬较明显，月经后渐软而触摸不清。多为触痛，有时月经来前出现疼痛时，多伴有乳房肿胀而较前坚挺，触诊乳房皮温可略高。乳房触痛明显，乳腺内密布颗粒状结节，以触痛明显区（多为外上象限）最为典型，但无明显的肿块可触及，故有人称"肿胀颗粒状乳腺"（Swollien granular breast）、"小颗粒状乳腺"（Sinail granula reast）。月经来潮后，症状逐渐消失，待月经结束后，多数患者症状完全消失，乳房触诊为原样。

（三）诊断

1. 症状和体征　周期变化的疼痛、触痛及结节性肿块。

2. 物理检查　如下所述。

（1）B 超检查：乳痛症者多无明显改变。

（2）X 线检查：乳痛症乳腺钼靶摄片常无明显改变，在腺病期、囊性增生症期，增生的乳腺组织呈现边缘分界不清的棉絮状或毛玻璃状改变的密度增高影。伴有囊肿时。可见不规则增强阴影中有圆形透亮阴影。也可行 B 超定位下的囊内注气造影。乳腺钼靶摄片检查的诊断正确率达 80%~90%。

（3）红外线透照检查：由于乳腺组织对红外光的吸收程度不同，透照时可见黄、橙、红、棕和黑各种颜色。乳腺腺病一般情况下透光无异常，增生严重者可有透光度减低，但血管正常，无局限性暗影。

（4）液晶热图检查：该检查操作简便、直观、无创伤性，诊断符合率可达到80%～95%，尤适用于进行乳腺疾病的普查工作。

（5）乳腺导管造影：主要适用于乳头溢液患者的病因诊断。

（6）细胞学检查：细针穿刺细胞学检查对病变性质的鉴别诊断有较大的价值，诊断符合率可达80%～90%。对有乳头溢液的病例，行乳头溢液涂片细胞学检查有助于确定溢液的性质。

（7）切取或切除活体组织检查：对于经上述检查仍诊断不清的病例，可做病变切取或切除行组织学检查。乳腺增生症大体标本中：质韧感，体积较小，切面常呈棕色，肿块无包膜亦无浸润性生长及坏死出血。

有下列情况者应行病变切取或切除活体组织检查，以确定疾病性质：①35岁以上，属乳腺癌高危人群者。②乳腺内已形成边界清的片块肿物者。③细胞学检查（穿刺物、乳头溢液等）查见不典型增生的细胞。

此外，CT、MRI等方法可用于乳腺增生症的检查，有些因为可靠性未肯定，尤其CT价值不大，以B超及红外线透照作为乳腺增生症的首选检查方法为妥。除少数怀疑有恶性倾向的病例外，35岁以下的病例钼靶摄影一般不做常规应用。对临床诊断为乳腺增生症的患者，应嘱患者2～3个月复查1次，最好教会患者自我检查乳房的方法。

（四）治疗

1. 内科治疗　迄今为止，对本病仍没有一种特别有效的治疗方法。根据性激素紊乱的病因学理论，国外一直采用抑制雌激素类药物的治疗方案。目前对本病的治疗方法都只是缓解或改善症状，很难使乳腺增生后的组织学改变得到复原。

（1）性激素类：以往对乳腺增生症多采用内分泌药物治疗，尽管激素治疗开始阶段多会有较好的效果，但由于乳腺增生症患者多有内分泌激素水平失衡因素，现投入激素，应用时间及剂量很难恰如其分适合本病需要，往往有矫枉过正之弊。应用不当，势必会更加重这种业已失衡的状态，效果必然不甚满意。同时乳腺癌的发生与女性激素有肯定关系，甚至增加乳腺癌发生机会。因此，目前应用激素类药物作为治疗本病的已很少作为常规用药。此类药物应用主要机制是利用雄激素或孕激素对抗增高了的雌激素。

以调节体内的激素维持平衡减轻疼痛，软化结节。该类药物早在1939年Spence就试用雄性激素（睾酮），Atkins也报道了本药作用。因恐导致乳腺癌的发生，临床应用应谨慎。下面介绍常用药物：

1）黄体酮：一般在月经前2周用，每周注射2次，5mg/次，总量20～40mg。疗程不少于6个月。然而目前有报道，认为此药对本病治疗无效且不能过量治疗，否则会引起乳房发育不良，甚至引起乳腺上皮恶变。

2）雌激素：在月经期间，每周口服2次小剂量己烯雌酚（1mg），共服3周。在第2次月经期间，依据病情好转程度而适当减量，改为每周给药1次或0.2mg/d，连用5天。如此治疗6～8个月。亦可用0.5%己烯雌酚油膏局部涂抹，每晚抹乳腺皮肤，连用半年。

雌激素应用的不良反应可见恶心、呕吐、胃痛、头痛、眩晕等，停药后消失。

3）甲睾酮（甲睾素）：甲睾酮5mg或10mg，1次/d，肌内注射，月经来潮前第14天开始用，月经来潮停用。每次月经期间用药总量不超100mg。

4）丙酸睾酮：丙酸睾酮25mg，月经来前1周肌内注射，1次/d。连用3～4天。睾丸素药膏局部涂抹亦有一定作用。

以上2种雄激素的不良反应，有女性男性化多毛、阴蒂肥大、音变、痤疮、肝脏损害、黄疸、头晕和恶心。

5）达那唑（Danazol）：是17-己炔睾（Elhisterone）衍生来的合成激素，其作用机制是抑制促性腺激素，从而减少了雌激素对乳腺组织的刺激。Creenbiall等在治疗子宫内膜异位症时，发现该药治疗的病例所伴有的良性乳腺疾病同时得到缓解。达那唑不能改变绝经前妇女的促性腺激素水平，其机制可能是抑制卵巢合成激素所需要的酶，从而调整激素水平，此药治疗效果显著。症状消失及结节消失较为明显，有效率达到90%~98%。但不良反应大，尤其月经紊乱发生率高，因此仅对用其他药物治疗无效、症状严重、结节多者，才选用此药。用药剂量越大，不良反应出现的也越多，且有停药复发问题。用法为：达那唑100~200mg，1次/d，月经来后第2天开始服用，3~6个月为1个疗程。

6）他莫昔芬（Tamoxifen）：本品主要是与雌激素竞争结合靶细胞的雌激素受体，直接封闭雌激素受体。阻断雌激素效应是一种雌激素拮抗药。1980年有人开始用本品治疗本病，国内报道治疗本病的缓解率为96.3%，乳腺结节缩小率为97.8%，停药后有反跳作用。不良反应主要为月经推迟或停经，以及白带增多等。且前Femtinen认为治疗乳痛效果好。用法10mg，2次/d，持续2~3个月。但也有报道长年服用可引起子宫内膜癌的危险。

（2）维生素类药物：维生素A、维生素B、维生素C、维生素E等能改善肝功能、调节性激素的代谢，同时还能改善自主神经的功能，可作为乳腺增生症的辅助用药。Abrams（1965）首先报道用维生素E治疗本病，随后的研究发现其有效率为75%~85%。机制系血中维生素E值上升，可使血清黄体酮/雌二醇比值上升；另一方面可使脂质代谢改善，总胆固醇-脂蛋白胆固醇的比值下降，α-脂蛋白-游离胆固醇上升。维生素E可使乳房在月经前疼痛减轻或缓解，部分病例可使乳房结节缩小、消散，又可调节卵巢功能，防治流产和不孕症，维生素E是一种氧化剂还可抑制细胞的间变，可以降低低密度脂蛋白（LDL）增加孕激素，故鼓励患者用维生素E以弥补孕激素治疗的不足。其优点是无不良反应，服药方便，价格低廉，易于推广使用，但疼痛复发率高。维生素B6与维生素A对调节性激素的平衡有一定的意义，维生素A可促进无活性的雄烯酮及孕炔酮转变为活性的雄烯酮及黄体酮，后两者均有拮抗雌激素作用。可以试用。具体用法为：维生素B6 20mg，3次/d。维生素E 100mg，3次/d，维生素A1 500万U，3次/d，每次月经结束后连用2周。

（3）5%碘化钾溶液：小量碘剂可刺激腺垂体产生促黄体素（LH），促进卵巢滤泡黄体化，从而使雌激素水平降低，恢复卵巢的正常功能，并有软坚散结和缓解疼痛的作用。有效率为65%~70%。碘制剂的治疗效果往往也是暂时的，有停药后反跳现象。由于可影响甲状腺功能，因此应慎重应用。常用的是复方碘溶液（卢戈液每100mL含碘50g、碘化钾100g），0.1~0.5mL/次（3~5滴），口服，3次/d。可将药滴在固体型食物上，以防止药物对口腔黏膜的刺激。5%碘化钾溶液10mL，口服，3次/d。碘化钾片0.5g，3次/d，口服。

（4）甲状腺素片：由于近年来认为本病可能与甲状腺功能失调有关，因此有人试用甲状腺素片治疗乳腺增生症获得一定的效果。用甲状腺浸出物或左甲状腺素（synthroid）治疗，0.1mg/d，2个月为1个疗程。

（5）溴隐亭（bromocripine）：本品属于多巴胺受体的长效激活剂，它通过作用在垂体催乳细胞上多巴胺受体，释放多巴胺来直接抑制催乳腺细胞对催乳素的合成和释放。同时也减少了催乳素对促卵泡成熟激素的拮抗，促进排卵及月经的恢复，调整激素的平衡，使临床症状得以好转，有效率达75%~98%。本品的不良反应是头晕困倦、胃肠道刺激（恶心甚至腹痛、腹泻）、面部瘙痒、幻觉、运动障碍等。具体用法为：溴隐亭5mg/d，3个月为1个疗程。连续应用不宜超过6个月。

（6）其他

1）夜樱草油：本品是一种前列腺受体拮抗药，用药后可致某些前列腺素（PGE）增加并降低催乳素活性，3g/d。效果不肯定，临床不常应用。

2）催乳素类药物：正处于临床试验阶段，其效果尚难肯定。

3）利尿药：有作者认为乳房疼痛与乳房的充血水肿有关，用利尿药可以缓解症状。常用螺内酯（安体舒通）和氢氯噻嗪短期应用。

2. 手术治疗 如下所述。

（1）适应证：乳腺增生症本身无手术治疗的指征，手术治疗的主要目的是避免误诊，漏诊乳腺癌。因此，手术治疗必须具备下列适应证：①有肿块存在。重度增生伴有局限性单个或多个纤维瘤样增生结节，有明显片块状肿块，乳头溢液，其他检查不能排除乳腺癌的病例。②药物治疗观察的病例，在弥漫性结节状乳腺或片块状乳腺腺体增厚区的某一局部，出现与周围结节质地不一致的肿块者，长期用药无效而且症状又加重者。③年龄在 40～60 岁患者，又具有乳腺癌高危因素者。④长期药物治疗无效，思想负担过于沉重，有严重的精神压力（恐癌症），影响生活和工作的患者。

（2）手术目的和治疗原则：①手术的主要目的是明确诊断，避免乳腺癌的漏诊及延诊。因此，全乳房切除是不可取的也是禁忌的，如果围绝经期患者必须如此，须谨慎应用（仅行保留乳房外形的腺体切除），绝不宜草率进行。②局限性病变范围较小，肿块直径不超过 2.5cm，行包括一部分正常组织在内的肿块切除。③全乳弥漫性病变者，以切取增生的典型部位做病理学检查为宜。④年龄在 50 岁以上，病理证实为乳腺导管及腺泡的高度非典型增生患者可行单纯乳房切除（仅行腺体切除，保留乳房外形）。

总之，没有绝对适应证而轻举扩大乳腺切除范围是十分错误的。用防止癌变的借口切除女性（尤其是青、中年女性）的乳房也是绝对不允许的。

3. 其他治疗　如下所述。

（1）中医治疗：中医药在治疗乳腺增生症方面有其独到之处，为目前治疗本病的主要手段（详见乳腺囊性增生病）。

中医治疗时，除口服药物外，不主张在乳房局部针刺治疗（俗称扎火针）且必须强调的是：在诊断不甚明确而又不能除外癌时，局部治疗属于禁忌。在临床实践中，有多例因中药外敷、扎火针而致使误为乳腺增生症实为乳腺癌的患者病情迅速恶化的病例，应引以为戒。

（2）饮食治疗：据某些学者认为，此病的发生也与脂肪代谢率紊乱有关，因此应适当减少饮食中的脂肪的摄入量，增加糖类的摄入。

（3）心理治疗：乳腺增生症的发生和症状的轻重常与情绪变化有关，多数患者在遇心情不舒畅的情况下及劳累过度时，很快出现症状或使症状加重。因此，给予患者必要的心理护理，对疾病的恢复是有益的，尤其是对乳痛症患者。如果能够帮助患者消除心理障碍，保持良好的心理状态，可完全替代药物治疗。消除恐惧和紧张情绪是心理治疗的关键。必要时可给予地西泮（安定）等镇静药以及维生素类药。

五、乳腺囊性增生病

乳腺囊性增生病（Cystic hyperplasia of breast）属于乳腺结构不良的一个晚期阶段，是一种完全性的病理性变化。临床表现主要是以乳房肿块为特点，同时伴有轻微的乳痛。病理改变除了有小叶增生外，多数中小乳管扩张形成囊状为本病特点。乳管上皮及腺泡上皮的增生，与癌的发生有着一定关系。Warren 等追踪病理证实的乳腺囊性增生病，其后发生癌变者较一般妇女高 4.5 倍，并且乳腺囊性增生病在乳腺癌患者的发生率远高于一般的同龄妇女。本病在临床上极为多见，大约 20 个成年妇女在绝经期前就有 1 个患本病，发病率较乳腺癌高，在尸检资料中如将小叶囊肿一并统计在内，其发病率更明显增高。

本病属于中医的"乳癖"范围，中医学认为"乳癖及乳中结核……随喜怒消长，多由思虑伤脾，恼怒伤肝，气血瘀结而生"。

（一）发病率

乳腺囊性增生病是乳腺各种病变中最常见的一个阶段。即使仅以临床能觉察的较大囊肿为限，乳腺囊性增生病的发病率也较乳腺其他病变的发病率为高。据纽约长老会医院1941—1950 年间共有临床表现明显的乳腺囊性增生病 1 196 例，同时期内的乳腺癌有 991 例、腺纤维瘤有 440 例，可见乳腺囊性增生病之多见。又据 Bmhardt 和 Jaffe（1932）曾报道 100 个 40 岁以上女尸的尸检资料统计，其乳腺囊性增生病的发生率高达 93%。Franas（1936）曾报道 100 个 19～80 岁的女尸，其乳腺中有显微观的小囊肿者占 55%，双侧病变也有 25%。Frantz 等（1951）研究过 225 例并无临床乳腺瘤的女尸，发现 19% 有肉眼可见的乳腺囊性增生病（囊肿大 1～2mm 以上），半数为两侧性。此外。在显微镜下还发现 34% 有各种囊性病变（包括小囊肿、管内上皮增生等），总计半数以上（53%）具有各种表现的乳腺囊性增生病。总之，以这样的估计，一般城市妇女中每 20 个就有 1 个在绝经前可能在临床上发现乳腺囊性增生病，其发病率远较乳癌的发病率高。

乳腺囊性增生病通常最早发生在 30 ~ 39 岁之间，至 40 ~ 49 岁之间其发病率到达高峰，而在绝经后本病即渐减少。据美国纽约长老会医院统计的 454 例临床可见的乳腺囊性增生病也说明了是中年妇女常见病。其发病年龄如以初诊时为准，20 ~ 29 岁占 5.2%，30 ~ 39 岁占 33.2%，40 ~ 49 岁占 49.6%，50 ~ 59 岁占 9.4%，60 岁以上的共占 2.6%，其平均发病年龄为 41 岁。我国王德修、胡予（1965）报道的 46 例乳腺囊性增生病，平均年龄为 39.8 岁，天津市人民医院（1974）报道的乳腺囊性增生病 80 例，患者就诊年龄为 14 ~ 74 岁，平均为 38.7 岁，可见乳腺囊性增生病主要为中年妇女的疾病。

（二）临床表现

1. 患病年龄　患病年龄多在 40 岁左右的中年妇女，青年及绝经后妇女少见。自发病到就诊时间平均 3 年（数天至 10 余年）。

2. 乳痛　多不显著，与月经周期关系不甚密切，偶尔有同乳腺增生症一样的疼痛，此点可与小叶增生相区别。疼痛可以有多种表现，如隐痛、钝痛或针刺样痛，一侧或双侧，同时伴患侧胸、背及上肢的疼痛。疼痛可以是持续性，也可以是周期性，但不规律的乳痛是本病的特点。乳痛多因早期乳管开始扩张时出现，囊肿发展完全时疼痛消失，疼痛也可能与囊内压力迅速增加有关。

3. 乳头溢液　多为草黄色浆液、棕色、浆液血性甚至纯血液。一般为单侧，未经按压而自行排出。也有经挤压而出。溢液主要是病变与大导管相通之故。有文章报道，762 例乳房肿块病患者，发生排液者 41 例，占 5.4%，其中 63.5% 为乳腺囊性增生病。

4. 乳房肿块　是本病主要诊断依据。但检查该病时，最好在月经前后 7 ~ 10 天之内。先取坐位后取平卧位，按顺序仔细检查乳房各个象限，检查肥大型或下垂型乳房时，可采用斜卧位，并将上肢高举过头，以便检查乳腺的外上象限。常见肿块有以下几种表现：

（1）单一肿块状：呈厚薄不等的团块状，数目不定，长圆形或不规则形，有立体囊样感，中等硬度有韧性，可自由推动，不粘连，边缘多数清楚，表面光滑或呈颗粒状，软硬不一，是单纯囊肿的特点。有些囊肿较大，一般呈圆球形，表面光滑，边界清楚；囊肿的硬度随囊内容物的张力大小而有差别，张力小的触诊时感觉较软，甚至有波动感，张力大的显得较硬，有时与实质性的腺纤维瘤很难区别。此外，在月经来潮前因囊内张力较大，肿块也会变得较硬。由于囊内容物一般多为澄清的液体，所以大的囊肿大多透光明亮。

如囊肿有外伤出血或感染，则透光试验时囊肿显出暗淡的阴影，在感染的情况下因囊肿与周围组织常有粘连，还可见皮肤或乳头的粘连退缩现象。囊内乳头状瘤存在时，囊液每呈血性或浆液血性，此时透光试验也能显出境界清楚的阴影。

（2）乳腺区段型结节肿块即多数肿块出现：结节的形态按乳管系统分布，近似三角形，底位于乳房边缘，尖朝向乳头，或为不规则团块，或为中心部盘状团块，或为沿乳管走向的条索状，囊肿表现形式可以是单个或多个，呈囊状感，也有为颗粒状边界清楚，活动度大，大小多在 0.5 ~ 3cm。大者甚至可达 8cm 左右。文献上有人将直径在 0.5cm 以下，称"沙粒结节"。

（3）肿块分布弥漫型：肿块分布的范围超过 3 个象限或分散于整个或双侧乳腺内。

（4）多形状肿块：同乳腺内，有几种不同形态的肿块（片状、结节、条索、颗粒等），在同一部位或不同部位，甚至散在全乳房。

（5）肿块变化与精神情绪的关系：多数人于月经前愁闷、忧伤、心情不畅以及劳累、天气不好而加重，使肿块变大、变硬，疼痛加重。当月经来潮后或情绪好、心情舒畅时，肿块变软、变小。同时疼痛可减轻或消失。这种因精神、情绪的变化而改变的肿块，是本病的特点，而且多为良性经过。有人认为，这种表现多在乳腺结构不良的早期，而囊肿期则表现不甚明显，仅表现为肿块的突出特点。各型肿块，与皮肤和深部筋膜不粘连，乳头不内陷。乳房外形不变，同侧腋窝淋巴结不肿大。切开肿块，内有大小不等的囊肿（为扩张的乳管），大如栗子，小如樱桃，多散在乳房深部。

（三）辅助检查

1. X线检查　可见多数大小不一的囊腔阴影，为蜂巢状，部分互相融合或重叠，囊腔呈圆形，大囊腔为卵圆形，边缘平滑，周围大或伴有透亮带。牵引乳头摄片，则发现弧形之透亮区易变形，而由于皮下脂肪层变薄，由于位于边缘的囊腔而呈皱襞状。文献报道钼靶 X 线的诊断正确率达80%～90%。随着 X 线技术的改进，如与定位穿刺活检相结合，其诊断正确率可进一步提高。近年来磁共振的应用，对诊断本病有一定参考价值，典型的 MRI 表现为乳腺导管扩张，形状不规整，边界不清，但本病 MRI表现是多种多样。因此法不太经济，故临床应用目前未推广。

2. B超检查　Wild（1951）首先应用超声波检查乳腺的肿块，近年来 B 超发展很快，诊断正确率高达90% 左右。超声波显示增生部位不均匀的低回声区，以及无回声的囊肿。它的诊断在某些方面优于 X 线摄片。X 线片不易将乳腺周围纤维增生明显的孤立性囊肿和边界清楚的癌相鉴别，而 B 超则很容易鉴别。B 超对乳腺增生症患者随访很方便，也无创伤。临床检查应作为首选方法。B 超对囊肿型的乳腺病表现为，光滑完整的乳腺边界，内皮质稍紊乱，回声分布不均，呈粗大光点及光斑。囊肿区可表现出大小不等的无声回区，其后壁回声稍强。

3. 肿块或囊肿穿刺　在乳房肿块上面，行多处细针穿刺并做细胞学检查，对诊断乳腺上皮增生症有较大价值。结合 X 线透视下定位穿刺活检，其诊断正确率较高。需注意的是对怀疑癌变的病例，最后确诊仍有赖于组织切片检查。

4. 透照摄影　乳腺透照法首先由 Curler（1929）提出，Cros 等（1972）作了改进。其生物学基础是短波电磁辐射（蓝光）比长波（红光）更容易透入活组织，短波光在组织内广泛散布，长波光可被部分吸收，并产生热。乳腺各区域的不同吸收质量用黄光透照能更好地显示。Gros 等使用非常强的光源，在半暗环境中进行透照，并用普通彩色胶卷摄影，观察其图谱的变化。有一定的诊断价值，最适宜大面积的普查。由于乳腺组织囊性增生和纤维性变，在浅灰色背影下，可见近圆形深灰色均匀的阴影，周围无特殊血管变化，乳腺浅静脉边界模糊不清。由于含的液体不同，影纹表现各异。清液的囊肿为孤立的中心造光区，形态规则，含浊液则表现为均匀深灰色的阴影，边界清楚。也是鉴别良恶性一种方法。

5. 囊内注气或用造影剂摄像检查　这些方法仅可说明有囊肿，并不能确定其性质，最终还需依靠病理组织学检查。

6. 活检　对诊断不清，特别是难与恶性肿瘤相鉴别者，可行活检，但是应注意如下几点。

（1）如果肿块小而局限者，可行包括一部分正常组织在内的全部肿物切除，送病理学检查。

（2）如果肿块大，范围广泛，可在肿块最硬处或肿块中心处取组织做病理学检查。

（四）鉴别诊断

鉴别诊断目的主要在于：①为排除癌变的存在。②了解病变增生程度，以便采取相应措施。③预测疾病的发展与转归。④对一些肿物局限者切除，达治疗目的。

根据病史、体征及一些辅助检查，基本能提示本病存在的可能，但最终仍需病理组织学来确诊，确诊后方可采取治疗措施。

乳腺增生症尚需与乳房内脂肪瘤、乳腺导管内或囊内乳头状瘤、慢性纤维性乳腺炎、导管癌等鉴别。

1. 乳房内脂肪瘤　为局限性肿块，质软有假性波动，无疼痛及乳头溢液，也无随月经周期的变化而出现的乳房疼痛及肿块增大现象。

2. 乳痛症　以乳房疼痛为主，与月经周期有明显关系，每经潮开始后，痛即减轻或消失。乳腺触诊阴性，仅疼痛区，乳腺腺体增厚，无明显肿块感，仅有小颗粒状感觉。很少有乳头溢液。

3. 乳腺管内或囊内乳头状瘤　有乳头溢液及乳房肿块，但与乳腺结构不良的乳头溢液及肿块不同。前者为自溢性从乳头排出血性液体，呈粉红色或棕褐色；后者多为挤压而出，非自溢性，且为淡黄色的浆液性液体。前者乳房肿块较小，位居乳晕外，挤压肿块可见有血性分泌物从乳头排出，肿块随之变小或消失；而乳房结构不良症的肿块，常占乳房大部分或布满全乳，一侧或双侧乳房肿块随月经周期而出现疼痛及增大为特点。

4. 慢性纤维性乳腺炎　有乳房感染史及外伤史，往往因炎症的早期治疗不彻底而残留2~3个小的结节。在全身抵抗力降低时，再次发作。反复发作为其本病的特点。很易与乳房结构不良相鉴别。

5. 恶性肿瘤　肿块局限、质较硬，无随月经周期变化而出现的乳房变化现象，多需病理协诊（表5-2）。

表5-2　乳腺增生症与乳房恶性肿瘤的临床鉴别

乳腺增生症	乳房恶性肿瘤
1. 肿块常是多数，可在双侧乳房出现	1. 常只有一个肿块，且常在一侧
2. 常伴随月经周期变化而出现乳房的肿胀及疼痛，月经过后而缓解	2. 肿块与月经变化无明显关系
3. 肿块质较软，大小不等，形状不一。有圆形、椭圆形、三角形等，小如樱桃，大如鸡蛋	3. 肿块质坚硬，表面不光滑，常为单发
4. 肿块与周围组织分界不清，与皮肤及胸肌筋膜不粘连，可呈一团块状活动	4. 肿块多与皮肤及胸肌筋膜粘连，表现为乳头抬高及凹陷，肿块不活动
5. 无乳房皮肤淋巴管堵塞表现——"橘皮征"	5. 肿瘤细胞常阻塞乳房表皮淋巴管而出现乳房皮肤的"橘皮征"改变
6. 同侧腋窝淋巴管不肿大	6. 同侧腋窝淋巴结多肿大质坚硬，晚期则呈团块状，不活动

（五）治疗

1. 手术治疗　如下所述。

（1）手术目的：①明确诊断，排除乳房恶性疾病。②切除病变腺体，解除症状。③除去乳腺癌易患因素，预防乳腺癌发生。

（2）手术指征

1）肿块切除：增生病变仅局限乳房一处，经长时间药物治疗而症状不缓解，局部表现无改善或肿块明显增大、变硬和有血性分泌物外溢时，应包括肿块周围正常组织在内的肿块切除病检。如发现上皮细胞不典型增生而年龄>45岁，又有其他乳腺癌高危因素者，则以单纯乳房切除为妥。在做乳房肿块区段切除时，应做乳房皮肤的梭形（或弧形）切除，但不要损及乳晕，以便在缝合后保持乳房的正常外形。

2）单纯乳房切除：乳房小且增生病变遍及一侧全乳，在非手术治疗后症状不缓解，肿块继续增大，乳头溢血性分泌物，病理诊断为不典型增生，年龄在40岁以上者，有乳腺癌家族史或患侧乳房原有慢性病变存在，可行单纯乳房切除，并做病理学检查。如为恶性，可行根治。年龄<30岁一侧乳房内多发增生者，可行细胞学检查，也可进行活检（应在肿块最硬的部位取组织）。如为高度增生，也行乳房区段切除。术后可以药物治疗和严密观察。

3）病变弥漫及双侧乳房：经较长时间的药物治疗，症状不好转，肿块有继续长大，溢水样、浆液性或浆液血性及血性分泌物者，多次涂片未发现癌细胞，如年龄>45岁者，可在肿块最明显处做大区段乳房切除，并送病理学检查。年龄<35岁，有上述情况者，可将较重的一侧乳房行肿块小区段切除，较轻的一侧在肿块中心切取活体组织检查。如无癌细胞，乳管增生不甚活跃，无上皮细胞间变及化生的，可继续行药物治疗，定期复查。

4）凡为乳腺囊性增生病行肿块切除、区段切除或单纯乳房切除者，术前检查未发现癌细胞，术后一律常规再送病理学检查。发现癌细胞者，均应尽快在短时间内补加根治手术。对于仅行活检或单纯乳房肿块切除患者，术后应继续行中药治疗。

5）乳腺囊性增生病行单纯乳房切除的适应证：凡病理学检查为囊性增生、上皮细胞不典型增生或重度不典型增生，药物治疗效果不佳，年龄>40岁，可行保留乳头及乳晕的皮下纯乳房腺体切除。如年龄<30岁，可以肿块区段切除。如病理学检查为腺病晚期或囊肿增生期，无论年龄大小，均做肿块切除，并用药物治疗及定期复查。

总之，关于乳腺增生症的治疗问题不能一概而论，应根据年龄、症状、体征以及病理类型、病变进展速度及治疗反应而综合治疗，且不可长期按良性疾病处理，而忽略恶性病变存在的可能，以致贻误治疗时机。也不能因本病是癌前病变就不注意上皮增生情况、年龄大小及病史和治疗反应就一概而论地行区段乳房切除或单纯乳房切除，这些都是不妥的。

2. 化学药物治疗　同乳腺组织增生症。

3. 中医中药的应用　如下所述。

（1）中医治疗的理论：中医认为本病属于乳"癖"，其产生原因系郁怒伤肝，思虑伤脾，气滞血瘀，痰凝成核而引起肿块。从辨证来看，似以肝郁气滞为多，因此在治疗时以疏肝解郁，活血化瘀，软坚散结以及调经通乳为主。

（2）常用方剂及方解

1）乳痛消结汤（乳块消 1 号）：牡蛎 30g，昆布、海藻、鸡血藤、淫羊藿、菟丝子、王不留行、三棱、莪术、皂刺各 15g，柴胡、香附、鹿角各 9g，通草 6g，丹参 12g。水煎服，1 剂/d，除月经期外，可连续服用，或两次月经之间开始服用至下次月经来前止（此时患者体内雌激素水平最高，症状明显），可连续服用 3 个月经周期。以巩固疗效。因方中有淫羊藿，故孕妇不宜用。

昆布、海藻、丹参等均为含碘药物，有降低雌激素的作用。

淫羊藿、菟丝子、鹿角均为补肾助阳药，常用治阳痿、遗精，从临床效果来看，似有男性激素样作用，与用男性激素有类似功效。

淫羊藿、丹参等含维生素 E（生育酚），维生素 E 具有黄体素样作用。

柴胡、香附、王不留行、丹参、鸡血藤、赤芍等均有调理经血作用。

根据肝脏的功能，对性腺激素的活性化和失效有重要影响。尤其对正常的生殖生理现象极为重要。而在许多生殖器官（包括乳腺）的功能性疾病，常是由于慢性肝脏失常所引起。例如：肝炎、肝硬化患者因肝功能受损，正常雌激素在肝内的转化发生障碍，致体内雌激素水平相对升高，可使乳腺发育肥大，因此有人用大量维生素 B 或肝制剂等以改善肝脏功能，达到治疗目的。

根据中医经络学说，乳头属肝经，乳腺属胃经，亦认为本病与肝郁气滞有关。所以方中所选用的药多入肝胃两经。例如：柴胡有疏肝解郁功能；香附有理气疏肝功能；柴胡含有皂素、植物固醇等，有良好的镇痛作用；三棱、莪术、皂刺均有软坚的作用。

2）乳块消 2 号：丹参、橘叶各 15g，王不留行、川楝子、土鳖虫（广地龙代）、皂刺各 10g。水煎服，1 剂/d。具有疏肝理气、活血化瘀之效。

上述药也可制成浓缩糖衣片 47 片，2.3g/片，含生药 1.5g，12 片/d，分 2 次服，3 个月为 1 个疗程。也可加大剂量，24 片/d。

3）消乳汤：山楂、五味子各 9g，麦芽 30g。水煎服，1 剂/d。

4）乳增平 1 号：广郁金、夏枯草、青皮、乳香、制香附各 6g，焦楂肉、牡蛎各 12g，海藻、昆布各 15g，柴胡、半夏、当归各 9g。水煎服，3 次/d。

5）"419"丸：猪苦胆汁 1 500g，冰片 18g，土鳖虫、金银花各 1 000g，大枣、核桃仁各 500g，马钱子 200g。先将猪苦胆汁煮沸 1 小时后加入冰片，搅拌匀，然后把炙好的马钱子同其他药共研为细末，与胆汁混合，蜂蜜为丸。6g/丸，1 丸/次，2 次/d，早、晚温开水送服。1 个月为 1 个疗程。根据情况，可连服 2 个疗程。本方具有清热解毒、散郁火、通经、催乳作用。

6）乳增平 2 号：柴胡、炙甲片、广郁金、三棱、莪术各 5g，当归、白芍、橘核、橘叶、制香附、川楝子、延胡索各 10g。水煎服，1 剂/d。

7）乳康片：柴胡（或青皮）、丝瓜络、当归各 6g，郁金（亦可用三棱代）、橘核、山慈菇、香附、漏芦各 9g，夏枯草、茜草各 12g，赤芍 15g，甘草 3g。水煎服，1 剂/d。

8）加味栝楼神效散：当归 12g，瓜蒌 30g，乳香、没药、甘草各 3g，橘核、荔核各 15g。水煎服，1 剂/d。1 个月为 1 个疗程。疗效不显著，可加昆布、海藻各 15g，经期暂停用。

9）乳癖消：当归、丹参、赤芍、柴胡、郁金、青皮、陈皮、荔核、橘核各 9g，川芎、香附、薄荷各 6g，昆布、海藻各 15g，制没药 4.5g。水煎分 2 次服，1 剂/d。

（3）中成药：乳癖消、乳块消、小金丹、乳康片、乳增平、逍遥舒心丸等。

4. 治疗子宫和附件的慢性炎症　有人认为乳腺小叶增生病患者常伴随有子宫和附件的慢性炎症及神经系统的功能紊乱，因此，在治疗该病时，同时治疗妇科疾病，以调节神经系统功能，使该病的临床症状明显好转。

（吴建萍）

第六章

胃、十二指肠疾病

第一节　胃扭转

一、概述

各种原因引起的胃沿其纵轴（贲门与幽门的连线）或横轴（胃大弯和小弯中点的连线）扭转，称胃扭转。胃扭转不常见，其急性型发展迅速，诊断不易，常延误治疗，而其慢性型的症状不典型，也不易及时发现。

（一）病因

新生儿胃扭转是一种先天性畸形，可能与小肠旋转不良有关，使胃脾韧带或胃结肠韧带松弛而致胃固定不良。多数可随婴儿生长发育而自行矫正。

成人胃扭转多数存在解剖学因素，在不同的诱因激发下而致病。胃的正常位置主要依靠食管下端和幽门部的固定，肝胃韧带、胃结肠韧带和胃脾韧带也对胃大、小弯起了一定的固定作用。较大的食管裂孔疝、膈疝、膈膨出以及十二指肠降段外侧腹膜过度松弛，使食管裂孔处的食管下端和幽门部不易固定。此外，胃下垂和胃大、小弯侧的韧带松弛或过长等，均是胃扭转发病的解剖学因素。

急性胃扩张、急性结肠胀气、暴饮暴食、剧烈呕吐和胃的逆蠕动等可以成为胃的位置突然改变的动力，故常是促发急性型胃扭转的诱因。胃周围的炎症和粘连可牵扯胃壁而使其固定于不正常位置而出现扭转，这些病变常是促发慢性型胃扭转的诱因。

（二）分型

1. 按起病的缓慢及其临床表现　可分为急性和慢性两型。急性胃扭转具有急腹症的临床表现，而慢性胃扭转的病程较长，症状反复发作。

2. 根据扭转的范围　可分为胃全部扭转和部分扭转。前者是指除与横膈相贴的胃底部分外整个胃向前向上的扭转。由于胃贲门部具有相对的固定性，胃全部扭转很少超过180°。部分胃扭转是指胃的一个部分发生扭转，通常是胃幽门部，偶可扭转360°。

3. 按扭转的轴心　胃扭转可分为下列两型。

（1）系膜轴扭转型：是最常见的类型，胃随着胃大、小弯中点连线的轴心（横轴）发生旋转。多数是幽门沿顺时针方向向上向前向左旋转，有时幽门可达贲门水平。胃的前壁自行折起而后壁则被扭向前。幽门管可因此发生阻塞，贲门也可以有梗阻。右侧结肠常被拉起扭转到左上腹，形成一个急性扭曲而发生梗阻。在少数情况下，胃底部沿逆时钟方向向下向右旋转。但较多的胃系膜轴扭转是慢性和部分型的。

（2）器官轴扭转：是少见的类型。胃体沿着贲门幽门连线的轴心（纵轴）发生旋转。多数是向前扭转，即胃大弯向上向前扭转，使胃的后壁由下向上翻转到前面，但偶也有相反方向的向后扭转。贲门和胃底部的位置基本上无变化。

二、诊断

（一）临床表现

急性胃扭转起病较突然，发展迅速，其临床表现与溃疡病急性穿孔、急性胰腺炎、急性肠梗阻等急腹症颇为相似，与急性胃扩张有时不易鉴别。起病时均有骤发的上腹部疼痛，程度剧烈，并牵涉至背部。常伴频繁呕吐和嗳气，呕吐物中不含胆汁。如为胃近端梗阻，则为干呕。此时拟放置胃肠减压管，常不能插入胃内。体检见上腹膨胀而下腹平坦，腹壁柔软，肠鸣音正常。如扭转程度完全，梗阻部位在胃近端，则有上述上腹局限性膨胀、干呕和胃管不能插入的典型表现。如扭转程度较轻，临床表现很不典型。腹部 X 线平片常可见扩大的胃泡阴影，内充满气体和液体。由于钡剂不能服下，胃肠 X 线检查在急性期一般帮助不大，急性胃扭转常在手术探查时才能明确诊断。

慢性胃扭转多系部分性质，若无梗阻，可无明显症状，或其症状较为轻微，类似溃疡病或慢性胆囊炎等慢性病变。腹胀、恶心、呕吐，进食后加重，服制酸药物疼痛不能缓解，以间断发作为特征。部分因贲门扭转而狭窄，患者可出现吞咽困难，或因扭转部位黏膜损伤而出现呕血及黑便等。部分患者可无任何症状，偶尔行胃镜、胃肠钡餐检查或腹部手术而发现。

（二）辅助检查

1. 放置胃管受阻　完全性胃扭转时，放置胃管受阻或无法置入胃内。

2. 上消化道内镜检查　纤维或电子胃镜进镜受阻，胃内解剖关系异常，胃体进镜途径扭曲，有时胃镜下充气可使胃扭转复位。

3. 腹部 X 线检查　完全性胃扭转时，腹部透视或平片可见左上腹有充满气体和液体的胃泡影，左侧膈肌抬高。胃肠钡餐检查是重要的诊断方法。系膜轴扭转型的 X 线表现为双峰形胃腔，即胃腔有两个液平面，幽门和贲门处在相近平面。器官轴扭转型的 X 线表现有胃大小弯倒置、胃底液平面不与胃体相连、胃体扭曲变形、大小弯方向倒置、大弯在小弯之上、幽门和十二指肠球部向下、胃黏膜纹理呈扭曲走行等。

（三）诊断

急性胃扭转依据 Brochardt 三联征（早期呕吐，随后干呕；上腹膨隆，下腹平坦；不能置入胃管）和 X 线钡剂造影可确诊。慢性胃扭转可依据临床表现、胃镜和 X 线钡剂造影确诊。

三、治疗

急性胃扭转必须施行手术治疗，否则胃壁血液循环可受到障碍而发生坏死。急性胃扭转患者一般病情重，多伴有休克、电解质紊乱或酸碱平衡失调，应及时进行全身支持治疗，纠正上述病理生理改变，待全身症状改善后，尽早手术；如能成功地插入胃管，吸出胃内气体和液体，待急性症状缓解和进一步检查后再考虑手术治疗。在剖开腹腔时，首先看到的大都是横结肠系膜及后面绷紧的胃后壁。由于解剖关系的紊乱以及膨胀的胃壁，外科医师常不易认清其病变情况。此时宜通过胃壁的穿刺将胃内积气和积液抽尽，缝合穿刺处，再进行探查。在胃体复位以后，根据所发现的病理变化，如膈疝、食管裂孔疝、肿瘤、粘连带等，予以切除或修补等处理。如未能找到有关的病因和病理机制者，可行胃固定术，即将脾下极至胃幽门处的胃结肠韧带和胃脾韧带致密地缝到前腹壁腹膜上，以防扭转再度复发。

部分胃扭转伴有溃疡或葫芦形胃等病变者，可行胃部分切除术，病因处理极为重要。

（周　东）

第二节　胃下垂

一、概述

胃下垂是指直立位时胃的大弯抵达盆腔，而小弯弧线的最低点降至髂嵴连线以下的位置，常为内脏下垂的一部分。

胃下垂可有先天性或后天性。先天性胃下垂常是内脏全部下垂的一个组成部分。腹腔脏器维持其正常位置主要依靠以下三个因素：①横膈的位置以及膈肌的正常活动力。②腹内压的维持，特别是腹肌力量和腹壁脂肪层厚度的作用。③连接脏器有关韧带的固定作用。胃的两端，即贲门和幽门是相对固定的，胃大、小弯侧的胃结肠韧带、胃脾韧带、肝胃韧带对胃体也起一定的固定作用。正常胃体可在一定的范围内向上下、左右或前后方向移动，如膈肌悬吊力不足，支持腹内脏器的韧带松弛，腹内压降低，则胃的移动度增大而发生下垂。

胃壁具有张力和蠕动两种运动性能，胃壁本身的弛缓也是一个重要的因素。按照胃壁的张力情况可将胃分为四个类型，即高张力、正常张力、低张力和无张力型。在正常胃张力型，幽门位于剑突和脐连线的中点，胃张力低下和无张力的极易发生胃下垂。

胃下垂常见于瘦长体型的女型、经产妇、多次腹部手术而伴腹肌张力消失者，尤多见于消耗性疾病和进行性消瘦者，这些都是继发胃下垂的先天性因素。

二、诊断

（一）临床表现

轻度下垂者可无症状。明显下垂者可伴有胃肠动力低下和分泌功能紊乱的表现，如上腹部不适、易饱胀、厌食、恶心、嗳气及便秘等。上腹部不适多于餐后、长期站立和劳累后加重。有时感深部隐痛，可能和肠系膜受牵拉有关。下垂的胃排空常较缓慢，故会出现胃潴留和继发性胃炎的症状。可出现眩晕、心悸、站立性低血压和昏厥等症状。

体检可见肋下角小于90°，多为瘦长体型。站立时上腹部可扪及明显的腹主动脉搏动。胃排空延缓时还可测得振水声。上腹部压痛点可因不同体位而变动。常可同时发现肾、肝和结肠等其他内脏下垂。

（二）诊断

胃下垂的诊断主要依靠X线检查。进钡餐后可见胃呈鱼钩形，张力减退，其上端细长，而下端则显著膨大，胃小弯弧线的最低点在髂嵴连线以下。胃排空缓慢，可伴有钡剂滞留现象。

三、治疗

胃固定术的效果不佳，如折叠缝合以缩短胃的小网膜，或将肝圆韧带穿过胃肌层而悬吊固定在前腹壁上，现多已废弃不用。主要采用内科对症治疗。少食多餐，食后平卧片刻，保证每日摄入足够的热量和营养品。加强腹部肌肉的锻炼，以增强腹肌张力。也可试用气功和太极拳疗法。症状明显者，可放置胃托。

（周　东）

第三节　消化性溃疡

一、概述

消化性溃疡（peptic ulcer）指穿透至黏膜肌层的胃十二指肠黏膜的局限性损伤，包括胃溃疡（gastric ulcer）与十二指肠溃疡（duodenal ulcer）。因溃疡的形成与胃酸、胃蛋白酶的消化作用有关而得名。其病因与发病机制尚未完全明了，一般认为与胃酸、胃蛋白酶、感染、遗传、体质、环境、饮食、神经精神因素等因素有关，近十余年来研究证明幽门螺杆菌（Hp）是消化性溃疡的主要病因。消化性溃疡是人类常见疾病，我国20世纪50年代发病率达到高峰，以男性十二指肠溃疡多见，20世纪70年代以后发病率有下降趋势。

二、诊断

（一）病史要点

（1）长期反复发作的上腹痛，病史可达数月至数年，多有发作与缓解交替的周期性，因溃疡与胃酸刺激有关，故疼痛可呈节律性。胃溃疡多在餐后半小时左右出现，持续 1~2h。十二指肠溃疡疼痛多在餐后 2~3h 出现，进食后可缓解。胃溃疡的疼痛部位一般在上腹剑突下正中或偏左，十二指肠溃疡疼痛位于上腹正中或偏右。疼痛性质因个体差异不同可描述为饥饿不适、钝痛、烧灼样疼痛、刺痛等。

（2）可伴有其他消化道症状，如嗳气、反酸、胸骨后灼痛、恶心、呕吐。

（3）频繁的呕吐、腹胀、消瘦等提示球部或幽门部溃疡引起幽门梗阻；溃疡侵蚀基底血管可出现黑便或呕血。

（4）出现剧烈腹痛并有腹膜炎症状往往提示溃疡穿孔。

（二）查体要点

（1）本病在缓解期多无明显体征，溃疡活动期可在剑突下有固定而局限的压痛。

（2）当溃疡穿孔时大多可迅速引起弥漫性腹膜炎，腹壁呈板样硬，有压痛与反跳痛，肝浊音界消失。

（三）辅助检查

1. 常规检查　如下所述。

（1）幽门螺杆菌检测：Hp 检测已成为消化性溃疡的常规检查项目，方法有二：侵入性方法为胃镜下取样做快速尿素酶试验，聚合酶链式反应（PCR）或涂片染色等；非侵入性方法为呼气采样检测，此方法方便、灵敏，常用的有 ^{14}C 或 ^{13}C 呼气试验。

（2）上消化道钡餐：溃疡在 X 线钡餐时的征象有直接与间接两种，直接征象为龛影，具有确诊价值；间接征象包括局部压痛、大弯侧痉挛切迹、十二指肠激惹、球部变形等，间接征象仅提示有溃疡。

（3）胃镜：胃镜检查可明确溃疡与分期，并可做组织活检与 Hp 检测。内镜下溃疡可分为活动期（A）、愈合期（H）和瘢痕期（S）三种类型。

2. 其他检查　如下所述。

（1）胃液分析：胃溃疡患者胃酸分泌正常或稍低于正常。十二指肠溃疡患者多增高，以夜间及空腹时更明显。但因其检查值与正常人波动范畴有互相重叠，故对诊断溃疡价值不高，目前仅用于促胃液素瘤的辅助诊断。

（2）促胃液素测定：溃疡时血清促胃液素可增高，但诊断意义不大，不列为常规，但可作为促胃液素瘤的诊断依据。

（四）诊断标准

1. 诊断要点　如下所述。

（1）典型的节律性、周期性上腹疼痛，呈慢性过程，少则数年，多则十几年或更长。

（2）大便隐血试验：溃疡活动时可为阳性。

（3）X 线钡餐检查：龛影为 X 线诊断溃疡最直接征象，间接征象为压痛、激惹及大弯侧痉挛切迹。

（4）胃镜检查与黏膜活组织检查：可鉴别溃疡的良、恶性。胃镜下溃疡多呈圆形或椭圆形，一般小于2cm，边缘光滑，底平整，覆有白苔或灰白苔，周围黏膜充血水肿，有时可见皱襞向溃疡集中。

2. 诊断流程　见图 6-1。

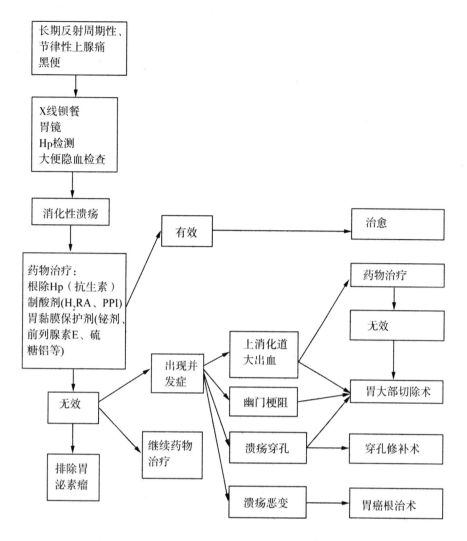

图 6-1 胃十二指肠溃疡诊治流程

（五）鉴别诊断

1. 慢性胆囊炎、胆石症 疼痛位于右上腹，常放射至右肩背部，可伴有发热、黄疸等，疼痛与进食油腻食物有关。B 超可以作出诊断。

2. 胃癌 胃溃疡在症状上难与胃癌作出鉴别，X 线钡餐检查胃癌的龛影在胃腔内，而胃溃疡的龛影在胃壁内，边缘不整，呈结节状；一般良性溃疡的龛影 <2cm。胃镜下组织活检是诊断的主要依据。

3. 功能性消化不良 症状酷似消化性溃疡，多见于年轻女性，X 线钡餐与胃镜无溃疡征象。

4. 促胃液素瘤 即 Zollinger – Ellison 综合征，为胰非 B 细胞瘤，可分泌大量促胃液素，使消化道处于高胃酸环境，产生顽固性多发溃疡或异位溃疡，胃大部切除后仍可复发。血清促胃液素测定 > 200ng/L。

三、治疗

消化性溃疡治疗的主要目的是消除症状、愈合溃疡、防止复发和避免并发症。

（一）一般治疗

饮食定时，避免过饱过饥、过热过冷及有刺激性食物；急性期症状严重时可进流汁或半流质。

（二）药物治疗

1. 根除 Hp 治疗 目前尚无单一药物能有效根治 Hp。根除方案一般分为质子泵抵制剂（PPI）为基础和胶体铋剂为基础方案两类。一种 PPI 或一种胶体铋加上克拉霉素、阿莫西林、甲硝唑 3 种抗生素中的 2 种组成三联疗法，疗程为 7d。若根治 Hp 1~2 周不明显时，应考虑继续使用抵制胃酸药物治疗 2~4 周。

2. 抑制胃酸分泌药物　氢氧化铝、氢氧化镁等复方制剂对缓解症状效果较好，仅用于止痛时的辅助治疗。目前临床上常用的是 H_2 受体拮抗剂（H_2RA）与 PPI 两大类。

H_2RA 能与壁细胞 H_2 受体竞争结合，阻断壁细胞的泌酸作用，常用的有两种：西咪替丁（cemitidine），每日剂量 800mg（400mg，2 次/d）；另一种为雷尼替丁（ranitidine），每日剂量 300mg（150mg，2 次/d），疗程均为 4~6 周。

3. 胃黏膜保护剂　胃黏膜保护剂有三种，分别为硫糖铝、枸橼酸铋钾和前列腺素类药物（米索前列醇，misoprostol）。

（三）手术治疗

消化性溃疡随着 H_2RA 与 PPI 的广泛使用以及根除 Hp 治疗措施的普及，需要手术治疗的溃疡病患者已越来越少，约 90% 的十二指肠溃疡及 50% 的胃溃疡患者经内科有效治疗后好转。所需手术干预的病例仅限少数并发症患者。手术适应证为：①溃疡急性穿孔。②溃疡大出血。③瘢痕性幽门梗阻。④顽固性溃疡。⑤溃疡癌变。

1. 手术方式　胃、十二指肠溃疡的手术目的是针对胃酸过高而采取相应措施，目前，手术方式主要有两种，一种是胃大部切除术，另一种是迷走神经切断术。

（1）胃大部切除术：为我国目前治疗消化性溃疡最为广泛的手术方式，切除范围包括胃体大部、胃窦、幽门和部分十二指肠球部，占全胃的 2/3~3/4，从而达到抑酸的效果（图 6-2）。切除胃大部后的胃肠道吻合方法常用的是毕罗Ⅰ式和毕罗Ⅱ式。

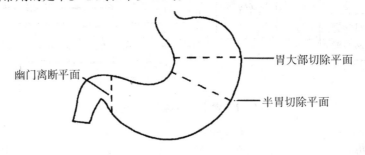

幽门离断平面　　　　　　　　　　　　　　胃大部切除平面

半胃切除平面

图 6-2　胃切除范围标志

1）毕罗Ⅰ式：特点是胃大部切除以后将残胃与十二指肠断端进行吻合。这种吻合方式接近正常生理状态，术后并发症较少，且胆汁反流不多于幽门成形术，近年来多主张在条件允许时采用此种吻合方式（图 6-3）。

2）毕罗Ⅱ式：特点是胃大部切除后将十二指肠残端关闭，将胃残端与空肠上端吻合。其优点是可切除足够体积的胃而不致吻合口张力过大。同时，即使十二指肠溃疡不能切除也可因溃疡旷置而愈合（图 6-4）。

（2）迷走神经切断术：迷走神经切断后胃酸的神经分泌相消失，体液相受到抵制，胃酸分泌减少，从而达到治愈溃疡的目的。

1）迷走神经干切断术：约在食管裂孔水平，将左右两支腹迷走神经干分离后切除 5~6cm，以免再生。根据情况，再行胃空肠吻合或幽门成形术。由于腹迷走神经干尚有管理肝、胆、胰、肠的分支，均遭到不必要的切断，造成上述器官功能紊乱。胃张力及蠕动随之减退，胃排空迟缓，胃内容物潴留，故需加做幽门成形术。此外可产生顽固性腹泻，可能和食物长期潴留，腐败引起肠炎有关。迷走神经干切断术因缺点多，目前临床上很少应用。

2）选择性迷走神经切断术：将胃左迷走神经分离清楚在肝支下切断，同样胃右迷走神经分离出腹腔支下，加以切断，从而避免了发生其他器官功能紊乱。为了解决胃潴留问题，则需加胃引流术，常用的引流术有幽门成形术、胃窦部或半胃切除，再行胃十二指肠或胃空肠吻合术。

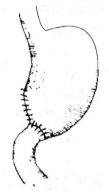 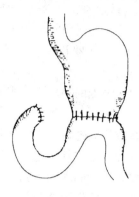

图6-3 毕罗Ⅰ式吻合　　　　图6-4 毕罗Ⅱ式吻合

3）选择性胃迷走神经切断术：是迷走神经切断术的一大改进，目前国内外广泛应用。但此法也还存在不少问题，如由于迷走神经解剖上的变异，切断迷走神经常不完善，有可能神经再生，仍有不少溃疡复发。加以胃窦部或半胃切除时，虽有着更加减少胃酸分泌的优点，但也带来了胃切除术后的各种并发症的缺点。因此该术式亦非理想。

4）高选择性胃迷走神经切断术：此法仅切断胃近端支配胃体、胃底的壁细胞的迷走神经，而保留胃窦部的迷走神经，因而也称为胃壁细胞迷走神经切断术或近端胃迷走神经切断术。手术时在距幽门5～7cm的胃小弯处，可以看到沿胃小弯下行的胃迷走神经前支入胃窦部的扇状终末支（鸦爪）作为定位标志，将食管下端5～7cm范围内进入胃底、胃体的迷走神经一一切断，保留进入胃窦部的扇状终末支。

高选择性胃迷走神经切断术的优点在于消除了神经性胃酸分泌，消除了溃疡病的复发的主要因素；保留胃窦部的张力和蠕动，无须附加引流术；保留了幽门括约肌的功能，减少胆汁反流和倾倒综合征的发生机会；保留了胃的正常容积，不影响进食量；手术简单安全。

2. 并发症　如下所述。

（1）术后胃出血：胃大部切除术后，一般在24h以内，从胃管引流出少量暗红色或咖啡色血性内容物，多为术中残留胃内的血液或胃肠吻合创伤面少量渗出的缘故。如短期内自胃管引流出较大量的血液，尤其是鲜血，甚至呕血、黑便，或出现出血性休克，是因切端或吻合口有小血管结扎、缝合不彻底所致。术后4～6d出血，多因缝合过紧吻合口黏膜坏死脱落引起；严重的早期出血，如量大，甚至发生休克，需要果断再次探查止血。

（2）十二指肠残端破裂：是胃大部切除术毕罗Ⅱ式中最严重的并发症，死亡率很高，约15%。多因处理十二指肠球部时损伤浆肌层或血液循环；或残端缝合过紧，过稀。输入空肠襻梗阻亦可致残端破裂。一般多发生在术后4～7d。表现为右上腹突然发生剧烈疼痛，局部或全腹明显压痛、反跳痛、腹肌紧张等腹膜炎症状。腹穿可抽出胆汁样液体。预防方法是：要妥善缝合十二指肠残端，残端缝合有困难者，可插管至十二指肠腔内做造瘘术，外覆盖大网膜。溃疡病灶切除困难者，选择病灶旷置胃大部切除术式，避免十二指肠残端破裂。一旦发生残端破裂，修补难以成功，应行引流术，在十二指肠残端处放置双腔套管持续负压吸引，同时也要引流残端周围腹腔。以静脉营养法或空肠造瘘来营养支持。

（3）胃肠吻合口破裂或瘘：多发生在术后5～7d，如在术后1～2d内发生，则可能是吻合技术的问题。一般原因有：缝合不当、吻合口存在张力、局部组织水肿或低蛋白血症等所致组织愈合不良。胃肠吻合口破裂常引起严重的腹膜炎，需及时手术进行修补，术后要保持可靠的胃肠减压，加强营养支持。

（4）吻合口梗阻：发生率为1%～5%，主要表现为进食后上腹胀痛、呕吐，呕吐物为食物，多无胆汁。梗阻多因手术时吻合口过小；或缝合时胃肠壁内翻过多；吻合口黏膜炎症水肿所致。前两种原因造成的梗阻多为持续性的，不能自行好转。需再次手术扩大吻合口或重新做胃空肠吻合。黏膜炎症水肿造成的梗阻为暂时性的，经过适当的非手术治疗症状可自行消失。梗阻性质一时不易确诊，先采用非手术疗法，暂时停止进食，行胃肠减压，静脉输液，保持水电解质平衡和营养；若因黏膜炎症水肿引起的梗阻，往往数日即可改善。经两周非手术治疗仍有进食后腹胀、呕吐现象，应考虑手术治疗。

（5）输入空肠襻梗阻：在毕罗Ⅱ式手术后，如输入空肠襻在吻合处形成锐角或输入空肠襻过长发生曲折，使输入空肠襻内的胆汁、胰液、肠液等不易排出，将在空肠内发生潴留而形成梗阻。输入空肠段内液体潴留到一定量时，强烈的肠蠕动克服了一时性的梗阻，将潴留物大量排入残胃内，引起恶心、呕吐。表现为进食后15~30min，上腹饱胀，轻者恶心，重者呕吐，呕吐物主要是胆汁，一般不含食物，呕吐后患者感觉症状减轻而舒适。多数患者术后数周症状逐渐减轻而自愈，少数症状严重持续不减轻者需手术治疗，行输入和输出空肠襻之间侧侧吻合术。

在结肠前近端空肠对胃小弯的术式，如近端空肠过短，肠系膜牵拉过紧，形成索带压迫近端空肠，使被压迫的十二指肠和空肠成两端闭合肠襻，且可影响肠壁的血运，而发生坏死。有时过长的输入空肠襻，穿过空肠系膜与横结肠之间的孔隙，形成内疝，也可发生绞窄。主要表现为上腹部疼痛、呕吐，呕吐物不含胆汁，有时偏左上腹可触及包块。这一类梗阻容易发展成绞窄，应及早手术治疗。

（6）输出空肠襻梗阻：输出空肠襻梗阻多为大网膜炎性包块压迫或肠襻粘连成锐角所致。在结肠后吻合时，横结肠系膜的孔未固定在残胃壁上，而困束着空肠造成梗阻。主要表现为呕吐，呕吐物为食物和胆汁。确诊应借助于钡餐检查，以示梗阻的部位。症状严重而持续，应手术治疗以解除梗阻。

（7）倾倒综合征：倾倒综合征是胃大部分切除术后比较常见的并发症。在毕罗Ⅱ式吻合法发生机会更多。根据症状在术后和进食后发生的迟早，临床上将倾倒综合征分为早期倾倒综合征和晚期倾倒综合征两类。一般认为这两种表现不同、性质各异的倾倒综合征，有时同时存在，致临床表现混淆不清。

1）早期倾倒综合征：表现为进食后上腹胀闷、心悸、出汗、头晕、呕吐及肠鸣、腹泻等。患者面色苍白、脉搏加速、血压稍增高。上述症状经平卧30~45min即可自行好转消失，如患者平卧位进食则往往不发生倾倒症状。症状的发生与食物的性质和量有关，进甜食及牛奶易引起症状，过量进食往往引起症状发作。原因尚不十分清楚，但根据临床表现，一般认为早期倾倒综合征的原因有两种：一是残胃缺乏固定，进食过量后，胃肠韧带或系膜受到牵拉，因而刺激腹腔神经丛引起症状，所谓机械因素；二是大量高渗食物进入空肠后，在短期内可以吸收大量的液体，致使血容量减少，即渗透压改变因素。

2）晚期倾倒综合征：性质与早期综合征不同，一般都发生在手术后半年左右，而多在食后2~3h发作，表现为无力、出汗、饥饿感、嗜睡、眩晕等。发生的原因由于食物过快地进入空肠内，葡萄糖迅速被吸收，血糖过度增高，刺激胰腺产生过多胰岛素，而继发生低血糖现象，故又称低血糖综合征。

预防倾倒综合征的发生，一般认为手术时胃切除不要过多，残胃适当固定，胃肠吻合口不要太大。术后早期应少食多餐，使胃肠逐渐适应。一旦出现症状多数经调节饮食，症状逐渐减轻或消失。极少数患者症状严重而经非手术治疗持续多年不改善者，可考虑再次手术治疗，行胃肠吻合口缩小术，或毕罗Ⅱ改为毕罗Ⅰ式，或行空肠代胃、空肠、十二指肠吻合术。

（8）吻合口溃疡：吻合口溃疡是胃大部切除术后常见的远期并发症。多数发生在十二指肠溃疡术后。吻合口溃疡的原因与原发溃疡相似，80%~90%的吻合口溃疡者存在胃酸过高现象。症状与原发溃疡病相似，但疼痛的规律性不明显，在上腹吻合口部位有压痛。吻合口溃疡一旦形成，发生并发症机会甚多，如出血、穿孔。预防措施：避免做单纯胃空肠吻合；胃大部切除时胃切除要足够，应争取做胃十二指肠吻合。吻合口溃疡一般主张采用手术治疗，手术方法是再次行胃大部切除或同时做迷走神经切断术。

（9）碱性反流性胃炎：碱性反流性胃炎常发生于毕罗Ⅱ式胃大部切除术后1~2年。由于胆汁、胰液反流，胆盐破坏了胃黏膜对氢离子的屏障作用，使胃液中的氢离子逆流弥散于胃黏膜细胞内，从而引起胃黏膜炎症、糜烂，甚至形成溃疡。表现为：上腹部持续性烧灼痛，进食后症状加重，抗酸药物服后无效；胆汁性呕吐，呕吐后症状不减轻，胃液分析胃酸缺乏；食欲差，体重减轻，因长期少量出血而导致贫血。这一并发症非手术治疗效果不佳。症状严重应考虑手术治疗。手术可改行Roux-en-Y吻合，以免胆汁反流入残胃内，同时加做迷走神经切断术以防术后吻合口溃疡发生。

（10）营养障碍：胃是容纳食物并进行机械的和化学的消化场所。食物因胃的运动而与酸性胃液混合成食糜，其蛋白质也在酸性基质中经胃蛋白酶进行消化，食物中的铁质也在胃内转变为亚铁状态以便吸收。当胃大部切除术后，少数患者可能出现消瘦、贫血等营养障碍。

四、预后

十二指肠溃疡在迷走神经切断 + 胃窦切除后的复发率为 0.8%，比其他术式显著为低，是其主要优点，特别是对有严重溃疡体质而耐受力好的患者。少效病例术后复发，主要是因迷走神经切断术做得不完全或者是促胃液素瘤所致。

十二指肠溃疡在迷走神经切断 + 胃引流术后的平均复发率为 80% 左右，最高可达 28%，是其主要缺点。用高选迷走切断治疗十二指肠溃疡的复发率为 5% ~ 10%。十二指肠溃疡行胃大部切除术而不加做迷走神经切断术者的复发率为 5% ~ 6%，术后并发症较多。用简单的胃空肠吻合术来治疗十二指肠溃疡现已废弃，因复发率可达 40%。

胃溃疡做单纯胃窦切除的复发率约为 2%。如有复合溃疡，应做胃大部切除。

随着 PPI 的广泛应用，溃疡复发率已较 20 世纪六七十年代明显减少并可能控制。

五、最新进展

大多数消化性溃疡经非手术疗法患者可获得治愈尤其是 20 世纪 80 年代以后，随着 H_2 受体阻断剂、PPI 以及清除幽门螺杆菌药物的广泛应用，溃疡病的手术治疗在大幅减少。顽固性十二指肠溃疡的手术例数目前降低了大约 62%。溃疡病需要外科手术治疗的仅限于其并发症。因此，应当结合患者具体情况，严格、正确地掌握消化性溃疡手术治疗适应证。

随着微创技术的发展，腹腔镜下消化性溃疡的手术现已基本成熟，溃疡穿孔修补术、迷走神经切断术、胃大部切除术等均可在腹腔镜下完成。因其创伤小、恢复快、疼痛轻等优点已逐渐为广大病患者所接受。

（周　东）

第四节　应激性溃疡

一、概述

严重创伤、大手术、感染、休克等应激情况下可继发胃十二指肠黏膜糜烂、溃疡，乃至大出血，因其表现不同于常见的消化性胃十二指肠溃疡，故命名为应激性溃疡。由于不同应激因素引起的又有不同的命名，如继发于烧伤者称为 Curling 溃疡，由中枢神经系统病损引起者称为 Cushing 溃疡等。

（一）发病机制

应激性溃疡的发生涉及机体神经内分泌功能失调，胃黏膜自身保护功能削弱和胃黏膜损伤作用相对增强等因素综合作用的结果。

1. 神经内分泌功能失调　下丘脑是应激时神经内分泌的整合中枢，破坏下丘脑外侧区和海马两侧可加重实验性应激性溃疡，说明应激状态下下丘脑外侧区和海马两侧可能通过某种机制保护胃黏膜而减少应激性溃疡的发生。实验研究也证实中枢内去甲肾上腺素、乙酰胆碱和 5 - 羟色胺介导下丘脑室旁核参与实验性应激性溃疡的发生。由于中枢去甲肾上腺素的作用有赖于正常的血浆皮质激素和甲状腺素水平，切除肾上腺和甲状腺可部分抑制电刺激室旁核所加重实验性应激性溃疡的效应。切除迷走神经和交感神经后，电刺激下丘脑外侧区和室旁核加重应激性溃疡的效应受到抑制。

已证实广泛存在于下丘脑的促甲状腺素释放激素（TRH）参与应激性溃疡的发生，其机制可能通过副交感神经介导而促进胃酸与胃蛋白酶原分泌，增强胃平滑肌收缩。中枢多巴胺、5－羟色胺和肾上腺素均参与这一机制。此外，尚有多种中枢神经肽，如神经降压素、铃蟾肽、生长抑素、降钙素、β内啡肽等通过自主神经系统及垂体－肾上腺轴而作用于胃肠靶器官，引起后者的病理生理改变，最终导致应激性溃疡的发生，特别要强调的是应激状态下迷走神经高度兴奋在其中的重要意义。

2. 胃黏膜自身保护功能的削弱　正常的胃黏膜保护功能由下列三方面组成：①胃黏液屏障：胃黏膜分泌稠厚黏液紧贴于胃黏膜表面，形成黏液屏障，由于其分子结构特殊，其内水分静止，H^+ 和胃蛋白酶在其中扩散速度极慢，所以该黏液屏障能在胃黏膜上皮细胞层与胃腔间维持恒定的 pH 梯度。②胃黏膜屏障：胃黏膜上皮细胞的腔面细胞膜由脂蛋白构成，胃腔内的 H^+ 不能逆行扩散至细胞内。胃黏膜上皮细胞间的连接非常紧密，H^+ 也不能由此进入细胞内，胃黏膜上皮迁移、增殖修复功能更是胃黏膜的重要保护机制。③HCO_3^- 的中和作用：胃黏膜细胞内有大量碳酸酐酶能将细胞内氧化代谢产生的以及来自血液中的 CO_2 与 H_2O 结合成 H_2CO_3，后者离解成 HCO_3^- 和 H^+，位于黏液层和上皮细胞内的 HCO_3^- 可以中和少量进入的 H^+。

应激状态下黏液屏障障碍表现为黏液分泌量降低，黏液氨基己糖及保护性疏基物质含量减少，对胃腔内各种氧化物等有害物质的缓冲能力由此降低，黏膜电位差下降，胃腔内 H^+ 反流增加，黏膜内微环境改变，促进了黏膜上皮的破坏。应激状态使黏膜上皮增殖受抑，因为肥大细胞释出的肝素和组胺可抑制上皮细胞的 DNA 聚合酶以及降低上皮细胞的有丝分裂活性。

尤其在低血压和低灌流情况下，胃缺血是应激性溃疡的主要诱因，缺血可影响胃黏膜的能量代谢，ATP 与高能磷酸值下降，削弱了胃黏膜的屏障功能，血流量不足也可导致 H^+ 在细胞中积蓄，加重了黏膜内酸中毒。胃黏膜微循环障碍使微血管通透性增加，这与肥大细胞脱颗粒释出组胺、白三烯等炎性介质的作用有关。

3. 胃黏膜损伤作用相对增强　应激状态使胃黏膜局部许多炎性介质含量明显增加，其中脂氧化物含量随应激时间的延长而升高，具保护作用的疏基化合物含量反见降低，黄嘌呤脱氢酶大量转换为黄嘌呤氧化酶，自由基因之产生增加，这些炎性介质和自由基均可加重黏膜的损害。

应激状态使胃十二指肠本身动力障碍，表现为胃肠平滑肌收缩的幅度增加、时间延长和频率加快，加重了胃黏膜缺血。十二指肠胃反流更使胆汁中的卵磷脂物质在胃腔内积聚，黏膜屏障受到破坏。在多数应激状态下，胃酸分泌呈受抑现象，但由于黏膜屏障功能削弱和局部损害作用增强，实际反流入黏膜内的 H^+ 总量增加，使黏膜内 pH 明显降低，其降低程度与胃黏膜损害程度呈正相关。H^+ 不断逆行扩散至细胞内，结果黏膜细胞呈现酸中毒，细胞内溶酶体裂解，释出溶酶，细胞自溶、破坏而死亡，加上能量不足，DNA 合成受损，细胞无法增殖修复，形成溃疡。

（二）病理

根据诱发原因的不同，应激性溃疡可分为下述三类：①Curling 溃疡：见于大面积深度烧伤后。多发生在烧伤后数日内，溃疡多位于胃底，多发和表浅。少数可发生在烧伤康复期，溃疡多位于十二指肠；②Cushing 溃疡：常因颅脑外伤、脑血管意外时颅内压增高直接刺激迷走神经核而致胃酸分泌亢进所引起。溃疡常呈弥漫性，位于胃上部和食管，一般较深且呈穿透性，可造成穿孔；③常见型应激性溃疡：多见于严重创伤、大手术、感染和休克后，也可发生在器官衰竭、心脏病、肝硬化和癌肿等危重患者。病变可弥散于胃底、胃体含壁细胞泌酸部位，革兰阴性细菌败血症引起的常为胃黏膜广泛糜烂、出血和食管、胃、十二指肠溃疡。

病理肉眼所见胃黏膜均呈苍白，有散在的红色瘀点，严重的有糜烂，甚或溃疡形成。镜检可见多处上皮细胞破坏或整片脱落。一般在应激情况 4~48h 后整个胃黏膜有直径 1~2mm 的糜烂，伴局限性出血和凝固性坏死。如病情继续恶化，糜烂灶相互融合扩大，全层黏膜脱落，形成溃疡，有深有浅，如涉及血管，破裂后即引起大出血。

二、诊断

应激性溃疡无特异性症状，有时突发大出血，来势凶猛，有时呈间歇性发作。出血时不伴疼痛。除烧伤康复期外，应激性溃疡只有在应激和病情危重时才发生的，属急性病变，溃疡常呈多发，要排除原有慢性胃十二指肠溃疡急性发作的情况。在危重患者突发上消化道出血时首先要考虑本病的存在。胃镜检查可以确立诊断。要注意应激性溃疡患者不一定都伴有高胃酸分泌。

三、治疗

（1）胃管引流和冲洗：放置鼻胃管，抽吸胃液，清除胃内潴留的胃液和胆汁，以免加重对黏膜的侵蚀，并用5～10L等渗冷盐水冲洗。清除积血和胃液后，胃腔内可灌入硫糖铝6～12g，根据病情可自每2小时一次至一日4次不等。长期应用胃黏膜缺血的药物（如去甲肾上腺素）和冰水灌注是有害的，因可加重黏膜缺血。可试用一、二次，即在250mL冰盐水中加入去甲肾上腺素8mg。

（2）药物治疗：除局部使用外，还可全身给予奥美拉唑每日40mg或雷尼替丁每日400mg，共5d，生长抑素可抑制胃酸分泌，减少门静脉和胃肠血流。可肌内注射八肽生长抑素0.1mg每8h一次，也可胃管内灌入，均有止血作用。

（3）手术治疗：药物止血无效时，可经胃镜下电凝或激光凝固、选择性动脉造影和垂体后叶素（动脉内每分钟注入0.2U）灌注有时可获得直接止血的作用，为后继的治疗赢得了时间。出血仍无法控制且量大，最后只能考虑手术治疗。手术术式以切除所有出血病灶为原则，全胃切除术效果好，但死亡率高，可选用迷走神经切断和部分胃切除术，如患者不能耐受较大手术时，可对明显出血的病变进行简单的结扎缝合术，或结扎胃周血管的断流术，即结扎胃左、右动脉和胃网膜左、右动脉，但必须保留胃短动脉的血供。

四、防治

预防重于治疗，应激性溃疡不仅是胃肠功能障碍的一种表现，同时也提示存在全身微循环灌注不良和氧供不足的现象，预防措施应从全身和局部两方面同时着手。

（1）全身性措施：积极去除应激因素，治疗原发病，纠正供氧不足，改善血流灌注，维持水、电解质和酸碱平衡，极为重要，也是首要措施。

早期进食可促进胃黏液分泌，中和腔内胃酸，促进黏膜上皮增殖和修复，对于不能进食者可予管饲。营养支持也很重要。

（2）局部措施：对胃肠功能障碍伴胃内潴留者应给予鼻胃管减压，抑酸剂或抗酸剂的应用有一定的预防作用。如给雷尼替丁150mg静注或奥美拉唑40mg口服或胃内灌入可明显减少出血的发生。现一致公认H_2受体拮抗剂能明显升高胃酸pH和降低应激性溃疡的发生率。但抑制胃酸药物的应用并非必要，因为应激时胃酸分泌并不增加，其病变主要是胃黏膜缺血、黏膜屏障障碍和H^+反流所引起。推荐硫糖铝的应用，硫糖铝能与胃蛋白酶络合，抑制该酶分解蛋白质，与胃黏膜的蛋白质络合形成保护膜，阻止胃酸、胃蛋白酶和胆汁的渗透和侵蚀，它不影响胃液的pH，不致有细菌过度繁殖和医源性肺炎发生率增加的危险，可给硫糖铝6g，分次自胃管内灌入，其预防作用与H_2受体拮抗剂相当。

小剂量糖皮质激素可改善胃黏膜微循环，稳定细胞膜。还原性谷胱甘肽、别嘌呤醇、过氧化物歧化酶（SOD）、普萘洛尔、可乐定、钙通道阻滞剂等均证实有预防作用。

（周　东）

第五节　胃癌

一、病因

胃癌病因和发病机制尚未阐明，研究资料表明胃癌的发生是多因素综合作用的结果。目前认为下列因素与胃癌的发生有关。

1. 环境因素　不同国家与地区发病率有明显差别，胃癌高发区向低发区的第1代移民胃癌发生率与本土居民相似，第2代即有明显下降，第3代胃癌的发生率则与当地居民相似。提示胃癌的发病与环境因素有关，其中最主要的是饮食因素。在人类，胃液中亚硝胺前体亚硝酸盐的含量与胃癌的患病率明显相关，可通过损伤 DNA 发生致癌作用。流行病学调查证实饮水中亚硝酸盐含量高的地区胃癌发病率高；腌制蔬菜、鱼、肉含有大量硝酸盐和亚硝酸盐；萎缩性胃炎胃酸过低的情况下，硝酸盐受胃内细菌硝酸盐还原酶的作用而形成亚硝酸盐类物质。

食物中还可能含有某些致癌物质或癌前物质，在体内通过代谢或胃内菌群的作用转化为致癌物质。如油煎食物在加热过程中产生的某些多环碳氢化合物；熏制的鱼肉含有较多的3，4－苯并芘（benzopyrene）；发霉的食物含有较多的真菌毒素，可与 N－亚硝基化合物起协同致癌作用；大米加工后外覆的滑石粉，化学性质与结构都与石棉纤维相似，上述物质均被认为有致癌作用。

饮酒在胃癌发病中的作用尚未有定论，而高盐饮食、吸烟、低蛋白饮食、较少进食新鲜的蔬菜与水果则可能增加患胃癌的危险性。一些抗氧化的维生素如维生素 A、维生素 C、维生素 E 和 β－胡萝卜素及绿茶中的茶多酚有一定防癌作用。水土中某些元素含量和比例的异常可能亦与胃癌发生有关。

其次，研究提示，某些职业与胃癌的发病相关：开采煤炭、锡矿，木材加工，金属制造（尤其是钢铁），橡胶处理等会增加胃癌的危险性；可能与暴露在工作环境中的灰尘颗粒损伤胃黏膜，或吸收、转运致癌物质如 N－亚硝基化合物到胃内有关。

2. 感染因素　如下所述。

（1）幽门螺杆菌（Hp）感染：与胃癌发病相关，已被 WHO 列为 I 类致癌物。流行病学调查表明胃癌发病率与 Hp 感染率正相关，胃癌高发区的 Hp 感染年龄提前。Hp 感染的致癌机制复杂：①可能通过引起炎症反应，继而产生基因毒性作用。多数学者认为，Hp 感染主要作用于慢性活动性胃炎，慢性萎缩性胃炎－肠组织转化的癌变起始阶段，使胃体壁细胞泌酸减少，有利于胃内细菌繁殖和亚硝基化合物形成；同时细胞毒素及炎症反应激活细胞因子、氧自由基、NO 释放，造成 DNA 损伤、基因突变也可能成为主要原因。②Hp 感染诱导胃黏膜上皮细胞凋亡和增殖失平衡，促进癌变发生。③Hp 感染导致胃内抗坏血酸明显减少，削弱其清除亚硝酸盐、氧自由基的作用。

（2）EB 病毒感染：胃癌患者的癌细胞中，大约10% 有 EB 病毒感染，在癌旁组织中可检出 EB 病毒基因组。据报道在美国和德国发生率最高（16%～18%），在中国最低（3.1%），分布无地域性；它与未分化胃癌尤其是淋巴上皮样癌关系密切，在组织学上类似于鼻咽部恶性肿瘤，病理类型多样，淋巴结转移较少；在这些患者中，Hp 感染率较低。

3. 遗传因素　胃癌发病有家族聚集倾向，患者家属胃癌发病率高于一般人2～4倍。不同 ABO 血型的人群胃癌的发病率可能有差异，不同种族间也有差异，均提示有遗传因素存在。较多学者认为某些遗传素质使易感者在同样的环境条件下更易致癌。

4. 基因调控　正常情况下胃黏膜细胞增殖与凋亡受到癌基因、抑癌基因、生长因子及其受体、细胞黏附因子及 DNA 修复基因等的调控。近20年来，随着细胞分子生物学的研究与进展，对胃癌的癌变过程进行了大量研究，现已明确的癌基因有 ras、met、c－myc、erb－B2、akt－2 等。如 ras、met 基因过量表达发生于癌变早期；met、erb－B2 等扩增与肿瘤快速生长、淋巴结转移有关；抑癌基因在细胞增殖分化中起稳定作用，p53、p16、nm^23、APC 等抑癌基因的失活或突变可能与胃癌的发生和转移有关。同时，还发现不少调节肽如表皮生长因子、转化生长因子、胰岛素样生长因子－Ⅱ、血小板转化生长因子等，在胃癌发生过程中起调节作用。此外，研究提示环氧化酶－2（COX－2）表达出现于70% 胃癌患者中。其高表达与淋巴结浸润及不良预后相关。DNA 甲基化是基因在转录水平的调控方式之一，胃癌患者，癌基因甲基化水平越低，其分化程度往往越差。

5. 癌前期变化　一致认为某些疾病是胃癌发生的癌前状态，如慢性萎缩性胃炎、胃溃疡、残胃、巨大黏膜皱襞症、胃息肉特别是直径超过2cm 者。胃癌的癌前病变——肠组织转化，有小肠型和大肠型两种。小肠型（完全型）具有小肠黏膜特征，分化较好。大肠型（不完全型）与大肠黏膜相似，又分为两个亚型：Ⅱa 型能分泌非硫酸化黏蛋白；Ⅱb 型能分泌硫酸化黏蛋白，此型与胃癌发生关系密切。

指某些具有较强的恶变倾向的病变，包括癌前期状态（precancerous conditions）与癌前期病变

（precancerous lesions），前者系临床概念，后者为病理学概念。

（1）胃的癌前期状态：包括慢性萎缩性胃炎、胃溃疡、胃息肉、残胃炎、胃黏膜肥厚等。

A. 慢性萎缩性胃炎：慢性萎缩性胃炎基础上可进一步发生肠上皮组织转化、不典型增生而癌变。其病史长短和严重程度与胃癌的发生率有关，不少报道在慢性嗜酸性胃炎基础上胃癌的发生率2%～10%。

B. 胃息肉：最常见的是炎性或增生性息肉，一般很少发生癌变。腺瘤型或绒毛型息肉癌变率为15%～40%，直径大于2cm者癌变率更高。

C. 残胃：胃良性病变手术后残胃发生的胃癌称残胃癌。胃手术后尤其在术后10年开始，发生率显著上升。Billroth Ⅱ式胃空肠吻合术后发生胃癌较 Billroth Ⅰ 式为多，十二指肠内容物反流至残胃，胆酸浓度增高是促使发生癌变的重要因素，有报道可达5%～10%，我国残胃癌发生率为2%～3%。

D. 良性胃溃疡：良性胃溃疡癌变的发生率各家报道不一。一般认为癌变率约为1%～5%。目前认为，胃溃疡本身并不是一个癌前期状态，而溃疡边缘的黏膜则会发生肠上皮化生与恶变。

E. 恶性贫血和巨大胃黏膜肥厚症：癌变率约为10%，但这两种疾病在我国的发病率均很低。

（2）胃的癌前期病变

A. 异形增生：亦称不典型增生，是由慢性炎症引起的病理细胞增生，包括细胞异型、结构紊乱、分化异常。国内将异型增生分为腺瘤型、隐窝型、再生型，后者癌变率较低。近年发现的球样异型增生认为与印戒细胞癌关系密切。异型增生在我国分为轻、中、重3级，内镜随访结果表明，轻度异型增生可能逆转，重度异型增生的癌变率可超过10%。

B. 肠组织转化：是指胃黏膜上出现类似肠腺上皮，具有吸收细胞、杯状细胞和潘氏细胞等，有相对不成熟性和向肠、胃双向分化的特点。根据吸收细胞形态可分为小肠型与结肠型两种，小肠型（完全型）具有小肠黏膜的特征，分化较好。结肠型（不完全型）与结肠黏膜相似，又可分为2个亚型：Ⅱa 型，能分泌非硫酸化黏蛋白；Ⅱb 型能分泌硫酸化黏蛋白，此型肠化分化不成熟，与胃癌发生（尤其是分化型肠型胃癌）关系密切。

近端胃肿瘤，特别是胃食管连接处的肿瘤危险因素较明确，可能与吸烟有关，与 Hp 感染无关。胃食管连接处腺癌占胃癌的25%，与远端胃肿瘤不同，近几十年来的发病率一直升高，多发生在 Barret 食管化生情况下，是食管腺癌的变型。

二、病理

胃癌可以发生在胃的任何部位，最多见于胃窦，其次为胃小弯，再次为贲门，胃大弯和前壁较少。胃癌的大体形态，随病期而不同，宜将早期胃癌和进展期胃癌分开。

（1）早期胃癌：指所有局限于黏膜或黏膜下层的胃癌，不论其是否有淋巴转移。分为三型：Ⅰ型隆起型，癌块突出约5mm以上；Ⅱ型浅表型，癌块微隆与低陷在5mm以内，有3个亚型，Ⅱa 表面隆起型，Ⅱb 平坦型，Ⅱc 表面凹陷型；Ⅲ型凹陷型，深度超过5mm。最近我国有人提出小胃癌（癌灶直径6～10mm）和微小胃癌（癌灶直径<5mm）的概念，把胃癌诊断水平推向早期始发阶段，使经根治后5年存活率提高到达100%。

（2）进展期胃癌：①块状型癌。小的如息肉样，大的呈蕈伞状巨块，突入胃腔内，表面常破溃出血、坏死或继发感染。此型肿瘤较局限，生长缓慢，转移较晚。②溃疡型癌。癌中心部凹陷呈溃疡，四周边缘呈不规则隆起，溃疡直径一般大于2.5cm，基底较浅，周围有不同程度的浸润，此型发生出血穿孔者较多见，转移的早晚视癌细胞的分化程度而有所不同。③弥漫浸润型癌。癌细胞弥漫浸润于胃壁各层内，遍及胃的大部或全部，胃壁僵硬，呈革袋状。此型癌的细胞分化较差，恶性程度较高，转移亦较早。

国际上多按传统的 Bomnann 分类，将胃癌分为4型：Ⅰ型即结节型；Ⅱ型指无浸润的溃疡型（井口样，边缘清楚，有时隆起呈围堤状而无周围浸润）；Ⅲ型指有浸润的溃疡型（边界不清，并向四周浸润）；Ⅳ型即弥漫型。

根据组织学结构可分为4型：①腺癌。②未分化癌。③黏液癌。④特殊类型癌，包括腺鳞癌、鳞状细胞癌、类癌等。有人根据胃癌的生物学特性，将其分为2种，即肠型癌、弥漫型癌，其中肠型癌多属分化较高的管状或乳头状腺癌，呈局限生长；弥漫型癌分化差，呈浸润生长。

三、临床表现

（一）症状

胃癌早期，临床症状多不明显，也不太典型，如捉摸不定的上腹不适、隐痛、嗳气、反酸、食欲减退、轻度贫血等，类似胃十二指肠溃疡或慢性胃炎等症状。晚期可出现以下几方面的症状。

（1）胃部疼痛为胃癌常见的症状，初期可隐痛、胀满，病情进一步发展疼痛加重、频繁、难以忍耐，肿瘤一旦穿孔，则可出现剧烈腹痛的胃穿孔症状。

（2）食欲减退、消瘦、乏力，这是一组常见而又不特异的胃癌表现。

（3）恶心、呕吐等，胃窦部癌增长到一定程度，可出现幽门部分或完全梗阻而发生呕吐，呕吐物多为宿食和胃液；贲门部癌和高位胃小弯癌可有进食梗阻感。肿瘤破溃或侵袭到血管，导致出血或突发上消化道大出血。

（4）再晚期，出现上腹肿块或其他转移引起的症状，如肝大、腹腔积液、锁骨上淋巴结肿大。此时消瘦、贫血明显，终成恶病质。

（二）体征

体检在早期多无特殊，晚期上腹肿块明显多呈结节状，质硬，略有压痛；若肿块已固定，则多表示浸润到邻近器官或癌块附近已有肿大的淋巴结块。发生直肠前凹种植转移时，直肠指诊可摸到肿块。

四、检查

（1）实验室检查

1）胃液分析：正常胃液无色或浅黄色，每100mL中游离盐酸0～10U，胃癌患者的胃酸多较低或无游离酸。当胃癌引起幽门梗阻时，可发现大量食物残渣，如伴有出血，则可出现咖啡样液体，对胃癌诊断具有一定的意义。

2）大便潜血：反应持续性大便潜血阳性，对胃癌的诊断有参考价值。

3）细胞学检查：目前临床取材方法有以下几种。

A. 一般冲洗法检查：前一天晚饭进流质，当天早晨禁食，下胃管抽空胃液，再用生理盐水反复冲洗，并让患者变换体位，最后收集冲洗液，离心后涂片、染色。

B. 直视下冲洗法：用纤维胃镜在直视下对可疑病变进行冲洗，再用导管吸出冲洗液进行检查。

C. 刷拭法：在纤维胃镜直视下，对可疑病变用尼龙细胞刷来回摩擦后取出涂片镜检。

D. 印片法：纤维胃镜直视下活检，取出胃黏膜组织在玻片上涂片镜检。

胃脱落细胞学检查是诊断胃癌的一种比较好的方法，操作简单、阳性率高、痛苦少、患者易于接受。但它不能确定病变的部位，和X射线钡餐，胃镜检查联合应用，可提高胃癌的早期诊断率到98%。

胃癌细胞表现为成簇、多种形态或重叠，出现印戒细胞；细胞内核比例增大，核膜增厚、核仁增大、核染色质不规则和颗粒大等改变。

（2）X射线检查：钡餐造影主要观察胃的轮廓失常、黏膜形状的改变、蠕动以及排空时间等做出诊断。X射线诊断胃癌的正确率为70%～90%。不同类型的胃癌，其X射线表现亦各不同，蕈伞型癌主要表现为突入胃腔内的不规则充盈缺损，黏膜破坏或中断。溃疡型癌表现为位于胃轮廓以内的溃疡龛影，溃疡边缘不整齐附近胃壁僵直。浸润型癌表现胃壁僵硬，蠕动和黏膜皱襞消失，胃腔缩窄而不光滑，钡剂排出较快。如整个胃受侵则呈革袋样胃。

X射线钡餐检查对早期胃癌的确诊率可达89%，但需要应用各种不同的检查法，包括不同充盈度的投照、黏膜纹显示、控制压力量的加压投照和双重对比等方法。早期胃癌隆起型，在适量钡剂充盈下加压或在中等量充气的双重对比下，能显示出小的充盈缺损。表浅型因有轻度的低洼，可见一小片钡剂积聚或在充盈相呈微小的突出。凹陷型的在加压投照或双重对比时有钡剂积聚，其形态多不规则，邻近黏膜呈杆状中断。

（3）内窥镜检查：由于纤维内窥镜技术的发展和普遍应用，早期胃癌的诊断率和术后 5 年生存率明显提高。现今应用的电子内窥镜，其特点是直径较细，广角前视、高分辨率、高清晰度，包括内窥镜、电视显示和录像，还可摄像。最近又有超声内镜，胃癌可按 5 层回声带的改变来辨别胃癌的浸润深度，甚至发现胃外淋巴结转移。

胃癌的确诊有待于胃镜进行活组织检查。每次要多挟几处，在四周分点取材，不要集中于一点，以避免漏诊。

（4）血管造影检查（DSA）：胃癌的术前诊断，主要依靠 X 射线双重对比造影及胃镜检查。两者都是从胃的黏膜而来观察、发现病灶，就其定性诊断有较高的敏感性，但做定量诊断则是粗略的，可靠性不大。利用 DSA 进行胃癌的定量诊断技术可清楚地显示肿瘤浸润范围、深度、病灶数量、周围有无侵犯、病灶周围淋巴结及远隔脏器有无转移等情况，可为能否手术切除和切除范围提供影像学依据。陈晓林等报道 11 例手术切除标本的病理改变与 DSA 所见相对照，其符合率为 86.6%。其方法为：①患者仰卧位，常规消毒。②在局部麻醉下采用 Seldinger 法，经右侧股动脉穿刺插管。③分别行腹腔动脉、选择性胃左动脉及脾动脉（DSA）。④使用 45% 泛影葡胺 3~6mL/s，总量 12~13mL。

胃癌 DSA 所见：①肿瘤供血动脉二级分支以下血管增多、紊乱、迂曲、边缘不整、细不均。②二分支血管呈网状，边缘不整、毛糙。③不规则的肿瘤染色。④造影时见胃腔内有斑点状造影剂外渗，呈雪花状改变。⑤供血动脉主干血管增粗、僵硬、边缘不整呈锯齿状改变。⑥附近淋巴结染色（血管化）增大，肝内有转移灶。

（5）放射免疫导向检查：胃癌根治术成败的关键在于能否在术时确定胃癌在胃壁内的浸润及淋巴结转移的范围，发现可能存在的临床转移灶从而彻底合理地切除，放射免疫导向检查使之成为可能。方法：选用高阳性反应率、高选择性及高亲和力的抗胃癌 McAb3H$_{11}$，将纯化后的 McAb 以 Iodogen 法标记 ^{131}I。将此 ^{131}I – 3H 以 250~800uc 及墨汁于术前经胃镜作胃局部多点注射。手术时应用手提式探测器作贴近组织的探测，该探测器的大小为12.7~25.4cm，准直孔径 4cm，探测的最小分辨距离为 1.8cm，可探及 $4×10^5$ 癌细胞，且有较好的屏蔽性。因此可探及小于 1mm 的亚临床转移灶如淋巴结和可疑组织。

（6）四环素荧光试验：四环素试验的方法很多，但基本原理都是根据四环素能与癌组织结合这一特点。如四环素进入体内后被胃癌组织所摄取，因而可以在洗胃液的沉淀中找到荧光物质。方法是口服四环素 250mg，每日 3 次，共 5d，末次服药后 36h 洗胃，收集胃冲洗液，离心后的沉渣摊于滤纸上，温室干燥，暗室中用荧光灯观察，有黄色荧光者为阳性。阳性诊断率为 79.5%。

（7）胃液锌离子测定：胃癌患者胃液中锌离子含量较高，胃癌组织内含锌量平均为健康组织含锌量的 2.1 倍。因在胃癌患者胃液内混有脱落的癌细胞，癌细胞锌经过胃酸和酶的作用，使其从蛋白结合状态中游离出来，呈离子状态而混入胃液中，所以胃癌患者的胃液中锌离子含量高。

（8）腹部 CT 检查：CT 检查可显示胃癌累及胃壁向腔内和腔外生长的范围，邻近的解剖关系和有无转移等。胃癌的 CT 表现大多为局限性胃壁增厚（>1cm）。各型胃癌的 CT 上均可见胃内外缘轮廓不规则，胃和邻近器官之间脂肪层面消失。当观察到小网膜、大网膜、脾门、幽门下区淋巴结肿大时，多提示淋巴道转移。如有肝、肾上腺、肾、卵巢、肺等转移，均可在 CT 上清楚显示。

五、并发症

（1）出血约5%的患者可发生大出血，表现为呕血和（或）黑便，偶为首发症状。

（2）幽门或贲门梗阻取决于胃癌的部位。

（3）穿孔比良性溃疡少见，多发生于幽门前区的溃疡型癌。

六、分期

1. 临床病理分期是选择胃癌合理治疗方案的基本　国际上有关分期甚多，几经修改现今通用的是

1988 年由国际抗癌联盟（IUCC）公布的新 PTNM 分期。P 代表术后病理组织学证实，T 指肿瘤本身，N 指淋巴结转移，M 指远处转移。然后按照肿瘤浸润深度将 T 分为：T_1 不管肿瘤大小，癌灶局限于黏膜或黏膜下层的早期胃癌；T_2 癌灶侵及肌层，病灶不超过 1 个分区的 1/2；T_3 肿瘤侵及浆膜或虽未侵及浆膜，但病灶已经超过一个分区的 1/2，但未超过 1 个分区；T_4 肿瘤已穿透浆膜或大小已超过 1 个分区。根据淋巴结转移至原发癌边缘的距离，将 N 分为：N_0 无淋巴结转移；N_1 指 <3cm 内的淋巴结转移；N_2 指 >3cm 的淋巴结转移，包括胃左动脉、肝总动脉、脾动脉和腹腔动脉周围的淋巴结。M 则分为：M_0，即无远处转移；M_1 有远处转移，包括 12~16 组淋巴结转移。

2. 美国肿瘤联合委员会 AJCC 的 TNM 分类如下　如下所述。

胃癌 TNM 分期

原发肿瘤（T）

  Tx 原发肿瘤无法评估

  T_0 无原发肿瘤的证据

  Tis 原位癌：上皮内肿瘤，未侵及固有层

  T_1 肿瘤侵犯固有层或黏膜下层

  T_2 肿瘤侵犯固有肌层或浆膜下层

  T_{2a} 肿瘤侵犯固有肌层

  T_{2b} 肿瘤侵犯浆膜下层

  T_3 肿瘤穿透浆膜（脏层腹膜）而尚未侵及邻近结构

  T_4 肿瘤侵犯邻近结构

区域淋巴结（N）

  Nx 区域淋巴结无法评估

  N_0 区域淋巴结无转移

  N_1 1~6 个区域淋巴结有转移

  N_2 7~15 个区域淋巴结有转移

  N_3 15 个以上区域淋巴结有转移

远处转移（M）

  Mx 远处转移情况无法评估

  M_0 无远处转移

  M_1 有远处转移

组织学分级（G）

  Gx 分级无法评估

  G_1 高分化

  G_2 中分化

  G_3 低分化

  G_4 未分化

0 期	Tis	N_0	M_0
ⅠA 期	T_1	N_0	M_0
ⅠB 期	T_1	N_1	M_0
	$T_{2a/b}$	N_0	M_0
Ⅱ 期	T_1	N_2	M_0
	$T_{2a/b}$	N_1	M_0
	T_3	N_0	M_0
ⅢA 期	$T_{2a/b}$	N_2	M_0
	T_3	N_1	M_0

T_4	N_0	M_0
ⅢB 期	T_3	N_2	M_0
Ⅳ期	T_4	$N_{1\sim3}$	M_0
	$T_{1\sim3}$	N_3	M_0
	任何 T	任何 N	M_1

七、诊断

胃癌到了晚期，根据胃痛、上腹肿块、进行性贫血、消瘦等典型症状，诊断并不困难，但治愈可能性已经很小。胃癌的早期诊断是提高治愈率的关键。问题是胃癌的早期症状并不明显，也没有特殊性，容易被患者和医务人员所忽略。为了早期发现胃癌，做到下列两点是重要的：①对于胃癌癌前病变者，如胃酸减少或胃酸缺乏、萎缩性胃炎、胃溃疡、胃息肉等，应定期系统随诊检查，早期积极治疗。②对40 岁以上，如以往无胃病史而出现早期消化道症状或已有长期溃疡病史而近来症状明显或有疼痛规律性改变者，切不可轻易视为一般病情，必须进行详细的检查，以做到早期发现。

八、鉴别诊断

（1）胃溃疡：胃溃疡与溃疡型胃癌常易混淆，应精心鉴别，以免延误治疗（表6-1）。

表6-1　胃溃疡与胃癌鉴别

项目	胃溃疡	胃癌
年龄	好发于40 岁左右	40~60 岁最常见
病史和症状	病程缓慢，有反复发作史；痛有规律性，抗酸剂可缓解，一般无食欲减退	病程短，发展快，疼痛不规律，持续性加重，食欲减退，乏力，消瘦
体征	无并发症时一般情况良好，上腹部可有轻压痛，无肿块，左锁骨上无肿大淋巴结	短期内出现消瘦、贫血，晚期可表现恶病质，上腹部可扪及包块或腹腔积液及左锁骨上淋巴结肿大
实验室检查	胃酸正常或偏低，查不到癌细胞，大便潜血合并出血时为阳性，治疗后可能转阴性	胃酸减低或缺乏，并可能查到癌细胞，大便潜血常持续阳性
X 射线钡餐检查	胃壁不僵硬，蠕动波可以通过溃疡一般小于2.5cm，为圆形或椭圆形龛影，边缘平滑也无充盈缺损	肿瘤处胃壁僵硬、蠕动波中断消失，溃疡面大于2.5cm，龛影不规则、边缘不整齐；突出胃腔内肿块可呈充盈缺损
胃镜检查	溃疡呈圆形或椭圆形，边缘光滑、溃疡基底平坦	溃疡多不规则，边缘呈肿块状隆起，有时伴出血糜烂，溃疡底凹凸不平

（2）胃结核：多见于年轻人，病程较长，常伴有肺结核和颈淋巴结核。胃幽门部结核多继发于幽门周围淋巴结核，X 射线钡餐检查显示幽门部不规则充盈缺损。胃镜检查时可见多发性匐行性溃疡，底部色暗、溃疡周围有灰色结节，应当取活检检查确诊。

（3）胃恶性淋巴瘤：胃癌与胃恶性淋巴瘤鉴别很困难，但其鉴别诊断有其一定的重要性。因胃恶性淋巴瘤的预后较胃癌好，所以更应积极争取手术切除。胃恶性淋巴瘤发病的平均年龄较胃癌早，病程较长而全身情况较好，肿瘤的平均体积一般比胃癌大，幽门梗阻和贫血现象都比较少见，结合 X 射线、胃镜及脱落细胞检查可以帮助区别。但有时最后常需要病理检查才能确诊。

（4）胰腺癌：胰腺癌早期症状为持续性上腹部隐痛或不适，病程进展较快，晚期腹痛较剧。自症状发生至就诊时间一般平均3~4 个月。食欲减低和消瘦明显，全身情况短期内即可恶化。而胃肠道出血的症状则较少见。

九、治疗

目前综合治疗是提高胃癌生存率和生活质量的保证。综合治疗的目的有以下几点：去除或杀灭肿瘤，提高患者的生存率；使原来不能手术切除的病例得以接受手术治疗；减少局部复发和远处转移播散的机会，提高患者的治愈率；改善患者的一般状况及免疫功能，提高生活质量和延长生存期。

胃癌综合治疗的基本原则：胃癌根治术是目前唯一有可能将胃癌治愈的方法。胃癌诊断一旦确立，应力争早日手术切除；胃癌因局部或全身的原因，不能行根治术也应争取做原发病灶的姑息性切除；进展期胃癌根治术后应辅以放疗、化疗等综合治疗；各种综合治疗方法应根据胃癌的病期、全身状况选择应用，而不是治疗手段越多越好；对不能手术者，应积极地开展以中西药为主的综合治疗，大部分患者仍能取得改善症状、延长寿命之效。

（周　东）

第六节　胃十二指肠良性肿瘤

胃良性肿瘤少见，占胃肿瘤的 1%～5%，而十二指肠良性肿瘤更为少见，占所有小肠肿瘤的 9.9%～29.8%。胃十二指肠良性肿瘤按其发生组织的不同可分为二类：来自黏膜的上皮组织，包括息肉或腺瘤；来自胃、十二指肠壁的间叶组织，包括平滑肌瘤、脂肪瘤、纤维瘤以及神经、血管源性肿瘤等，以息肉和平滑肌瘤比较多见，约占全部胃十二指肠肿瘤的 40%。

一、息肉

（一）概述

胃十二指肠息肉是一种来源于胃十二指肠黏膜上皮组织的良性肿瘤，发病率占所有良性病变的 5%以上。

根据息肉的组织发生、病理组织形态、恶性趋势可分为腺瘤性息肉、增生型息肉和炎性纤维样息肉等。

1. 腺瘤性息肉　为真性肿瘤，发病率占息肉的 3%～13%，多见于 40 岁以上男性，60%为单发性，外形常呈球形，部分有蒂或亚蒂，广基无蒂者可占 63%，胃腺瘤直径通常在 1.0～1.5cm，部分可增大到 4cm 以上，胃窦部多见，腺瘤表面光滑或呈颗粒状，甚至分叶状、桑葚状、色泽可充血变红，位于贲门、幽门区者经常形成糜烂或浅溃疡，息肉之间的黏膜呈现正常。若整个黏膜的腺体普遍肥大，使黏膜皱襞消失而呈现一片肥厚粗糙状，并伴多发性息肉者，称为胃息肉病。

腺瘤虽属良性，但腺上皮有不同程度的异常增生，重度者和早期癌不易鉴别，故称其为交界性病变。依据病理形态可分为管状腺瘤和乳头状腺瘤（或绒毛状腺瘤），前者是由被固有层包绕分支的腺管形成，腺管排列一般较规则，偶见腺体扩张成囊状，腺体被覆单层柱状上皮，细胞排列紧密；后者是由带刷状缘的高柱状上皮细胞被覆分支状含血管的结缔组织索芯组成，构成手指样突起的绒毛，有根与固有层相连。该两型结构可存在于同一息肉内（绒毛管状或乳头管状腺瘤），伴有不同程度异形增生是癌变的先兆。同一腺瘤内亦可发生原位癌乃至浸润癌的变化。息肉性腺瘤的癌变率不一，管状腺瘤的癌变率约为 10%，乳头状腺瘤癌变率则可高达 50%～70%。息肉直径大于 2cm，息肉表面出现结节、溃疡甚或呈菜花状，息肉较周围黏膜苍白，息肉蒂部宽广，周围黏膜增厚，则常是恶性的征象。

2. 增生性息肉　较常见，约占胃良性息肉的 90%。多为单发，无蒂或有蒂，表面光滑，色泽正常或稍红，突出黏膜表面，其表面是分泌黏液的柱状细胞，基质丰富。息肉直径通常＜1cm。常见于胃窦部，是慢性炎症引起黏膜过度增生的结果，该息肉是由增生的胃小凹上皮及固有腺组成，偶可观察到有丝分裂象和细胞的异形增生。间质以慢性炎症性改变为其特点，并含有起源于黏膜肌层的纤维肌肉组织条带，常见于萎缩性胃炎、恶性贫血以及胃黏膜上皮化生患者，其中 90%患者胃酸缺乏。增生性息肉的癌变率很低（＜5%），极少部分癌变系通过腺瘤样增生或继发性肠化生、异形增生发展而来。随访发现部分增生性息肉患者胃内除息肉外同时存在浸润癌，发生率约为 2.3%，值得注意。

3. 炎性纤维样息肉　可能是一种局限形式的嗜酸性胃炎，可为单发或多发，无蒂或蒂很短，也好发于胃窦部。病变突向胃腔，组织学所见为纤维组织、薄壁的血管以及嗜酸细胞、淋巴细胞、组织细胞和浆细胞的黏膜下浸润。其发病机制仍不清楚，可能是一炎性病变的过程。

（二）诊断

大多数胃十二指肠息肉患者无明显临床症状，往往是在 X 线钡餐检查、胃镜检查或手术尸检标本中偶然发现。息肉生长较大时可出现上腹不适、疼痛、恶心、呕吐，若息肉表面糜烂、出血，可引起呕血和黑便。疼痛多发生于上腹部，为钝痛，无规律性与特征性。位于贲门附近的胃息肉偶可出现咽下困难症状，位于幽门区或十二指肠的较大腺瘤性息肉可有较长的蒂，可滑入幽门口，表现为发作性幽门痉挛或幽门梗阻现象。如滑入后发生充血、水肿、不能自行复位，甚至出现套叠时，部分胃壁可发生绞窄、坏死、甚或穿孔，发生继发性腹膜炎。位于 Vater 壶腹部肿瘤，可压迫胆管，出现梗阻性黄疸。部分腺瘤性息肉患者往往有慢性胃炎或恶性贫血的表现。大多数患者体格检查无阳性体征。

胃息肉因症状隐匿，临床诊断较为困难。约 25% 的患者大便潜血试验阳性。大多数息肉可由 X 线诊断，显示为圆形半透明的充盈缺损，如息肉有蒂时，此充盈缺损的阴影可以移动。无论是腺瘤性息肉还是增生性息肉，胃镜下的活组织检查是判定息肉性质和类型的最常用诊断方法。如息肉表面粗糙，有黏液、渗血或溃疡，提示有继发性炎症或恶变。对于小的息肉，内镜下息肉切除并回收全部息肉送检病理诊断最可靠；对较大的息肉，细胞刷检对判断其良恶性可能亦会有些帮助。较大的胃息肉多是肿瘤样病变，钳夹活检可作为最基本的诊断方法，依据组织学结果决定进一步诊疗方法。有些腺瘤性息肉恶变早期病灶小、浅，很少浸润，而胃镜下取材有局限性，不能反映全部息肉状态而易漏诊。所以对胃息肉患者，即使病理活检是增生性息肉或腺瘤性息肉，均需要在内镜下切除治疗。对于大息肉，镜下切除有困难者需手术治疗。胃息肉患者应行全消化道检查，以排除其他部位息肉的存在，因此类息肉患者更常见结直肠腺瘤。

（三）治疗

内镜下切除息肉是治疗胃息肉的首选方法。随着内镜技术的发展和广泛应用，镜下处理胃十二指肠息肉已普遍开展，且方法较多。开腹手术的适应证：未能明确为良性病变的直径大于 2cm 的有蒂息肉；直径大于 2cm 的粗蒂或无蒂息肉；息肉伴周围胃壁增厚；不能用内镜圈套器或烧灼法全部安全切除的息肉；内镜切除的组织学检查持续为侵袭性恶性肿瘤。手术切除包括息肉周围一些正常组织。如果发现浸润癌或息肉数量较多时，可行胃大部切除。

二、平滑肌瘤

（一）概述

胃十二指肠平滑肌瘤是最常见的起源于中胚层组织的良性肿瘤。胃平滑肌瘤占有临床症状的胃部病变的 0.3%，占全部胃肿瘤的 3%，占全部胃良性肿瘤的 23.6%。本病多见于中年人，男女发病率之比为 1.3：1。

对胃平滑肌瘤的组织来源目前仍有争议，最近随着电镜和免疫组化技术的应用，有些作者提出部分平滑肌瘤来自胃肠道肌间神经丛神经膜细胞或来自未分化的间叶细胞的观点。平滑肌瘤早期位于胃十二指肠壁内，随着不断的扩展，肿瘤可突入腔内成为黏膜下肿块（内生型），或向壁外发展成为浆膜下肿块（外生型），前者为常见的形式。偶有呈哑铃状肿瘤而累及黏膜下和浆膜下者。胃平滑肌瘤可发生于胃的任何部位，但以胃体部（40%）常见，其次为胃底、胃窦、贲门。有 2.1% 胃平滑肌瘤可发生恶变，十二指肠平滑肌瘤 5%～20% 可发生恶变。平滑肌瘤表面光滑，或呈分叶状，没有包膜，在其边缘的肿瘤细胞与周围的胃壁细胞互相混合，易与恶性平滑肌瘤混淆。多形性细胞和有丝分裂象的存在提示为恶性病变，但决定恶性的唯一结论性证据是肿瘤的转移和胃内浸润性生长。所有胃平滑肌瘤应该怀疑恶性可能，直到随时间和行为表现提供了相反的证据。

（二）诊断

胃平滑肌瘤的临床表现差异较大，决定于肿瘤的大小、部位、发展形势。肿瘤小者可无症状，较大的向胃腔内生长的肿瘤可引起上腹部压迫感、饱胀和牵拉性疼痛。肿块伴有黏膜糜烂、溃疡者可导致反复上消化道出血，并可致缺铁性贫血。有的患者以呕血为首发症状，且呕血量较大，也有以消化不良或单纯黑便为症状者。20%的胃平滑肌瘤位于幽门附近，但位于幽门部巨大平滑肌瘤，偶可引起梗阻症状。发生于胃大弯向胃外生长的肿瘤，有时可以在上腹部触及肿块。

当胃平滑肌瘤肿块较小时缺乏临床症状，晚期并发溃疡时又易误诊为消化性溃疡或胃癌。文献报道其诊断符合率仅为21.1%~42.9%。目前主要借助于X线和胃镜检查进行诊断。胃平滑肌瘤X线表现为突入胃腔内的球形或半球形肿物，边线光滑规整，界限清楚，多形成一个孤立的充盈缺损，胃壁柔软，周围正常黏膜可直接延伸到肿物表面，形成所谓的"桥形皱襞"。并发溃疡者肿物表面可形成典型的龛影，常较深，周围无黏膜聚集现象。腔外型平滑肌瘤由于肿瘤的牵拉和压迫，胃壁可有局限性凹陷，黏膜皱襞展开，或呈外在压迫样缺损。哑铃型平滑肌瘤，肿块向腔内外生长，既可见到胃内光滑块影，胃又有不同程度的受压及黏膜展平。但X线检查不能确定肿瘤的性质。通常胃镜由于取材表浅，对黏膜下肿瘤的确诊率不足50%。超声内镜检查有助于胃平滑肌瘤的诊断，CT及MRI亦有帮助。

（三）治疗

胃平滑肌瘤的治疗以手术为主，切除范围应包括肿瘤周围2~3cm的胃壁，肿瘤摘除手术是不恰当的治疗方法。切除标本必须送冰冻切片检查，如诊断为恶性，宜扩大切除范围或做胃大部切除术。

三、其他较少见的良性肿瘤

（一）神经纤维瘤及纤维瘤

多位于胃幽门侧近小弯部分，为多发性，一般比平滑肌瘤小，可带蒂而突入至胃腔内，也可以无蒂而位于胃壁黏膜下或浆膜下。生长缓慢，也可发生浅在的黏膜溃疡而有慢性小量出血。神经纤维瘤可恶化为肉瘤，也可并有全身性的神经纤维瘤病。

（二）脂肪瘤

多为单发，带蒂或无蒂，多数位于黏膜下，好发于胃幽门侧。肿瘤一般呈分叶状，大小不等。可发生黏膜溃疡，但多数无症状。

（三）血管瘤

可分为毛细血管瘤和海绵状血管瘤两种，前者色红，后者色青。一旦伴发黏膜溃疡，则引起出血和慢性贫血。

（四）畸胎瘤

胃畸胎瘤是一种少见的多发生于男性婴幼儿的一种良性肿瘤，由多种组织组成，为囊性或实质性，既可向胃内生长，也可向胃外生长，其发病率占畸胎瘤的1%以下。

（周　东）

第七节　十二指肠憩室

一、概述

（一）病因

憩室形成的基本原因是十二指肠肠壁的局限性薄弱和肠腔内压力升高。肠壁薄弱的原因可能为先天性肌层发育不全或缺乏内在的肌肉紧张力或随年龄增加，肠壁肌层发生退行性变。憩室也与十二指肠的特殊性有关。特别在乏特（vater）壶腹周围，如胆管、胰管、血管穿过处，肠壁较易有缺陷，憩室也多发生在这些部位。憩室形成与肠腔内压长期增高有关。至于肠内压增高的机制尚不完全清楚。另外，憩室形成还可能与肠外病变所形成粘连牵扯、肠脂垂的脂肪积聚过多、局部神经学营养障碍等因素有关。

（二）病理

十二指肠憩室可分为原发性和继发性两种。原发性憩室又称先天性或真性憩室，憩室壁的结构与肠壁完全相同，含有黏膜、黏膜下层和浆肌层等肠壁的全层结构。憩室在出生时即存在，显然是一种先天性发育异常。

继发性憩室又称后天性或假性憩室，憩室形成初期，憩室可能含有肌层，随着憩室增大，肌层逐渐消失，使憩室壁仅有黏膜、黏膜下肌层和浆膜层。憩室大多为单个，约占90%，但10%患者同时有两个以上憩室或胃肠道其他部分（如胃、空肠、结肠）也有憩室存在。

十二指肠憩室的发病分布60%～70%憩室发生在十二指肠降部，其中多半集中在乳头附近2.5cm以内，称为乳头旁憩室；其次为第3及第4段（水平部及上升部），占20%～30%；十二指肠第一段真性憩室很少见。

另有一类所谓十二指肠腔内憩室，是向肠腔内突出的、内外两面均有黏膜覆盖、并开口与十二指肠腔相通。此类憩室少见，实际上是肠管畸形，与前述的憩室性质不同，但也可以引起类似前述憩室的症状和并发症，在外科处理上，原则相同。

二、诊断

（一）并发症

1. 憩室炎　肠内容物潴留在憩室内，可能因排空不畅，经常刺激其内壁而发生急性或慢性炎症，或者引起憩室周围炎、十二指肠炎或胆管炎等。患者常有饱胀感或不适感，或有右上腹疼痛，并向背部放射，可伴有恶心，呕吐甚至呕血，若壶腹区憩室炎亦可引起黄疸。查体在右上腹有压痛，其压痛点可低于胆囊压痛点。症状常在饱食后出现或加剧，呕吐后能缓解。

严重的憩室炎可引起坏疽、穿孔或腹膜炎，也可因黏膜溃疡侵蚀小动脉而引起大出血。

2. 梗阻　十二指肠肠腔外或肠腔内憩室膨胀时均可压迫十二指肠，引起部分梗阻。位于十二指肠乳头附近的憩室也可压迫胆总管或胰管，引起继发性的胆管或胰腺的病变。有报告憩室可压迫胰腺导管引起阻塞，导致胰腺坏死；还有报道81例胆总管梗阻而施行胆总管十二指肠吻合术中，29例由十二指肠憩室所致，其中壶腹乳头开口于憩室中有10例，憩室口在壶腹乳头开口周围1cm以内者17例。

3. 结石　憩室内形成胆石和粪石较为多见，由于十二指肠憩室反复引起逆行性胆总管感染，造成胆总管下段结石。

4. 肿瘤并存　少数憩室壁内可生长腺癌、肌瘤、肉瘤或憩室壁癌变应引起重视。

（二）临床表现与诊断

85%～90%的十二指肠憩室通常无任何症状，所以常在X线钡餐检查时或手术探查中偶尔发现。十二指肠憩室没有典型的临床表现，所发生的症状多是因并发症而引起，其诊断只有依靠胃肠钡餐检查。一些较小而隐蔽的憩室，尚需在低张十二指肠造影时始能发现。

上腹部饱胀是较常见的症状，系憩室炎所致。伴有暖气和隐痛。疼痛无规律性，制酸药物也不能使之缓解。恶心和呕吐也常见。当憩室内充满食物而呈膨胀时，可压迫十二指肠而出现部分梗阻症状。呕吐物初为胃内容物，其后为胆汁，甚至可混有血液，呕吐后症状可缓解。憩室内潴留的食物腐败或感染后可引起腹泻。

憩室并发溃疡或出血时，则分别出现类似溃疡病的症状或便血。憩室压迫胆总管或胰腺管开口时，更可引起胆管炎、胰腺炎或梗阻性黄疸。憩室穿孔后，呈现腹膜炎症状或腹膜后严重感染。

（三）鉴别诊断

由于本病常无临床表现，即使出现症状，也缺乏特异性。确诊有赖于胃肠钡餐和内镜检查中发现憩室。常规上消化道钡餐X线发现率仅2.4%～3.8%，而低张造影可提高13倍，十二指肠内镜加胰胆管造影憩室的发现率达11.6%（60/516），乳头旁憩室大部分是在ERCP时发现。发现十二指肠憩室存在，是否是患者症状的原因，仍需全面分析，警惕把检查中无意发现的十二指肠憩室作为"替罪羊"

而遗漏引起症状的真正病因，并需与溃疡病、慢性胃炎、慢性胆囊炎和慢性胰腺炎相鉴别。

三、治疗

1. 治疗原则　没有症状的十二指肠憩室无须治疗，更禁忌外科手术。有一定的临床症状而无其他的病变存在时，应先采用内科治疗，包括饮食的调节、制酸剂、解痉药、应用抗生素等，并可采取侧卧位或更换各种不同的姿势，以帮助憩室内积食的排空。由于憩室多位于十二指肠第二部内侧壁，甚或埋藏在胰腺组织内，手术切除比较困难，故仅在内科治疗无效并屡发憩室炎、出血或压迫邻近脏器时才考虑手术治疗。

2. 手术治疗　如下所述。

（1）手术指征：①十二指肠憩室有潴留症状，钡餐进入憩室 6h 后仍不能排空，且伴有疼痛者或出现十二指肠压迫梗阻症状者。②憩室坏疽或穿孔，出现腹膜炎或腹腔后蜂窝织炎及脓肿形成者。③憩室出现危及生命的大出血者。④经内科系统治疗无效或效果不稳定，仍有疼痛或反复出血或影响工作和生活者。⑤憩室直径 >2cm，有压迫附近器官（如胆管、胰管等）的症状者。⑥憩室伴有肿瘤，性质不能确定者。

（2）手术方法：原则上以单纯憩室切除术最为理想，并治疗憩室的并发症，同时要求十分注意保护和避免误伤胆总管和胰管，以及预防发生术后十二指肠瘘和胰腺炎。

手术时寻找憩室十分重要，憩室多位于胰腺后方或包围在胰腺组织内，术中可能不易发现憩室。手术前服少量钡剂，手术时注射空气至十二指肠内或切开肠壁用手指探查寻找憩室开口，可帮助确定憩室的部位。

十二指肠降部外侧和横部、升部的憩室，手术较为简单。憩室较小者可单作内翻术，颈部缝合结扎，既可避免肠瘘的并发症，也不致造成肠腔梗阻。有炎症、溃疡、结石的憩室以及大的憩室，以切除为宜，憩室切除后，应与肠曲的长轴相垂直的方向内翻缝合肠壁切口，以免发生肠腔狭窄。手术的主要并发症为十二指肠瘘。因此，术中可将鼻胃管放置于十二指肠内，术后持续减压数日；必要时，憩室切除部位可放置引流物。憩室的另一种切除方法是在切开十二指肠后，用纱布填塞憩室腔内，然后将憩室内黏膜层完全剔除，再将肠壁黏膜缝合，此法如能成功可以避免缝合部位肠瘘的形成。

1）在十二指肠降部外侧切开腹膜，游离十二指肠并向内侧牵开，暴露憩室。

2）憩室切除后，横形（即与肠曲长轴相垂直的方向）内翻缝合肠壁切口十二指肠乳头旁憩室的切除难度较大，有损伤胆总管和胰管的可能，损伤后并发胆瘘、胰瘘，较为严重。但如有胆管、胰腺疾病并发存在，又必须切除憩室，比较安全的方法是经十二指肠作胆总管括约肌切开成形术，胆总管和胰管内放置支架，再切除憩室，术后保持胆管和胰管的引流通畅。但有时胆管胰管开口于憩室腔内，切除憩室需要切断和移植胆管和胰管，操作技术上很困难，术后发生胆瘘胰瘘的可能性较大。若同时存在多个憩室并遇有显露、切除憩室困难时，可采用改道手术，即行 Billroth Ⅱ 式胃部分切除术。

憩室穿孔必须及早进行手术，术中如发现十二指肠旁腹膜后有炎性水肿、胆汁黄染或积气，即应考虑憩室穿孔的可能。此时须切开十二指肠侧腹膜，将肠管向左侧翻转，可发现穿孔的憩室和脓性渗液，如全身或局部条件许可，可做憩室切除，腹膜后放置引流物，否则可将导管插入十二指肠内做减压性的造口，并做空肠造口以供给营养，或缝合幽门做胃空肠吻合术。憩室溃疡出血，可按单纯性憩室予以切除。

（周　东）

第八节　胃癌常用手术

长期以来，根治性切除手术是唯一有可能治愈胃癌的方法。对于早期胃癌施行规范的根治性切除术后，远期生存率已达 90% 以上。因而对于可行根治性切除的病例应积极行根治性切除术。同时目前对外科治疗提出了更高的要求：强调手术根治性的同时，应更加注重保留胃的生理功能，即在巩固、提高生存率和外科治愈率的前提下，应普及微创根治性手术，将进一步改善患者术后生活质量。同时，不可盲目地行根治性手术或扩大性的根治手术。

一、根治性手术的手术范围和合理的淋巴结清扫范围

根治性切除手术是唯一有可能治愈胃癌的方法，所以对上、下切缘无显微镜下癌残留（R_0）的胃切除术患者，通过必要的淋巴结切除术，以期使无腹膜和远处脏器转移的进展期胃癌有可能经手术治疗获得治愈。自20世纪80年代以来，D_2淋巴结清除术作为早期胃癌的标准式在世界范围内推广应用。然而，统计发现：在早期胃癌淋巴结转移率中，癌肿局限于黏膜层内淋巴结的转移率为0%～3%，而癌肿局限于黏膜下层时淋巴结的转移率为20%左右，因此，一律施行D_2及以上手术时，将有70%～80%患者进行了不必要的淋巴结清除，而且预后分析发现这些患者的获益率并未明显提高。大多数早期胃癌患者术后长期存活，因此术后生活质量（quality of life，QOL）至关重要。扩大手术术中失血较多、手术时间长、术后并发症相对增多、住院时间延长；这些都会增加患者的经济负担，并在一定程度上影响术后生活质量。因此，明确胃癌合理的手术指征及手术范围至关重要。

早期胃上部癌是否应行全胃切除术关键在于第5、6组淋巴结是否有转移，大宗资料显示，胃上部癌行全胃切除术的病例在术后病理学检测中发现第5、6组淋巴结均未见转移，且手术中的输血量均高于未行淋巴结清扫的病例，同时，手术时间、术后患者的恢复时间均明显延长，可见手术创伤之大。因此我们认为，早期胃上部癌不应行全胃切除术，应行近端胃大部切除，残胃食管吻合术或行近端胃超大部切除、保留幽门（或幽门窦）的空肠间置术，这样可明显减少全胃切除术后的并发症，提高患者术后生活质量。

而对于早期胃下部癌是否有必要施行规范的D_2根治性手术呢？答案同样也是否定的。目前文献报道：原先认为标准的D_2淋巴结清扫或加第7、8a或D_1淋巴结清扫，经过研究分析发现，对于早期胃下部癌仅需清扫第3、4、5、6、7、8a、9组淋巴结即可。因为第1、2组淋巴结出现转移率很低，同时在第1组淋巴结廓清时往往切断迷走神经，且在缝闭胃小弯时有术后食管狭窄的可能，这些均影响患者术后的生活质量。因此，我们认为第1、2组淋巴结不应作为早期胃下部癌的常规清除范围，只有在怀疑为淋巴结转移高危病例时才予以清除。

但是由于绝大多数胃癌确诊时已经是中晚期，因此，为有效提高患者术后生存率，除应尽可能提高胃癌早期诊断率、合理应用综合治疗外，胃癌根治手术方式的标准化、规范化，对提高胃癌治疗效果至关重要。不可否认，我国胃癌外科治疗效果与日本比较，尚有一定的差距。主要原因有二：其一是早期胃癌占治疗病例的比率较低，日本占30%以上，有些医院甚至高达50%～60%，而我国一般在10%以下；其二是标准的胃癌根治术虽然在我国部分医院已经开展，但推广很不平衡。目前有许多医院仍沿用20世纪60、70年代的手术方式，即把病变的胃、大网膜和肿大的淋巴结切除当作胃癌根治术，有些颇具规模的医院的胃癌根治术特别是淋巴结清扫不甚规范，手术记录写着D_2根治术，实际上第2站的淋巴结并没有全部清扫，致使疗效无法明显提高，数据统计和分析不够严谨和科学。要提高我国胃癌的诊疗水平，必须针对上述原因加以改进。日本的早期胃癌高比率是通过内镜广泛筛选获得的，我国胃癌高发区主要分布于经济欠发达的地区和农村，通过内镜广泛筛选来提高早期癌的比率显然是不现实的。因此，改进手术方法，推广D_2标准式，规范我国胃癌根治术特别是淋巴结清扫术具有重要和现实的意义。

胃癌外科根治术包括充分切除原发癌肿及受侵器官，彻底清除区域淋巴结，完全杀灭腹腔脱落癌细胞。胃是淋巴组织最丰富的器官之一，有16组淋巴结，这16组淋巴结又分为4站。标准根治术包括远端/近端或全胃切除并清扫相应的第1、2站淋巴结。扩大根治术是在上述基础上淋巴结清扫范围扩大到第3、4站。国际抗癌联盟最新规定：至少检出15个淋巴结才能称之为根治术。由于每位患者的淋巴结数目个体差异较大，因此，判断是否是根治术的方法还要看清扫淋巴结的组数和站数。最近美国国立癌症研究院一项包括15 738例胃癌的调查显示：淋巴结的清扫范围越大，越有利于改善患者预后。手术切除及病理检查中检出的淋巴结数目能够明显影响术后分期及生存风险的合理评估，它还会对医生选择辅助治疗方案产生影响。不论肿瘤部位如何，7、8、9三组淋巴结永远属于第2站，所以，凡D_2手术必须对肝总动脉和腹腔动脉干周围的淋巴结进行认真的清扫。为此，剥离应该在血管外膜和血管鞘之间

进行。剥离后，起自腹主动脉的腹腔动脉血管簇包括腹腔动脉干、胃左动脉、肝总动脉、脾动脉起始段应全部裸露，达到既解剖清楚又彻底清除血管周围的淋巴结和其他疏松组织的目的。第 12 组淋巴结与第 5 组淋巴结关系密切，胃远侧部癌的第 12 组淋巴结转移率较高，因此，对这一部位的癌肿，应将肝十二指肠韧带的清扫纳入标准 D_2 的手术常规。要彻底清除肝十二指肠韧带上的淋巴结及脂肪组织，应在十二指肠外侧做 Kocher 切口，充分游离十二指肠（顺便探查第 13 组淋巴结，如为 D_4 手术，则 Kocher 切口为清扫 $16A_2$ 区域的必要步骤），将其向左翻转，易于清除肝十二指肠韧带后的淋巴结和脂肪组织。韧带前的清除则从肝下缘开始切开后腹膜，用钝利相结合的方法，将韧带上的淋巴脂肪组织向下剥离，剥离的组织与切除标本连成整块加以切除。此时，肝十二指肠韧带上只剩下 3 种脉管组织，右前为胆总管及其分支；左前为肝固有动脉和胃十二指肠动脉及其分支；中后方则为门静脉，真正做到韧带的脉络化。强调剥离肝十二指肠韧带的目的有三：①清扫韧带中的第 12 组淋巴结；②由于韧带上的血管裸露，易于在根部结扎胃右动脉；③由于肝十二指肠韧带上重要解剖结构清晰，可以尽量在远端切断十二指肠壶腹，以满足切除 3～4cm 以上的十二指肠的要求。手术结束后，手术医生要亲自解剖手术切除标本，用钢尺测量各种参数，记录癌肿的病理形态。然后，按正常解剖方位摆好标本，对各组淋巴结进行仔细寻找和解剖并送做病理检查，务求术后分期尽量准确。当然，推广规范化的淋巴结清扫术必须掌握适应证及其范围，Ⅰb 期胃癌以行 D_2 清扫术为宜；Ⅱ、Ⅲ期胃癌应行 D_2 或 D_3 清扫术；Ⅳ期局限型胃癌，仍应争取行扩大淋巴结清扫术。

D_4 手术不是进展期胃癌的常规标准手术，应根据肿瘤的局部情况和患者的全身情况进行个体化选择，避免滥用。其适应证为：癌浸润深度≥S_1；第 2 站有较多淋巴结转移，或第 3 站淋巴结有转移，或第 4 站淋巴结少数转移。D_4 手术要求对后腹膜进行广泛清扫，将腹腔干及其属支、肠系膜根部血管、腹主动脉和腔静脉全部裸露，手术创面大、难度较高，可发生血管损伤、术后腹腔出血和乳糜腹腔积液等并发症。目前不宜普遍开展。

二、联合脏器切除术

联合脏器切除治疗伴有邻近脏器侵犯或已有远处转移的胃癌病例始于 20 世纪 40 年代。1944 年 Longmire 指出，一个包括全胃和区域性淋巴结在内的整块切除术，显然比局部切除原发病灶或胃部分切除在内的整块切除更能达到清除全部恶性组织的目的，同时为了达到根治性的目的，相应淋巴结引流区域的脏器可一并切除。由于当时全胃切除术治疗胃癌的并发症与病死率相当高，联合脏器切除的胃癌扩大根治术没有得到发展。Appleby 于 1948 年提出在腹腔动脉根部离断血管，以清除腹腔动脉周围全部受累的淋巴结（Appleby 手术），这种手术方式现今仍在应用。在 60—70 年代初期，胃癌扩大切除术曾盛行一时，但由于进一步研究发现，行联合脏器切除的病例并没有得出单纯扩大手术给患者带来好处的结论。1969 年，Gilbertsen 总结了 1 983 例胃癌手术患者发现，联合脏器切除术后病死率高达 25%，而 5 年生存率反而从 12.2% 降至 8.8%。Mayo Clinic 等许多医疗中心也都因手术病死率高而放弃此种术式。有人甚至提出，广泛清除没有受累的淋巴结会使局部免疫功能下降，影响生存率。

在临床工作中，对于晚期胃癌的手术治疗是力争根治抑或尽量保守，是否应行联合脏器切除，长期以来存在两种意见。持保守意见者认为既然病程已步入晚期，即使行联合脏器切除，不但于改善预后无补，反而可能因手术过大而增加病死率；而持积极态度者则从根治角度出发，肯定联合脏器切除的实际意义。近年来，多数学者均主张根据胃癌自身的生物学行为、肿瘤分期、肿瘤生长的部位等来决定胃癌切除的范围。

近年来的临床和研究发现，虽然随着围手术期处理的进步、外科手术技术的熟练，联合脏器切除手术并发症发生率和围手术期的病死率已经明显下降，但毕竟这类手术创伤和风险较大，应严格选择患者，切勿盲目扩大清扫。对早期胃癌病例施行联合脾、脾动脉切除者术后病理检查发现，第 10、11p、11d 淋巴结均未见转移，且术中出血较多；联合横结肠系膜切除术者也同样发现未见转移。由此可见，早期胃癌不需行联合脏器切除术，而且随着对胃癌的发生和发展以及生物学特性的了解，认识到单纯扩大手术对某些类型的胃癌并不能明显提高治愈率。日本最新版胃癌诊治规范中明确对ⅢA 期中的 N_0 和

ⅢB期肿瘤可采用扩大的胃癌根治切除术。大多数的Ⅳ期肿瘤病例不能单独依靠手术获得根治性治疗，应行以外科手术为主的综合治疗。

而在欧洲和美国，许多医疗中心都反对联合脏器切除治疗胃癌，并认为扩大根治切除并未提高生存率，反而增加了手术并发症的发生率与病死率。1998年，英国医学研究会（MRC）的外科协作组进行了400例患者的研究，发现联合脏器切除术后的术后并发症发生率高达46%，大大高于常规手术的术后并发症。同时，随访6.5年后，联合脏器切除术后的5年生存率为35%，而常规术后患者的生存率为33%；因此，认为扩大根治手术除了增加并发症外，对患者的预后无明显的改善作用。深入研究发现，对于第3站以上淋巴结有转移的病例，即使再扩大切除范围亦不能提高疗效。

因此，对每例胃癌患者都应根据不同的临床分期、不同的组织学类型、不同的生物学特性、不同的年龄与不同的个体，选择不同的手术方式，开展合理的联合脏器切除术来治疗胃癌。对老年及术前有重要器官并存病的患者，尤其不能贸然进行联合脏器切除；而对于年龄较轻、体质较好、没有术前严重并存病以及肿瘤浸润程度和分化程度较好的患者，如果能够达到根治，应力争根治性切除，包括联合脏器切除。总之，一定要选择个体化的治疗方案。

三、微创根治性手术

经腹腔镜辅助做胃大部分切除术的主要优点是对于合适的病例，既能达到治愈的目的，又大大减轻了手术创伤引起的疼痛感。术后恢复快，住院天数明显缩短。适用该手术的患者病变应位于胃幽门窦区或胃体区，而必须施行胃大部分切除，以求根治肿瘤的患者。该手术的过程主要有两部分：首先，通过腹腔镜手术，分离大、小网膜，结扎、切断胃网膜左、右血管和胃左、右血管，横断十二指肠第一段，切除远端胃体；然后再做上腹部正中切口，借此完成胃十二指肠吻合术。该手术的特点是腹部切口小，并能顺利完成胃大部分切除及吻合术。较做常规胃大部分切除术好，切口越小对患者术后恢复越有利；另外，手术创伤小，对患者的免疫力影响也较小。该手术的另一重要优点是能进行胃周围淋巴结的清扫，保证了手术根治的彻底性。

四、保留胃功能的根治性手术

对于不适于施行内镜或腹腔镜手术者，传统上主要施行胃大部分切除，并合并胃周围淋巴结清扫术。但是，为改善患者术后生活质量，尚有几种能替代保留胃功能的根治手术可供临床借鉴。近二十余年来，"功能保全性手术"的新概念已经形成，其主要的基础有：①临床实践证明，相当一部分肿瘤患者中，可以在保留器官的同时达到根治性切除；②提高患者的生存质量，减少病发率，成为社会的呼声和广大患者的迫切愿望；③手术技巧的长足进步和对肿瘤的发展规律的深入认识；④多学科的综合治疗，保证了在合理缩小手术范围的同时，生存率不低于广泛切除性手术。近年来，不少学者相继开展了保留幽门的胃部分切除术。由于该手术保留了胃幽门括约肌功能，故与传统远端胃大部分切除术相比，具有预防术后碱性反流性残胃炎或食管炎与倾倒综合征、延长残胃食物排空时间、改善消化吸收功能等优点，对改善患者的术后生活质量有重要的临床意义，故对合适的病例，应予积极推广使用。

标准的胃癌根治术一般包括迷走神经切除，以达到彻底清除胃周围淋巴结的目的。胃癌手术切断迷走神经后，胆石症、腹泻等并发症发生率均较高，日本报道高达22.4%。日本学者三翰晃一等于20世纪90年代初开始探索在胃癌根治术中保留迷走神经，并开展了该项手术，国内王舒宝等已经进行了解剖学研究。保留迷走神经的胃癌根治术既保留了原有胃癌根治术的根治性，又注重保留功能，有助于提高患者术后生存质量。但在当前早期胃癌发现率仍较低的情况下，有学者认为还应慎重开展，并需要进行长期随访，应在改善预后的同时，提高患者的生活质量。保留迷走神经的胃癌根治术国外也有报道。但总体上看研究数量较少，可能的原因是：进展期胃癌患者主要考虑了5年生存率，以达到根治术为首要目的，未将提高生活质量放到重要位置；保留迷走神经实际操作起来较麻烦，延长了手术时间，有些术者不愿意实施。

（周　东）

第七章

小肠疾病

第一节　先天性肠旋转不良

先天性肠旋转不良（congenital malrotation of intestine）是胚胎发育过程中由于中肠旋转发生障碍或停滞，造成肠道解剖位置的异常，从而导致各种不同肠梗阻或肠扭转等外科疾病的发生。该病是小儿外科常见疾病之一，常并发肠闭锁、肠重复畸形、内疝等其他畸形。

一、病因病理

1. 病因　正常胚胎在6～12周发育过程中，中肠会发生一系列复杂变化：胚胎第6周时，由于中肠迅速生长，以至于腹腔不能容纳，被迫自脐部向外突出。脐带内的肠管以肠系膜上动脉为轴心，按逆时针方向旋转。随着腹腔的发育，突出的肠管回纳入腹腔，并继续以肠系膜上动脉为中心逆时针旋转，并逐渐固定于后腹壁。全部肠旋转完成后，小肠起于Treitz韧带，从左上斜向右下，止于回盲部。盲肠也随之降至右髂窝。在此过程中，如果中肠未旋转、不完全旋转或反方向旋转等情况均可造成肠旋转不良。

2. 病理　如下所述。

（1）小肠扭转及坏死：中肠旋转不全，小肠系膜不是从左上斜向右下附着于后腹壁，而是悬吊在狭窄的肠系膜上动脉根部，因此小肠活动度很大，在肠蠕动或体位变化较大时，小肠易受重力影响，使肠管以肠系膜上动脉为轴心，发生扭转。轻度肠扭转可自行复位，严重的扭转会造成肠系膜血循障碍，引起广泛性的小肠绞窄性坏死。

（2）十二指肠梗阻：肠旋转异常时，盲肠未降至右髂窝而位于上腹或左腹，附着于盲肠和右后壁之间的Ladd纤维索带可直接压迫十二指肠第2部分的上方，引起部分或完全的肠梗阻；盲肠也可直接压迫后方的十二指肠引起梗阻。

二、临床表现

各年龄段都有可能发病，但约有1/2的肠旋转不良发生在新生儿期，绝大多数的病例发生在1岁以内。

1. 呕吐　新生儿最初往往表现为高位肠梗阻，突然出现剧烈呕吐，呈间歇性，呕吐物含有胆汁或小肠液，但出生后1～2天仍有正常胎粪排出，此可与小肠闭锁相鉴别。

2. 腹痛　患儿因腹部不适或痉挛性疼痛，有烦躁不安，阵发性哭闹，拒按腹部。较大儿童能说出疼痛的部位和性质，局部有明显的压痛，常会取自动屈曲位以缓解疼痛。

3. 腹胀　腹胀一般出现较晚，腹胀程度与肠梗阻部位有关。十二指肠梗阻常为不完全性，上腹可见膨隆或胃蠕动波，呕吐后腹胀不明显，但随梗阻会反复出现，患儿有消瘦、脱水、体重下降等；低位小肠扭转或结肠扭转，扭转肠襻明显隆起，腹胀较严重。

4. 晚期全身症状　肠扭转若为轻度，症状可随体位变化或自身肠蠕动而缓解，若扭转不能复位，晚期会出现剧烈腹痛，绞窄性肠坏死，全腹膜炎，血便及严重的中毒性休克等症状。

三、临床检查

1. 腹部立位平片　新生儿立位平片腹部可有较典型的双气泡征。年长儿多为不完全肠梗阻，可见胃、十二指肠扩张，很少出现气液平面和双泡征，即使十二指肠完全梗阻，由于患儿剧烈呕吐，典型 X 线征象阳性率也不高。晚期可见明显扩张的"假肿瘤影"孤立肠襻，形态不随体位改变。

2. 上消化道造影　钡剂造影检查诊断价值较大，可以直接了解梗阻部位，明确显示十二指肠空肠襻位置及梗阻近端扩张情况。肠旋转不良时，十二指肠空肠襻与右侧腹部垂直下行，盲肠及升结肠位于腹中上部。

3. 钡剂灌肠　可以直接显示盲肠和结肠的位置。盲肠高位提示肠旋转不良，但盲肠位置正常不能排除肠扭转。

四、诊断与鉴别诊断

1. 诊断　新生儿有哭闹不宁，反复间歇性呕吐胆汁样物，立位平片显示腹部双泡征或三泡征，即可确诊。非新生儿临床表现常不典型，上消化道造影发现胃及十二指肠上部扩张，或钡剂灌肠显示盲肠、结肠位置异常时，应首先考虑本病。对于盲肠位置正常，而临床仍怀疑该病的患儿，两种检查方法联合使用可提高诊断率。

2. 鉴别诊断　本病与十二指肠闭锁、狭窄或环状胰腺疾病鉴别较困难。十二指肠闭锁或狭窄钡餐显示有扩大的"盲端"或十二指肠呈鸟嘴状，环状胰腺为十二指肠降段中部或半环行缩窄状，钡灌肠显示盲肠位置正常。本病钡剂造影示梗阻部位不规则的外压性征象，且盲肠位置多异常。

五、治疗

除部分肠梗阻症状不明显或症状较轻者暂不处理外，有明显肠扭转或肠梗阻表现时，应在胃肠减压，纠正水、电解质及酸碱紊乱，改善全身情况的基础上积极准备手术治疗。对于已发生肠坏死和中毒性休克的严重病例，可不必等待休克完全纠正后再手术，应在积极抗休克的同时施行手术。手术以尽快解除梗阻，恢复肠道通畅为目的。术中根据不同的探查结果决定相应的处理方法。

选右上腹脐上横切口逐层进入腹腔，保护好切口后，将全部肠管轻轻托出至腹腔外，判断肠管扭转异位情况。中肠扭转时肠管一般围绕肠系膜根顺时针旋转 45°～72°，所以需做相应的逆时针方向小肠复位，肠管正确放置位置应是十二指肠空肠襻在腹右侧，盲肠和结肠置于腹左侧，同时切除阑尾，以免日后发生阑尾炎时误诊。

对于 Ladd 束带压迫十二指肠引起梗阻者，分离切断全部 Ladd 束带后有满意的治疗效果。充分游离十二指肠至 Trietz 韧带，将十二指肠空肠向下悬挂于右侧腹部。松解粘连的盲肠及结肠，以及肠襻间粘连，完全松解后一般不需要固定结肠系膜。

肠管松解复位后对其活力的判断尤为重要。肠管色泽正常或由紫红色转为鲜红，证明肠管具有活力，不需特殊处理。如肠管呈紫黑色，刺激后无蠕动以及相应肠系膜动脉未扪及搏动，即可判断肠坏死。如不能肯定是否坏死，可在系膜根部注射普鲁卡因及温热盐水热敷该肠段，10～20min 后观察血循情况。如果肠壁色泽转为红色，蠕动和肠系膜动脉搏动恢复，可回纳腹腔。如果经上述处理仍未见好转，则证明肠管确已坏死，如患儿全身情况允许，可切除坏死肠段，并行一期吻合，如条件不允许，可将坏死或活力可疑肠段暂时外置，并在肠襻近端造口，待全身情况好转后再行二期处理。尽量保留有生机肠管，避免发生短肠综合征。

术中注意探查其他并发畸形，如十二指肠隔膜闭锁或狭窄，Meckel 憩室，肠重复畸形等病变，发现后予以相应处理。

六、预后

大部分患儿经手术治疗后，能逐渐恢复正常的生长发育。严重的肠扭转致肠坏死，患儿死亡率高。

广泛小肠切除术后会发生短肠综合征，需要长期经中心静脉胃肠外营养，预后不佳。

（李　晋）

第二节　小肠憩室病

小肠憩室是一种较常见的消化道疾病，是指由于肠腔内压力影响或先天性肠壁发育缺陷，薄弱肠壁向外膨出所形成的袋状突起，或者因胚胎期卵黄管回肠端未闭而形成的 Meckel 憩室。前者憩室壁因不含肌层，称为假性憩室，后者则为真性憩室。

小肠憩室按发生部位可分为十二指肠憩室，空肠、回肠憩室，以及 Meckel 憩室，其中以十二指肠憩室最多见，钡餐检查发现率为 3% ~7%，空肠、回肠憩室发现率次之，Meckel 憩室最少见，发现率仅为 1% ~2%。本节主要讨论空回肠憩室和 Meckel 憩室。

一、空肠、回肠憩室

空肠、回肠憩室中以空肠憩室为多，且 2/3 为多发性憩室。回肠憩室则少见，同时累及空肠、回肠者更为罕见。男性发病率是女性的 2 倍，最常见于 70 岁以上的老年人。

1. 病因病理　发病原因尚不清楚。憩室壁主要由黏膜、黏膜下层和浆膜层组成，肌层极少或缺如。憩室一般位于小肠系膜缘，但亦可位于对系膜缘侧。肠系膜两叶附着处之间和穿入肠壁肌层的两支纵行血管之间的局部肠壁常较薄弱。进入肠壁的动脉在空肠上段较粗，往下逐渐变细，到回肠末端又变粗。进入肠壁的血管越粗，该处的肠壁也越薄弱，所以小肠憩室多位于空肠上段和回肠下段。由于黏膜通过肠壁薄弱部分向肠腔外突出，可发生不协调的肠蠕动亢进，即所谓的"空肠运动障碍"。

2. 临床表现　空肠、回肠憩室一般无任何自觉症状，少数患者有模糊的消化不良、餐后不适、腹鸣音等症状，但这些症状均缺乏特异性。患者有明显腹部症状而就诊时，往往提示伴有并发症出现：①憩室炎和憩室穿孔：憩室内异物容易积聚或肠石存留，反复刺激黏膜，可引起炎症。如果异物堵住狭窄的憩室口，细菌在内滋生感染，憩室内压力增高，最终可导致憩室穿孔，出现弥漫性腹膜炎、局限性脓肿，或形成肠内、外瘘。患者感觉明显腹痛，疼痛可扩散至全腹，并伴有明显的腹部压痛，肠鸣音消失等腹膜炎征象，以及体温升高，脉搏增快等全身反应。②出血：肠黏膜溃疡可导致大量和反复出血，与胃十二指肠溃疡出血相似，所以在为消化道大出血的患者施行手术时，如果未发现有消化性溃疡，应注意检查有无憩室。③梗阻：炎症引起的粘连，憩室所在部位肠襻扭转或巨大憩室压迫周围肠管可引起肠梗阻。④代谢方面紊乱：空回肠在正常空腹时是无菌的，发生憩室后可继发混合性大肠杆菌生长，导致消化紊乱和维生素 B_{12} 吸收障碍，患者出现脂肪痢和巨幼红细胞贫血。

3. 诊断　凡有消化不良和餐后不适等症状而常规检查不能确诊的患者，均应怀疑消化道憩室。腹部隐痛或反复发作的腹部绞痛，常提示有亚急性肠梗阻。腹部平片显示散在性含气囊袋阴影时提示憩室的存在。钡餐 X 线检查可以进一步帮助确诊，可见造影剂进入憩室内，肠道黏膜延续完整，表现为肠道一侧囊袋状龛影。也有人认为螺旋 CT 对小肠憩室诊断更有效。

4. 治疗　空肠、回肠憩室大部分可内科保守治疗，通过适当增加粗纤维饮食，解痉、抗生素抗炎以及补充维生素 B_{12} 等处理，症状一般会缓解。在内科治疗无效或有严重并发症时，考虑手术治疗。

手术采用右侧脐旁或经腹直肌切口。术中仔细寻找憩室，特别注意憩室多发情况。单个憩室只需行单纯憩室切除术，对于较集中的多发憩室，可切除该段肠襻并行端端吻合术。如多发憩室散在整个小肠，应限于切除最大憩室所在肠段。在大出血、憩室穿孔等紧急情况下只应切除有并发症的憩室所在肠段。

对于腹部其他手术时发现的无症状憩室，如憩室较大，可手术切除，对小的多发憩室一般不作处理。

二、Meckel 憩室

Meckel 憩室在小肠憩室中最为少见，为胚胎期卵黄管退化不全所致。男性发病多于女性，比例为

2 ：1。大多数人终生无症状，出现症状时多为发生了各种并发症。任何年龄可出现临床症状，但大多数见于 2~3 岁以内的婴幼儿期，成人后很少再出现症状。

1. 病因病理　如下所述。

（1）病因：胚胎在正常发育早期，卵黄囊与中肠通过卵黄管相通。胚胎第 7 周时卵黄管逐渐萎缩，管腔闭锁形成纤维索带，出生后很快从肠壁脱落消失。发育异常时，由于退化不完全，卵黄管可全部或部分残留形成各种类型的畸形：①脐肠瘘或脐窦，即卵黄管未闭，肠与脐相通，或肠端已闭合而脐端开放。②卵黄管囊肿，即卵黄管两端均已闭合，未闭合的中间部分由于分泌液的积聚而形成囊肿。③Meckel 憩室，为卵黄管靠近回肠侧未闭合而形成的指状或囊状结构，最多见。

（2）病理：Meckel 憩室多数位于距回盲瓣约 100cm 的回肠末段，一般长 4~5cm，偶可达 20cm。憩室腔较回肠腔窄，一般直径为 1~2cm。与空肠憩室开口肠系膜缘不同，95% Meckel 憩室开口于肠系膜对侧缘，仅 5% 开口靠近回肠系膜，盲端常游离于腹腔，顶部偶有纤维索条与脐部或腹壁相连。Meckel 憩室有自身的血供，组织结构与回肠基本相同，但憩室内常伴有异位组织，如胃黏膜（80%）、胰腺组织（5%）、十二指肠黏膜、结肠黏膜组织等。异位组织黏膜能分泌消化液，可引起溃疡、出血或穿孔。

2. 临床表现　临床症状与发生以下并发症有关。

（1）下消化道出血：出血多见于婴幼儿，约占 Meckel 憩室并发症一半以上，为异位胃黏膜分泌胃酸导致回肠溃疡所致。急性出血时便血鲜红，短期内可发生失血性休克。慢性长期出血可引起严重贫血。出血常反复出现，检查腹部无阳性体征。

（2）肠梗阻：张于憩室顶端和腹壁的纤维索带可压迫肠管，或以索带为轴心发生的肠扭转，以及憩室带动回肠形成的回结型肠套叠，均可导致急性肠梗阻，常为绞窄性，起病比较急骤，病情严重，很快发生肠坏死及全腹膜炎。

（3）憩室炎及穿孔：憩室有异物存留或引流不畅时可发生炎性病变。慢性憩室炎患者可有反复右下腹隐痛，急性憩室炎除腹痛加重外，还可引起憩室坏疽性穿孔，此时腹痛突然加剧，呕吐和发热，腹部检查右下腹或脐下明显的腹膜炎体征。急、慢性憩室炎注意与急、慢性阑尾炎鉴别。

（4）憩室肿瘤：憩室偶然会发生良性肿瘤（平滑肌瘤、脂肪瘤、神经纤维瘤、腺瘤）、恶性肿瘤（平滑肌肉瘤、腺癌、类癌）以及囊肿。

（5）其他：憩室自身扭转也可发生坏死；憩室滑入腹股沟管疝囊内形成 Littre 疝，嵌顿后会引起不完全性肠梗阻症状。

3. 诊断　Meckel 憩室并发症与急慢阑尾炎、阑尾坏疽穿孔、其他原因引起的肠梗阻以及下消化道出血等疾病的临床表现相似，诊断比较困难，多数患者需要手术探查才能明确诊断，但在儿童期出现上述临床表现，尤其是 5 岁以下小儿有反复便血者，均应考虑本病的可能。腹部体检时发现有脐瘘或脐窦，有助于确诊。

钡餐 X 线检查偶可发现 Meckel 憩室，诊断率较低。由于异位胃黏膜对锝元素有摄取浓聚的特性，故利用 ^{99m}Tc 同位素扫描检查具有诊断意义，准确率可达 70%~80%。

4. 治疗　对于已出现并发症的 Meckel 憩室，均应行手术切除。较小憩室可楔行或 V 形切除 Meckel 憩室所在部分回肠壁，烧灼残端，横行缝合缺口两端肠壁，防止肠腔狭窄。对于巨大憩室或有溃疡出血、憩室穿孔、恶性肿瘤等严重并发症患者，主张将憩室及其所在一段回肠一并切除，行端端吻合术。术中发现有纤维索带压迫肠管、肠扭转、肠套叠等情况，解除梗阻后应仔细检查肠管活力，切勿将活力可疑肠段未经处理就送回腹腔。

对于其他疾病腹部手术时意外发现的无症状憩室，切除与否仍有争议。有学者认为，如果患者情况允许，尽量切除憩室以免后患。也有人认为 Meckel 憩室出现并发症的比例很低，成年后几乎很少发生症状，切除憩室不仅没有必要，还会增加术后并发症。一项研究显示，40 岁以下男性，憩室长于 2cm 者有较高危险性，应考虑行憩室切除。

（李　晋）

第三节 肠气囊肿症

肠气囊肿症（pneumatosis cystoides intestinalis，PCI）又称为肠积气症（pneumatosis intestinalis）、囊性淋巴积气症（cystic lymphopneumatosis）、腹膜淋巴积气症（peritoneal lymphopneumatosis）、腹气囊肿（abdominal gas cysts）等。PCI 不是一个疾病诊断，而是一种病理现象。临床较少见，其主要特点是肠壁黏膜下或（和）浆膜下有多个含气囊肿。最常见于小肠，多发生于 30~50 岁，男、女性发病无明显差别。

一、病因病理

1. 病因　关于 PCI 的发病机制已争论了数十年，目前存在多种理论，但无一能全部解释各种病理生理改变。根据囊内气体来源不同，大概分为以下几种学说。

（1）机械学说：气体来源于肠道，借助物理压力差进入肠壁内。该学说认为胃肠道压力升高，迫使气体通过黏膜进入肠壁，在黏膜下或浆膜下形成气囊肿。若合并黏膜有破损，更能加快气体在黏膜下弥散，此类情况多见于消化性溃疡伴幽门梗阻、Crohn 病和坏死性肠炎患者。实验方法证实，结扎动脉和淋巴管后的坏死性肠炎可诱发 PCI。但此学说不能解释气囊肿中氢气浓度远远高于肠道的现象。

（2）肺源学说：气体来源于肺部。认为肺泡内压增高致肺泡破裂，气体弥散至组织间隙，其后进入纵隔、腹膜后间隙，再经肠系膜到达肠壁。此情况的发生与慢性阻塞性肺病（COPD）有关，但部分临床 COPD 患者并无纵隔气肿和 PCI 发生。

（3）细菌学说：气体来源于产气荚膜梭菌（Clostridium perfringens）。有学者认为产气杆菌可沿气体进入肠壁径路侵入肠壁，并在黏膜下淋巴管内产生大量气体，淋巴管不同程度的膨胀而形成气囊肿。小鼠体内实验证实，向肠壁黏膜下注入艰难梭菌（Clostridium difficile）可诱发 PCI。抗菌治疗 PCI 后囊内气体消散也支持这一学说。但在临床 PCI 患者尚缺乏黏膜下和气囊肿内细菌生长的证据。

（4）营养失调学说：气体来源于血液中氮气。一般认为由于食物中缺乏某些物质或碳水化合物代谢障碍，导致肠腔内酸性产物增多，肠黏膜通透性增加，酸性物质能与肠壁淋巴管内碱性磷酸盐结合产生 CO_2，与血中的氮气交换而形成气性囊肿。但在临床病例中未得到证实。

（5）其他学说：有人认为肠气囊肿的形成，是由于肠道内缺乏利用 H_2 的细菌，而在正常人体内，H_2 常为产烷细菌和分解硫酸盐类细菌所代谢。也有人认为免疫病理炎性反应参与了肠气囊肿形成，在受累肠壁内发现有单核细胞和异物巨细胞浸润。

2. 病理　气囊肿可发生于胃肠道任何部位，但多见于回肠（76.4%），其次为空肠和结肠，也可在肠系膜、肝胃韧带、镰状韧带、大网膜等处发生。浆膜下气囊肿比黏膜下多见。肉眼观察见肠浆膜面或黏膜面多发丛状的圆形隆起，有如肥皂泡，直径在 0.1~2cm，触之如海绵。有的囊肿带蒂，呈节段状分布，囊肿间气体互不交通。切面见大小不等囊腔，壁薄，镜下见囊壁内衬单层扁平上皮，有淋巴细胞、浆细胞等炎性细胞浸润，周围肠壁组织中可见单核细胞和异物巨细胞。

二、分类

（1）按发病原因可分为原发性和继发性：原发性约占 15%，不伴发胃肠道疾病。继发性常与消化道溃疡（伴幽门梗阻）、肠道炎性疾病、阻塞性疾病、缺血性肠炎等疾患并存。

（2）按发病性质可分为良性和爆发性：爆发性常见于小儿，特别是并发缺血性肠损害的婴儿，可能为产气杆菌侵入肠壁并过度生长导致气囊肿形成。成人多表现为良性 PCI，暴发性发作常与药物、化疗、缺血或伪膜性小肠结肠炎有关。

三、临床表现

大多数 PCI 没有任何临床症状，症状的出现取决于气囊肿的位置以及伴发的基础疾病。PCI 非特异症状有腹部隐痛、腹胀、腹泻、黏液便或便血、便秘以及体重下降等。小肠 PCI 主要症状为腹痛、呕吐、腹胀以及消化吸收不良等，而结肠 PCI 主要表现为腹泻、血便、便秘、里急后重等症状。PCI 特异性症状包括气性囊肿所诱发的肠套叠、肠扭转症状，以及囊肿突入肠腔所导致的机械性肠梗阻和肠蠕动功能障碍。有时气囊肿可自行破裂，出现气腹但并无腹膜激惹征象，此为 PCI 特征性表现。腹膜后位肠气囊肿破裂可发展为腹膜后积气，患者常有腹部不适、腹胀，消化不良等症状。腹部体检很难有阳性发现，偶尔会触到腹腔或直肠包块。但肠气囊肿的大小和肠道受累范围往往并不与 PCI 症状和疾病严重程度成正比。

四、诊断

PCI 一般无症状，即使出现症状也缺乏特异性，常需借助各项临床检查明确诊断。

（1）腹部立位平片：对怀疑有 PCI 的患者应首先进行该项检查。可见沿受累肠管周围分布有大小不等、圆形或类圆形透光区，散在或聚集呈串珠状、链条状或葡萄状。如果气囊肿破裂，膈下还可看到游离气体。临床约 2/3 患者可有上述 X 线征象。

（2）钡剂造影检查：肠气囊肿常在 X 线钡剂检查其他胃肠道疾病时无意中发现。钡餐或钡剂灌肠造影显示，肠壁黏膜下多发的圆形或类圆形光滑的充盈缺损，基底较宽，密度低，可变形，局部肠壁柔软。上述表现，尤其是充盈缺损呈低密度的特征，易与多发性息肉和肿瘤相鉴别。

（3）超声检查：有助于诊断 PCI 和发现门静脉内气体。超声下肠气囊肿表现为肠壁较亮回声波。门静脉气体常会导致坏死性肠炎，B 超能帮助该并发症的早期诊断。

（4）CT 检查：诊断率比腹部平片和超声检查高。CT 扫描显示沿肠壁分布的低密度黏膜下气体，能与肠腔内气体，黏膜下脂肪和息肉鉴别。若发现肠气囊肿有困难，结肠充气下 CT 扫描有助于诊断。

（5）MRI：诊断价值同 CT 检查。一般不作为常规检查。

（6）内镜检查：内镜下肠黏膜面可见大小不一的半球形隆起，透明或半透明状，表面光滑，布有血管网。活检钳触之有弹性，压迫后形状可改变，戳破后囊肿可塌陷或消失。镜下注意与息肉相鉴别，误以为息肉而钳夹切除有可能导致肠穿孔。

五、治疗

对于无症状的 PCI 患者，无须特殊治疗。如果伴有基础疾病，积极治疗后继发性气囊肿可能会消散。大部分 PCI 患者经保守治疗能好转或痊愈，只有出现严重并发症时才需要手术治疗。

1. 保守治疗　如下所述。

（1）对症处理：通过止痛、止泻、通便等对症处理，能缓解症状，控制病情。联用甲硝唑、万古霉素等抗菌治疗 PCI 可能有效。

（2）禁食、胃肠减压：可以减少胃肠道气体及其他内容物，减轻肠腔内压力，改善肠壁血液循环，增强黏膜自我修复能力。禁食期间需维持水、电解质和酸碱平衡，必要时行全胃肠外营养。

（3）高压氧治疗：目的是提高血中氧浓度，使高分压的氧沿压力梯度弥散入囊肿内置换出氮、氢气等气体，而囊内氧气可以迅速为周围组织吸收，囊肿最终消失。通过面罩、机械通气等途径，以 8L/min 的速率给予 70%～75% 的氧气，使动脉血氧分压超过 300mmHg，就可达到治疗要求。也有低浓度氧治疗有效的报道。对于氧疗后复发病例，再次氧疗仍有效。

（4）内镜治疗：内镜下用热活检钳夹破囊肿使之塌陷，术后禁食 3 天，口服甲硝唑 1 周。也可通过纤维内镜囊内注射硬化剂，但临床效果有待进一步观察。

2. 外科治疗　肠气囊肿伴发有肠梗阻、扭转、套叠、穿孔、肠道肿瘤或门静脉发现有气体者，均应行相应的手术治疗。手术方式常为切除严重病变部位肠段，有恶性肿瘤者，须行根治性切除。

六、预后

本病为一种良性病变，预后良好。但如门静脉有气体，常会引起严重的坏死性肠炎，预后险恶。一项前瞻性研究显示，伴发有门静脉气体的患者，死亡率高达37%。

（李 晋）

第四节　先天性肠道重复畸形

先天性肠道重复畸形（congenital intestinal duplication）多为附于肠系膜侧的囊状或管型的空腔肠管，可发生在消化道的任何部位，但在小肠，尤其是回肠多见，结肠、十二指肠和直肠发生率较低。肠道重复畸形多合并脊柱裂、半椎体畸形，40%～50%的结肠管状重复畸形合并下尿路重复畸形。

一、病因病理

1. 病因　Veeneklass等学者认为本病系胚胎发育时脊索与原肠的分离发生障碍所致。胚胎在第23～25天脊索形成过程中由于内外胚层发生粘连，原肠受到脊索牵拉产生憩室状突起，进一步发展演变成不同形态的肠管，即消化道重复畸形。这也正是其常常合并脊柱畸形的原因所在。此外，有学者认为原肠从早期的实心期发育成肠管过程受阻，形成消化道平行的长管状结构，成为先天性肠道重复畸形。

由于胚胎期有尾端孪生畸形，所以位于盆腔的肠道重复畸形多与结肠、直肠平行，结直肠重复畸形也多伴有先天性膀胱重复畸形。

2. 病理　先天性肠道重复畸形按不同的病理形态分为两种。

（1）囊肿型：约占80%，其中约20%与邻近肠管相通。多数肠道重复畸形完全游离形成孤立的囊肿，多见于回盲瓣附近。囊肿呈椭圆形，大小不等，但均较为局限。囊内分泌物潴留可使体积增大，压力增高。肠内囊肿位于黏膜下层或基层，可向肠内突出，容易引起肠梗阻。

（2）管型：与正常肠管并列行走，形成双腔管道，长度从数厘米到数十厘米不等。重复肠管多数仅一端与正常肠管相通。如果远端开口与正常肠管相通，肠腔内容引流较为通畅。如果近端开口与正常肠腔相连，则重复段肠管体积随潴留物增多而逐渐扩张，发生并发症。重复畸形的肠管有完整的黏膜和平滑肌，与正常肠管无明显的界限，但与正常肠管有共同的浆膜，重复肠管与正常肠管为同一系膜供血。20%～25%的重复畸形有异位胃、胰腺及肠黏膜组织，可分泌胃液及消化酶，使抗酸能力弱的肠黏膜产生溃疡、出血或穿孔。

二、分类

按形态学分类，先天性肠道重复畸形可分为囊肿型和管型；按其有无并发症可分为单纯型和复杂型。单纯型是指仅限于肠道的重复畸形而无其他器官、系统的畸形。复杂型反之，如合并脊柱、泌尿系统畸形等。

三、临床表现

婴幼儿多见，65%在婴儿期出现症状。其临床表现常与重复肠管的位置、形状、肠管的长短、黏膜的分泌物性质有关。肿块、腹胀、呕吐及便血多见。

1. 小肠重复畸形　小肠重复畸形占先天性肠道重复畸形的85%以上，病变常位于小肠的系膜侧，多数在婴幼儿期有症状。由于病变的部位、大小及形态各异而产生不同症状。腹痛反复发作，婴幼儿仅表现为哭吵不安。重复畸形肠管排空不畅致肠腔扩张时可出现腹部肿块，边界清楚，有一定的活动度，伴频繁的呕吐。随着体位的改变或炎症的消失，畸形肠管内的潴留物排空，肿块及肠梗阻症状明显缓解或消失。十二指肠附近的重复畸形，肿块可压迫胆管引起黄疸或胰腺炎。肿块也会影响小肠的正常蠕动，可并发肠扭转、肠套叠。巨大的重复肠管可压迫肠系膜血管，引起黏膜缺血，肠管坏死。

胸腔内肠道重复畸形常来自小肠，通过膈肌裂孔或食道裂孔进入胸腔。重复肠管附着于食管壁或与食管壁分离，血液供应则来自胸腔邻近血管。重复肠管穿透食管或肺可引起咯血或呕血。

2. 结肠重复畸形　结肠重复畸形以管状居多，患儿常有排便困难或便秘，压迫肠管可引起低位肠梗阻，压迫膀胱、输尿管可出现相应的症状。

3. 直肠重复畸形　直肠重复畸形主要表现为反复发作或进行性加重的排便困难，肿块可随排便突出于肛门，排便后回缩。直肠指检触及囊性肿块。重复畸形的肠管可开口于会阴部，需要与肛门闭锁鉴别，此类病例较为罕见。

4. 口腔内的重复畸形　可形成舌咽部囊肿，引起上呼吸道梗阻。

四、临床检查

（1）钡餐或钡灌肠：可直接显示钡剂充盈缺损或肠管受压。

（2）肠镜检查：结肠镜检查是结直肠重复畸形诊断的金标准，尤其是当合并下尿路重复畸形的患者，需考虑到结直肠重复畸形的可能。

（3）B 超：可显示重复畸形的肠管的形态、位置、大小及其与肠道的关系。但应注意与肠系膜囊肿的鉴别。

（4）^{99m}Tc 同位素扫描：若有异位胃黏膜位于小肠或结肠的重复畸形，可分泌胃酸引起黏膜损害，常伴便血，用^{99m}Tc 核素扫描常可显示病变部位。但多不能与 Meckel 憩室相鉴别。

（5）CT 检查：可确定重复肠管与周围组织的关系，但不能确定其性质。

（6）膀胱镜和脊柱 X 光等检查其合并的其他畸形。

五、诊断与鉴别诊断

1. 诊断　婴幼儿出现反复腹痛、呕吐、腹部肿块及便血，或原因不明的肠梗阻应考虑先天性肠道重复畸形。根据临床症状选择钡餐或钡灌肠、B 超或^{99m}Tc 核素扫描可直接显示钡剂充盈缺损或肠管受压；B 超检查也可能显示重复畸形的位置、大小、与肠道的关系。若有异位胃黏膜位于回肠或结肠的重复畸形，可分泌胃酸引起黏膜损害，常伴出血，用^{99m}Tc 核素扫描常可显示病变部位。

在 40%~50% 的膀胱重复畸形的患者，伴有后肠重复畸形（结肠或阑尾重复畸形），而且常常伴有小肠重复畸形或旋转不良，因此，膀胱重复畸形的患者，要考虑到潜在的消化道重复畸形的可能。进行结肠镜检查是有必要的。

2. 鉴别诊断　如下所述。

（1）Meckel 憩室：多发生在回肠末段，通过全消化道钡餐或气钡双重造影可以鉴别。

（2）结肠肿瘤：结肠肿瘤以大便习惯改变，肠梗阻，便血等为主要表现，同时伴有贫血以及消耗性疾病的表现，结肠镜检及 CT、MRI 具有鉴别价值。

（3）肠道血管畸形：腹痛不明显，往往以下消化道出血为首发症状，核素扫描、选择性血管数字减影（DSA）及内镜检查常可确诊。

（4）女性患者位于下腹部的囊肿型需与卵巢囊肿鉴别。

六、治疗

外科手术是唯一根治性治疗方法。由于肠道重复畸形的复杂性，其治疗应个体化。一旦确诊，应尽早手术。术前不能确诊者应剖腹探查。无论有无症状，均应手术切除，以避免其并发症的发生。手术应遵循以下原则：

（1）重复畸形肠管与相邻正常肠段有共同的血液供应，多数需要一并切除，正常肠管行端端吻合。

（2）单纯切除重复畸形肠管，适用于孤立的囊肿型畸形，部分位于胃大弯的重复畸形，或与正常肠管血液供应不属于同一血管分支的重复畸形。

（3）内引流术，适用于十二指肠较复杂的重复畸形。切除困难时，可在重复畸形肠管与十二指肠间做内引流减压，以消除对十二指肠的压迫。对于较长的管状重复畸形可行远端的共壁开窗引流术。

（4）后纵隔食管重复畸形合并椎管畸形时，应先解决有症状的病灶，如无症状，可先处理椎管病变，以免切除食管重复畸形加重神经损害。

（李 晋）

第五节　先天性小肠血管畸形

先天性小肠血管畸形（congenital vascular malformations of small intestine）是指小肠动脉、毛细血管、静脉或淋巴管结构发育异常所导致的先天性异常。先天性小肠血管畸形常为小肠出血的原因之一，在国外，小肠出血以血管畸形多见，约占85%，我国以肿瘤多见，血管畸形约占10%。人群总的发病率约为1/14 000，男女之比约1∶1，90%的患者出生时即有异常，但只有25%在1岁前得以确诊。

一、病因病理

1. 病因　血管的胚胎发育大致可分为网状期、丛状期和管干形成期三个阶段。与主干血管发生于胚胎晚期不同的是，小肠血管属于外周血管，发生于胚胎早期，保留着胚胎细胞的组织学特性，因此，当其受到刺激或条件改变，如外科干预、外伤、月经初潮、妊娠期和（或）激素治疗等，会导致其快速生长。先天性畸形的外周血管中残留胚胎期成血管细胞，轻微的环境改变即可刺激这些静止的细胞，导致分裂失控。

先天性动静脉瘘是由于血管胚胎发育第二期所出现的原始丛状结构持续存在，以后即可形成各种不同数目和不同大小的动静脉瘘。先天性动静脉瘘与后天性动静脉瘘相比，具有瘘口小而广泛；病变常累及几种组织，如骨骼肌和肌肉；多不造成全身性影响，如心力衰竭等。胃肠道动静脉瘘可出现消化道出血。

先天性动脉中层缺陷致真性动脉瘤，此类患者常并发其他部位的动脉瘤，如Marfan综合征及Ehlers - Danlos综合征，前者伴躯体各种畸形，如蜘蛛指（趾）等，后者有关节过伸或皮肤弹性缺陷等。

2. 病理　消化道血液供应几乎全部来自腹主动脉的三个较大的分支，即腹腔动脉、肠系膜上动脉及肠系膜下动脉。小肠的血供来自肠系膜上动脉，其血液供应具有丰富吻合连通，有助于避免闭塞性血管疾病引起的小肠缺血。因此，先天性小肠血管畸形多无特征性表现，少数患者以出血为主要表现。

先天性小肠血管畸形属于先天性异常，大体形态上是发育异常，而非新生物，其组织形态上应和婴儿性毛细血管瘤相鉴别，前者无细胞增殖，无肥大细胞，组织培养无生长，而后者反之。

先天性小肠血管畸形特征是即使胃肠道大量出血，其侵犯的黏膜也只有点状糜烂甚至肉眼不易识别的病变。显微镜下可见黏膜壁大的血窦和黏膜下无数的丛状异常血管，显微照相能见到增大的内皮细胞管道。

遗传性出血性毛细血管扩张症（Rendu - Osler - Weber综合征），毛细血管内弹性组织的先天性缺乏。显微镜下可见到许多扩张而清晰的异常血管。

二、分类

先天性小肠血管畸形目前没有单独的疾病分类，因此沿用先天性血管分类法。目前尚无统一的疾病分类法。

Moore分类法应用较为广泛，该法将肠道血管畸形分为三型：Ⅰ型病变单发，后天获得性，以右半结肠为多见，多见于55岁以上的老年人；Ⅱ型可发生于肠道任何部位，小肠多见，常见于青壮年，病变范围较广，由厚壁和薄壁血管组成，为先天性；Ⅲ型（点状血管瘤）少见，为毛细血管扩张、增生，呈多发性点状，包括遗传性毛细管扩张症，可累及整个肠道，一般认为与遗传有关。

而对于先天性血管畸形的术语混乱，血管瘤（Hemangioma）、血管发育不良（Angiodysplosia）、动静脉畸形（Arteriovenous malformation）、血管畸形（Vascular malformation）、血管扩张（Vascular ectasia）等被许多临床医师及病理学家所采用。Hamburg等为了清理分类学的混乱，最终对先天性血管畸形提出了明确的病因学、解剖学、病理生理学及胚胎学的分类，并达成广泛的一致意见，以取代以前的分类。

由于先天性血管畸形有时累及一个以上系统，基于先天性血管畸形的主要组成部分而为动脉为主的缺陷、静脉为主的缺陷、动静脉分流为主的缺陷、血管复合缺陷及以淋巴管为主的缺陷。血管复合缺陷包括动静脉复合缺陷以及血管淋巴管复合缺陷。

按胚胎学分类可分为早期和晚期，外周血管畸形主要发生于胚胎早期，而主干血管畸形主要发生于晚期。

三、临床表现

1. 无症状的先天性小肠血管畸形　多数先天性小肠血管畸形可终身无任何症状，少数患者以下消化道出血为主要表现，反复出现无痛性便血或黑便、缺铁性贫血等。多数出血呈间歇性、自限性。也可出现呕血或便血，这与病变部位和出血量有关。靠近 Treitz 韧带的空肠出血进入胃后可导致呕血，出血速度较慢时可呕出咖啡渣样物。小肠中段以远出血，甚至回肠末段的出血有时也表现为黑色液体状大便，并带有金属味。小肠近段出血常为暗红色血便；中远段小肠活动性出血时可表现为鲜红色血便。缓慢或反复出血的患者可出现缺铁性贫血的症状或体征，包括皮肤苍白、呼吸困难、心绞痛以及劳力性虚弱。有血流动力学重要改变的患者伴有大量失血的体征，同时伴有头晕、出汗等，如有效血容量减少还可出现晕厥甚至休克症状。

2. 先天性小肠血管畸形可伴有其他血管畸形　如遗传性出血性毛细血管扩张症（Rendu – Osler – Weber syndrome），这种显性遗传性疾病以反复的消化道出血及皮肤及黏膜的毛细血管扩张为主要特征。自发性鼻衄多见，消化道出血者约占 15%～30%，常见唇、舌、口腔黏膜、面部、躯干、四肢、内脏等处毛细血管扩张与迂曲，可呈成簇的毛细血管扩张成扁平斑片，小结隆起等，直径 1～3mm，色鲜红或暗红，压之褪色。

3. 蓝橡皮疱痣综合征（blue rubber bleb nevussyndrome）　此征系常染色体显性遗传，其临床特征为皮肤蓝青色血管瘤，常并发胃肠道血管瘤。血管瘤呈多发性，皮损呈青蓝色或青紫色，中心柔软隆起，触之如橡皮样，有压痛，直径自数毫米至数厘米，大小不一。这些损害数量和大小因个体不同差异很大，大的损害可产生畸形。本病常于儿童期起病，累及胃肠道者容易出血，进粗硬食物常为诱因。本病亦可累及肝脏，引起肝毛细血管瘤。

4. CREST 综合征　表现为皮肤钙质沉着（calcinosis）、雷诺现象（Raynaud phenomenon）、食管张力减低（esophagealdysmotility）、指趾硬化（sclerodactyly）和毛细血管扩张（telangiectasia）五联征。患者多具有其中的 3～4 个特征。小肠受累罕见，损害轻，进展缓慢，预后较好。

四、临床检查

1. 胃镜检查和结肠镜检查　可排除食管、胃和结直肠疾病，缩小诊断范围。

2. X 线钡餐检查　全消化道造影或小肠气钡双重造影，多无明显异常。海绵状血管瘤可见到静脉石，乳突状血管瘤可能出现小的圆形缺损，如并发肠梗阻、肠套叠，则可出现相应的 X 线征象。

3. 选择性肠系膜上动脉数字减影血管造影（DSA）　DSA 术前诊断血管瘤及其他血管畸形极重要而有效的检查方法。出血 6h 以内进行 DSA 检查具有更高的敏感性，诊断率为 75%～90%。DSA 对于先天性小肠血管畸形不仅具有定性和定位的双重诊断价值，同时可达到治疗的目的。可见肠壁内黏膜下小静脉和毛细血管扩张、迂曲呈丛状，排空延迟；动脉分支末端聚集成簇丛状，亦可见动脉增粗、扩张、迂曲畸形或呈团状；动静脉沟通时，静脉早期充盈；出血速率超过 1.0mL/min 时，可见造影剂外溢。

4. 核素扫描　放射元素锝标记红细胞闪烁造影对确定出血部位极有帮助，但不能确定病因。此方法安全，无痛苦，易于为患者所接受。出血量在 0.05～0.12mL/min 时，即可显示出血部位，阳性率达 50%～92%。由于小肠在腹腔内有较大移动空间，精确定位需结合其他检查结果综合分析。

5. 吞线试验　简单易行，无创且费用低廉，但此法仅可进行出血部位的定位，而无法定性。基层医院采用传统的吞线试验对小肠出血进行定位诊断仍是一种可行的方法。

6. 胶囊内镜　该技术是近几年才兴起的一项消化系统无创性诊断方法。胶囊内镜的特点突出表现在能较为清晰地拍摄出 5 万多张片子，据此可获知人体胃肠道病变的情况，特别是对原因不明的消化道出血和小肠疾病具有诊断价值。目前的胶囊内镜还不能很好地定位、定向，对肠腔不能充气，不能活检，不能治疗，影响其临床价值的发挥。胶囊内镜如果不能排出体外，可能会造成肠梗阻，需手术取出。

7. 双气囊电子小肠镜　对于小肠先天性血管畸形的诊断较为可靠，而且可以辅助治疗。但双气囊电子小肠镜操作技术较为复杂，所需时间较长，由于小肠的游离性，有时可能并不能完成全小肠检查。

8. 剖腹探查　剖腹探查是小肠血管畸形的诊断和治疗的重要手段。如术中经肉眼观察、手法触摸等一般检查未发现病灶。术中透照检查肠壁血管清晰可见，容易发现血管畸形，应视为术中检查常规。探查应全面，将整个小肠按顺序全面仔细检查，积血肠段上方应作为检查的重点，注意有无多发病灶。术中另一简便而有价值的检查方法是经可疑肠襻系膜血管注射亚甲蓝，正常肠管处亚甲蓝消失快，病灶处亚甲蓝消失慢。如经上述检查仍不能明确诊断者，应做术中内镜检查。术中内镜检查是最有价值的诊断方法。

五、诊断与鉴别诊断

1. 诊断　当先天性小肠血管畸形是其他血管畸综合征的局部表现时，结合临床表现和辅助检查，诊断相对容易。但本病往往孤立存在，在各种常规检查排除了消化道其他病变引起的出血而患者又具有以上临床特点时，应高度怀疑小肠血管畸形出血的可能，目前较为准确可靠的诊断方法是选择性血管造影术和核素扫描，有条件的医院，可行双气囊电子小肠镜和胶囊内镜检查。剖腹探查加术中内镜检查往往可以确诊。

2. 鉴别诊断　如下所述。

（1）小肠肿瘤：下消化道出血是其与先天性血管畸形的共同临床表现，但前者常常伴有腹痛、肠梗阻、腹内肿块等。病史结合 X 线检查和小肠镜等常可鉴别。

（2）Meckel 憩室：多发生在回肠，消化道 X 线检查予以区别。

（3）肠套叠：肠套叠以腹痛、血便和腹部肿块为典型表现，结合消化道钡餐不难鉴别。

（4）小肠炎性疾病：包括 Crohn 病、肠结核、急性出血性肠炎和肠伤寒等，通常有产期炎症性肠病史。

六、治疗

先天性小肠血管畸形多数终身无特殊症状，不需要特殊的治疗。一般在伴有出血症状或大的动静脉分流畸形引起全身症状者，如心力衰竭时才需要治疗。

治疗主要采用受累肠段切除术。多数血管畸形仅有一处，作病变肠段切除即可。如果初次检查未能发现另处病变或者新的病变随后又出现，可能再度出血，需再次行病变肠段切除。

内镜下治疗小肠血管畸形所引起的下消化道出血是一种可行方法，尤其对老年人不能耐受手术者适用。内镜下治疗方法如激光凝固、电凝及热凝（热探针）等可使扩张的血管闭塞。由于直动脉为终动脉，在肠壁内极少有吻合，因此终末动脉不能通过血管腔内栓塞治疗，避免造成肠壁的节段性坏死。

手术探查要正确掌握适应证：①反复消化道出血，X 线钡餐，内镜，甚至动脉造影等均不能证实病变者；②可疑但不能确诊者，排除其他小肠疾患引起的出血；③无条件进行血管造影或经保守治疗对于出血、梗阻等症状无效者，应果断作手术探查。如术中不能确定出血部位与原因时，可作术中内镜检查，以尽早确诊和治疗。

肠系膜上动脉瘤易并发出血或血栓脱落栓塞远端动脉引起肠段的供血障碍，一旦确诊，应尽早手术。肠管耐受缺血实验后决定手术方式，约 1/3 的患者可采用动脉瘤近远端结扎而不需重建。其他患者可采用动脉瘤切除重建，动脉瘤内缝合修补，动脉瘤旷置远近端血管旁路术，以及近年发展起来的动脉支架置入、腔内隔绝术等。

对于小肠直动脉以外的各级动脉弓的先天性畸形，一般很少引起症状，先天性动静脉分流畸形治疗需个体化，无症状或症状轻微可随访观察。病变部位出血、远端组织缺血或有心力衰竭是其手术适应证。手术方式可根据具体情况采用动静脉瘘口近端主要分支结扎术、动静脉瘘切除术、介入栓塞术等。直动脉以外动脉弓的动脉瘤一般可直接行近远端结扎，而不需动脉重建。

（李　晋）

第六节　肠梗阻

各种原因所致肠内容物不能正常运行称为肠梗阻。肠梗阻在临床上甚为常见，其中，急性肠梗阻是常见的外科急腹症之一，其发生率仅次于急性阑尾炎和胆管疾病。因其病因不同，起病后发展快慢不一，病理生理变化复杂，给临床治疗带来一定困难，目前仍有较高的死亡率。其死亡原因主要由于诊断错误、手术时机延误、手术方式选择不当、水电解质及酸碱平衡失调以及患者年龄大、合并心肺功能不全等。

一、病因和分类

1. 按发病原因分类　如下所述。

（1）机械性肠梗阻：引起机械性肠梗阻的原因可以为肠腔内的梗阻、肠壁本身及肠外疾病所致的梗阻。肠腔的梗阻如肠套叠、粪石或者巨大的胆结石通过胆囊胆瘘进入肠腔引起堵塞，或毛发、大量不消化的植物纤维等在肠内引起梗阻。肠壁的病变如先天的狭窄、闭锁，后天的炎症、损伤或肿瘤阻塞等。肠外疾病如粘连、束带、肿瘤、肠扭转、嵌顿疝等。

机械性肠梗阻临床发病率最高，占所有肠梗阻的90%以上。腹部术后腹腔内广泛肠粘连，是引起机械性肠梗阻的主要病因。

（2）动力性肠梗阻：由于肠壁肌肉运动功能失调所致，又可分为麻痹性和痉挛性两种。麻痹性肠梗阻常继发于腹部手术后、腹膜炎及各种炎症性疾病如急性胰腺炎、急性肾盂肾炎、腹内脓肿，以及电解质紊乱如低钠、低钾、低血镁等；痉挛性肠梗阻则较少见，见于尿毒症、铅中毒及重金属中毒等。如果二者并存于同一患者不同肠段，则称混合型动力性肠梗阻。

（3）血运性肠梗阻：多为肠系膜上动脉血栓、门静脉或其汇入支血栓者造成肠壁血供障碍，运动消失。

2. 按肠壁血供有无障碍分类　如下所述。

（1）单纯性肠梗阻：有肠梗阻存在但肠管本身并无血循环障碍。动力性肠梗阻以及由肠腔内病变导致的机械性肠梗阻一般属于此类。

（2）绞窄性肠梗阻：在肠梗阻的同时肠壁血循环发生障碍，甚至肠管缺血坏死。血运性肠梗阻均属于此类。

（3）按发生部位分类：可分为高位小肠梗阻（空肠上段）、低位小肠梗阻（空肠下段和回肠）以及结肠梗阻。

（4）按发生缓急分类：可分为急性和慢性肠梗阻，二者在一定条件下可以相互转化。

（5）按梗阻程度分类：可分为完全性和不完全性肠梗阻，同急性和慢性一样，二者在一定条件下可以相互转化。

二、病理和病理生理

各种原因所致肠梗阻，均可引起肠管局部和全身一系列复杂的病理生理变化。这些改变如果不能得到及时纠正或发展至晚期，即使梗阻解除，亦可导致死亡。

1. 局部改变　主要为肠腔扩张，进一步可发生肠绞窄坏死。肠梗阻发生数小时之后，近端肠腔积聚大量气体和液体导致肠腔迅速扩张，肠管蠕动频率和强度增加，而远端仍保持正常动力，在排除残留肠内容物后因肠腔空虚而静止。积聚的气体主要来源于咽下空气，其余来自食物发酵和血液中气体弥散至肠腔中，由于肠黏膜不能吸收空气中的氮气，积气的主要成分为氮气。积液则由消化液、食糜及其分解产物构成。由于梗阻上段肠道吸收有障碍，渗出增加，故肠腔迅速膨胀，内压增高。若肠管内压超过静脉压，可导致静脉回流障碍，肠壁血循环障碍，引起肠壁变薄、静脉瘀血、水肿和渗出增加，继续发展则出现动脉血运受阻，血栓形成，肠壁失去活力，呈现紫黑色，甚至肠壁坏死穿孔。肠梗阻部位越低、时间越长，肠腔扩张越明显。由于回盲瓣的作用，结肠梗阻时形成闭袢，加上盲肠的管腔内径最大，承受张力最大，因此此时盲肠最容易穿孔。若盲肠直径大于12cm，应立即减压，以防穿孔发生。严重的肠扩张致使膈肌上抬，可导致呼吸困难，引起呼吸循环功能障碍。因此，在肠腔扩张时放置胃肠减压管进行有效的减压，是肠梗阻的重要治疗措施之一。

2. 全身改变　主要由体液、电解质和酸碱平衡紊乱，毒素的吸收和感染所致。

(1) 体液、电解质和酸碱平衡紊乱：体液丧失及由此引起的水、电解质紊乱与酸碱失衡，是肠梗阻很重要的病理生理改变。正常人每天分泌的唾液、胃液、胆胰液、小肠液及摄入液体共约8～10L，几乎全部经由肠管（主要是小肠）吸收，仅100～200mL随粪便排出体外。肠梗阻时，肠腔内压增高，消化液的吸收发生障碍，越接近梗阻处吸收功能越差。近端肠腔液体大量滞留，加之频繁呕吐，导致液体丢失。同时由于肠壁静脉回流受阻，血管通透性增加，液体可渗入腹腔、肠腔和肠壁内，导致大量体液丧失，血容量减少和血液浓缩。尤以高位小肠梗阻时呕吐重而肠膨胀轻，更容易出现脱水。脱水可合并少尿、氮质血症和血液浓缩，如果脱水持续存在，将导致低血压和低血容量休克。

肠梗阻后禁食以及消化液的丢失，造成电解质的缺失以及酸碱平衡失调，但由于不同的梗阻部位消化液成分的不同，随着梗阻位置的高低、消化液丢失的性质而表现各异。高位小肠梗阻时，呕吐量多且较频繁，丢失多种消化液，表现为混合性缺水、低钾、低氯性碱中毒。低位肠梗阻虽有反复呕吐，但次数少、量也少，而以肠液潴留肠腔内的丢失为主，丢失消化液主要为肠液，表现为低钠、低钾性酸中毒。

(2) 感染与毒血症：正常情况下小肠内仅有少量细菌，空肠上段基本上无菌，但肠梗阻时，梗阻近端肠内容物淤积，细菌大量繁殖，产生多种强烈的毒素。这些细菌多为革兰氏阴性杆菌，以及厌氧菌。由于肠壁通透性增加，屏障功能受到损害，细菌及其产生的内、外毒素可透过肠壁引起腹腔内感染，并经腹膜吸收引起全身性中毒。

(3) 休克：由于水、电解质及酸碱平衡的紊乱，以及感染和毒血症的发生，可导致休克。此外，肠扩胀引起的膈肌上抬影响心肺功能，导致呼吸、循环功能障碍，并妨碍下腔静脉的回流，亦可参与休克的发生。

三、临床表现

1. 症状　根据发病的部位、原因、发病急缓等不同，各种类型的肠梗阻表现不尽相同。但肠内容物不能顺利通过肠腔的病理基础是一致的，所以均表现为腹痛、呕吐、腹胀以及停止肛门排气排便。

(1) 腹痛：机械性肠梗阻发生时，由于梗阻部位以上强烈蠕动，表现为阵发性绞痛，有腹痛缓解间歇期，近端比远端梗阻发作更频繁。腹痛发作时患者常自感腹内有气体窜行，可见到或扪到肠型，听到高亢肠鸣音。若为不完全梗阻，当气体通过梗阻部位后，则疼痛骤然减轻或消失。绞窄性肠梗阻时，由于肠管缺血和肠系膜嵌闭，腹痛呈持续性伴阵发加重，疼痛剧烈。麻痹性肠梗阻时腹痛呈持续性全腹胀痛，少有阵发性绞痛。当近端小肠梗阻时，肠内容物可逆流入胃内而得到减压，这种减压不充分，但可以不出现痉挛性腹痛，而远端小肠梗阻初期最突出的表现是阵发性痉挛性腹痛，常无固定位置，持续1～3min，在两次发作之间腹痛可完全消失。当持续性剧烈腹痛代替腹部绞痛，并出现腹膜炎时，应当怀疑绞窄的可能。

(2) 呕吐：肠梗阻早期为反射性呕吐，呕吐物为含有胆汁的胃内容物。呕吐性质随梗阻部位的高低而不同。高位梗阻呕吐频繁，出现早，呕吐物量多，一般无臭味；低位梗阻者呕吐不频繁，出现也晚，但由于肠内容物中大量的细菌繁殖，呕吐物呈粪便样。

(3) 腹胀：由于梗阻上段肠腔积气积液而产生腹胀。腹胀程度与梗阻是否完全以及梗阻部位有关。

梗阻越完全、部位越低，腹胀越明显。高位梗阻腹胀较轻，低位小肠梗阻及麻痹性肠梗阻时较明显，而以结肠梗阻最为显著。值得注意的是，有时虽为完全性肠梗阻，但由于肠管贮存功能丧失，早期频繁呕吐，可使腹胀不明显，易漏诊。

（4）停止排便排气：完全性肠梗阻时排气排便停止。但梗阻早期，尤其是高位梗阻，可因梗阻以下部位尚残存粪便和气体，仍可排出，只是在排净之后不会再排气排便。不完全梗阻时，排气排便不会完全消失。

（5）全身表现：早期单纯性梗阻一般无明显全身症状，可有白细胞轻度增高。随着病情进展，出现脱水，表现为口干、眼窝深陷、皮肤无弹性、尿量减少、心跳加快等症状。绞窄性肠梗阻全身症状严重，如高热、中毒等症状。以上症状如果未能及时得到纠正，则进一步可出现烦躁不安、脉搏细速、面色苍白、血压下降等休克表现。

2. 体征　腹部体征因梗阻部位、性质、病程早晚而异。可见腹部膨隆、肠型和肠蠕动波。单纯性肠梗阻腹壁柔软，可有轻度压痛，但无腹膜刺激征。绞窄性肠梗阻时，有较明显的局限性压痛，可伴有反跳痛和肌紧张。腹壁叩诊呈鼓音。绞窄性肠梗阻时，如果腹腔出现渗液大于 1 000mL，可出现移动性浊音。机械性肠梗阻时肠鸣音常亢进，可闻及气过水声或金属音。麻痹性肠梗阻时肠鸣音减弱或消失。

四、临床检查

（1）实验室检查：梗阻早期可有白细胞增高，中性粒细胞增加。出现脱水时血红蛋白及红细胞压积增高，尿比重亦增加。如果患者仍在排便，应作大便潜血检查。监测血清电解质变化，检查血气分析，了解酸碱平衡状况。测定血清磷、血清肌酸激酶、血清和腹腔积液磷酸盐有助于绞窄性肠梗阻的早期诊断。

（2）直肠指检：肠梗阻患者应常规接受直肠指检以发现肠腔内包块。如果触及包块，可能为直肠肿瘤、低位肠腔外肿瘤或极度发展的肠套叠的套头。

（3）X 线检查：X 线检查对肠梗阻的诊断具有重要价值。最常用的方法是腹部透视和摄立卧位片，必要时辅以造影检查，可有助于肠梗阻诊断的明确以及梗阻部位的确定。小肠梗阻的征象有五点：①梗阻近端肠曲扩张充气和积液；②水平方向投影显示肠曲内有气、液面；③小肠动力增加；④梗阻近端肠内容物通过迟缓；⑤结肠内气体减少或消失。

（4）B 超：可见梗阻以上肠管扩张，管径明显增粗。绞窄性肠梗阻时可于腹腔探及腹腔积液，并可发现肿瘤、内疝等。

（5）CT：多排螺旋 CT（MSCT）对梗阻的部位、程度、病因的判断有较高的准确率，提高了常规 CT 和常规层厚进行成像判断的准确性。

（6）诊断性腹腔镜检查：根据腹腔镜下所见有助于进行肠梗阻的鉴别诊断，选择合理的手术方案。

五、诊断和鉴别诊断

根据典型的临床表现和 X 线、B 超、CT 等检查，临床上一般可对肠梗阻做出正确诊断。但要做出完整诊断，必须明确几个问题：①是否是肠梗阻；②梗阻的部位；③病因是什么；④有没有发生绞窄；⑤患者的一般情况如何（如水电解质及酸碱平衡紊乱情况）。其中最重要的是尽量避免绞窄性肠梗阻的漏诊、误诊。如果出现下列表现，应考虑有绞窄性肠梗阻的可能：①起病急，疼痛剧烈，持续性发作阵发性加剧；②呕吐物或排出物为血性；③病情进展快，有休克症状；④有腹膜刺激症状，移动性浊音阳性；⑤局部有固定压痛或明显压痛的不对称包块；⑥腹部 X 线平片见孤立巨大肠襻，不随体位改变；⑦腹腔穿刺液为血性；⑧血磷升高。

六、治疗

根据肠梗阻的部位、程度、性质和患者的全身情况选择治疗方法。主要分非手术治疗和手术治疗两类。

1. 非手术治疗　非手术治疗是一切治疗的基础，也是必不可少的术前准备。

（1）胃肠减压：持续胃肠减压可以缓解腹胀，减轻毒血症，改善肠壁瘀血，有助于肠蠕动的恢复，也有利于手术操作。

（2）液体治疗：患者诊断为肠梗阻后，应该尽早输入生理盐水和平衡液，以恢复血容量，留置尿管以迅速评估血容量和充分复苏，测定血清电解质并纠正异常，由于血容量不足或肠坏死引起的酸中毒必须尽快改善。必要时补充血浆、白蛋白等胶体。

（3）抗生素的使用：选择针对革兰阴性杆菌和厌氧菌的抗生素对于绞窄性肠梗阻患者的治疗非常必要。

（4）营养支持：营养支持不仅是一种支持手段，而且是一种重要的治疗措施。因为营养不良引起低蛋白血症，导致肠壁水肿，影响肠功能恢复，加重梗阻症状。所以肠梗阻患者必须保证足够的能量，必要时锁骨下静脉穿刺，行肠外营养。

（5）生长抑素：国内外研究均已证实生长抑素可抑制胃肠胰液及胆汁分泌，增加肠管吸收，减少肠腔内液体，减轻肠管扩张和炎症程度，降低肠壁坏死概率，促进肠道再通，因此可以用于肠梗阻的治疗。可用施他宁 6mg 加入 500mL 生理盐水中，维持 24h 静滴，用药的时间长短根据病情程度而定。

2. 手术　目的是解除梗阻，防止肠绞窄发生。如果出现下列情况，应积极手术治疗：肠梗阻有绞窄或有绞窄可能时；保守治疗无效时；肠梗阻长期不缓解或反复发作时。手术方式包括粘连松解术、肠切除吻合术、肠造口、各种短路手术等。

（1）肠排列术：目的是通过肠排列使肠襻相互粘连在一个保持通畅的序列环境中，使肠内容物的运行不再梗阻。它分内、外排列两种术式。

小肠外排列术是将小肠形成有规则的粘连，以预防不规则的粘连导致肠梗阻，手术方法是先分离所有粘连，游离全部小肠，再将小肠按其顺序折叠排列，于近系膜边缘处将小肠连续缝合固定。经典 Noble 法缝合要领是用 2/0 铬制肠线自折叠肠系膜基底部开始连续缝合，直达肠管，然后用同一肠线继续缝合肠侧壁指导折叠端，因并发症较多，目前仅用于 PJ 综合征和各种小肠多发性息肉治疗中。

小肠内排列术即小肠内支撑术，以内固定管串通全部小肠作支撑，使其大弧度排列，从而达到虽有粘连，但无梗阻的目的。基本方法是通过胃或空肠造口插入支撑管直达回肠末端，小肠按顺序折叠后放入腹腔。这种自上而下顺行插入支撑管的肠排列，称为顺行肠内肠排列。如由盲肠造口或阑尾残端逆行插管到空肠起始段，称逆行肠内排列。支撑管多选择 Miller - Abbott 管（M - A 管）和改良 Baker 管，国内任建安等人将两根 F14 或 F16 胃管相接代替 M - A 管行肠排列，取得较好效果，值得推广。作为一种预防广泛肠粘连的有效方法，小肠内排列术主要用于因肠瘘或粘连性肠梗阻行 2 次以上手术的患者。

（2）微创外科技术在肠梗阻中的应用：腹腔镜小肠梗阻手术具有创伤小、术后恢复快、复发率低等优点，是最能体现微创技术优越性的手术之一。它包括粘连松解、肠扭转复位、肠部分切除等术式。以前者在临床应用最多，不少情况下只是"一剪之劳"。腹腔镜粘连松解术主要适用于单纯性肠梗阻和保守治疗后缓解但反复发作者，手术时机最好选择在单纯性粘连性肠梗阻早期，反复发作的粘连性肠梗阻间歇期，同时应在原手术后半年以上的粘连稳定期内进行。因为此时粘连形成充分、稳定，腹腔内肠管肿胀轻、空间大，便于操作。手术方法力求简单有效，术中宁伤腹壁，不伤肠管，如有必要，及时中转开腹。

七、预后

由于肠梗阻病因复杂，病情进展快，如处理不当，预后欠佳。尤其是绞窄性肠梗阻，死亡率可高达 10% ~20%。

（李　晋）

第七节　术后早期炎性肠梗阻

术后早期炎性肠梗阻（early postoperative inflammatory ileus，EPH）是指腹部手术后早期由于创伤或腹腔内炎症等原因导致肠壁水肿和渗出，形成的一种机械性和动力性同时存在的粘连性肠梗阻，这类肠梗阻很少造成绞窄性肠梗阻。在诊断 EPII 之前，必须排除机械性梗阻和继发于胸腔内和腹膜后感染、电解质紊乱等原因造成的麻痹性肠梗阻。

一、病因病理

1. 病因 如下所述。

（1）手术创伤：长时间的肠管暴露，广泛的肠粘连松解或肠排列等所致的肠管创伤是 EPII 的重要原因。

（2）腹腔内无菌性炎症：如腹腔内积血、积液、异物、坏死组织或其他能导致腹腔内无菌性炎症物质的残留。

2. 病理和病理生理学改变 手术操作及长时间肠管暴露破坏了腹膜和肠管的完整性，引起腹膜及肠管产生免疫反应，中性粒细胞与巨噬细胞释放多种炎症介质，包括细胞坏死因子、白三烯等，这些炎症介质一方面引起肠壁充血水肿，导致肠管增厚，肠腔狭窄，引起肠梗阻；腹腔积血和积液，组织碎片残留，以及炎症所致纤维蛋白渗出共同引起肠管广泛粘连，加重肠道梗阻，因为该粘连相对疏松而非瘢痕性，自身可以部分或全部吸收。另一方面炎症介质可引起肠道交感神经兴奋、迷走反射抑制，从而引起胃肠道运动功能障碍。

手术时可见肠管与腹膜，肠管与肠管，肠管与系膜之间紧密粘连，严重时肠管表现为脑回状，以致肠襻间界限不清。有些肠管虽有成角的现象，但并无机械性梗阻，也无绞窄情况，肠管扩张，肠壁高度充血水肿，血运差，组织脆弱，渗出明显，分离粘连时容易穿孔，术中经常遇到的情况是开腹困难，如强行分离粘连，可能因损伤肠管术后形成肠瘘，甚至可能因术中肠管多处破损，不得不切除大量小肠，致术后短肠综合征。有些患者会因此而死亡。

二、临床表现

EPII 与其他肠梗阻有相似的临床表现，即都有腹胀、呕吐、肛门停止排气排便等症状，但 EPII 又有其自身的特殊性，表现为：①腹痛症状一般较轻，如出现剧烈腹痛，应怀疑机械性或绞窄性肠梗阻的可能；②腹胀较明显，但腹胀程度不如机械性或麻痹性肠梗阻严重。腹胀可能为弥漫性，也可能只局限与腹部某一处，这主要取决于腹部手术和肠管受累部位和范围。局限性病变最多见的部位是切口下方；③术后可能一度排气或排便，但进食后马上又出现梗阻，这是 EPII 的典型症状；④腹部较膨隆，无肠型或蠕动波。触诊有柔韧感，但各部位的柔韧程度不均一，最显著的部位即是肠管粘连最严重的部分，一般位于脐周或切口下方，触不到明显的肠襻或包块。肠鸣音减弱，稀少或消失，听不到金属璃音或气过水声，随着梗阻的逐渐缓解，肠鸣音逐渐恢复。

三、临床检查

（1）全腹 CT：对 EPII 的诊断具有重要的参考价值。CT 检查可以显示肠壁水肿、增厚、粘连以及肠腔积液积气、肠管均匀扩张和腹腔内渗出等现象，同时帮助排除腹部其他病变（如腹腔感染、机械性肠梗阻等）。通过动态观察患者腹部症状、体征以及 CT 影像的变化，能够了解病变的进展情况，判断有无肠坏死。

（2）腹部立位 X 线平片：可见多个液气平面并有肠腔内积液，未见假肿瘤征、鱼肋征及固定部位扩张肠襻等绞窄性肠梗阻的表现。

（3）钡剂造影检查：有人建议行稀钡钡餐检查，由于准确率不高且又肠穿孔造影剂外漏等不良反应，应用不多。

四、诊断与鉴别诊断

1. 诊断 根据病史、体格检查、腹部平片、腹部 CT 进行分析，符合下列条件者可诊断 EPII。

（1）近期（1~4周）有腹部手术史，尤其是短期反复手术史者。

（2）有腹胀、呕吐、肛门停止排便排气等肠梗阻症状，但没有典型机械性肠梗阻症状。

（3）体检时发现腹部质地坚韧，肠鸣音减弱或消失。

（4）腹部CT表现为病变区域肠壁水肿、增厚，边界不清，没有高度扩张的肠管，X光检查未见明显液气平面。

（5）排除腹腔感染、机械性肠梗阻、麻痹性肠梗阻和假性肠梗阻。

2. 鉴别诊断　需与机械性肠梗阻、绞窄性肠梗阻相鉴别。

（1）机械性肠梗阻腹痛更剧烈，可见肠型及蠕动波，可闻及肠鸣音亢进，有气过水声或金属音。

（2）绞窄性肠梗阻可出现脱水征，低血容量休克和全身中毒症状。查体有固定压痛和腹膜刺激征，移动性浊音阳性。

五、治疗

对于EPII治疗，基本倾向于先试行非手术治疗。因为腹部手术后都会有不同程度的肠粘连，而肠粘连有其发生、发展、吸收、部分甚至全部消退的过程，所以EPII患者中必然有一部分会随着肠粘连的消退而治愈，况且此类疾病很少造成绞窄性肠梗阻，不必急于通过手术来解除梗阻。经过一段时间保守治疗后，即使梗阻未解除，肠粘连及炎症也会有所改善，此时的手术相对简单，预后较好。

1. 保守治疗　如下所述。

（1）禁食，持续胃肠减压：EPII病程初期，大量消化液积聚在肠腔内，会加重肠壁的水肿，导致肠腔的进一步扩张，同时会引起内环境紊乱，影响肠功能恢复。有效的胃肠减压可以缓解腹胀，降低肠腔内压力，改善病变肠管血液循环。

（2）营养支持，维持水电解质平衡：EPII病程较长，长期禁食将使患者营养状况恶化，肠壁水肿加重，不利于肠粘连的缓解和肠蠕动的恢复，所以应该及时给予科学合理的营养支持。病程早期行全胃肠外营养，可以在较短时间内改善患者全身的营养状况，纠正水电解质、酸碱平衡紊乱和低蛋白血症，减少消化液的分泌和丢失，使肠道充分休息，有利于肠管水肿的消退和肠蠕动的恢复。当患者有症状（解水样便）和体征（肠鸣音活跃，腹部柔软）提示梗阻症状缓解，就应该将营养方式改为肠内营养。肠内营养能够防止肠黏膜萎缩，保护肠黏膜屏障功能，减少肠源性内毒素移位，继而降低因内毒素移位诱发的相关炎性因子和细胞因子的连锁反应，减轻全身炎症反应综合征的程度。在实施肠内营养的过程中，要把握好三个"度"，即浓度，速度和温度。1~2周后，逐步向正常饮食过渡。

（3）应用肾上腺皮质激素：由于肠壁炎症水肿是EPII病理表现之一，所以确定诊断后，应开始给予肾上腺皮质激素，促进肠壁炎症和水肿的消退，有助于缩短病程。通常剂量为地塞米松5mg静脉注射，每8h一次，一般用1周左右逐渐停药，具体用量根据每个患者的具体病情相应调整。

（4）给予生长抑素：可用施他宁6mg加入500mL生理盐水中，维持24h滴注。施他宁是人工合成的环状十四氨基酸肽，静脉注射后主要分布在下丘脑和胃肠道，能够抑制多种激素的分泌，并能减少内脏器官的血流，但不影响体循环。能有效抑制胰液、胆汁及胃肠液的分泌，并可能有抑制局部炎症反应的作用，这对EPII病理过程中肠腔积液等机械性因素及肠壁动力障碍性因素均有针对性治疗作用。

（5）抗感染：可给予广谱抗生素和甲硝唑/替硝唑，防治毒血症，对抗厌氧菌。

（6）经胃管间歇注入泛影葡胺，能缩短治愈时间：泛影葡胺是一种水溶性造影剂，它的渗透压是细胞外液渗透压的6倍，使细胞外液进入肠腔，稀释肠液，提高梗阻近段肠管梯度压，刺激肠蠕动。方法是自胃管注入76%泛影葡胺60mL，夹管4h，每隔24h一次，共3次。

（7）中医中药：大承气汤经胃管注入和芒硝腹部外敷也有一定疗效。大承气汤是临床用于治疗肠梗阻的经典方剂，它的主要成分是大黄，在肠道内水解为大黄素而发挥作用。大黄素有类似乙酰胆碱的作用，与靶器官的相应蛋白结合，能抑制ATP酶的活性。钠离子从肠道进入细胞内，使水分滞留于肠道，从而刺激肠道，促进肠蠕动。芒硝具有泻热通便、软坚消肿作用，它以硫酸根离子形式存在，呈高渗状态，能促进胃肠功能恢复，并具有促进炎症和渗液吸收的作用。

2. 手术治疗 虽然 EPII 发生肠绞窄的可能性极小，但在非手术治疗期间仍要密切观察病情变化。如果腹痛进行性加重、间歇期缩短或呈持续性腹痛、体温升高、出现腹膜炎体征，则应及时转手术治疗。手术力求简单，以解除肠道梗阻为原则，避免不必要的大范围剥离，除了肠管坏死或发现肿瘤等器质性病变，否则尽可能避免做肠切除。

3. 预防 要提高对本病的认识，从以下几方面加以预防。

（1）术中避免肠管过度暴露，操作细致轻柔，尽量减少肠管浆膜面损伤，必要时使用生物蛋白胶封闭保护受损的浆膜层。

（2）分离粘连时采取锐性剥离方式。

（3）创面彻底止血，防止因血凝块引起肠粘连。

（4）手术结束时用大量生理盐水冲洗腹腔，清除其中的细胞因子、炎性介质、异物和坏死组织。

六、预后

因为 EPII 患者保守治疗大多有效，所以预后相对较好。

（李　晋）

第八节　缺血性肠病

缺血性肠病（ischemic enteropathy）系指肠系膜动脉或静脉阻塞导致血液循环障碍、肠管缺血坏死的一种急腹症，也称肠系膜血管缺血性疾病，多见于老年人。最早由意大利 Benivine 于 15 世纪末提出，其后德国 Tiedman（1843）等对该病进行了描述。1913 年，美国 Trotter 收集肠系膜闭塞 360 例指出动脉性为 53%，静脉性为 41%，混合性占 6%，可见该病以动脉性为多见，迄今，肠系膜上动脉阻塞仍多于肠系膜静脉阻塞。

一、病因病理

1. 病因 如下所述。

（1）栓子栓塞：栓子多来源于心脏，如心肌栓塞后的壁栓，心瓣膜病或瓣膜置换术后，心房纤颤、心内膜炎、风心病等，也可来自主动脉壁上粥样斑块及脑梗死。栓子可堵在动脉出口处，更多的是堵在远侧较窄的部位，常见于结肠中动脉发生处或其以下的部位。血管一旦堵塞，远侧分支即发生痉挛，肠管呈苍白色，处于收缩状态，肠黏膜出血坏死脱落。1~2h 后血管痉挛消失，肠壁血液淤滞，远端动脉有血栓形成。肠管失去张力，出现发绀水肿，大量血浆渗出至肠壁，进而全层肠壁坏死。栓塞越靠近主干，受累小肠范围越大；如栓塞发生在肠系膜上动脉开口处，可引起 Treitz 韧带以下全部小肠及右半结肠的缺血坏死。栓塞越靠近主干的远端，受累小肠范围越小如栓塞发生在中小分支并且不发展，因周围有侧支循环，肠管可不发生坏死。

（2）肠系膜上动脉血栓形成：多在动脉硬化或狭窄的基础上发生。腹腔内脏有腹腔动脉、肠系膜上动脉及肠系膜下动脉三条主要动脉供血，它们之间有丰富的侧支循环，一般 1~2 条动脉血栓形成不会引起肠管的缺血坏死。但如动脉硬化再累及 1~2 条动脉可使原缺血状况加重，出现肠绞窄，以至发生肠坏死。

（3）肠系膜上静脉血栓形成：常继发于以下一些疾病：①腹腔内化脓性感染，如阑尾炎、盆腔炎等；②肝硬化、门静脉高压症造成的静脉充血和淤滞；③某些血液异常，如真性红细胞增多症、血小板增多症，口服避孕药造成的高凝状态；④静脉本身炎症，可导致血栓形成；⑤外伤或手术造成的损伤，如脾切除容易引起脾静脉、门静脉血栓，分流术容易引起吻合口内血栓等，这些血栓可蔓延至肠系膜上静脉，胰腺手术也可直接损伤肠系膜上静脉导致血栓形成。静脉血栓形成发生后可向远近端继续蔓延，根据其蔓延的部位和范围而引起局限或广泛的肠管坏死。

（4）血管痉挛和低灌注：约有 20%~30% 患者肠系膜血管未见有闭塞而肠管却出现急性肠坏死，

也称非闭塞性肠系膜梗死或非闭塞性急性肠缺血。这种肠坏死多发生在某些原因造成持续的血管痉挛和心输出量过低形成的一种低流量灌注，如败血症、充血性心力衰竭、急性心肌梗死、心律不齐或其他原因引起的血容量减少等，使内脏血管长期处于收缩状态，肠管血流灌注不足，肠壁内小动脉血流缓慢，红细胞沉积，当血管内流体静力压小于血管壁的张力时，血管即萎缩，造成肠黏膜及肠壁全层缺血坏死。另外，长期卧床和长期服用激素及糖尿病的患者因血流缓慢也可引起肠缺血坏死。

2. 病理　肠系膜血管可因急性或慢性血液循环障碍，导致肠管缺血坏死表现。若是栓塞引起，血管内可见到栓子，血管近端扩张、远端塌陷。若是血栓形成，血管内可见到血栓。若是血管痉挛所致，血管的周径和管壁的厚度皆不一致，痉挛处的血管紧缩、变细、管壁增厚。

二、分类

可分为急性肠系膜缺血、慢性肠系膜缺血和结肠缺血三类。根据病因和病理将缺血性肠病又可分为以下四类。

1. 肠系膜上动脉栓塞　是由于栓子栓塞所致。在肠系膜上动脉突然发生完全性闭塞时多因栓塞所造成。

2. 肠系膜上动脉血栓形成　急性肠系膜上动脉血栓形成几乎都发生在有动脉硬化的患者，在某些诱因下，如发生充血性心力衰竭或急性心肌梗死时心输出量突然减少或大手术后血容量减少等，都可导致该动脉发生血栓。

3. 肠系膜上静脉血栓形成　肠系膜上静脉急性闭塞大都为急性血栓形成所引起，既往多有周围血栓性静脉炎的病史。

4. 肠系膜血管非闭塞性缺血　是指肠管有急性缺血表现，但在动、静脉主干内肉眼看不到有明显的阻塞证据。

三、临床表现

根据肠系膜血管阻塞的性质、部位、范围和发生的缓急，临床表现不一。若阻塞发生过程越急，范围越广，则表现越严重。动脉阻塞的症状又较静脉阻塞急而严重。

（1）肠系膜上动脉栓塞，一般起病急骤，早期表现为突然发生的腹部剧烈绞痛、腹泻及频繁呕吐。腹部平坦、柔软，可有轻度压痛，肠鸣音大致正常。临床上主要是严重的症状与轻微的体征不相称。但若血管闭塞范围广泛，大量血性液体渗出至肠腔及腹腔。肠腔内细菌繁殖，毒素产物不断被吸收。血容量的丢失和中毒可以很快造成休克。随着肠坏死和腹膜炎的发展，腹胀明显，肠鸣音消失，出现腹肌紧张，腹部压痛与反跳痛等腹膜刺激征或呕血，腹穿可抽出血性液体。

（2）肠系膜上动脉血栓形成，早期表现为饱餐后腹痛，为慢性肠系膜上动脉缺血表现，患者因不敢进食而日渐消瘦，并有慢性腹泻等肠道吸收不良的症状。当血栓形成突然引起急性完全性血管阻塞时，则表现与肠系膜上动脉栓塞相似。

（3）肠系膜上静脉血栓形成，多有腹部不适、便秘及腹泻等症状，数日后至数周后突然剧烈腹痛，持续性呕吐、呕血、便血、腹胀、腹部压痛、肠鸣音减少，腹穿可抽出血性液体，常伴发热及血白细胞增高。

（4）非闭塞性肠缺血，临床表现与急性肠系膜动脉闭塞相似，唯过程比较缓慢。原有心力衰竭或中毒性休克患者经治疗后先感腹部不适、乏力，几天后突然发作，腹部剧烈绞痛伴呕吐，很快出现休克，常有腹泻及血便。检查可见腹肌紧张，全腹有压痛、肠鸣音减弱或消失，血常规白细胞升高并有血液浓缩和发热。

四、临床检查

（1）影像学检查：动脉造影可明确本病，腹主动脉造影及选择性肠系膜上动脉、腹腔干造影包括正位、侧位，不但可显示病变部位、受累血管数，还可显示病变程度，是否有血管痉挛、变细等。

（2）彩超检查：彩色多普勒超声可直接显示肠系膜血管的状况，测定血流速度、血流量和截面积，阳性率58%。

（3）CT检查：腹部CT能直接显示肠襞及血管内血栓，显示静脉侧支循环及肠襞缺血节段的位置，阳性率66.7%。

（4）腹部X线检查：透视拍片均可见腹部大小不等的液平现象，可显示受累小肠，结肠轻度或中度扩张胀气，晚期由于肠腔和腹腔内大量积液，平片显示腹部普遍密度增高。

（5）结肠镜检查：可用来诊断结肠缺血的患者。最好在48h内进行，镜下可见病变肠段与正常肠段分界清楚是缺血性肠病的重要特征。

（6）实验室检查：无特异性，血白细胞及血尿淀粉酶可升高。近年来兴起肌酸激酶、双胺氧化酶检查，肌酸激酶（Creatine kinase，CK）存在于高耗氧组织中，在动脉闭塞性肠系膜缺血性实验及肠梗塞患者CKMB、CK－BB均有显著增高。双胺氧化酶（Diamrne Oxidase）存在于肠系膜中，是组织胺降解代谢酶，在动脉实验性肠系膜缺血中显著升高。血清磷测定：肠缺血时细胞内ATP释放有机磷并以无机磷形式进入肠腔，再进入门静脉至血清磷水平升高。

（7）张力计检测法：是连接在硅胶管端半透明小囊，可经肠切开或在内镜帮助下经鼻、口腔或直肠进入检测肠内pH值。在肠缺氧状态下肠内pH值会出现急剧下降。

（8）放射核素检查：是放射性核素铟或锝标记血小板单克隆抗体，注射后能显示急性肠系膜闭塞的缺血区。

（9）内镜技术：结肠内窥镜＋肠镜可观察病变及活检确诊，并有助于排除其他肠道病变。静脉注射荧光素可显示血液灌注差的肠段不显荧光。

五、诊断与鉴别诊断

1. 诊断　本病的诊断依据主要靠病史和临床表现。临床症状主要包括餐后不能用其他疾病解释的腹痛，体重减轻，具有动脉粥样硬化症应考虑本病的可能，对急性动脉栓塞的患者若突然发生剧烈腹部绞痛、腹泻或频繁呕吐，腹部平坦，柔软，可有轻度压痛等严重的症状与轻微的体征不相符等要想到本病。症状进行性加重，腹腔穿刺抽出血性液体，选择性动脉造影对诊断有重要意义，B超及CT检查可进一步排除腹腔或腹膜后占位性病变。

2. 鉴别诊断　本病主要与急性胰腺炎、胃或十二指肠溃疡穿孔、急性胃肠炎、急性阑尾炎、急性细菌性痢疾等鉴别。

六、治疗

应及早诊断、及早治疗，包括非手术治疗和手术治疗。对症状较轻的患者可试用非手术治疗；如为血栓形成，可用肝素治疗以防血栓蔓延，术前剂量0.4mL，每日一次或12h一次；还可用尿激酶50U～100U/d溶栓，微量泵持续静脉给药，一般用药5～7天、局部导管溶栓可提高疗效；如为血管痉挛引起，应用血管扩张药物，如凯时10μg静脉注射，每日一次，连续用药5～7天，或罂粟碱30mg每4h一次，使用24～48h。静脉滴注低分子右旋糖酐等。如经腹主动脉造影发现肠系膜血管痉挛可经导管注射解痉药物治疗，罂粟碱30～60mg/h，至少持续24h，再行动脉造影观察结果，若效果不佳，再用上述药物灌注24h，多数患者有效。还可经动脉灌注硝酸甘油、妥拉唑啉、前列腺素等。如果经非手术治疗无效，肠系膜上动脉栓塞应行取栓术，血栓形成可行动脉内膜剥脱术，或肠系膜上动脉－腹主动脉搭桥术，或动脉再植术等。

（1）动脉内膜剥脱术：肠系膜动脉（包括腹腔干、肠系膜上动脉、肠系膜下动脉）。阻塞性病变多位于动脉开口部位，多数患者伴有邻近部位主动脉粥样硬化病变。可以经腹主动脉行动脉内膜剥脱术，以直接恢复动脉血流。

（2）内脏动脉搭桥术：搭桥的材料可选用自体大隐静脉，聚四氯乙烯人工血管等。有腹腔干动脉搭桥术，肠系膜上动脉搭桥术。若腹腔干和肠系膜上动脉均有阻塞，可同时行腹主动脉－腹腔干、肠系膜上动脉搭桥术。

（3）肠切除术：如已有肠坏死，应做肠切除术。肠系膜上静脉血栓形成需施行肠切除术，切除范围应包括全部有静脉血栓形成的肠系膜，否则术后静脉血栓有继续发展的可能。术后患者应积极进行抗凝治疗。

七、预后

本病早期诊断早期治疗是改善预后的关键，但由于此病早期缺乏特异性表现或被原发疾病的表现所掩盖以至延误病情，死亡率甚高。

（李　晋）

第九节　急性出血性坏死性肠炎

急性出血性坏死性肠炎（acute hemorrhagic necrotic enteritis）是一种好发于小肠的局限性急性出血坏死性炎症。病变主要累及空肠或回肠，或整段小肠，亦可见累及结肠但不多见。本病病因未明，夏秋季多发。多见于少年儿童，本病不一定发生肠坏死，临床上血便常为主要的症状之一，亦称为急性出血性肠炎，节段性出血坏死性肠炎，急性坏死性肠炎，国外多称为坏死性肠炎（enteritis necroticans）。

一、病因病理

1. 病因　病因未明，可能与胰蛋白酶水平降低和细菌毒素作用有关。长期进低蛋白饮食可使肠内胰蛋白酶处于低水平。如果以白薯为主食，白薯中含有胰蛋白酶抑制物。肠道内蛔虫还会分泌一种胰蛋白酶抑制物，使胰蛋白酶水平降低，此时再进肉食，C 型产气荚膜杆菌（welchii 杆菌）大量繁殖并产生 β 毒素，而肠道内缺乏足够破坏 β 毒素的胰蛋白酶，便导致急性出血性坏死性肠炎。有的国家给儿童注射 welchii 杆菌 β 毒素来预防本病。

2. 病理　病变肠管呈阶段性肠壁充血，水肿，炎性细胞浸润常呈节段性分布，病变处肠壁增厚，质地变硬，黏膜肿胀浆膜面充血及少量出血，常被覆纤维素性渗出物，病变黏膜与正常黏膜分界清楚，常继发溃疡形成，镜下肠黏膜呈深浅程度不同的组织坏死，坏死组织周围有淋巴细胞，嗜中性粒细胞和嗜酸性粒细胞浸润，肌层，浆膜层出血轻微，浆肌层平滑肌纤维肿胀，断裂并可发生广泛出血，坏死溃疡形成甚至穿孔，肠管扩张，肠腔内充满血性液和坏死物质，腹腔内有浑浊渗液或血性渗液。

二、分类

1. 血便型　以血便为主要症状。
2. 腹膜炎型　以腹痛、恶心、呕吐、发热为主，同时伴有腹膜炎体征。
3. 中毒型　以休克为主要表现。
4. 肠梗阻型　以阵发性腹痛，绞痛为主，伴有频繁呕吐，常无腹泻。

三、临床表现

分型不同临床表现不尽相同。本病多发于夏秋季，可有不洁饮食史，儿童和青少年多见。

（1）血便型：80% 患者以便血为主，呈血水样或果酱样，有时为紫黑色血便，有些患者也有发热，腹痛，腹泻等症状，但查体多无腹膜刺激征。

（2）腹膜炎型：以腹痛、呕吐、发热为主，偶有腹泻及便血，查体腹肌紧张有明显压痛及反跳痛。腹腔多有积液，肠鸣音减弱，重症者可出现休克。

（3）中毒型：约 25% 患者就诊时就以休克为主要表现，患者有右侧腹痛，腹泻，高热，谵妄，昏迷等症状，与中毒性菌痢颇相似，小儿容易误诊为中毒性消化不良。

（4）肠梗阻型：此类型较少见。患者为阵发性腹部绞痛，伴频繁呕吐，常无腹泻。查体腹部膨隆，可见肠型，有压痛，肠鸣音一般减弱。肠坏死时腹胀、腹膜刺激征加重，有时可触及伴有压痛的包块，多为充血水肿增厚的肠襻。叩诊时有移动性浊音，穿刺可抽出血性液体。

四、临床检查

（1）B超：可显示肠管扩张、积气、腹腔积液等，并可引导腹腔穿刺。

（2）立位腹部平片：可见小肠充血扩张，有大小不等的液平。有时肠黏膜破坏而浆膜尚完整，肠内高压气体进入肠壁间隙，X线平片可显示肠气囊肿。

（3）空气灌肠造影：排除肠套叠和肿瘤。

（4）腹腔穿刺：肠坏死时有移动性浊音，可穿出血性液体。

（5）化验检查：血常规显示不同程度贫血，白细胞升高，中性粒细胞增高、明显核左移，部分呈现中毒颗粒；粪便检查肉眼为血性，潜血试验阳性，少数肉眼不见血性但潜血试验往往也是阳性。部分患者便培养有大肠杆菌生长，厌氧菌培养可见到产气荚膜杆菌生长。

五、诊断与鉴别诊断

1. 诊断 本病好发于夏秋季，以儿童和青少年多见，男性多于女性，发病率之比为 2∶1~3∶1，患者主要表现为腹痛，发热，腹泻，便血，呕吐等，应重点考虑为本病。

2. 鉴别诊断 如下所述。

（1）血便型需与肠套叠、过敏性紫癜、绞窄性肠梗阻鉴别：肠套叠可行空气灌肠造影可见"杯口"状改变，可以鉴别。过敏性紫癜患者凝血时间延长，可看见皮下瘀血斑等。绞窄性肠梗阻绞痛发作急骤，病情发展迅速，早期可出现休克且抗休克治疗后改善不显著，有明显腹膜刺激征，体温上升，腹胀不对称，腹部有局部隆起或触及有压痛的肿块，呕吐物、胃肠减压抽出液及肛门排出物均为血性，或腹腔穿刺抽出血性液体，腹部X线检查可见孤立，突出胀大的肠襻，不因时间而改变位置。

（2）腹膜炎型与急性腹膜炎鉴别：后者一般可查见原发病，如胃十二指肠溃疡穿孔，阑尾炎穿孔、肠伤寒穿孔等。

（3）中毒型：注意与中毒性菌痢鉴别，后者可有里急后重，便常规化验可见脓球。

（4）肠梗阻型：注意与机械性肠梗阻鉴别。

六、治疗

1. 本病以非手术治疗为主 如下所述。

（1）禁食，胃肠减压。

（2）补液，维持水、电解质平衡。

（3）抗感染，应用广谱抗生素治疗。

2. 如出现下列情况应立即手术 如下所述。

（1）有明显的腹膜刺激征，或腹腔穿出血性液体，多提示有肠坏死、穿孔的可能。

（2）经非手术治疗未见好转并有休克倾向且局部体征明显加重。

（3）有肠梗阻表现而非手术治疗未见好转。

3. 手术方式 手术方式应根据肠管病变严重程度和患者全身情况而定。

（1）肠管主要表现为充血和浆膜下出血、坏死或穿孔，亦无大量消化道出血，可不做任何处理，或给予普鲁卡因肠系膜封闭，术后继续内科治疗、观察。

（2）有明显的肠坏死或穿孔或有不可控制的消化道大出血、病变局限可行肠切除吻合术。

（3）如病变广泛，远端肠管有炎症、坏死，可将坏死肠段切除，行双腔造瘘，待恢复后再行二期吻合术。也有行一期吻合，近端作导管造瘘，待肠功能恢复，病情稳定后再拔除导管。

（4）对于病情严重的小儿患者多主张作肠切除造瘘，后作二期吻合术。

七、预后

内科治疗死亡率为 5% ~ 10%，经外科手术治疗者大多病情严重，死亡率可达 12% ~ 30%。本病与 Crohn 病不同，一经治愈，复发率不高，极少有患者转为慢性。

（李　晋）

第十节　肠结核

肠结核（intestinal tuberculosis）是一种较为少见的疾病，临床表现无特异性故容易误诊。外科所见的肠结核多为因病变所致肠腔狭窄、显性包块和肠穿孔等需要手术的重危患者。

一、病因病理

1. 病因　继发于肺结核，是结核杆菌侵犯肠道引起的慢性特异性感染。目前认为是患者咽下自己含大量结合杆菌的痰或粟粒性肺结核患者结核杆菌通过血行播散而感染肠道。

2. 病理　可表现为溃疡型、增殖型和混合型三种类型。

（1）溃疡型肠结核多发生在末端回肠，病变首先侵及肠壁的淋巴结，继而发生干酪样坏死，黏膜脱落形成大小及深浅不一的溃疡，此种溃疡多沿肠管横轴发展而易造成肠管的环形瘢痕狭窄。病变呈慢性发展过程，同时伴有腹膜和肠系膜淋巴结结核，局部多有肠壁纤维组织增生与紧密粘连。急性穿孔少见，而慢性穿孔因上述原因多局限成腹腔脓肿或形成肠瘘。

（2）增殖型肠结核多局限在回盲部，其特点是黏膜下层大量结核性肉芽肿和纤维组织增生，黏膜折叠隆起呈假性息肉样变化，也可有浅小的溃疡。由于肠壁增厚、变硬以及与周围腹膜粘连，容易导致肠腔狭窄及肠梗阻。

（3）混合型肠结核是指既有溃疡型表现，又有增殖型肠结核表现。

二、临床表现

（1）腹痛：位于脐周或右下腹，多为慢性腹部隐痛或痉挛性绞痛，进食后加重，排便后减轻。

（2）排便习惯改变：腹泻稀便多见，少数患者以便秘为主或便秘和腹泻交替出现。

（3）全身症状：体弱、消瘦、午后低热、盗汗、食欲不振，但增生型肠结核可无上述症状或表现较轻。

（4）腹部检查：右下腹可触及包块，有些患者有低位肠梗阻表现。如阵发性腹部绞痛，右下腹可见隆起的肠型，肠鸣音亢进，肛门排气排便后腹痛可缓解。

（5）穿孔者可引起弥漫性腹膜炎，也可局限形成脓肿，或向腹壁穿透形成腹壁瘘。

三、临床检查

（1）血常规、血沉检查多可见血白细胞增高，血沉加快。

（2）胸部 X 线摄片：部分患者有肺结核。

（3）X 线钡餐造影或钡灌肠造影：对肠结核的定位诊断有重要意义。溃疡型肠结核可表现为典型"跳跃征"或斑点状龛影，肠管呈现激惹征象，肠黏膜皱襞紊乱等。增殖型肠结核则有肠腔对称性狭窄或息肉样透亮影，盲肠变形和升结肠短缩，结肠袋影消失，回盲部充盈缺损等征象。

（4）纤维结肠镜检查：可查见结肠及回肠末端病变，取活组织做病理检查可以确诊。

（5）粪便中找到结核杆菌具有诊断意义。

四、诊断及鉴别诊断

1. 诊断　本病多见于 20 ~ 40 岁的青壮年，病变以回盲部多见。诊断依据：①有腹痛、腹泻、便秘、腹部包块及肠梗阻等消化道临床表现，以及发热、消瘦、乏力、盗汗等结核中毒症状；②肠道 X 线钡剂造影检查有激惹征，梗阻及充盈缺损等征象；③合并活动性肺结核；④结肠镜检查见肠道溃疡和增生性病变；⑤手术及部分结肠镜组织病理活检确诊；⑥抗结核药物治疗有效。

2. 鉴别诊断　通过临床表现与检查，尤其是纤维结肠镜检查，应注意与结肠肿瘤、盲肠癌进行鉴别。盲肠癌病变较局限，通常不侵及回肠末端，也无升结肠短缩现象，这些有助于鉴别。

五、治疗

对于无并发症的肠结核主要采用抗结核治疗（异烟肼、利福平、链霉素、乙胺丁醇和吡嗪酰胺）和支持治疗。正规联合用药一般在一年左右可以治愈，但对于怀疑恶性肿瘤，有并发症或慢性反复发作的肠梗阻保守治疗效果差的患者应积极采取手术治疗。除急诊情况外，手术前原则上应先进行 2~3 周抗结核治疗和支持疗法，待病情稳定后再行手术。

1. 手术指征　如下所述。

（1）出现并发症：肠梗阻、肠穿孔、出血等经非手术治疗效果差。

（2）局限性脓肿或肠瘘。

（3）对不能排除恶性肿瘤，特别是体检发现腹部肿块时应尽早手术。

（4）反复发作慢性肠梗阻，严重影响患者的生活与工作，并存在营养障碍者。

2. 手术方式　如下所述。

（1）小肠部分切除端端吻合术：适用于小肠结核，如为多发性病变，可作分段切除吻合。但病变肠管切除不宜过多，切除范围一般两端距病灶边缘 10cm 即可，以免引起短肠综合征。手术仅需切除显著增厚变硬引起肠腔狭窄的肠管，而对其他仅肠壁增厚，浆膜层粟粒状小结节的小肠不可过多切除。术后抗结核治疗可以治愈。

（2）病变位于回盲部或升结肠，应行右半结肠切除及回肠结肠端端吻合术：若病变固定，切除困难，则可在病变肠段的近侧切断回肠，远端关闭，近端回肠与横结肠作端侧吻合术，待二期手术再切除病变肠襻。注意不能单纯行回肠横结肠侧侧吻合，因部分肠内容物仍可通过使病变不能完全处于静息状态。

（3）单纯肠粘连解除术，适用于肠管广泛粘连引起肠梗阻。但手术仅需将束缚肠管造成梗阻的粘连纤维索或将结核灶清除以解除梗阻，对于肠内容物可以通过的粘连肠管不必强行分离，以避免肠壁的损伤造成术后更严重的粘连或肠瘘。

（4）急性肠穿孔根据术中情况可行病变肠切除术和腹腔引流术。对于慢性穿孔造成的局限性脓肿因与周围粘连紧密，则行脓腔切开引流术，待病情好转再进一步处理。

（5）对于十二指肠结核处理不宜行胃空肠吻合术，因术后胃内容物仍可进入十二指肠，在幽门与梗阻部位形成肠襻致上腹饱胀隐痛。故宜行半胃切除、十二指肠旷置、胃空肠吻合术。

（6）肠外瘘患者根据病变部位，按一般肠瘘的治疗原则，维持水和电解质平衡及营养代谢。病情稳定及营养改善后再行病变肠段切除术。术后患者应行抗结核治疗及全身支持治疗，一般可治愈。

六、预后

肠结核的患者应密切观察病情变化，选择合适的手术时机及正确的手术方式和术后正规足量全程的抗结核治疗，预后一般良好。

（李　晋）

第十一节　伤寒性肠穿孔

伤寒性肠穿孔（typhoid complicated with intestinal perforation）是伤寒病的严重并发症之一，多发生在夏秋季节，如不能早期诊断，延误手术时机，病死率极高。

一、病因病理

1. 病因　由沙门菌属伤寒杆菌引起，通过食用污染的水或食物后，伤寒杆菌侵入肠壁淋巴组织，使致敏的淋巴组织产生严重的炎症反应，肿胀坏死，脱落而形成溃疡和穿孔。

2. 病理　儿童和青壮年多见，以小肠为主的一种全身性疾病，因回肠末段淋巴组织丰富故病变最显著。病变初期肠壁充血水肿、增生、肿胀，在病程第 2~3 周，淋巴集合处组织发生坏死脱落，并发不同程度的溃疡，严重者基底可深达肠壁浆膜层，当肠管或回盲瓣功能紊乱、肠腔压力增高或蛔虫乱窜时可诱发穿孔，多数单发，多发性穿孔占 10%~20%，一般 2~4 个，个别可达 10 个以上。80% 穿孔发生在距回盲瓣 50cm 以内，很少超出 100cm 以外者。回肠末端肠壁薄弱，并因回盲瓣的作用肠腔内压力在此处较高，故易穿孔，继发化脓性腹膜炎。多菌种感染后，在腹腔内产生大量毒性因子，不仅阻碍腹膜的防御机制使炎症扩散引起弥漫性腹膜炎，加重伤寒杆菌菌血症的全身毒性反应、诱发败血症等一系列全身性病变。

二、临床表现

（1）发热：在穿孔前，患者多有 1~3 周呈梯形上升的持续性发热，并有与高热相对的缓脉、重脉，可有表情淡漠、反应迟钝、听力减退、谵妄、玫瑰疹。

（2）腹痛：呈持续性，部分先以右下腹为主，逐渐出现左下腹亦有疼痛，最终弥漫至全腹疼痛，伴恶心呕吐。查全腹肌紧张，明显压痛及反跳痛，多以右下腹明显，肠鸣音减弱或消失。

（3）腹胀：多与腹痛同时存在，穿孔后肠内容物进入腹腔而形成腹膜炎，肠蠕动减弱，肠麻痹或低血钾等可引起腹胀。

（4）腹腔穿刺可抽出黄色、浑浊脓性液体或肠液。

三、临床检查

（1）血常规：半数患者血白细胞计数升高，另有部分患者因伤寒对造血功能抑制，白细胞可不升高甚至降低，嗜酸性粒细胞减少。

（2）肥达氏反应（ORH）：可呈阳性。

（3）X 线腹部平片：70% 以上患者可见膈下游离气体，伴发肠梗阻时可有液气平面。

（4）血、骨髓或大便培养：见伤寒杆菌呈阳性。

四、诊断与鉴别诊断

1. 诊断　根据患者不明原因的高热，精神萎靡、表情淡漠、头痛、腹痛腹胀、脾大、玫瑰疹等，实验室检查外周白细胞增高不明显或减少，血便或骨髓培养伤寒杆菌呈阳性，肥达氏反应（ORH）呈阳性，诊断一般不难。对于症状轻微，体征不典型的患者，应结合季节和伤寒的流行动态，详细询问病史进行诊断。必要时做腹腔穿刺，如吸出米汤样或脓性液体则说明已有肠穿孔存在。

2. 鉴别诊断　如下所述。

（1）急性化脓性阑尾炎、阑尾穿孔，多有转移性右下腹痛，恶心、呕吐；右下腹有压痛与反跳痛，血白细胞明显升高；可出现局限性或弥漫性腹膜炎。

（2）上消化道溃疡穿孔，既往一般有溃疡病史，如返酸、胃灼热、嗳气等。穿孔时呈刀割样剧痛，查体：腹肌紧张，全腹有压痛与反跳痛、移动性浊音阳性。立位腹部 X 线平片膈下可见游离气体。

五、治疗

1. 一般治疗　禁食，胃肠减压、洗胃，维持水、电解质平衡，营养支持等。

2. 手术治疗　肠伤寒一经确诊，应在积极术前准备下及时手术治疗。手术方式有以下几种。

（1）穿孔修补术：适用于单个穿孔，腹腔污染严重，年老体弱，营养差，伴随多种疾病的患者。

（2）回肠部分切除术：适用于多发穿孔，腹腔污染不严重，一般情况较好的患者，切除范围不宜过长，距穿孔病灶 10cm 即可，回肠部分切除后行端端吻合术。

（3）穿孔修补 + 近端回肠造瘘术：术前疑是"阑尾炎穿孔"，但术中发现阑尾正常者，应及时探查末段回肠 100cm，并注意多发穿孔的可能。不典型或未确诊患者手术时应取腹腔渗液进行伤寒杆菌培养和肠系膜淋巴结病理组织学检查以协助诊断。手术方法主要有穿孔修补和回肠部分切除两种。文献报道肠切除吻合术后吻合口瘘的发生率高达 63.6%，故以穿孔修补术为主。回肠病变严重或伴大出血，回肠血循环明显不佳、多处穿孔或并发内瘘者，若估计患者全身状况能耐受，可行肠切除术，但一般不作一期吻合，应以肠造瘘或切除后双腔造瘘加腹腔引流较为安全。手术 2～3 个月后，炎症彻底控制，再关闭造瘘口，将肠管还纳腹腔。

术式的选择要根据每位患者局部肠道病理改变，腹腔污染情况及穿孔发生程度等方面权衡。根据文献报道，一般选择回肠部分切除术，既切除了病灶同时亦去除了病变肠管内大量繁殖的伤寒杆菌及毒素。对于腹腔污染严重，或穿孔下端回肠存在严重的粘连，宜行穿孔修补加穿孔近端回肠造瘘术，同时应彻底冲洗腹腔并放置引流管引流。

六、预后

预后与治疗早晚，患者全身状况有关。早期诊断，穿孔 24h 以内手术并选择适当的术式和术后营养支持治疗，预后较好。发病 48～72h 手术，死亡率为 30% 以上，患者就诊时已出现休克者，死亡率可达 50%。近年来，随着科学的进步，诊治水平的不断提高，死亡率已由过去的 50%～80% 降至 10%～20%。

（李　晋）

第十二节　肠瘘

肠瘘（intestinal fistula）是由于某种原因造成肠管与其他器官之间，或肠管与肠管之间，或与腹腔内、外之间的病理性通道称为肠瘘，它是外科常见的重病症。肠瘘临床上可造成一系列病理生理紊乱及严重并发症，以致危及生命。

一、病因病理

1. 病因　肠瘘有先天性因素和后天性因素两种，以后天性因素最为多见。先天性因素如直肠会阴瘘，先天性卵黄管未闭形成的肠脐瘘，或称卵黄瘘、脐粪瘘。后天性因素又可分为良性及恶性两种。

（1）良性肠瘘：多继发于以下情况。①腹部手术后，如吻合口瘘，腹部其他手术损伤肠管等，约占 81.2%；②腹部创伤，如急性外伤性肠破裂，迟延性肠破裂（指肠壁某一处挫伤，当时没有破裂，以后该处肠壁逐渐出现血运障碍，坏死破裂，表现有腹膜炎或形成内瘘，也有向腹壁伤口破溃、形成外瘘，一般在伤后一周内发生）；③肠梗阻，肠套叠所致肠壁血运障碍、坏死、破裂形成瘘；④炎症性疾病，如肠结核，克隆氏病，肠伤寒穿孔形成瘘；⑤腹腔引流管（含 T 型管），放置时间过长，压迫邻近肠管，使肠壁血运发生障碍，拔管后出现瘘；⑥腹腔严重感染，是指感染范围广，持续时间长和合并有多脏器功能障碍的腹腔感染。导致腹腔严重感染的常见病因有腹部多发伤、重症胰腺炎和术后胃肠道瘘等。近年来提出的第三型腹膜炎也应归于腹腔严重感染。所谓的第三型腹膜炎是指在原发和继发性腹膜炎经手术和抗生素治疗后腹腔感染仍持续或复发。第三型腹膜炎的概念最初由 Rotstein 提出，亦有称之为复发性或持续性腹膜炎。可表现有膈下脓肿，腹腔各间隙脓肿和实质性脏器的脓肿等，如处理不及时、不利可并发肠瘘。

（2）恶性肠瘘：见于癌肿或其他恶性肿瘤浸润及盆腔放射治疗后致使肠管损伤、穿孔形成的肠瘘。

2. 病理　肠瘘的病理过程，大致分为四期：①腹膜炎期：肠内容物经肠壁缺损处流出，对腹腔周围器官产生剧烈刺激，引起腹膜炎反应，此期多发生在瘘后 3～5 天。②腹内脓肿期：随着肠内容物的不断排出，引起腹膜炎进一步的炎症性反应伴有腹腔内纤维素性渗出与周围器官粘连而使渗漏液局限，形成脓肿，多发生在瘘后 7~10 天。③瘘管形成期：上述脓肿若得不到及时引流，可自发性破溃致体表或破向周围器官，形成瘘管，液体排出。④瘘管闭合期：随着全身状况改善，引流通畅，周围炎症反应消退及纤维组织增生，瘘管将被肉芽组织充填并形成纤维性瘢痕而愈合。

管状瘘由肉芽组织被覆于瘘管壁，临床表现较轻，易愈合。唇状瘘全部由上皮（皮肤或黏膜）覆盖瘘管，临床表现较重，不易愈合。

二、分类

（1）按肠腔与外界是否相通分为：①肠外瘘：肠管与体表相通；②肠内瘘：肠管与肠管之间，或与腹腔脏器之间相通。

（2）按瘘口形态分：①管状瘘：指肠壁瘘口与腹壁瘘口之间形成的瘘管；②唇状瘘：指肠壁直接与皮肤粘连成瘘，瘘处肠黏膜上皮与皮肤愈着并外翻成唇状；③断端瘘：指肠管完全或接近完全断裂而形成，肠内容物全部从瘘口流出体外。临床少见，不能自愈，需手术治疗。

1）按发生部位分高位肠瘘（包括胃、十二指肠、空肠上断 100cm 段瘘）、低位肠瘘（指空肠 100cm 以下，回肠与结肠的瘘）。

2）按肠液丢失量：可分高流量瘘和低流量瘘，前者每日瘘出量 > 500mL，后者每日瘘出量 < 500mL。

3）按瘘口数量：可分为单个瘘口和多发瘘。腹壁上的瘘口可单个也可以是多个，2 个以上瘘口称为多发性瘘。

三、临床表现

（1）发热：呈持续性高热，为炎症介质刺激，感染、中毒所致。

（2）腹痛：呈持续性腹痛，并伴明显腹膜刺激征，压痛反跳痛，患者还有面色苍白、出汗、血压下降、脉搏增快至 100 次/min 以上。

（3）高位肠外瘘者可排出大量肠液，低位肠外瘘者排除物为粪便，量少，有臭味。

（4）水电解质代谢紊乱：肠瘘位置越高丢失体液越多，代谢紊乱也越重，患者呈现脱水症状，营养亦差，死亡率高。

四、临床检查

钡餐造影或钡灌肠造影检查：可帮助诊断肠内瘘的发生及位置，亦可帮助诊断肠外瘘是否通畅。

（1）X 线检查：可见膈下游离气体，十二指肠瘘者可见腹膜后积气或右侧腰大肌影模糊。

（2）B 超检查：可以发现腹腔积液，是否形成液腔。

（3）CT 检查：可发现十二指肠腔损伤，右肾前间隙游离气体或液体，右肾模糊和十二指肠扩张等，对十二指肠瘘的诊断有较大意义。

（4）亚甲蓝检查：采用 0.5% 亚甲蓝 100mL 口服，如发现有蓝色液体流出体外或从引流管内流出，说明有肠瘘，或由胃管注入约 4h 后在 B 超引导下行腹腔穿刺，若抽出含亚甲蓝的液体即证明有肠瘘。

五、诊断

对于外科患者腹部手术后若腹腔引流量逐渐增多，引流瓶内或切口流出肠内容物，或有恶臭味即有肠瘘的发生，若患者腹胀，腹痛，体温升高，腹肌紧张，压痛及反跳痛明显此时可采用口服或胃管注入亚甲蓝协助诊断，直肠阴道瘘者可见阴道有粪便流出，直肠膀胱瘘者尿液中可混有粪便。

六、治疗

20 世纪 70 年代前，发现肠瘘施行早期手术，但术后再瘘发生率为 80%~90%，死亡率高达 70%，也曾有人对肠瘘患者立即行缝合修补术，结果瘘口越缝越大，反复缝合，反复失败，直至死亡。20 世纪 70 年代以后，临床工作者对肠瘘的病理生理有了深入的认识，发现肠瘘的瘘口均有一个由小变大、由大变小的病理过程，此时肠壁充血、水肿，切忌手术缝合，应该采用非手术治疗，即使有必要做手术，也只是行腹腔引流术或把瘘口提致腹壁作造瘘术，而不是行瘘口缝合术。

1. 非手术治疗　如下所述。

（1）禁食，一般 2 周。

（2）控制感染，维持水电解质平衡，保持引流管通畅，充分引流，同时注意瘘口周围皮肤的保护，如涂氧化锌软膏等。

（3）营养支持：早期应用静脉内营养支持，瘘 2 周后肠壁水肿消退，局部组织修复可使瘘口由大变小，此时可逐渐给予肠内营养和经口饮食。

（4）药物治疗：生长抑素能显著降低胃肠道分泌，减少肠外瘘的流量，有利于瘘口的愈合。生长激素可促进蛋白质的合成，加速组织的修复。常见生长抑素（思他宁 6mg/d 或善宁 10mg/d），肠液明显减少时（<100mL/d）时，停用生长抑素，改用生长激素（思增，8～12U/d），至瘘口愈合 3 天以上停用生长激素，使用生长抑素时，应用全肠外营养；使用生长激素时，应用全肠内营养或肠内营养＋肠外营养。

（5）在影像学（如 B 超，CT）引导下，经皮穿刺置管引流，适用肠瘘后腹腔感染比较局限，或者少数脓肿形成，同时患者全身情况差，不能耐受手术引流者。

2. 手术治疗　如下所述。

（1）早期腹腔引流术：肠瘘发生后，患者高烧，腹膜炎及中毒症状明显者，应早期行腹腔引流术，彻底清洗腹腔，置管充分引流。

（2）瘘口造口术：术中发现瘘口大，腹腔污染严重，不能耐受一次性彻底手术者，可松解瘘口两侧肠管，将瘘口提出腹壁外，行瘘口造口术，待腹腔炎症完全控制，粘连组织大部分吸收，患者全身情况改善后再行二次手术，即切除瘘口，肠管行端端吻合术，将肠管还纳腹腔。

（3）早期确定性手术：即切除外瘘肠段消除瘘的手术。术中吻合口处一定置引流管，以防再瘘。2001 年，南京军区总医院普外科研究所在中华外科杂志第 3 期报道，在肠瘘发生 14 天内施行肠外瘘肠段切除，肠壁用吻合器端端吻合术，术后配合应用生长激素和静脉高营养，能够治愈肠外瘘，术后再发肠瘘发生率为 11.5%（3/26）。手术的关键条件：①病例选择得当，无腹腔严重感染，无重度营养不良，无其他严重并发症；②用吻合器吻合；③术后 72h 内使用生长激素，重组人生长激素（rhgh）按 0.16U/（kg·d）给予。此时应停用生长抑素。同时给予静脉高营养治疗。如果不具备这些条件，就不用作早期确定性手术。

（4）肠段部分切除、肠吻合术：经过 2～3 周非手术治疗，多数肠瘘可自愈，但有以下情况是不能自愈的：①肠管远端有梗阻；②瘘口周围有脓肿，感染严重；③瘘口周围有异物、不清除、不可能愈合；④恶性肠瘘；⑤重度营养不良，需补充营养、纠正水电解质紊乱后行手术治疗；⑥断端瘘。对于这些不能自愈的肠瘘均需要手术治疗，切除部分肠段行肠端端吻合术。

手术时机一般选择肠瘘发生 3～6 个月后进行。手术方法先分离粘连，然后行肠段部分切除，肠端端吻合术。对于瘘口小，周围肠壁组织正常者，也可行肠瘘局部楔形切除、吻合术。

对于瘘管比较直的单个瘘，有的学者采用胶片、胶管、医用胶等材料进行封堵，也取得一定疗效。

七、预后

早期发现，充分引流，控制感染，维持水、电解质平衡及足够的营养支持，同时选择适当的手术时机与方式治疗，患者一般预后较好。

（李　晋）

第十三节　小肠肿瘤

小肠肿瘤（intestinal tumor）占消化道肿瘤的 2%～5%。约 3/4 为恶性，1/4 为良性，可发生于任何年龄，以 40～60 岁居多。临床确诊率低，误诊率高，易延误治疗。许多患者并发肠穿孔、大出血在手术中才发现病灶。

一、病因

至今未明，因发病率低，种类繁多，且许多良性肿瘤患者无任何临床症状而不易被发现，目前对病因学的研究尚不深入。

二、病理

1. 平滑肌瘤　平滑肌瘤是小肠最常见的良性肿瘤，常为多发，以空肠最多发生，肿瘤大小不一，小至数毫米、大至数厘米。按肿瘤与肠壁的关系分为腔内型、壁内型、腔外型、腔内外哑铃型四型。腔内外哑铃型一般质地硬韧，有时发生变性或囊性变，较大的肿瘤可出现中心缺血坏死并引起肠壁溃疡、出血或穿孔。约 15% 病例可发生恶变。腔内型可造成肠套叠或消化道大出血，腔外型因体积大肿瘤中央常有坏死及出血。

2. 腺瘤　腺瘤是起自黏膜或肠腺的良性上皮性肿瘤，往往呈息肉状突向腔内，大小自数毫米至数厘米不等，可单发也可多发，其恶变倾向较大肠腺瘤低。根据其组织学结构分为三种类型。

（1）管状腺瘤：位于十二指肠，空肠较少。

（2）绒毛状腺瘤：多见于十二指肠，体积较管状腺瘤大。

（3）Brunner 腺瘤：较罕见，为上皮增生性息肉样瘤变，多单发，极少恶变。

3. 脂肪瘤　多发生于回肠，为界限分明的肠壁内成熟脂肪组织，以发生于黏膜下层中最多见，多为单发，有时多发，直径 2～3cm。可凸入肠腔引起肠套叠。偶尔突出于肠腔外并发展成巨大肿瘤。较少恶变。

4. 神经纤维瘤及神经鞘瘤　多见于回肠，易引起大出血、梗阻、肠套叠及肠扭转等。

5. 血管瘤　多见于空肠，起自黏膜下层的血管丛，血管瘤的表面黏膜易发生溃疡、出血或穿孔，有时也可引起肠管狭窄。偶尔可见到小肠和大肠及其系膜有广泛的蔓状血管样变，称为血管瘤病。有时肠道黏膜有多发的蜘蛛痣样小血管扩张，称为毛细血管扩张症。血管瘤病和毛细血管扩张症都可引起急性消化道大出血。

6. 淋巴瘤　多发生于回肠，分四型：①息肉型：黏膜下层肿瘤细胞向黏膜方向生长；②动脉瘤型：此型多见，肿瘤可破坏肠壁肌层及肌层内神经丛，使局部肠管呈棱形扩张；③溃疡型：为多发性溃疡，也可以围绕肠腔形成大溃疡；④浸润型：肿瘤弥漫浸润使肠壁增厚、僵硬、蠕动消失，少数可致肠腔狭窄。

7. 腺癌　多见于十二指肠，呈息肉样肿块向肠腔内突出，并逐渐浸润肠壁造成环行狭窄，容易转移至区域淋巴结，晚期时可造成肝转移并穿透浆膜侵犯邻近脏器。

8. 类癌　好发于胃肠道，45% 位于阑尾、28% 位于回肠末端、直肠占 16%、少数见于十二指肠、升结肠等，其恶性度不高，依其组织学结构分为五型：①腺样型：最多见，癌细胞排列呈腺管样、菊团或带状，多为起源于中结肠系统的类癌；②条索型：癌细胞呈小棵状结构，排列成层，如壳状，细胞核在周边部分，排列整齐如栅状或条带状，多见于前肠系统的类癌；③实心团块型：方型细胞排列成腺体状，但无空腔或成玫瑰花型；④髓样型：癌细胞形状不规则，排列不规则，成大片髓样结构；③型④型多见于起源后结肠的类癌；⑤混合型：为上述四型的各种混合。

9. 平滑肌肉瘤　多数来源于小肠平滑肌，少数可来自血管平滑肌，空肠多见，组织学检查可见大量增殖的棱形细胞与不同数量的细胞间质相交织。多数平滑肌肉瘤向浆膜表面生长，可侵犯邻近的肠系膜、肠襻及其他周围组织。其癌体中心易发生坏死、溃疡、出血、感染及瘘形成，少数情况下可穿孔并发腹膜炎。

三、分类

根据病理学特点，小肠肿瘤分良性和恶性两类。

1. 良性小肠肿瘤　有平滑肌瘤、腺瘤、脂肪瘤、血管瘤、神经纤维瘤及神经鞘瘤。

2. 恶性小肠肿瘤　腺癌、恶性淋巴瘤、类癌、平滑肌肉瘤等，其他肿瘤极少见。

四、临床表现

男性多于女性，男女之比为 3 ∶ 2。

（1）腹痛：是最常见的症状，以间歇性隐痛、胀痛为主，少数有急性绞痛。

（2）出血：常为间断发生的柏油样便或血便。长期反复消化道出血，易引起慢性失血性贫血，极少有消化道大出血。

（3）肠梗阻：引起急性肠梗阻最常见原因是肠套叠，小肠恶性肿瘤侵犯肠壁形成环形狭窄，多呈慢性不完全性肠梗阻表现，症状随肠梗阻部位不同而不同，高位小肠梗阻表现为上腹不适或疼痛、嗳气、恶心呕吐等。低位小肠梗阻表现为脐周痉挛性绞痛、腹胀、呕吐，可闻及气过水音等。肠梗阻可诱发肠扭转。

（4）黄疸：发生于十二指肠乳头部的肿瘤可因压迫或堵塞胆总管的开口而引起阻塞性黄疸。

（5）腹部包块：腹部可触及包块，一般活动度较大，位置多不固定。

（6）肠套叠：对于成年人出现的肠套叠应高度怀疑肿瘤的可能。

（7）类癌综合征：类癌大多见症状，小部分患者出现类癌综合征（因类癌细胞产生 5 - 羟色胺和血管舒缓素的激活物质缓激肽所引起），主要表现为阵发性面、颈部和上躯体皮肤潮红（毛细血管扩张），腹泻，哮喘和因纤维组织增生而发生心瓣膜病，常因进食、饮酒、情绪激动、按压肿瘤而激发。

（8）肠穿孔：在恶性肿瘤中，约 12% 可并发肠穿孔，有时穿透至其他脏器形成内瘘。在良性肿瘤中只 2% 病例发生肠穿孔。

五、临床检查

1. X 线钡剂造影检查　全消化道钡餐是检查小肠肿瘤的主要方法，但较易漏诊，需多次做系统的小肠检查，目前有用小肠导管经口吞入法通过幽门进入小肠，随小肠导管向远侧肠管推进的过程中，对小肠进行分次注钡检查。对于小肠肿瘤的影像学显示充盈缺损，肠腔狭窄，肠壁僵硬，黏膜破坏，小肠梗阻或套叠等。

2. 纤维内镜检查　传统的胃镜或结肠镜的检查范围有限，不易发现小肠病变，目前有应用纤维空肠镜对上段空肠肿瘤的诊断有重要意义。但患者因检查时，时间长而不易耐受且易并发出血、穿孔等，应用范围有局限性。国外研制的"胶囊式"内镜，约 11mm×26mm，内设镜头和发射极，经口服进入胃肠道进行摄像，并传至外部计算机分析图像及鉴别，此种检查病变发现率高，患者耐受良好，应用前景广阔。

3. CT 及 B 超检查　对肿物向肠腔内生长的检出率不高，对肠腔外生长的肿物，CT 和 B 超有助于鉴别肿物的性质，对恶性肿瘤的检出率可达 67%，并可发现肝内转移病灶及腹腔淋巴结转移，也可在 B 超或 CT 引导下进行肿物穿刺活检。

4. 磁共振　通过口服或经小肠导管注入对比剂，可提高图像质量，清楚地显示肠壁的厚度、肠道肿块、肠曲狭窄和扩张，显示小肠肿瘤，并可判断肠外蔓延程度，对邻近脏器的侵犯及转移等。

5. 选择性肠系膜上动脉造影　根据 Seldinger 法选择性肠系膜上动脉插管，高压注入造影剂，按固定程序连续拍片，能取得小肠动脉、静脉及毛细血管期 X 光片，对于肿瘤出血量 >0.5mL/min 时亦可显示造影剂外逸征象；对肿瘤病变部位、范围、性质、血供情况、有无转移瘤等的诊断均有帮助。另外，还可用于栓塞的治疗。

6. 腹腔镜检查　可发现突向肠壁外肿瘤或肠管内浸润生长侵犯肠壁之肿瘤，亦可同时行治疗。

7. 剖腹探查　对临床表现有疑者，应及时开腹探查，但需谨慎防遗漏较小的肿瘤病变，必要时可用纤维内镜协助检查。

六、诊断及鉴别诊断

1. 诊断　小肠肿瘤早期症状不典型，常见症状有腹痛、易疲劳、消瘦，有时腹部可触及包块，部分患者可有消化道出血、肠套叠、肠梗阻等急腹症表现，小肠肿瘤的诊断主要依靠临床表现和 X 线钡餐造影，对有下列症状是需要高度重视小肠肿瘤的可能性。

（1）原因不明的腹痛，进食后加重，呕吐排便后缓解。

（2）成人肠套叠或不明原因肠梗阻并可除外术后肠粘连及腹部疝患者。

（3）间歇性排黑便，或腹泻而内镜检查未见异常者。

（4）原因不明的下腹部或脐周肿块患者。

有上述表现者并结合临床检查可以确诊。

2. 鉴别诊断　因小肠肿瘤早期症状缺乏特异性，需要与下列疾病进行鉴别。

（1）发生于十二指肠乳头部的肿瘤合并黄疸时注意与胆总管下段结石及胆管肿瘤相鉴别，此时可做内镜逆行胰胆管造影（ERCP）和 CT 等影像学检查，以进一步明确诊断。

（2）肿瘤引起的肠套叠需注意与小儿肠套叠相鉴别，后者可行空气灌肠造影复位予以鉴别。

（3）发生消化道出血时，注意与消化性溃疡合并出血或食管胃底静脉曲张相鉴别。前者一般有溃疡病史，如胃灼热、反酸、嗳气等，或以前通过钡餐上消化道造影、胃镜检查确诊过。后者食管胃底静脉曲张破裂、出血，大多有肝炎、肝硬化的病史，脾脏肿大、血细胞碱少等，必要时可通过内镜检查进行鉴别。

七、治疗

小肠肿瘤一经确诊，应手术治疗。

1. 良性肿瘤　应根据肿瘤的大小，进行肿瘤切除或病变肠段切除，肠吻合术。外生型的小肠脂肪瘤可行肿瘤局部切除，十二指肠腺瘤可切开肠壁做肿瘤切除，但注意和恶性肿瘤鉴别，可做术中快速病理检查。

2. 恶性肿瘤　应行肿瘤所在肠段的根治性肠切除肠吻合术，包括病变肠段及肠系膜，供应血管和区域淋巴结在内的整块切除，切除范围一般距离肿瘤上下缘各 10～15cm 肠段及区域淋巴结。位于十二指肠的恶性肿瘤应行胰十二指肠切除，位于末段回肠的恶性肿瘤应做根治性右半结肠切除术，如肿瘤已广泛转移，无法根治治疗时可行姑息性切除或短路手术以减少发生肠梗阻、出血及穿孔的可能性。抗组胺及氢化可的松能改善类癌综合征。

八、预后

小肠良性肿瘤行肿瘤切除或部分肠管切除后预后较好，小肠恶性肿瘤的预后一般较差，但早期发现、早期手术是延长小肠恶性肿瘤患者生命的主要手段，决定其预后的主要因素是看肿瘤的大小和有否远处转移。

（李　晋）

第十四节　黑斑息肉病

黑斑息肉病（Peutz - Jeghers　syndrome，PJS）是一种常染色体显性遗传病，多有明显的家族史。1921 年 Peutz 首先描述本病，1949 年 Jegher 等对本病进行了系统总结，此后即被称为 Peutz - Jegher's 综合征。本病可发生在任何年龄。以皮肤黏膜色素沉着并多发性胃肠息肉为临床特征，可以癌变。

一、病因病理

1. 病因　黑斑息肉病是一种家族遗传性疾病，患者后代男女各占 50%，具有本病的遗传基因。

2. 病理　如下所述。

（1）皮肤黏膜色素斑：是本病的特征。主要是基底细胞层黑色素和黑色素细胞增生所致，出生时少见，幼儿期开始增多，至少年时最多，成年后色素斑逐渐减退或消失，色素斑典型的分布在口唇和颊黏膜，其次是齿龈、手掌、足趾、会阴等处。也有报道指甲有条带状黑色素沉着，有些融合成斑片状，呈圆形、椭圆形或不规则形，特点是不高出皮肤及黏膜，无血管或毛发生长，也无瘙痒等症状，颜色为淡褐色、棕褐色或灰褐色，压之不褪色，女性较男性深，口唇和颊黏膜的黑色素斑随年龄增长不消退为诊断依据，一般不发生恶变。

（2）胃肠道息肉：是黑斑息肉病的另一特征，可发生于消化道的任何部位，但以空肠、回肠、直肠、结肠、十二指肠最多见。也可见于盲肠、阑尾和食管。息肉大小不一，大者可达7cm，小者仅在镜下可见。小息肉呈半球形，黏膜光滑，与周围黏膜的颜色相似，大的息肉呈桑椹状或分叶状，充血、水肿、糜烂，出血息肉单发少见，且多在黑色素斑后出现，可并发肠套叠致肠梗阻。息肉的病理类型属错构瘤性，目前认为其是一种癌前病变。

二、临床表现

（1）患者男女发病率相当，息肉以多发性常见，单发少见。

（2）黑斑出现在口唇及颊部，出现年龄一般在5岁左右，但也有报道50岁出现，四肢末端亦可见黑斑，但出现多晚于口唇黑斑的出现，患者手掌、足趾或手指上的黑斑也可呈棕黄色斑，直径约数毫米，绝大多数患者均可见色素斑点的存在，但不突起于皮肤表面，形态类似雀斑，左右对称，先后不久即可出现，随年龄增加而增大，有时数目亦增多，色素加深，至成年后黑斑可有减退，但口腔黏膜色素斑变化多不明显。

（3）息肉可出现在全部消化道，以小肠多见，由于病变广泛，手术无法彻底切除。

（4）腹胀腹痛：呈反复发作，可伴发血便，并因此而致缺铁性贫血，肠套叠等。

（5）家族遗传性：30% ~50%患者有阳性家族史。

三、临床检查

（1）X线检查：典型病例钡餐造影可见息肉分布在整个消化道内，大小和数目不一，多成簇分布，也可散在分布，气钡双重对比造影病灶之间的黏膜背景相对正常。

（2）内镜检查：纤维胃镜或纤维结肠镜检查对诊断有重大意义，不但可查找观察病变形状、部位，而且可以摘除小的带蒂的息肉并进行病理检查。

（3）B超检查：对急、慢性肠套叠有一定诊断意义。

（4）选择性肠系膜动脉造影检查：成功率不高且创伤大，患者痛苦，操作难度高，已较少用。

四、诊断及鉴别诊断

1. 诊断　根据皮肤黏膜黑斑，胃肠道多发性息肉及有PJS家族史这三大特征可以做出诊断。

2. 鉴别诊断　如下所述。

（1）家族性结肠息肉病：与遗传因素有关，其特点是婴幼儿期无息肉，发病开始于青年时期，可癌变，息肉多见于直肠和结肠，而小肠极少见，结肠镜检可见肠黏膜遍布息肉但无蒂。

（2）Gardner综合征：肠息肉病合并多发性骨瘤和多发性软组织瘤。本病也与遗传有关，多在30~40岁发病，恶变率高，息肉多见于结肠并伴有多发性颅骨瘤病，体表多发性软组织肿瘤，偶可见骨瘤。

（3）Cronkhite - Canada综合征：是一种非遗传性疾病，病因不清，主要表现为胃肠道多发性息肉，黏膜皮肤亦可有色素沉着，秃发和指趾甲萎缩，但常在中老年时发病，可以鉴别，息肉呈宽基底蒂或半球形，多小于1.0cm。

（4）Turcot综合征：是常见染色体隐性遗传性疾病，为结肠多发性腺瘤性息肉，息肉较大，散在分布，常合并有神经系统的肿瘤，息肉组织学类型属腺癌，恶变率高。

五、治疗

1. 皮肤黏膜色素斑治疗　至今未见有癌变的报道，故一般不作治疗，有些美容要求者可采用激光、冷冻、磨削等方法治疗。

2. 胃息肉的治疗　较小的息肉可以定期复查，较大的息肉应通过纤维胃镜下行电切或剖腹息肉切除，切除后息肉送病理检查，若为恶性则按胃恶性肿瘤常规处理。

3. 小肠息肉　黑斑息肉病小肠息肉如无急腹症发生可观察，但如疑有恶变、出血，应予手术切除，因小肠息肉主要是以肠梗阻、肠套叠等并发症而行急诊手术，可单纯性肠套叠复位，但若发生坏死，则行坏死段肠切除肠吻合术，也可将一段多发性息肉的小肠切除，并应注意保留足够长的肠管以免术后出现短肠综合征。对于术中发现较大的息肉在息肉蒂旁纵向切开肠壁，与息肉根部肠壁一并切除，尔后横行缝合肠壁切口。目前还有在术中经小肠壁切开插入纤维内镜并电切息肉，这种方法可以一次性清除小肠全部息肉，且效果良好，无不良反应发生。

4. 结肠息肉　黑斑息肉病结肠息肉癌变率高，故不论息肉大小，均应用激光、手术、纤维结肠镜下行息肉摘除。

六、预后

黑斑息肉病患者术后易复发，一般术后每年复查一次，对新生或复发性息肉应及时清除，以减少息肉癌变率。

（李　晋）

第十五节　短肠综合征

短肠综合征（short bowel syndrome）是指小肠广泛切除后，实际消化吸收面积大量减少而导致的全身营养不良及体重减轻、腹泻等一种临床综合征，临床上并不多见，但治疗上存在一定困难，严重者可危及患者生命。

一、病因病理

1. 病因　食物的消化、吸收过程几乎均在小肠内进行，其中某些营养成分的吸收有其特定部位。例如，铁钙的吸收主要在空肠，而胆盐、胆固醇、维生素 B_{12} 等吸收主要在回肠。食物通过空肠时间较回肠快，食物到达回肠时处于更加消化状态，因此，蛋白质和脂肪在回肠吸收更完全。近端小肠切除引起的营养障碍相对较远端小肠切除为小，患者比较容易耐受。如切除全部空肠，回肠可承担大多数物质的吸收，而一些激素如促胰液素、缩胆囊素分泌减少，可影响胰酶和胆汁的分泌，仍能引起脂肪的吸收不良；如将回肠切除，胆盐和维生素 B_{12} 等吸收不能为空肠所代替，大量胆盐丢失可导致脂肪泻，脂溶性维生素也随之丢失，引起更为明显的营养障碍。由于各种原因导致小肠切除过多，如急性肠系膜血管闭塞，外伤性肠系膜血管破裂，小肠扭转，腹内疝等造成小肠广泛坏死，或 Crohn 病行多次手术切除病变都可引起短肠综合征。正常人的小肠长度为 $3\sim7m$，各人长度不一，以术中实际测量为准。如保留回盲部，回盲瓣可延缓通过速度，增加吸收时间，切除小肠少于70%，患者可以耐受；如回盲部已切除，食物通过迅速，切除50%患者也可以耐受。但若超过这些切除范围，就可能引起短肠综合征。

2. 病理　小肠切除后 $24\sim48h$ 就出现残留小肠黏膜高度增生等代偿变化，绒毛变长肥大，肠腺凹陷加深，肠管增粗、延长，使吸收面积增加到原来的4倍。食物的直接刺激可使小肠代偿性增生，代偿期约需 $1\sim2$ 年，有半数患者可完全得到代偿，用饮食维持正常营养状态。

二、临床表现

（1）胃酸分泌亢进，其原因不清，可能与小肠切除后肠抑胃素，缩胆囊素，促胰液素等分泌减少有关，而幽门部胃泌素细胞有增生现象，以致 40%～50% 的患者胃酸分泌亢进。高胃酸易致溃疡及酸性腹泻，一般半年内可以恢复。

（2）胆管结石：小肠广泛切除后，上述肠激素分泌减少使胆囊收缩变弱，容易发生胆囊结石（比正常人高 3～4 倍）。

（3）回盲瓣切除后结肠内细菌大量进入小肠，并过度繁殖造成感染和炎症，直接损害黏膜表面而影响营养物质的吸收。若患者突然出现体重下降等症状时即应考虑细菌过度繁殖引起小肠炎的可能。

（4）营养不良：为短肠综合征最常见症状，主要因为小肠切除过多、吸收面积减少及肠蠕动加快。

（5）高尿酸血症：其原因是肠性尿草酸过多，大量被吸收所致，患者易出现痛性关节炎，肌腱疼痛及形成泌尿系结石。短肠综合征主要表现为消化不良，腹泻及营养障碍三大症状，临床过程分三期。

Ⅰ期：急性期，多在术后 1～3 个月。表现为进食后即出现严重腹泻，为水样便，每天可达数十次而导致营养障碍及水电解质失衡，患者因此可出现伤口愈合不良，切口裂开，腹腔感染，呼吸道感染，此期需全胃肠外营养支持以减轻腹泻。

Ⅱ期：代偿期，术后半年～1 年，腹泻减轻可逐渐经口进食，进行肠内营养，此期患者主要表现为体重下降，疲乏、肌萎缩、贫血、消瘦及低蛋白水肿。维生素缺乏可表现为夜盲症，皮肤干燥，周围神经炎。钙镁不足可引起肌肉兴奋性增强和手足搐搦，长期缺乏可引起骨质稀疏和软骨病，并可出现结石病。

Ⅲ期：稳定期，术后 1～2 年。半数患者得到充分的代偿，恢复饮食，体重可回升，但此期亦可出现腹泻性维生素缺乏，胆石症和尿路结石。

三、临床检查

（1）实验室检查

1）血、电解质紊乱，如低钙、低镁血症等；

2）酸碱平衡失调；

3）负氮平衡；

4）贫血及低蛋白血症；

5）类脂含量升高；

6）大便检查可见未消化的食物与脂肪。

（2）X 线钡餐造影及灌肠：可了解小肠长度、通过时间、肠黏膜皱襞及肠腔情况。

（3）纤维内镜检查：十二指肠镜，小肠镜可直接进入小肠进行观察。纤维结肠镜除可了解结肠病变外，也可直接进入回盲瓣被切除的小肠进行观察，以利于诊断。

四、诊断及鉴别诊断

1. 诊断　根据小肠广泛切除病史，临床上有腹泻、消化不良和营养缺乏等表现，并结合影像学检查和相关实验室检查比较容易诊断。

2. 鉴别诊断　残留小肠大于 100cm，术后一般不会出现消化、吸收功能不良，否则，就应该通过粪便检查，影像学和纤维内镜检查，注意与痢疾、溃疡性结肠炎、肿瘤等进行鉴别。

五、治疗

1. 保守治疗　根据不同时期采取不同的治疗方案。

Ⅰ期患者：此期主要是预防感染，纠正水电解质紊乱和酸碱失衡，及时给予全胃肠外营养治疗，逐步纠正负氮平衡，并注意补充维生素及微量元素。为减少排便次数，可酌情给予肠动力抑制剂如口服阿片酊、可待因或洛哌丁胺等。口服消胆胺可消除胆盐对结肠的刺激，也能减轻腹泻。为控制高胃酸分泌，可口服抗酸药或静脉用 H_2 受体阻滞剂如甲氰咪胍，雷尼替丁等。

Ⅱ期患者：残留之肠管开始代偿，腹泻减轻，消化液丢失减少。各种并发症趋向好转。此期患者可从要素饮食中逐步增加天然食品，采用易消化，无渣，低脂高蛋白，少量多餐。

Ⅲ期患者：此期肠道代偿到接近正常吸收功能，但脂肪吸收不良及维生素缺乏仍不可避免，应注意调整脂肪的摄入量及补充矿物质，脂溶性维生素及维生素 B_{12}。

有些特殊物质如谷氨酰铵，短链脂肪酸，纤维素，生长激素及胰岛素样生长因子，几种物质联合应用可使短肠综合征的代偿过程完成。但若残留小肠小于 30cm，患者代偿期极为困难，此时单靠经口摄食无法维持正常营养状态，需长期依赖肠外营养的支持，这种长期肠外营养的支持可在患者家中施行，先培训家属及患者，掌握无菌术与配液方法，国内已有实行家庭肠外营养长达 18 年的成功经验。

2. 手术治疗　经过 6~12 个月的保守治疗患者腹泻仍较重，营养状况不改善，体重不增加时，如残留的小肠在 40cm 以上则可考虑行手术治疗。

（1）小肠倒置术：是目前比较有效的术式，通过一段小肠的逆蠕动，可延长食物在肠道内停留的时间，有利于更充分的消化和吸收。其原则是尽量保留回盲瓣，选择残留小肠末端，成人 5~8cm，婴儿 3cm 左右，将两端截断，行小肠倒置端端吻合术，术中注意保存倒置肠段之血供。

（2）结肠间置术：在残留小肠之间插进一段结肠，以延长小肠排空时间。

（3）小肠移植：从理论上讲小肠移植是治疗短肠综合征最有效的方法，但移植后严重的小肠排斥反应尚未解决，目前还无法应用于临床。

六、预后

与是否保留回盲瓣，残留小肠长度，经济状态有直接关系。有文献报道：即使小肠几乎全部切除，肠外营养能长期坚持，患者也可生存。

（李　晋）

第八章

结肠、直肠、肛门疾病

第一节　结肠扭转

一、概述

结肠扭转是结肠襻以其系膜的长轴为中枢发生扭转，导致肠腔部分或完全闭塞，系膜血管也可因扭转而拧闭，致使肠管血运受阻而坏死。结肠扭转90%发生在乙状结肠，少数发生在盲肠，横结肠扭转极为罕见、升降结肠固定于侧腹壁，不发生扭转。

二、诊断

（一）病史要点

患者过去有多次左下腹部疼痛，排气排便后好转或有多年习惯性便秘的病史。往往有进食过量或饱食后有身体的强烈前屈、后倾突然直立或服用大量泻剂等诱因，都可导致乙状结肠扭转。表现为突发性全腹或脐周的剧烈疼痛伴腹胀、呕吐、便秘及排气停止，有压痛及反跳痛，全身情况迅速恶化甚至出现休克现象。

（二）查体要点

发病不久即有明显腹胀，叩诊为鼓音，下腹压痛和高调肠鸣音，可有腹膜刺激征。

（三）辅助检查

（1）X线检查：腹部平片，盲肠扭转时腹部平片可见右下腹部有充气或含液气平面的巨大肠襻，钡灌肠显示横结肠梗阻；乙状结肠扭转X线片上可见单个胀大的双襻肠曲，自盆腔延至左膈下，占绝大部分或"鸟嘴"形。低压盐水灌肠也有助于诊断，若灌入液体尚不足500mL不能再灌入（正常可灌入3 000～4 000mL），即可证明梗阻在乙状结肠。

X线表现非闭襻性乙状结肠扭转。由于只有一个梗阻点，所以往往与单纯性结肠梗阻表现一样，亦表现为梗阻以上结肠肠管的扩大，所以在透视或平片中一般难以鉴别，只有是为了明确结肠梗阻的性质而行钡灌肠检查时，才能明确诊断。此时扭转梗阻处可显示螺旋状变细肠管或在变细肠管中见到扭曲交叉的黏膜（沿肠管纵轴），甚至见到钡剂通过梗阻处进入近侧肠管。

闭襻性乙状结肠扭转典型的X线表现即扭转段肠曲显著扩大（其横径达10cm以上甚或更大），扩大的肠曲就像充了气的椭圆形气球直立于腹部区，其中央往往会见到宽为0.3～0.5cm致密垂直线状影将膨胀的气球一分为二，亦即所谓扩大的乙状结肠弯曲呈马蹄形，圆顶可高达上腹部，马蹄的两肢并拢向下直达盆腔，由于肠壁的变薄其两侧缘表现为圆结状致密增白影，扩大的腔内皱襞消失。钡灌肠检查会见到结肠扭转处显示削尖状似鸟嘴状狭窄，加压多次灌钡此征象均存在且钡剂不能通过此狭窄处。

（2）纤维结肠镜检查：在扭转的相关梗阻部位可见有狭窄，如扭转无绞窄可借结肠镜将扭转复位（注意不能注气过多，以防增加闭襻肠管内的压力），但如有腹膜刺激征，疑肠绞窄时，切不可行内镜检查。

（四）诊断标准

根据典型病史、体征及 X 线检查，基本可以确诊，但应根据症状判断有否肠绞窄，为治疗方案提供依据。

诊断流程见图 8 - 1。

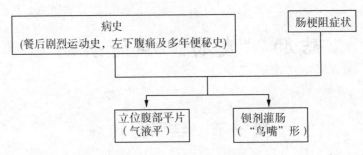

图 8 - 1　结肠扭转诊断流程

（五）鉴别诊断

1. 结肠癌　盲肠、横结肠及乙状结肠或直肠癌都有可能表现低位肠梗阻，但病史都较长，往往无突然腹痛史。结肠癌的肿块坚硬，边界清楚。而结肠扭转则是膨胀的肠管，触诊时质地较软，边界不清，较易区别。当然钡剂灌肠可以确诊。

2. 结肠套叠　回肠套入盲肠多见，且可延至乙状结肠，发病急，呈低位肠梗阻的表现，多发生在 5~6 个月的幼儿。症状为阵发性哭闹、恶心、呕吐，有果酱样大便，触诊右下腹部空虚，右上腹部腊肠样肿块。钡剂灌肠可见钡剂呈杯口状阴影即可诊断。成人慢性肠套叠，多为肿瘤引起，较少见，显然都易与结肠扭转相鉴别。

三、治疗

（一）一般治疗

（1）禁食水，并行胃肠减压。

（2）输液纠正水、电解质平衡紊乱。

（3）给抗生素预防感染。

（二）非手术治疗

（1）对结肠扭转早期，可试行纤维结肠镜复位，尤其乙状结肠扭转成功率较高。

（2）乙状结肠扭转早期，可在明视下把结肠镜插入到梗阻处，一般距肛门 15~25cm，该处的黏膜如无坏死和溃疡，可通过乙状结肠镜，插入约 60cm 的肛管，注意插入时不应用暴力，以免穿破肠壁。肛管穿过梗阻部位后，常有稀便和气体猛力冲出，患者立即感到异常轻松，为复位的标志。为防止复发可保留肛管 2~3d。

（三）手术治疗

盲肠扭转如非手术治疗无效，或有可疑绞窄，应尽早剖腹探查。探查扭转的盲肠（连同升结肠及末端回肠），如无坏死，按扭转的相反方向复位。然后切开盲肠外侧后腹膜，将其前缘与盲肠外侧结肠带间断缝合 3~5 针。如盲肠扩张明显，先从两条结肠带起始端，间断浆肌层缝合 3~4 针，使盲肠腔缩窄，再与外侧后腹膜缝合固定盲肠。如盲肠有绞窄坏死，应行右半结肠切除，回横结肠吻合术。若腹腔渗液较多，必须行腹腔冲洗并行橡皮管引流，以减轻全身中毒症状。手术后还需大量抗生素治疗。

横结肠扭转的处理原则是若单纯机械扭转，可分离粘连后复位；如有坏死，则行坏死肠管切除，横结肠对端吻合术及必要的腹腔引流术。

乙状结肠扭转，若可疑肠绞窄或乙状结肠镜发现扭转梗阻的肠黏膜坏死和溃疡，则应及时手术治疗。剖腹探查时，如肠管无坏死则行扭转复位，肛门排气。肠管扭转坏死，则视病情及腹膜炎的程度，切除坏死肠段行近端结肠造瘘，远端封闭或近远端肠吻合。如多次复发的乙状结肠扭转，应择期手术切除过长的肠管一期吻合。

四、预后

结肠扭转及时治疗，多数预后良好，如有肠绞窄，甚至破裂穿孔则预后较差。处理不及时或不当，其死亡率较高。如结肠扭转非手术治疗好转后，应进一步检查发病原因，必要时可行择期手术消除病因，以防复发。

（卢青军）

第二节 结肠憩室

一、概述

结肠憩室是结肠黏膜及黏膜下层穿透肠壁肌层向外形成的袋状突出。可以是单个，但多发更常见，称结肠憩室病。与先天性全层薄弱并含各层的真性憩室不同。憩室壁仅包含黏膜、黏膜下层和浆膜层而无肌层，又称假性憩室，与先天性因素无关。此病我国少见，西方国家较常见，多于40岁以后发病，发病率随年龄增长而增高，80岁人群中可达65%。多数患者无症状，男女发病率无差别。病因与高腹压和长期少纤维饮食有关。左半结肠，特别是乙状结肠是该病的好发部位。

二、诊断

（一）病史要点

单纯的结肠憩室多数情况下不引起症状，少数患者有腹胀、左下腹不适或大便习惯不正常等症状，无特异性。

憩室颈部由于肠壁环肌收缩而受压，是憩室内的粪便和分泌物排空不畅而引起憩室炎。憩室发生的部位很靠近穿经肠壁的血管支，血管被侵蚀破溃后，即可引起憩室出血，表现为便血。

结肠憩室发生并发症后可以引起炎症和出血的症状，如急性腹痛发作，压痛和轻度的肌卫，低热和白细胞增多，便秘、腹泻或两者兼有，大便带血或隐血阳性，炎症接近膀胱时引起的尿频、尿急、尿痛等等，当病史中有相应症状出现时，应考虑该病的可能。

老年人出现类似阑尾炎的症状和体征，特别是部位偏中甚至偏左时；或下腹部有不明原因的炎性肿块时；或怀疑下腹部脏器穿孔急性腹膜炎时，应考虑结肠憩室炎的可能。

（二）查体要点

结肠憩室病有并发症时可出现相应体征：憩室周围炎较广泛或炎症较重时，可在下腹部触及边界不清而有压痛的肿块，由于患者大多年迈，极易误诊为肿瘤；憩室炎或憩室周围炎形成的脓肿可发生继续穿孔或破裂，引起急性腹膜炎症状或体征。

（三）辅助检查

1. 常规检查　如下所述。

（1）X线钡灌肠：可见肠壁不整齐，肠腔有轻度狭窄；有时在肠腔外可见到钡影，是憩室穿孔后形成小脓肿所致；经常见到多发憩室。

钡剂应在低压下缓慢注入，在炎症较重或腹膜刺激征较明显的情况下，不应做钡灌肠检查。如果需要比较急地做出诊断以指导治疗，可用水溶性造影剂灌肠，这样即使有造影剂溢出至腹腔也不会引起严重反应。

（2）CT 扫描：非侵袭性检查，一般可以确证临床怀疑的憩室炎。扫描时进行直肠加强显影可使发现憩室脓肿或瘘管比单纯 X 线造影更敏感。

2. 其他检查　如下所述。

（1）结肠纤维镜：该检查对憩室或憩室炎的诊断帮助不大，但可以用于除外结肠肿瘤或其他结肠炎性疾病。

（2）腹部平片：可显示继发于乙状结肠病变的结肠梗阻。

（四）诊断标准

最重要的评估是临床检查和频繁地检查病员。这不但包括病史和体检、脉搏和体温，还包括连续的血象检查，腹部直立位或平卧位 X 线摄片。

诊断流程见图 8 - 2。

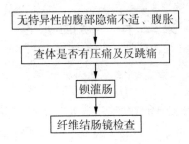

图 8 - 2　结肠憩室诊断流程

（五）鉴别诊断

1. 阑尾炎　结肠憩室病在我国发病率很低，因此，只有在老年患者，阑尾炎症状体征虽类似但不典型，如无转移性腹痛病史、压痛位置偏左偏下等情况可以考虑本病。

2. 结肠肿瘤　对下腹部压痛性包块患者，详细的病史有助诊断，结肠憩室炎或周围炎往往病史较短，有突发性。通过结肠纤维镜、CT 等辅助检查明确肿块性质，CEA 等肿瘤指标也有助于鉴别诊断。

三、治疗

（一）一般治疗

急性憩室炎无并发症时以非手术治疗为主，包括休息、禁食、胃肠减压、补液支持严密临床观察等。大多数病例经治疗症状迅速减轻、炎症消散、肿块减小。

（二）药物治疗

广谱抗生素，或选用抗革兰阴性需氧菌和厌氧杆菌的抗生素。

（三）手术治疗

1. 手术指征　目前认为需要手术处理的情况可分为两大类，一类为无并发症憩室病患者；另一类则为憩室病引起各种并发症。

（1）急性憩室炎初次发作对内科治疗无反应者。

（2）急性复发性憩室炎，即使第一次发作时经内科治疗获满意效果，但当复发时也应考虑做选择性切除术。

（3）大量便血，一般治疗无明显好转者。

（4）由于免疫缺陷的患者发生憩室炎时无法激起足够的炎性反应，因此是一种致命的疾病，发生穿孔、破裂入腹腔者极常见，为此对以往有一次急性憩室炎发作的患者当需要进行长期免疫抑制治疗前，可先做选择性切除手术解除憩室炎复发以致发生各种并发症的危险。

（5）急性憩室炎并发脓肿或蜂窝织炎有增大趋势者。

（6）急性憩室炎伴弥漫性腹膜炎者。

（7）急性憩室炎并发瘘管形成者。

（8）急性憩室炎并发结肠梗阻者。

对无并发症的病例需特别注意勿将肠激惹综合征并发结肠憩室病的患者误当作憩室炎患者进行手术。在没有客观炎症征象如发热或白细胞增高的肠激惹综合征并发结肠憩室病宜作功能性结肠疾病处理。

2. 手术方法　如下所述。

（1）穿孔缝合加引流。

（2）腹腔脓肿切开引流。

（3）切开引流加横结肠造口。

（4）切除病变结肠近侧造口，远侧造口或封闭，二期结肠吻合。

（5）切除病变结肠后一期结肠对端吻合。

四、预后

一般预后较好，恢复情况与患者的基础状况、并发症种类和程度、病变范围、手术方式有关。有较高的复发率。

五、最新进展

部分出血不止的患者需要急诊手术时，可能遇到炎症不明显、憩室范围广，难以判定憩室范围、出血位置及结肠切除范围等困难。出血较多时，术前纤维结肠镜检查也无法明确出血部位。因此，有人主张术前先做选择性肠系膜上和下动脉造影以明确结肠出血部位，并可先试用经导管向动脉内滴注加压素止血，无效时再进腹。

（卢青军）

第三节　结肠息肉

一、概述

结肠息肉（colonic polyps）是指结肠黏膜隆起性病变。结肠息肉分为有蒂或无蒂息肉。直径小于5mm 为小息肉，大于2cm 为大息肉。来源于上皮组织的结肠息肉样病变多见，以腺瘤样息肉最多，来源于非上皮组织的脂肪瘤、平滑肌瘤、神经纤维瘤、纤维瘤、脉管瘤等少见。结肠息肉通常无症状，发展到一定程度可形成溃疡，发生肠道出血、腹痛，甚至肠梗阻。尸检发现 55 岁以上30% ～50% 有腺瘤，其中10% 大于1cm。临床表现缺少特征性，并且一部分可以癌变，临床实践中应予以重视。

（一）结肠息肉分类（表8-1）

表8-1　结肠息肉的分类

肿瘤性息肉	非肿瘤性息肉	黏膜下病变
良性息肉（腺瘤）	正常上皮息肉	深部囊性结肠炎
管状腺瘤	增生性息肉	肠气囊肿
绒毛状腺瘤	幼年性息肉	淋巴性息肉病（良性和恶性）
管状绒毛状腺瘤	Peutz - Jeghers 息肉	脂肪瘤
家族性腺瘤性息肉病	Cowden 综合征	类癌
Gardner 综合征	炎性息肉	转移性肿瘤
Turcot 综合征	炎症性肠病	
恶性息肉（癌）	细菌感染或阿米巴	

非浸润性癌	血吸虫
原位癌	
黏膜内癌	
浸润性癌（超过黏膜肌层）	

（二）病理

结肠炎性息肉，可见被覆的结肠上皮大部分糜烂脱落，黏膜下由大量的炎性肉芽组织组成（图 8 - 3A）。管状腺瘤由大小形态不一的腺管状结构组成，腺上皮增生，细胞核细长笔杆状、呈不同程度的假复层增生（图 8 - 3B）。家族性腺瘤性息肉病，由增生的绒毛状腺体组成，被树枝状分支的血管平滑肌组织分隔成分叶状（图 8 - 3C）。

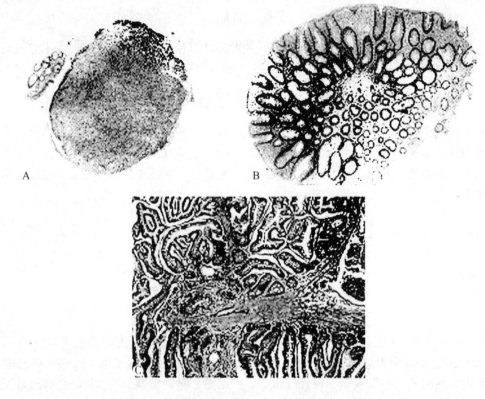

图 8 - 3　结肠息肉（HE，A ～ C × 40，40，100）

二、临床表现与诊断

（一）症状和体征

结肠息肉可无任何临床症状，50% 以上患者是在体检中发现。大于 1cm 的息肉可表现为间断性出血，随着肿瘤体积的增大，症状逐渐明显，表现为不同程度的腹部不适和（或）腹痛、粪便性状或习惯改变，甚至出现消化道大出血、肠套叠和肠梗阻，体检可触及腹部包块。症状与肿瘤组织学类型、发生部位、数目和形态学特征相关，如绒毛状腺瘤易发生便血，较大的有蒂脂肪瘤可致消化道出血，大肠良性肿瘤还可引起肠套叠。幼年性息肉病的发病高峰在 4 ～ 5 岁，仅偶见于成年人。30 岁以前结肠多发息肉应考虑为家族性，腺瘤性息肉多见于 40 岁以后，并随年龄增加而增多。黏膜下肿瘤多见于 40 岁以后。胃肠道多发性息肉病多有明显的家族史并伴有典型的肠外表现，如 Peutz - Jeghers 综合征的口周黏膜、指（趾）、皮肤色素沉着具有特征性，对确立诊断极有帮助。

（二）直肠指检和粪便潜血试验

1. 直肠指检　直肠指检为最简便的低位直肠和肛管疾病诊断方法，也最易被忽视。每一例被怀疑结肠息肉的患者，都应进行该项检查。

2. 潜血试验　潜血试验为最早被推广应用的结肠肿瘤筛检试验方法，但对诊断结肠息肉而言价值有限。

3. X 线诊断　钡剂灌肠和双重对比钡剂灌肠造影检查在结肠息肉的诊断上敏感性较高，并发症发生率低，患者耐受性好、费用低，受到青睐。结肠充钡时，息肉表现为团形充盈缺损，光滑整齐。有蒂带息肉可稍活动，加压有利于病变显示。双重对比造影息肉显示更清楚，呈现边缘锐利的高密度影，常有一圈钡影环绕，如果表面有糜烂或溃疡则呈现不规则影。绒毛状腺瘤可见多个线条样钡纹影（图 8 - 4）。黏膜下肿瘤表现为边缘光滑、黏膜正常的肠腔内圆形充盈缺损或透亮区，质地较软的脂肪瘤、脉管瘤可有"挤压"征。但直径 <1cm 的小息肉比结肠镜检查更易漏诊，对可疑病变不能取组织活检明确诊断也是其不足。

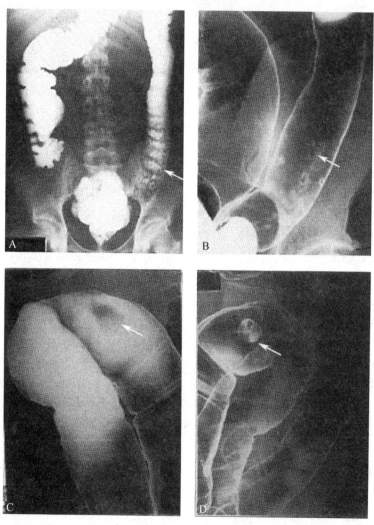

图 8 - 4　结肠息肉（气钡双重造影）

（三）内镜诊断

内镜检查是结肠息肉的主要诊断手段，包括电子内镜、放大内镜、色素内镜、仿真内镜等，这些技术的应用提高了结肠微小病变的检出率。

1. 结肠镜检查　是结肠息肉确诊的首选方法。上皮来源的大肠良性肿瘤内镜直视下表现为黏膜局限性隆起的息肉样病变，与周围正常黏膜呈锐角或有蒂相连（图 8 - 5A），表面光滑或粗糙，有颗粒感，甚至乳头状突起，呈深红色，可单发或多发。内镜下若病灶无蒂或有宽基的短蒂（图8-5B）、体积较大、形状不规则、顶端溃疡或糜烂、表面明显结节不平、质脆或硬、易出血，应高度怀疑息肉癌变。钳取腺瘤顶部、糜烂及溃疡边缘处的组织活检阳性率较高，全瘤切除组织连续切片检查更可靠。黏膜下的大肠良性肿瘤多呈丘状隆起，表面黏膜正常，常有桥形皱襞，肿瘤的质地与肿瘤的来源有关，活检时常可见黏膜在肿物表面滑动，而肿物不与黏膜一同被提起，提起的黏膜呈天幕状外观，深凿式活检才有可能获取足够的组织标本。

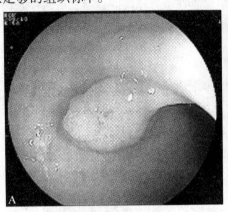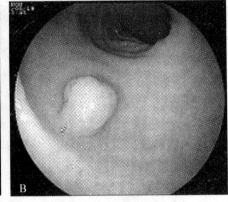

图8-5 结肠息肉（内镜）

2. 染色内镜和放大内镜 染色内镜即在内镜下对病灶喷洒一些染色剂，如靛胭脂，配合放大内镜可发现常规内镜难以识别的微小病灶，提高诊断敏感性，准确估计病变范围。诊断肿瘤性息肉的敏感性为95.1%，特异性为86.8%，诊断准确性为91.9%。

3. 超声内镜检查 超声内镜（ultrasonic endoscope，EUS）主要用于肿瘤浸润深度和黏膜下肿瘤的诊断。正常情况下，EUS所显示的大肠壁5层结构包括：第1层，即大肠黏膜和腔内液体交界面的强回声层；第2层，即黏膜层（包括黏膜肌层），呈现低回声层；第3层，即黏膜下层与黏膜下固有层界面反射形成的强回声层；第4层，即固有肌层呈现的低回声层；第5层，即浆膜与其周围组织交界面呈现的强回声层。EUS可清晰地显示肿瘤浸润深度、来源、肿瘤内部回声和瘤体大小。EUS对大肠黏膜下肿瘤的诊断价值较大，优于一般内镜和X线影像学检查。

4. 仿真结肠镜检查 又称CT结肠造影检查，是利用特殊的计算机软件功能，将螺旋CT、高场MRI、三维DSA或超声成像采集的图像源数据在工作站进行图像处理后，对结肠表面具有相同像素的部分进行立体重建，再利用计算机模拟导航技术进行腔内观察，并赋予人工伪彩和光照效果，连续回放，获得类似结肠镜检查直视观察效果的三维动态影像。该技术可显示全结肠，可发现直径>0.5mm的结肠息肉和肿瘤，其敏感性与病变的大小有关，直径越大，敏感性越高。有报道，诊断直径>0.5mm的结肠息肉的敏感性为66%~100%，特异性为63%~90%；而检测直径<0.5mm的结肠息肉的敏感性较低（11%~45%）。

（四）结肠息肉恶变

结肠腺瘤息肉与结肠癌关系密切，研究发现结肠息肉患者发生大肠癌的危险度是非息肉人群的22倍。大多数（50%~70%）的大肠癌是在腺瘤基础上发展而来，腺瘤是结肠癌的前驱现象。与结肠腺瘤恶变密切关联的三个主要特征是腺瘤大小、组织学类型和不典型增生程度。多倾向于不典型增生程度与恶性转化关系更为密切。直径<1cm的腺瘤中仅有1.3%的癌变率，假如其组织主要是由绒毛状成分组成或含有重度不典型增生成分，则癌变率分别增至10%和27%。直径1~2cm的腺瘤癌变率为9.5%，直径>2cm的腺瘤癌变率为46.0%。不典型增生中，轻度、中度和重度不典型增生的癌变率分别为5.7%、18.0%和34.5%。有蒂息肉样腺瘤癌变率为4.5%，广基腺瘤的癌变率为10.2%。扁平腺瘤的癌变率为10%~25%。家族性幼年型息肉癌变率为10%~20%；家族性腺瘤性息肉病癌变率为100%。Peutz-Jeghers综合征癌变率尚有争议，有报告称可达10%。

三、治疗

（一）内镜治疗

内镜治疗结肠息肉具有方法简单、创伤小、省时、费用低等优点。

1. 内镜治疗的目的 ①全瘤组织检查以明确诊断。②治疗结肠息肉的并发症。③切除腺瘤，预防大肠癌的发生。内镜治疗的适应证有：①有蒂腺瘤样息肉。②直径＜5mm 的无蒂腺瘤样息肉（EPMR 和 ESD 的应用已可切除直径＞10cm 和无蒂息肉）。③分布散在的多发性腺瘤样息肉。

2. 内镜治疗方法 圈套器电凝切除、热活检、分块切除、局部注射息肉切除、双极法切除、内镜下黏膜切除术（EMR）及内镜下黏膜剥离术（ESD）等。

（二）手术治疗

对于内镜下无法切除的良性息肉及恶性息肉应采用腹腔镜或外科手术治疗。

（卢青军）

第四节　溃疡性结肠炎

一、概述

溃疡性结肠炎是一种病因不明的慢性大肠黏膜炎症性疾病，主要累及直肠、乙状结肠黏膜与黏膜下层，伴有糜烂和浅表溃疡，亦可向上扩展至升结肠、横结肠、降结肠、甚至全结肠和末端回肠。过去曾有不同名称，如非特异性慢性溃疡性结肠炎、慢性非特异性结肠炎、特发性溃疡性结肠炎等，现世界卫生组织统一命名为特发性结肠炎。

（一）病因

病因至今尚未确立。长期以来认为传染性致病因子特别是细菌和病毒是本病的病因，但迄今尚未能明确证实。根据世界不同地区和种族的发病率资料，流行病学调查发现本病中存在着免疫因素，患者的淋巴细胞对组织培养的胎儿结肠细胞有破坏作用，患者血清中存在抗结肠抗体。敏感的婴儿进食牛奶以代替母乳，可能触发抗体反应，上述发现支持免疫因素的设想。但两者间的关系尚未完全明确。在某些病例也确实存在精神因素。在我国本病的发病率远比国外人为低，这一事实也不能排除种族和遗传倾向的存在。总之，有关病因及危险因子的研究仍在继续探索中，迄今尚无定论。

（二）病理

本病的病理变化是非特异性，主要累及直肠和结肠黏膜和黏膜下层，少数严重病例可侵及肌层和浆膜层，可导致中毒性结肠扩张，甚至肠壁穿破。偶见局部淋巴结有反应性增生。病变多起始于直肠，向近端扩展至全结肠，少数病例可累及回肠。

溃疡性结肠炎的早期和典型病变是急性大肠炎症，炎症侵及黏膜腺隐窝周围，黏膜弥漫性发红、渗血、呈颗粒状。严重者有片状溃疡。在剥脱区中有正常黏膜，高出表面呈假息肉样。巨检还可见到由于肌层收缩，袋形消失而致结肠缩短。镜检显示结肠黏膜有弥漫性炎症。血管增多，淋巴细胞、浆细胞和巨噬细胞浸润，球形细胞消失，纤维细胞相对缺如，隐窝脓肿常见，并有假息肉形成。电镜下黏膜表面和隐窝的上皮细胞微绒毛缩短和数目减少，内质网扩大，线粒体肿胀变圆，嵴突小，溶酶体增多。

随着病情进展，血液、蛋白质、水分和电解质从粪便中损失，导致体重减轻、消瘦、贫血和营养不良。炎症严重进展导致结肠扩张，肠壁坏死，甚至穿孔，可出现胰腺炎和全身中毒，临床上称作中毒性巨结肠症。

长期炎症变化可导致结肠狭窄和黏膜癌变。开始发于儿童期，病变累及全结肠者，10 岁后每年的癌变发病率约为 2%。这类腺癌常为多发、低分化、浸润型，并易转移。

二、诊断

（一）临床表现

主要临床表现是腹泻和便血。可发生在任何年龄，但多见于青年，起病大多缓慢，但可表现为慢性、急性、慢性急性发作和暴发型等。频发腹泻，每日可达 10～20 次，粪便为水样，混以血液、脓液和黏液，偶有大量出血，一次出血量可达 2 000mL，连续出血量可达 10 000mL。由于直肠受累，常伴有里急后重，甚至出现肛门失禁。约 2/3 患者有腹部绞痛，轻者为隐痛，常位于左下腹和脐下，腹痛时伴便急，排便后腹痛稍缓解，但很快又复发。可出现全身症状，如不同程度的发热、呕吐、体重减轻、失水等。并可出现与免疫有关的一些症状，如虹膜炎、悬雍垂炎、关节炎、脊柱炎、肝炎、脓皮病、结节性红斑等。这些症状在病变结肠切除后可完全缓解。

本病症状多变。轻者仅有大便变稀或次数增多，呈周期性发作，少数患者甚至出现便秘，奶制品可诱发腹泻。个别病例没有腹泻症状，唯一表现是全身性并发症，如关节炎、脓皮病。轻型病例的体征可以完全正常。病情严重者可出现高热、多汗、大量便血、腹胀腹痛、心动过速、全身严重中毒、血压波动或甚至出现休克。即临床上的所谓中毒性巨结肠症，其时腹部检查，可发现腹胀，左下腹或全腹压痛明显，并有反跳痛，肠鸣音极少甚至消失。全身毒血症状严重。在我国，典型的急性暴发型少见，病理范围主要限于左半结肠，累及右半结肠、全结肠者少见。肠外表现亦少见，即使存在症状亦多较轻。据报道可出现坏疽性脓皮病、胆管周围炎、硬化性胆管炎、慢性活动性肝炎和血栓性静脉炎等，但甚为少见。并发症比国外报道少。大多数患者对药物治疗有效，仅少数少于 20%，需手术治疗。

溃疡性结肠炎可出现很多并发症，如肠穿孔、中毒性肠扩张、大量出血、假性息肉、纤维收缩引起的肠管狭窄，累及全结肠病程 10 年以上者可发生癌变。全身可出现与免疫有关的并发症如结膜炎、葡萄膜炎、结节性红斑、坏疽性脓皮症、皮炎、口腔溃疡、胆管周围炎、肝硬化、脂肪肝、静脉栓塞等。比较少见的并发症是肛裂、直肠周围脓肿、肛瘘、直肠阴道瘘和直肠狭窄。

（二）诊断

溃疡性结肠炎的诊断主要根据临床表现、乙状结肠镜或纤维结肠镜检查、病理活检及 X 线检查等。急性发作期或慢性反复发作有典型症状和体征者，诊断并不困难，结肠镜检查在急性期可见到直肠或结肠黏膜水肿、充血，棉球触之容易引起出血。后者对本病的诊断甚为重要。肠壁及肠腔内有脓性或带血的脓性渗出，严重者可见到黏膜出血点和溃疡。在慢性期直肠或结肠黏膜可呈颗粒状、炎症息肉样增生和肠腔狭窄。除临床症状外，可按内镜表现分为轻、中、重三型：轻型仅见黏膜充血，有出血点以及易出血倾向；中型者以上改变更为明显，且有脓性渗出和小溃疡形成。重型可见弥漫性出血，有较大溃疡。日本有关专家认为有持续或反复发作的黏液血便，并兼具以下四项中任何一项时，即可诊断为本病。

1. 内镜检查　①黏膜充血、粗糙或呈细颗粒状，脆弱，易出血，有黏液、血、脓性分泌的附着。②可见到多发性糜烂、溃疡或假息肉。

2. 活组织检查　黏膜炎性反应，并伴有糜烂、隐窝脓肿、腺体排列异常及上皮化生。

3. 钡灌肠 X 线检查　①黏膜表面粗糙或呈颗粒状。②多发性糜烂、溃疡。③假息肉形成。④结肠袋消失，肠管狭窄或缩短。

4. 切除标本或尸检　肉眼或切片检查可见到本病的特征性病理改变。

发生中毒性巨结肠时，出现高热、心动过速、腹痛、腹胀及全身严重中毒症状。腹部平片显示典型的充气和扩大的结肠，壁薄，临床诊断可以成立。

临床诊断中比较困难的是如何与肉芽肿性肠炎（克罗恩病）相鉴别。这两种病变都是非特异性炎症，均有较长时间反复发作史，主要症状为腹痛和腹泻。

三、治疗

本病的治疗基本属内科范畴，只有在内科疗法无效或出现严重并发症时，才考虑外科手术。

1. 内科治疗 应包括4个方面。

（1）卧床休息和全身支持治疗：包括液体和电解质平衡，尤其是钾的补充，低血钾者应予纠正。同时要注意蛋白质的补充，改善全身营养状况，必要时应给予全胃肠道外营养支持，有贫血者可予输血，胃肠道摄入时应尽量避免牛奶和乳制品。

（2）柳氮磺胺吡啶（azulfidine，SASP）：开始时给0.25g，口服，每日4次，以后增至1g，口服，每日4次，在奏效后改为1g，每日3次或0.5g，每日4次。并可同时给甲硝唑0.2g，每日3次，3周后改甲硝唑肛栓0.2g，每日2次纳肛，以后改0.2g，每日1次纳肛，并持续应用3~6个月。

（3）皮质类固醇：常用量为泼尼松5~10mg，每日3次，1~2周后，剂量递减，每周减少5mg，直至最后5mg，每日1次或2.5mg，每日2次作为维持量。或用地塞米松0.75~1.5mg，每日3次，同样递减至0.75mg，Qd或0.375mg，Bid作维持，但目前并不认为长期激素维持可防止复发。在急性发作期亦可用氢化可的松100~300mg或地塞米松10~30mg静脉滴注，以及每晚用氢化可的松100mg加于60mL生理盐水中做保留灌肠，在急性发作期应用激素治疗的价值是肯定的，但在慢性期是否应持续使用激素则尚有分歧，由于它有一定不良反应，故多数不主张长期使用。除皮质类固醇外，也可用ACTH 20~40U静脉点滴。

（4）免疫抑制剂：在溃疡性结肠炎中的价值尚属可疑。据Rosenberg等报道硫唑嘌呤（azathioprine）在疾病恶化时并无控制疾病的作用，而在慢性病例中它却有助于减少皮质类固醇的使用。除上述治疗措施外，对腹泻严重，出现夜间腹泻的病例可给予抗胆碱酯类药物或复方苯乙哌啶（止泻宁），但忌用鸦片类药物如可卡因和复方樟脑酊，因为有诱发急性结肠扩张之可能。

2. 外科治疗 如下所述。

（1）手术适应证：①非常严重的结肠炎，包括穿孔和中毒性巨结肠症，需要紧急手术。②严重结肠炎，经内科积极治疗4~8d，体温仍在38℃以上，24h内腹泻超过8次，人血白蛋白低于30g/L，腹部压痛严重，特别是60岁以上的患者，也应考虑紧急手术。③累及全结肠，病程超过10年以上，黏膜活检有间变或钡剂造影疑有癌变。④肠腔狭窄并发肠梗阻。⑤大量或反复严重出血。⑥直肠周围感染或瘘管。⑦严重结肠炎伴有关节炎、脓皮病及虹膜炎等肠外并发症。⑧慢性反复发作或病情进入慢性难治阶段，有贫血、营养不良等使患者无法支持长期消耗的负担，这在西方是很多患者采用结肠切除的指征。⑨儿童患者由于慢性病程影响生长发育。⑩内科药物治疗引起并发症，如柳氮磺胺吡啶并发腹泻和外周神经病变，长期应用糖皮质激素引起骨质疏松、糖尿病、精神病、肥胖或库软综合征。药物治疗发生并发症需中止药物治疗而采用手术。

结肠切除是结肠炎有效和满意的治疗方法，但多数病例属轻变远端型和中度型，切除手术并非必要。全结肠和直肠切除可治愈结肠炎，但造成永久性回肠造瘘，且有肠梗阻、性功能紊乱等后遗症。保留直肠手术存在直肠癌变的危险。因此选择哪种手术，应根据患者年龄、病程、直肠病变以及患者的意愿予以综合考虑。

单纯回肠造口术多不再采用，因病变结肠仍在，大出血、癌变、穿孔和内瘘等并发症仍可发生，目前的手术原则是切除病变肠管（全结肠切除），是否保留直肠肛管尚存分歧意见。

（2）可供选择的术式

1）全结肠切除后Brooke回肠造瘘术：切除病变肠管，远端闭合，取末端回肠于腹壁造瘘，形成人工肛门。

2）Kock式内囊袋手术：切除病变结肠，游离出一段带系膜的末端回肠，长约45cm，将近侧30cm长肠管折叠，并在系膜对侧行浆肌层侧侧缝合。距缝合线0.5cm纵向切开肠壁，然后行全层缝合，使成一单腔肠袋，将远端15cm长肠管向近端套叠，成一人工活瓣，使长约5cm，于其周围缝合固定瓣口，将内囊袋固定于壁腹膜上，其末端行腹壁造瘘。

3）直肠黏膜剥脱、回－肛肠吻合术：切除全部病变结肠，保留5~8cm一段直肠，在直肠黏膜与肌层之间，从上向下或自齿线向上将黏膜剥去，留下肌性管道，将游离的回肠（注意保留良好血运）在没有张力情况下，自扩张的肛门拉出，与直肠肛管交界处的直肠黏膜残缘，进行吻合。吻合旁放置引流管自会阴部戳创引出，然后进行腹壁回肠造瘘。术后2~4d拔去会阴部引流，术后10d行肛门扩张，并开始做肛门括约肌练习，每周1次。3~6个月后，回-肛肠肠吻合完全愈合，再关闭腹壁回肠造瘘口。

　　4）直肠黏膜剥脱、回-肛肠肠内囊袋式吻合：全结肠切除、直肠黏膜剥脱后，做回肠袋肛管吻合术（IPAA）。回肠袋肛管吻合术大致可分为3类：即双腔回肠袋，包括J形、改良J形和侧方回肠袋，三腔回肠袋（S形回肠袋）和四腔回肠袋（W形回肠袋）。每一种回肠袋各有优缺点。

　　S形回肠袋肛管吻合术取三段10~12cm回肠组成储存袋，输出管长度为2~4cm。J形储存袋肛管吻合术中的储存袋由两段12~15cm长末端回肠组成，然后将回肠袋的顶端拉下与肛管做端侧吻合。改良J形回肠袋肛管吻合术将原J形袋的后跟处截断，远端段拉下与肛管做一逆蠕动的回肠肛管端端吻合术，输出管长度同样不宜超过4cm。这一手术兼具J形袋的优点，由端侧吻合变成端端吻合就纠正了J形袋的最大缺点。W形回肠袋肛管吻合术则是将四段12cm长的末端回肠折叠、切开，形成一个大腔，拉下与肛管做端侧吻合。在操作上这一手术较为费时和困难，但由于形成的腔大，储存功能较好。据文献报道，比较J形、S形和W形三种术式结果，以W形最佳，S形最差。

　　直肠黏膜剥脱、回-肛肠肠吻合对患者更具吸引力，英国Alyett曾报道300例，仅15例患者需要再做腹壁回肠造瘘，10%~15%患者出现吻合口瘘。

　　溃疡性结肠炎需作结肠切除者除急诊手术外，多需进行术前准备。当需静脉营养补充，用输血纠正贫血，对应用激素治疗患者，术前加大激素量，静脉注射氢化可的松每8h100mg，术前2d用泻药和灌肠清洁肠道，采用全胃肠道灌洗法，即术前当晚口服电解质液4L。限制饮食仅进流质。对肠道细菌生长可用药抑制，术前2d给新霉素0.5g，每4h1次；四环素、红霉素或甲硝唑250mg，每4h1次。术中静脉滴注头孢唑啉0.5g，以后每8h重复给2次剂量。

（卢青军）

第五节　缺血性结肠炎

一、概述

　　缺血性结肠炎是结肠缺血的一种特殊病变。由于结肠缺血变化多端有不同临床表现，过去有很多名称，但多只强调其中的一面，因此造成命名混乱。近年逐步阐明结肠缺血的性质，认识到有些名称是不正确的。目前比较通用的名称是结肠缺血。

　　急性肠缺血是肠系膜上动脉分布范围内血流的急性不足，包括部分或全部小肠和右半结肠，而结肠缺血是结肠全部或其任何一部分的血流不足。这两种异常有不同的临床表现和不同的处理方式。急性肠缺血是灾难性急症，伴有很高死亡率，而结肠缺血通常为非灾难性，产生较轻微症状和体征，罕有全身异常。在病理上和临床上，根据病变的可逆与否缺血损害可分为几种特殊类型：①结肠可逆性缺血性损害或可逆性缺血性结肠病。②可逆性或暂时性缺血性结肠炎。③慢性缺血性结肠炎。④缺血性结肠狭窄或梗阻。⑤缺血性结肠坏疽。在多数情况下，缺血性结肠炎多在缺血发作后血流有所恢复才被诊断，结肠坏死常不存在。

　　由于结肠缺血的不同临床表现新近才被认定，因此尚不能作出该病的确切发病率。随着临床医师和放射科医师警惕性的增加，对结肠缺血强调早期进行钡灌肠检查，近年来病例报道大量增加。结肠缺血似乎比小肠缺血更为常见，逐步被认为是较常见的结肠病变之一，也是老年人中最常见的大肠疾患，这是因为老年患者有较多的血管病变。在临床报道中，非医源性结肠缺血占91%或更高，患者年龄多在70岁以上。

　　缺血可发生在任何结肠部位，但最常发生于脾曲、降结肠和乙状结肠。虽然侵及范围和类型与缺血的严重程度之间无任何联系，但从某些缺血的特殊因素看来常累及某些区域。譬如医源性缺血由结扎肠系膜下动脉所致者多发生在乙状结肠病变，而低流量状态引起的病变好发于脾曲。结肠累及的长度随病因而异，如动脉粥样硬化性血栓常产生短的肠段病变，而低流量状态多累及较长肠段。英国作者在开始认为直肠累及极少。Farman 等发现在肠缺血性病变常有乙状结肠累及。Borden 等发现多例孤立的直肠病变。他们报道 200 例结肠缺血，其中 3 例各有两次复发。因此直肠缺血发病率可能不一定很低。

结肠缺血可有很多原因引起，粗略地可分为医源性或非医源性阻塞性或非阻塞性，全身性或局限性等。

结肠缺血病例中能见到有一种原因或一处阻塞部位，但在多数病例未能找到特异性原因或阻塞。自发性发作多被认为是低流量状态、小血管病或两者兼有。在老年患者多发结肠缺血性病变提示可能与退化性血管疾病有关。微小动、静脉的狭窄可能是非阻塞性肠系膜缺血的因素，由于现代技术对评价小血管病变尚存在限制，因而所谓非阻塞性缺血并不意味着肠系膜血管是正常的。组织切片常显示有结肠小血管狭窄的证据，这提示早在急性缺血发作前就存在着阻力增加和血流自由度的限制，但在大多数病例中，最后引起急性缺血发作的因素仍属推测，究竟是在极限流量基础上发生结肠组织血流所需量增加还是流量本身有一个急骤减少，尚待确定。

使结肠容易有缺血倾向的一个可能因素是其血流通常较小肠固有的低。Geber 用电磁流量计测定发现正常结肠血流为 73mL/（min·100g），是全部胃肠道中最低的。有些作者用指示分级技术测定数据有高有低，但多数研究者同意大肠血流均比胃肠道其他部分为低些。临床上还发现在便秘患者中，屏气增加对动脉和静脉的压力，产生更为显著的后果，即不少病例的结肠缺血多在用力屏气排便时发生。也有证据，结肠血流对环境改变、进餐和情绪紧张均有反应。此外，在清醒猫胃肠血流对下丘脑影响的实验研究中还发现在全部胃肠道血流中，结肠血流最易受自主神经刺激的影响。

不管病因如何，结肠缺血在病理、临床和 X 线表现方面是相同的。由缺血引起的病变可从单纯黏膜下水肿到坏死，其中存在着一个结肠缺血的不同过程，所产生的后果见图 8 - 6。

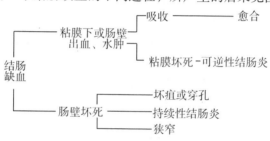

图 8 - 6 结肠缺血后果

轻度缺血所产生的形态学改变可消退，最终消失或愈合，反映在临床和放射学上也均为暂时性或可逆性表现。重度缺血可产生不可修复的损伤，如坏死、穿孔或持续性结肠炎，即使愈合亦将形成瘢痕纤维化，导致狭窄。

一次结肠缺血发作的最后结局，是根据很多因素来决定的，这包括：①病因，梗阻或低流量。②血管阻塞的水平。③缺血的时间长短和程度。④缺血过程的快慢。⑤侧支循环的充分程度。⑥全身循环状态。⑦受累肠段的代谢需要。⑧肠腔内存在的细菌。⑨伴发情况如结肠胀气，最终的结果决定于这些因素的综合作用。不管严重程度如何，缺血的初期反应可能是一样的。因此，不可能从开始的体征、放射学或乙状结肠镜检的评价中来预测缺血进程的结局。

二、诊断

（一）临床表现

结肠缺血的典型表现是突然发作的下腹部绞痛。局限于左侧，腹痛伴有里急后重，继而在 24h 内从肛门排出黑色或鲜红色血，或呈血性痢。在少数病例，特别是不可逆性损害，疼痛很严重，在另外一些患者疼痛可很轻甚或没有。粪便中血的损失量是特征性地少，当然亦可能发生大量出血，但大量出血的出现不能说明结肠缺血诊断的成立。

（二）诊断

结肠缺血由于其症状多变，多数病例体征较少，早期诊断比较困难。开始时，唯一的腹部发现是受累结肠区的压痛，最常见于左侧，在最终为可逆性病损中也曾见到有腹膜刺激症状，但如果这些体征持续几小时以上应考虑有不可逆性组织损害的存在。发热和白细胞计数升高通常存在，并伴有腹部体征，可作为评估结肠缺血损害进展的随访参数。早期系列钡灌肠是诊断结肠缺血的主要手段。目前，诊断缺血性结肠炎主要选用纤维乙状结肠镜或纤维结肠镜检查。镜中见到黏膜苍白、水肿、伴散在的充血和点状溃疡常表示为缺血的早期。黏膜或黏膜下呈蓝黑色表示黏膜坏死或黏膜下出血。连续的内镜检查可显示这些异常的消退或进展为溃疡形成和假息肉形成。需要与其他炎性肠道疾病如克罗恩病、溃疡性结肠炎、伪膜性结肠炎、传染性结肠炎相鉴别。慢性缺血性结肠炎的内镜所见则视最初结肠损害的范围而定。内镜中必须区别缺血性狭窄与其他如憩室病、结肠癌和炎性肠道疾病引起的狭窄。纤维化的范围和缺血性狭窄的隐窝不规则是其与慢性期炎症性肠道疾病相区别的组织学特征。但结肠镜检需谨慎，由于肠腔内高压力，可导致进一步缺血或受损结肠的穿孔。

三、治疗

结肠缺血的适宜治疗是基于早期诊断，对不可逆性缺血性损害的果断判断和决策，持续监护患者，随访放射学和内镜检的表现。假如结肠缺血的初步诊断已成立，但体检并不提示有肠坏疽或穿孔，应观察患者的发热，白细胞计数或腹部体征变化。全身应用抗生素，必要时补液和输血。早期最好让肠道处于休息状态，从静脉供给营养。如结肠出现胀气，鉴于肠腔内压力的升高，可能会使肠血供进一步遭受损害，应插入肛管减压，并小心用盐水灌肠。与溃疡性结肠炎相反，全身应用激素不仅无用，因能增加肠穿孔和继发感染的可能性，反而可能有害。

结肠的系列灌肠或内镜检查是处理的重要部分，因其可以帮助建立缺血的诊断，或者核实结肠损害的程度。

如腹部体征加重，白细胞增加和发热，则提示临床进程在发展，或有腹泻或出血持续2周以上，几乎可以肯定存在不可逆性损害，有手术指征。可逆性损害一般多在 7~10d 内改善，症状持续超过以上限期者多需考虑改为手术治疗。根据很多报道，患者如有持续腹泻和出血，病情常已发展到肠穿孔和腹膜炎的地步。

出现肠梗阻症状时，应观察患者有无肠狭窄存在。有的狭窄可能在数月后自发地改善，伴发的梗阻持续不能缓解时，应考虑外科手术。

对不可逆性结肠缺血损害的手术治疗是局部切除受累的肠段，一期吻合，重建肠道。切除标本应在吻合前进行检查，以确定所有受累肠段均已切除。肠壁外观虽尚正常，但有黏膜损害的肠段均应切除，切除肠段的长度往往比外观的肠浆膜病变范围要长一些。对已有黏膜损害但浆膜外观尚属正常的肠段不予切除而进行吻合，多会产生肠瘘或狭窄。这点在手术中要特别注意。

结肠缺血的治疗应包括早期诊断和持续监护，如病损属于可逆性，应用对症治疗，一旦出现有不可逆性损害的征兆应考虑手术探查。

四、预后

结肠缺血的预后通常是好的，低于5%病例可能复发，在对那些初期的临床症状和放射学异常已消失的患者，一般多无后遗症。缺血性结肠炎伴有明显狭窄者，有时在没有特异治疗情况下，数月后也会自动消散。Marcuson 报道狭窄的发生是高危因素，需要手术治疗；但也有作者认为仅部分患者需行手术，对狭窄的手术指征尚存在分歧。

（卢青军）

第六节 结肠癌

一、定义

结肠癌是发生于结肠部位的常见的消化道恶性肿瘤，占胃肠道肿瘤的第 3 位。

二、发病情况

其发病年龄一般在 45 岁以上占 65% 发病，但 30 岁以下也并非罕见。肿块位置不一，好发部位为直肠及直肠与乙状结肠交界处。男女之比为 2：1~3：1。以 40 岁~50 岁年龄组发病率最高。据世界流行病学调查，发现结肠癌在北美、西欧、澳大利亚、新西兰等地的发病率最高，居内脏肿瘤前二位，但在亚、非、拉美等地发病率则很低。我国的发病率与死亡率低于胃癌、食管癌、肺癌等常见恶性肿瘤。各地资料显示，随着人民生活水平的提高，饮食结构的改变，其发病率呈逐年上各趋势。

三、病因

其发病具体原因不详，但已知一些与发病有关的因素。慢性大肠炎症患者（如溃疡性结肠炎）的结肠癌发生率高于一般人群，炎症的增生性病变的发展过程中，常可形成息肉，进一步发展为肠癌；克罗恩（Crohn）病时，有结肠、直肠受累可引起癌变。有结肠息肉患者的结肠癌发病率是无结肠息肉患者的 5 倍。家族性多发性肠息肉瘤，癌变的发生率更高。有结肠癌家族病史者，其发病率是一般人群的 4 倍，说明遗传因素可能参与结肠癌的发病。男性肥胖可能引发结肠癌。

四、病理

结肠良性肿瘤这里仅讲结肠息肉，其病理一般分 4 类：①肿瘤性息肉；②错构瘤性息肉；③炎性息肉；④增生性或化生性息肉。结肠息肉有的容易恶变，不同类型恶变程度不一。一般肿瘤性息肉容易恶变。

（一）结肠癌的病理分型

病理分型：①肿块型，主要向肠腔内生长，呈球状或半球状，此类型癌浸润性较小，淋巴转移发生率低，预后好。②溃疡型，是结肠癌最常见类型，初为扁平肿块，以后中央坏死形成大溃疡，边缘外翻表面易出血或坏死。③浸润型，癌组织主要绕肠壁浸润生长，易引起肠管环状狭窄和肠梗阻，淋巴转移发生较早。.

（二）结肠癌的组织学分型

组织学分型：①腺癌，为最常见，根据分化程度又可分为 4 级，即高分化、中等分化、低分化、未分化。②黏液癌，癌细胞分泌较多黏液，可在细胞外间质中或积聚在细胞内将核挤回边缘，预后较差。③未分化癌，癌细胞较小，呈圆形或不规则形，浸润明显易侵入小血管和淋巴结，预后最差。其他鳞癌、鳞腺癌较少见。

（三）结肠癌的病理分期

病理分期：比较有临床意义的有 Duke 分期，一般分 4 期。①Duke A 期，为癌限于肠壁内，本法又分 3 个亚期，癌局限于黏膜内者为 A_0 期；穿透黏膜肌层达黏膜下层者为 A_1 期，累及肠壁肌层未穿过浆膜者为 A_2 期。②Duke B 期，癌已穿透肠壁，但无淋巴结转移。③Duke C 期，肿瘤已穿透肠壁且有淋巴结转移。淋巴结转移限于肿瘤附近者为 C_1 期（结肠壁及结肠旁），系膜淋巴结有转移者为 C_2 期。④Duke D 期，为肿瘤有远处转移者。

五、临床表现

（一）症状

主要是排便习惯和粪便性质的改变、腹痛、腹部肿块、肠梗阻、贫血等症状。

1. 排便习惯的改变 大便带血是最早出现的症状，多数表现为排大便次数频繁、粪便不成形或稀便，排便前可有轻度腹痛。粪便带血是重要的症状，多数是以此而就诊，位于左半结肠的血色常偏红，易被误认为是内痔、痢疾或肠炎。随着病程的发展而引起轻度肠梗阻时，则出现稀便和便秘交替出现，肠梗阻加重后，以便秘为主，并伴有腹胀。

2. 腹痛 多位于中下腹部，程度不重，多属隐痛而易被忽视。肠梗阻明显时，即转为阵发性绞痛。

3. 肠梗阻 是结肠癌的后期症状，表现为慢性低位肠梗阻，便秘腹胀明显，恶心、呕吐症状不突出，少部分患者可表现为急性肠梗阻，发作前可无自觉症状。

4. 贫血 主要原因是肿瘤出血，慢性失血所致。晚期患者可出现贫血的原因是营养不良及全身消耗有关，此时可有消瘦、乏力、水肿、低蛋白血症等表现。

5. 穿孔时引起的腹膜炎、转移引起的相关症状 右侧结肠肠腔较宽，壁较薄扩张性大，肠内容物较稀，左侧结肠肠腔小，由于左右结肠解剖上的特点不同，二者在临床表现可有所不同。右半结肠多以腹部肿块、腹痛、贫血、部分肠梗阻等症状，左侧结肠可能有便血、便频、腹痛、黏液便、肠梗阻等症状。

（二）体征

（1）早期无明显体征。

（2）腹部肿块肿瘤生长到相当大时，腹部即可能触及肿块。肿块一般较硬，形状不规则，表面不平。有的患者往往以腹部肿块就诊。右半结肠肿瘤如伴有炎症的可被误诊为阑尾炎或阑尾脓肿。

六、检查

（1）实验室检查：一般血常规显示贫血。

（2）气钡双对比钡灌肠检查：不仅可准确定位，而且可大致分类：①肿块型结肠癌，向腹内隆起的不规则充盈缺损；②溃疡型结肠癌，边缘不规则充盈缺损的龛影（拍压征），局部蠕动消失，病变部位无黏膜可见；③浸润型结肠癌，肠壁僵硬，肠管呈轴心状或环状狭窄，呈鸟嘴状改变，狭窄以上肠腔可能扩张。

（3）结肠镜检查：纤维结肠镜的应用是对结肠癌诊断的一项重要进展。早期结肠癌的发现，病理性质的确定，多原发癌或腺瘤其他病变的诊断，和治疗等重要问题，都可以通过纤维结肠镜检查得到很好的解决。在做纤维结肠镜检查前，也应尽可能做钡灌肠，以了解病变位置、性质和肠道走行情况。

1）适应证：①疑有结肠肿瘤者；②辨别钡灌肠未能辨明的病变；③需要明确结肠内多发病变；④检查结肠癌术后有无复发。

2）禁忌证：①任何严重的急性结肠炎患者；②疑有肠穿孔或急性腹膜炎患者；③严重心肺功能不全及曾有腹腔、盆腔手术后发现显著肠粘连患者。

（4）腹部 CT 检查及 MRI 检查：CT 及 MRI 对原发肿瘤诊断意义不大，主要用于检查有无肠腔外扩散、肝转移及腹主动脉旁有无肿大淋巴结，另外可判断病变侵犯肠壁的深度及是否侵及邻近器官。

（5）血清癌胚抗原（CEA）测定：CEA 是大肠癌及其他组织中均有此类抗原，采用放射免疫方法测定血清中 CEA 含量，正常值不超过 5mg/mL，约 60% 的大肠癌患者血清 CEA 值高于正常，其特异性不高。如果结肠癌术前 CEA 值高于正常，切除癌 1 个月后 CEA 值仍无明显下降的，提示预后不佳，切除后 CEA 下降，当再出现增高时，大多数表示很可能有癌复发。

（6）放射免疫显像：可以对结肠癌原发病、转移淋巴结、远处转移灶尤其是亚临床病灶进行显像分析。

（7）脱落细胞学检查：通过多种手段获取结肠黏膜表面细胞进行结肠癌诊断的方法，准确率可达80%～90%。标本的获取可通过冲洗法、内镜法及穿刺法。

（8）基因诊断：结肠癌为多基因、多步骤遗传性疾病。近年来研究表明 Kras 基因突变为大肠癌的起因。而 p53 基因突变可以发生在良性腺瘤向恶性转变阶段，对早期发现结肠癌有帮助。

七、分期

分期见表8－2。

表8－2 美国肿瘤联合委员会（AJCC）结直肠癌 TNM 分期系统

原发肿瘤（T）：

T_x 原发肿瘤无法评估

T_0 无原发肿瘤证据

T_{is} 原位癌：局限于上皮内或侵犯黏膜固有层

T_1 肿瘤侵犯黏膜下层

T_2 肿瘤侵犯固有肌层

T_3 肿瘤穿透固有肌层抵达浆膜下层，或浸润未被腹膜覆盖的结肠周围或直肠周围组织

T_4 肿瘤直接侵犯其他器官或组织结构，和（或）穿透脏层腹膜

区域淋巴结（N）5：

N_x 区域淋巴结无法评估

N_0 区域淋巴结无转移

N_1 1～3枚区域淋巴结转移

N_2 4枚或4枚以上区域淋巴结转移

分期	T	N	M	Dukes 分期	MAC
0	T_{is}	N_0	M_0	–	–
I	T_1	N_0	M_0	A	A
	T_2	N_0	M_0	A	B_1
ⅡA	T_3	N_0	M_0	B	B_2
ⅡB	T_4	N_0	M_0	B	B_3
ⅢA	$T_1 \sim T_2$	N_1	M_0	C	C_1
ⅢB	$T_3 \sim T_4$	N_1	M_0	C	C_2/C_3
ⅢC	任何 T	N_2	M_0	C	$C_1/C_2/C_3$
Ⅳ	任何 T	任何 N	M_1	–	D

远处转移（M）

M_x 远处转移无法评估

M_0 无远处转移

M_1 有远处转移

组织学分级评估（G）

G_1 高度分化

C_2 中度分化

G_3 低度分化

G_4 未分化

八、诊断

早期症状常不明显，易被忽视，大多数结肠癌患者就医时癌已属晚期，对中老年患者有下列症状时应考虑结肠癌的可能。近期出现持续性腹部不适、隐痛、胀气等经内科治疗好转不明显；排便习惯由正常变为腹泻或便秘或二者交替；大便带血，或脓而无其他肠道炎性疾病史；原因不明的贫血、乏力或体重减轻。对上述症状特别是大便隐血多次阳性者应提高警惕，进一步检查。

据报道多中心性或多原发性癌并不少见，它们可同时或相隔很近时间内被发现。结肠内同时或在半年内发现2个或2个以上的癌部位不同，互不相连，其间有正常肠壁相隔，无黏膜下转移，病理类型相

同或不同，即可认为是同时性多原发癌，发生率为2%～8%。

结肠癌的病变长度一般较短，不超过10cm。

九、鉴别诊断

（一）结肠腺瘤

与结肠癌的区别前者充盈缺损，形态规则，边缘清楚整齐，表面光滑或有小龛影，肠腔无狭窄，结肠袋仍保存。

（二）结肠炎性疾病

与癌的主要区别前者累及肠管的范围长，正常黏膜的破坏是渐变过程。

十、结肠癌外科治疗

在结肠癌的治疗中，原则上无广泛转移、无手术禁忌证者，应争取手术治疗。

如果结肠癌于肠壁或仅有区域肠系膜淋巴结转移，手术可将肉眼见到的病变切除，即根治性切除。如果癌直接蔓延侵及邻近脏器，而结肠癌本身可完整切除，可根据具体情况，争取结肠与其他脏器部分或全部联合切除。如肠系膜根部淋巴结已不能切净或有远处转移，应争取做姑息性切除以解除梗阻、失血、感染等并发症，提高生活质量。

1. 肠道准备　结肠切除手术前的肠道准备是减轻术中污染、防止术后腹腔及切口感染以及保证吻合口良好愈合的重要措施。目的是结肠内粪便排空，无胀气，肠道细菌数量也随之减少了。方法是通过调节饮食，服用泻剂及洗肠而达到手术时结肠"清洁"的目的。

2. 根治性切除范围　至少切除肿瘤肉眼边缘两侧10cm的肠段。为了便于对比记忆，各段结肠癌根治切除见表8-3。

表8-3　结肠癌根治切除范围

肿瘤部位	结扎血管	手术名称
盲肠/升结肠	回结肠、结肠右、结肠中	右半结肠切除术（回肠-横结肠吻合术）
肝曲	回结肠、结肠右、结肠中	同上
横结肠	回结肠、结肠右、结肠中	扩大右半结肠切除术（回肠-降结肠吻合术）
脾曲	回结肠、结肠右、结肠中	结肠次全切术（回肠-乙结肠左状结肠吻合术）
降结肠、乙状结肠	结肠中左支肠系膜下	左半结肠切除术（横结肠-直肠吻合术）

结肠癌的根治性切除，应根据不同病情，对早期癌经内镜下摘除或局部切除，另外还可分为缩小性根治术（R_2以下手术），标准性根治术（R_3手术），扩大性根治术（R_4手术）。

结肠癌根治切除的操作技术原则：除无菌原则外，特别提到无瘤原则。具体步骤为：①距肿瘤边缘两侧10cm处将肠管用纱布带扎紧，以阻断肠腔；②在系膜根部显露准备切断的动静脉，分别结扎切断；③肠吻合完毕后，用43℃灭菌蒸馏水灌洗后再关腹。

现代手术趋于微创，腹腔镜手术越来越普及，对于部分结肠癌可同样达到开腹手术的清扫效果，但需有一定经验的医生操作。

对于晚期结肠癌不能行根治术者，行姑息性切除，不能切除者行短路吻合或结肠造口术以解除梗阻。有孤立性转移灶的结肠癌是手术切除的良好适应证，可明显提高患者生存期，以常见肝转移为例，不手术其自然生存期是7～13个月，5年生存率不足3%，而肝切除术后的中位生存率为3年，5年生存率达25%～40%。

结肠癌并发急性梗阻和穿孔的治疗原则。对病变在右半结肠者可选用：①右半结肠切除，一期回肠肠吻合；②一期盲肠造口减压，二期根治切除；③姑息性捷径手术。

病变在左半结肠可选用：①一期梗阻近侧结肠造口减压，二期根治切除；②一期切除肿瘤，远、近侧断端造口，或近侧断端造口，远侧断端缝闭，二期结肠对端吻合；③一期切除肿瘤，一期对端吻合，加近侧横结肠造口减压；④结肠次全切除，回肠乙状结肠或回肠直肠吻合；⑤肿瘤已无法切除，姑息性结肠造口。

（卢青军）

第七节　腹腔镜结肠癌根治术

腹腔镜手术已成为现代外科的重要组成部分。首例腹腔镜结直肠手术为 1991 年由 Scalarides 报道的腹腔镜结肠脂肪瘤切除手术，同年，Cooperman 完成了首例腹腔镜右半结肠切除。研究表明，与开腹手术相比，腹腔镜手术治疗结直肠良性疾病具有疼痛轻、恢复快、缩短住院日、较好美容等优点，但也有学者认为腹腔镜还有学习操作时间长、手术时间长、较高的手术费用、并发症发生率高等不足。在结、直肠恶性肿瘤方面争论也较大，有人认为腹腔镜手术在结、直肠癌治疗方面存在穿刺孔复发、淋巴结清扫不足、切缘不足、结扎水平不够等问题，影响了腹腔镜在结、直肠肿瘤方面的应用。近年来随着腹腔镜手术经验积累、操作技术提高和腹腔镜器械进步（尤其超声刀的应用），克服了既往的一些不利，腹腔镜手术在结、直肠肿瘤方面的优点也越来越明显。

一、结肠癌的临床表现和诊断

结肠癌是常见的消化道恶性肿瘤，在我国仅次于胃癌、肺癌，发病率 10～40/10 万，发病年龄多在 40 岁以上。发病原因不十分清楚，但与家族性息肉病、结肠腺瘤、结肠血吸虫病、高脂饮食、溃疡性结肠炎等有密切关系。临床表现有排便习惯、性状改变，腹部隐痛，粪便带血黏液，腹部肿块，不全梗阻，贫血乏力，低热。主要通过结肠镜确诊，直肠指诊可检出 80% 的直肠癌。

二、适应证

Dukes，A、B、C 期患者。Dukes A、B 期患者采用腹腔镜手术方法已得到大多数同行的认同，Dukes C 期患者是否可行腹腔镜手术仍有争议。

三、禁忌证

腹腔镜结肠手术的禁忌证为：
（1）严重心肺肝肾等重要脏器功能不足者。
（2）某些晚期肿瘤，淋巴结广泛转移，腹腔镜下清扫困难者。
（3）邻近器官侵犯，需行联合脏器切除者。
（4）肿瘤太大，直径大于 8cm 者。
（5）腹腔内有广泛粘连，分离困难者。
（6）严重脓毒血症者。
（7）孕妇。
（8）合并肠梗阻或穿孔者。
（9）凝血机制障碍者。
（10）肥胖为相对禁忌证。

四、术前准备

1. 评估　与开腹手术一样，腹腔镜手术亦需对患者进行术前的评估和准备，术前需了解各重要脏器的功能状况。行 B 超、CT、IVP 检查，了解邻近脏器有无受累，肝有无转移，淋巴结转移情况，得出综合结果，判断腹腔镜手术的可行性。

2. 定位　病灶定位也是一重要步骤，较大的病灶，因多已侵犯浆膜，可在术中通过观察浆膜而确认病灶。对较小的未侵及浆膜的病灶，可术前通过结肠镜行肿瘤远侧缘黏膜下注射亚甲蓝溶液定位。但亚甲蓝容易褪色，目前多采用术中肠镜定位。

3. 肠道准备　肠道准备也是必不可少的，方法与开腹手术基本相同，包括肠道清洁和口服抗生素。肠道清洁采用术前晚全肠道冲洗，即用 20% 甘露醇溶液 500mL、5% GNS 1 000mL 和 5% GS 1 000mL 术前晚 8 点口服，如患者已有不全性肠梗阻，则改用清洁灌肠的方法，以免引起急性肠梗阻。口服的抗生素主要有灭滴灵、新霉素、庆大霉素、磺胺等。术前放置胃管和导尿管以减少胃和膀胱损伤。

五、腹腔镜右半结肠切除术

（一）麻醉

气管插管全身麻醉。

（二）体位

仰卧位，头低足高 15°～20°，手术台向左侧倾斜 10°～20°，并可根据手术需要而调节手术台倾斜方向和角度。术者及持腹腔镜者站于患者左侧，另一助手站于患者右侧。

（三）套管针插入位置

根据术前检查和探查结果，结合腹壁情况选择各套管穿刺点，值得注意的是穿刺部位虽然无固定的模式，但穿刺时应尽量避免两个穿刺点与病变在一条直线上，一般采用 4 孔法，有两种常用方式。

1. 方式一　A 孔，脐下 10mm，进腹腔镜。B 孔，左上腹 10mm，进超声刀。C 孔，左下腹 5mm，进操作钳。D 孔，右下腹 10mm，进操作钳。

2. 方式二　A 孔，脐下 10mm，进腹腔镜。B 孔，左下腹 10mm，进超声刀。C 孔，脐耻之间 5mm，进操作钳。D 孔，右中腹 10mm，进操作钳。可根据肿瘤位置决定穿刺部位。如考虑术中需改变观察角度和操作位置时，应全部使用 10cm 套管。

（四）手术操作

1. 探查　建立气腹，置入 30°斜视腹腔镜探查腹腔，了解病变的位置、大小、与周围器官的关系，了解淋巴结转移情况及其他脏器的情况，估计腹腔镜手术的可行性，确定肠管切除的范围。

2. 游离右侧结肠　在横结肠和回肠末端用布带结扎阻断肠管，防止肿瘤播散。术者右手拿超声刀，左手用无创伤肠钳将盲肠牵向左上方，助手反向牵拉腹膜，先剪开回盲部外侧 1～2cm 腹膜，因此处的解剖间隙容易辨认，向上解剖至肝曲，将升结肠从腹后壁游离，清除腹后壁的脂肪组织，至腰部肌肉前面，肌纤维清楚可见，如果癌肿浸透肠壁或侵入周围组织，可用超声刀切除受侵的组织如腰肌、肾周脂肪囊。要注意辨认输尿管和精索（卵巢）血管，防止损伤。切断肝结肠韧带，注意勿损伤十二指肠，一旦肝区解剖完成后，将手术床头抬高，同时将体位改为右前斜位，助手将胃向上牵拉，术者左手将网膜牵拉，右手拿超声刀于胃网膜右动脉下方，切除右半胃结肠韧带。如为肝曲癌，则靠胃侧切断胃网膜右动脉各分支，并在根部上双重钛夹后切断胃网膜右动脉，以避免出血。此时，右半结肠已经游离，将结肠系膜拉紧，辨认系膜的各血管支并予以分离，根部上钛夹后分别切断升结肠动脉、回结肠动脉、结肠中动脉右侧分支，注意清除外科干的淋巴结，如行扩大右半结肠切除时，则同时于结肠中动脉根部钛夹夹闭后切断。根部切断右半结肠系膜。亦可用 Endo－GIA 切割吻合器切断血管及系膜，至此，整个右半结肠很容易提出腹外。

3. 取出病变肠段　将 D 孔向上延长至 3～5cm，用塑料袋隔离保护切口后，取出游离好的病变肠段。

4. 切除吻合　按常规手术方法行体外的肠管切除吻合，吻合方法有 3 种。

（1）端端吻合。

（2）端侧吻合：先用吻合器行回结肠端侧吻合，再用直线形切割缝合器闭合横结肠残端。

（3）侧侧吻合：用直线型切割缝合器行回结肠侧侧吻合后，再用直线形切割缝合器关闭残端。缝合部分系膜，将吻合后的肠段回纳腹腔，缝合小切口，重建气腹，检查腹腔内有无出血，缝合关闭余下肠系膜裂孔。如条件许可，亦可行完全腹腔镜右半结肠切除，即游离完毕后，用 Endo – GIA 切割吻合器在设定切线处横断横结肠和回肠，于回肠及结肠残端各切开一小口，插入 Endo – GIA 两臂行回结肠侧侧吻合，再用 Endo – GIA 切割吻合器关闭切口。扩大右下腹切口 3 ~ 5cm，切除标本放进塑料袋内完整取出。

5. 缝合戳口　冲洗腹腔，右上腹放置引流，取出套管，皮下缝合戳口。

六、腹腔镜左半结肠切除术

（一）麻醉

气管插管全身麻醉。

（二）体位

截石位，头低足高 15° ~ 20°，手术台向右侧倾斜 10° ~ 20°，并可根据手术需要而调节手术台倾斜方向和角度。术者及持腹腔镜者站于患者右侧，另一助手站于患者左侧。

（三）套管针插入位置

原则同上，一般采用4孔法。A 孔，脐下 10mm，进腹腔镜。B 孔，右上腹 5mm，进操作钳。C 孔，右下腹 10mm，进超声刀。D 孔，左下腹 10mm，进操作钳。并可根据肿瘤位置调整穿刺部位。

（四）手术操作

1. 探查　建立气腹，置入 30°腹腔镜探查腹腔，了解病变的位置、大小、与周围器官的关系，了解淋巴结转移情况及其他脏器的情况，确定肠管切除的范围。

2. 游离左侧结肠　在病变远、近端用布带结扎阻断肠管，防止肿瘤播散。助手提起外侧腹膜，术者右手拿超声刀，左手用无创伤肠钳将乙状结肠、降结肠牵向对侧，剪开外侧 1 ~ 2cm 腹膜，向上解剖至脾曲，分离腹后壁，清除腹膜后的脂肪组织，显露出左侧腰大肌，将降结肠从腹后壁游离，结肠后的疏松分离亦可用分离钳钝性分离。注意找出输尿管、精索或卵巢血管，防止损伤。将降结肠牵向下方，切断脾结肠韧带，松解脾曲，注意勿暴力牵拉，以免损伤脾脏。一旦脾区解剖完成后，将手术床头抬高，同时将体位改为左前斜位，助手将横结肠向下牵拉，术者左手将胃向上方牵拉，右手拿超声刀于胃网膜右动脉下方切除右半胃结肠韧带，胃结肠韧带内的小血管一般可用超声刀切断，无须结扎或钛夹夹闭，至此左半结肠已经游离。将结肠系膜拉紧，剪开肠系膜下动脉前方的腹膜，辨认并分离系膜的各血管支，于其根部上钛夹后分别切断降结肠动脉、乙状结肠动脉 1 ~ 2 支及系膜，如为乙状结肠肿瘤，亦可于肠系膜下动脉根部上双重钛夹后，切断或用 Endo – GIA 切割吻合器切断。右下腹换用 12mm 套管，用 Endo – GIA 切割吻合器于肿瘤远端切线处（一般距肿瘤 10cm）切断乙状结肠。

3. 取出病变肠段　将 D 孔向上延长至 3 ~ 5cm，用塑料袋隔离保护后，取出游离好的病变肠段。

4. 切除吻合　近端距肿瘤 10 ~ 15cm 以上切断肠管，移去标本。残端荷包缝合埋入环型吻合器的抵钉座（钉钻头），肠管回纳腹腔，缝合小切口，重建气腹，经肛门插入吻合器的主体，在无肠管扭转、无张力情况下进行吻合，检查腹腔内有无出血，缝合关闭肠系膜裂孔。如吻合口距肛门 25cm 以上，则完全游离肠管后，于延长的 D 孔处取出病变肠段，按常规手术方法行体外的肠管切除吻合。

5. 缝合戳口　大量蒸馏水冲洗腹腔，盆腔放置引流，取出套管，皮下缝合戳口。

七、腹腔镜横结肠癌切除术

（一）麻醉

气管插管全身麻醉。

（二）体位

仰卧位，双腿分开 30° ~ 45°，头高足低 15° ~ 20°，并可根据手术需要而调节手术台倾斜方向和角度。分离右半胃结肠韧带时，术者站于患者左侧，分离左半胃结肠韧带时，术者则站于患者右侧，持腹腔镜者站于患者两腿间，另一助手站于术者对侧。

（三）套管针插入位置

一般采用4孔法。A孔，脐下10mm，进腹腔镜。B孔，右中腹10mm。C孔，左中腹10mm。D孔，剑突与脐间10mm。可根据肿瘤位置调整穿刺部位，并可根据实际情况调换超声刀及操作钳甚至腹腔镜的位置。

（四）手术操作

1. 探查　建立气腹，置入30°腹腔镜探查腹腔，了解病变的位置、大小、与周围器官的关系，了解淋巴结转移情况及其他脏器的情况，确定肠管切除的范围。

2. 游离横结肠　术者先站于左侧，行右半横结肠的分离，在病变远、近端用布带结扎阻断肠管，防止肿瘤播散。助手用无创肠钳将胃牵向上方，术者左手将网膜向对侧牵引，右手用超声刀，在胃网膜血管下方胃结肠韧带无血管区剪一小口，打开网膜腔，沿胃大弯网膜血管弓下方切开右侧胃结肠韧带，松解肝曲，注意勿损伤十二指肠及胆管。术者与第一助手调换位置，站于右侧，切开左侧胃结肠韧带，松解脾曲，提起横结肠，辨认横结肠系膜的血管，横结肠系膜根部分离，结肠中动脉根部上钛夹后切断，并切断横结肠系膜，亦可用Endo - GIA切割吻合器于根部将结肠中动脉连同系膜一起切断。

3. 取出病变肠段　扩大D孔约3~5cm，用塑料袋保护切口后取出已游离病变肠段。

4. 切除吻合　在体外距肿瘤10~15cm切除肠段，并行肠管端端吻合，缝合关闭肠系膜裂孔。

5. 缝合戳口　吻合后肠段回纳腹腔，缝合小切口，重建气腹，检查腹腔内有无出血，冲洗腹腔，放置引流，取出套管，皮下缝合戳口。

八、手助腹腔镜结肠癌切除术

腹腔镜结、直肠切除已得到广泛的发展，积累了大量的经验，但由于没有手的操作，缺乏了手的灵巧和触觉，而手助技术正好弥补了这一缺陷。在手的帮助下可触摸肿瘤边界而定位，可轻易推开小肠，进行钝性分离，控制活动性大出血，而这种出血若在腹腔镜手术中往往是中转开腹的指征。

（一）适应证

凡结肠癌需行右半结肠切除、横结肠切除、左半结肠切除和全结肠切除的患者均适合行手助式腹腔镜切除术。由于盆腔空间太小，乙状结肠及直肠切除（包括直肠的经腹会阴联合切除）不太适合手助腹腔镜切除术。

（二）禁忌证

同腹腔镜结肠癌切除。

（三）麻醉

气管插管全身麻醉。

（四）体位

截石位，头高足低15°~20°，并可根据手术需要而调节手术台向左或右侧倾斜的方向和角度。如为右半结肠切除，术者及持腹腔镜者站于患者左边，术者站于头侧，左手伸入腹腔，右手持超声刀，如为左半结肠切除，术者及持腹腔镜者站于患者右边，术者站于头侧，右手伸入腹控，左手持超声刀。

（五）套管针插入及手伸入腹腔的位置

脐上10mm小孔进腹腔镜，下腹正中6~7cm切口进手指，脐与剑突间10mm进超声刀。

（六）手术操作

1. 探查　建立气腹，置入30°腹腔镜探查腹腔，初步了解病变的位置、大小、与周围器官的关系，了解淋巴结转移情况及其他脏器的情况，估计腹腔镜手术的可行性。

2. 游离结肠　于下腹正中作一纵向切口，切口安置保护性牵开器，手部安置手术密封套袖，并黏附在牵开器周围，在手的帮助下再次探查，确定肠管切除的范围，上腹穿刺置入超声刀。用手推开肠管、食、中指挑起腹膜或网膜，使之保持张力，在指间剪开组织，结肠后可用手钝性分离。清扫血管周围的淋巴脂肪组织前，可用手先触摸确定血管位置，大血管根部切断时要双重钛夹夹闭后再切断。如行全结肠切除，分离完一侧术者再到对侧，换另外一只手进行操作。

3. 切除吻合　病变肠段完全游离后，经下腹切口取出，在体外进行肠段切除吻合，缝合关闭肠系膜裂孔。

4. 缝合戳口　吻合后肠段回纳腹腔，缝合切口，重建气腹，检查腹腔内有无出血，冲洗腹腔，放置引流，取出套管，皮下缝合戳口。

九、注意事项

最主要是防止出血和误伤输尿管等，具体注意事项为：

1. 保留血管蒂　肠系膜大血管根部切断时，应清除血管根部周围的脂肪、淋巴组织，并上三重钛夹，在第2、3个钛夹间切断。尽量不要用 Endo – GIA 切割吻合器切断，因难以达到根治效果，除非肿瘤早期患者。根部切断处应保留 $1 \sim 1.5cm$ 血管蒂，以避免出血。

2. 解剖层次要清楚　腹膜后分离时要先显露输尿管，以免损伤。

3. 肠管血运良好　肠吻合前要确认吻合肠管血运良好，保证吻合后无扭转、无张力。

4. 中转开腹　术中如有难以控制的大出血、其他重要脏器损伤时，应及时中转开腹，切勿腹腔镜下勉强处理。

十、术后处理与并发症的防治

（一）术后处理

术后处理十分重要，一定要做到：

（1）术后禁食、胃肠减压持续 $2 \sim 3d$，以防肠胀气。

（2）输液以维持水电解质平衡。

（3）预防性全身给予抗生素。

（4）有肛门排气后，即可给予饮食，一般在术后第 $2 \sim 4$ 天。

（5）早期起床活动。

（二）并发症的防治

腹腔镜结肠癌根治术有多种并发症，主要注意防治以下并发症。

1. 损伤　包括血管、空腔脏器、实质脏器的损伤，损伤原因既有穿刺引起，又有由器械及操作引起，预防措施包括穿刺时严防暴力；若腹内移动器械时应在腹腔镜监视下；分离结肠时解剖层次要清楚；使用无创器械牵引时，且勿牵引过度引起损伤；对于小血管的出血可通过压迫、电凝、钛夹钳夹等方法止血，大血管损伤应即刻中转开腹；对于空腔脏器小的穿孔也可镜下修补，较大的穿孔亦应即刻中转开腹手术。

2. 气体栓塞　是腹腔镜极少见但极其严重的并发症，栓塞的血管有肺动脉、脑动脉和冠状动脉，是气腹针穿入血管或 CO_2 通过断裂的静脉进入下腔静脉所致。术中需密切监测 $PaCO_2$ 以便发现早期征象。

3. 梗阻　由吻合口狭窄、肠扭转、内疝引起，因而选择吻合器要适中，吻合前要检查吻合肠段是否扭转、血运是否不足。腹腔镜术后系膜裂孔不关闭，有引起内疝危险，应尽量缝合关闭。

4. 吻合口漏　主要原因有吻合口血运不良、吻合口有张力和局部感染等，预防措施是游离结肠要充分，保证无张力吻合；不要损伤残端结肠的动脉弓，保证吻合口有充分的血液供应；术中注意不要损伤肠管，污染腹腔；还要注意一点，使用吻合器吻合者要熟悉吻合器的性能。

5. 穿刺口肿瘤种植复发　自从 Alexander 等报道首例 Dukes C 期患者行腹腔镜辅助右半结肠切除术

后穿刺口复发后，逐渐有许多这方面的报道。Wexner 和 Cohen 报道穿刺口复发率为 1.5% ~21.0%，大多数文献报道其复发率超过 4%。近年来，由于采取了有效的预防措施，其复发率已降至 0 ~1.1%。腹腔镜术后穿刺口肿瘤种植复发的原因不十分清楚，主要可能有以下几方面：①肿瘤细胞从手术操作中脱落播散，包括套管和器械的进出、标本的取出，这是最主要的原因。②局部创伤，肿瘤细胞通过血流循环播散至创口。③患者抵抗力降低、局部充血营养丰富，促使肿瘤细胞的种植生长。④腹腔内游离的肿瘤细胞因气腹创造的压力阶梯播散至穿刺口。预防措施有穿刺口要适中，避免套管在腹壁中移动，必要时用缝线加以固定；注意无瘤技术；取标本时要用塑料袋隔离保护切口；术后用大量氟尿嘧啶溶液冲洗腹腔；手术完毕应先放出气体再拔套管等。

（卢青军）

第八节　直肠、肛管癌

一、直肠癌

直肠癌（carcinoma of rectum）是乙状结肠直肠交界处至齿状线之间的癌，是消化道常见的恶性肿瘤。中国人直肠癌与西方人比较有 3 个流行病学特点：①直肠癌比结肠癌发生率高，约 1.5∶1；最近的资料显示结直肠癌发生率逐渐靠近，有些地区已接近 1∶1，主要是结肠癌发生率增高所致。②低位直肠癌所占的比例高，占直肠癌的 60% ~75%；绝大多数癌肿可在直肠指诊时触及。③青年人（<30 岁）直肠癌比例高，为 10% ~15%。直肠癌根治性切除术后总的 5 年生存率在 60% 左右，早期直肠癌术后的 5 年生存率为 80% ~90%。有关直肠癌的病因、病理等均在前面提及，不再重述。

（一）临床表现

便血和排便习惯改变是直肠癌最早出现及最常见的症状。80% ~90% 的直肠癌可有便血，血液呈鲜红或暗红色，混有黏液或脓液，有时可见脱落的坏死组织。由于癌肿的刺激，早期患者可出现大便次数增多，有排便不尽感，随着病灶增大，阻塞出口，可引起便秘、大便变细变形、腹胀等。

男性患者当癌肿穿透前壁侵犯前列腺或膀胱时，可出现血尿、尿频、尿急、尿痛等。女性患者则可浸润阴道后壁引起白带增多，严重时可形成直肠阴道瘘。穿透直肠后侧壁可侵犯盆壁、骶骨和骶神经丛，可致骶尾部疼痛、坠胀感，这种症状多持续而顽固。

（二）诊断

本病的诊断并不十分困难，有 75% 以上的患者仅通过简单的直肠指检就能发现病灶。但直肠癌的误诊率却很高，其主要原因是医师忽视了直肠指检。基于直肠癌属于常见的消化道恶性肿瘤，但又极易误诊，临床医师应对每一个有便血、直肠刺激症状或大便习惯改变者常规做直肠指检和乙状结肠镜检查，以及早发现病变。

直肠癌的筛查应遵循由简到繁的步骤进行。常用的检查方法有以下几项：

1. 大便潜血检查　此为大规模普查或对高危人群作为结、直肠癌的初筛手段。阳性者再作进一步检查。无症状阳性者的癌肿发现率在 1% 以上。

2. 直肠指诊　是诊断直肠癌最重要的方法。由于中国人直肠癌近 75% 以上为低位直肠癌，能在直肠指诊时触及。因此，凡遇患者有便血、大便习惯改变、大便变形等症状，均应行直肠指诊。一般采用胸膝位或截石位，体质虚弱者用左侧卧位。这些体位可触及距肛门 7 ~8cm 的病变。必要时使用蹲位，可触及 10 ~12cm 以内的直肠病变。指诊可查出癌肿的部位，距肛缘的距离，癌肿的大小、范围、固定程度、与周围脏器的关系等。

3. 内镜检查　包括直肠镜、乙状结肠镜和纤维结肠镜检查。门诊常规检查时可用直肠镜或乙状结肠镜检查，操作方便、不需肠道准备，但在明确直肠癌诊断需手术治疗时应行纤维结肠镜检查，因为结、直肠癌有 5% ~10% 为多发癌。内镜检查不仅可在直视下肉眼做出诊断，而且可取组织进行病理检查。

4. 影像学检查 如下所述。

（1）钡剂灌肠检查：用以排除结、直肠多发癌和息肉病。

（2）内窥镜下超声波检查（EUS）：EUS 与常规的内窥镜检查及放大内窥镜检查等不同之处在于可获得病变病理切面断层像，具有一定的客观性。对病变性质、浸润深度及淋巴结转移判断上具有较高的准确性和实用性，为直肠癌术式选择提供重要信息。EUS 对结直肠癌浸润深度诊断的准确率为 80% ~ 96%，早期癌诊断的准确率为 70% ~ 89%，进展期结直肠癌为 96.0% ~ 99.2%。

（3）MRI 检查：可以判断浸润深度和淋巴结转移，但准确性低于 EUS，两种检查结合进行浸润深度的评估，对直肠癌的诊断及术前分期有重要价值。

（4）CT 检查：可以了解直肠癌盆腔内扩散情况，有无侵犯膀胱、子宫及盆壁，是术前常用的检查方法。腹部 CT 扫描可检查有无肝转移癌及腹主动脉旁淋巴结肿大。近年来应用螺旋 CT 进行三维立体构象，发展成三维 CT 虚拟内窥镜（3D－CT），改变了对较小病变诊断率不高的缺点。

（5）PET－CT 检查（positron emission tomography computed tomography，正电子发射计算机断层显像）：针对病程较长、肿瘤固定的患者，为排除远处转移及评价手术价值时，有条件者可进行 PET－CT 检查。该检查可发现肿瘤以外的高代谢区域，从而帮助制订治疗方案。

（6）腹部 B 超检查：由于结、直肠癌手术时有 10% ~ 15% 同时存在肝转移，所以腹部 B 超或 CT 检查应列为常规。

5. 肿瘤标记物 目前公认的在大肠癌诊断和术后监测有意义的肿瘤标记物是癌胚抗原（carcinoembryonic antigen，CEA）。但认为 CEA 作为早期结、直肠癌的诊断尚缺乏价值。一般认为对评价治疗效果和预后有价值，连续测定血清 CEA 可用于观察手术或化学治疗效果。手术或化学治疗后 CEA 明显降低，表示治疗效果良好。如手术不彻底或化学治疗无效，血清 CEA 常维持在高水平。如手术后 CEA 下降至正常复又升高，常提示肿瘤复发。

6. 其他检查 低位直肠癌伴有腹股沟淋巴结肿大时，应行淋巴结活检。癌肿位于直肠前壁的女性患者应做阴道检查及双合诊检查。男性患者有泌尿系症状时应行膀胱镜检查。

7. 直肠中下段黏膜外肿块的诊断与鉴别诊断 在肛肠科诊疗过程中，通过指检发现直肠黏膜外肿块是比较常见的事。由于黏膜外肿块不像直肠癌那样直观，良恶性一时也难于鉴别，因此常易误诊。直肠黏膜外肿块其起源复杂，可来自于黏膜外肠壁组织或肠外组织。根据病变性质这些肿块可分为 3 类：

（1）良性肿瘤：如平滑肌瘤、纤维瘤、脂肪瘤。

（2）恶性肿瘤（包括原发和转移）：如平滑肌肉瘤、恶性淋巴瘤、畸胎瘤、胃癌种植转移等。

（3）炎性肿块或其他良性增生：如痔疮注射治疗后组织反应性增生或机化、结核、性病性肉芽肿等。以直肠黏膜外肿块为首发症状者较少，多数以直肠会阴部症状而发现的。这些症状与直肠癌症状又极为相似，所以如果是单纯凭指检结果往往与直肠癌相混淆，尤其是肿瘤突破直肠黏膜者。全面的询问病史，对诊断有一定帮助，腔内 B 超可确定肿块大小及范围，对判别肿块来源也有帮助。对于较大的肿块或来自骶骨的肿瘤，CT 或 MRI 可了解肿瘤的占位情况及破坏情况。有一部分肿瘤来自于胃肠肿瘤的转移，应注意寻找原发病灶，如胃镜、钡餐等。肿块活检是唯一的确诊手段，活检应在良好的麻醉下进行，松弛肛门括约肌，切开黏膜层，在明视下切取肿块组织。一次活检失败后可多次重复，多数病例可获得确诊。

（三）治疗

长期以来，直肠癌的治疗都是以手术为主的传统治疗模式。随着科学的发展，对直肠癌的治疗观念和方法均发生很大变化。现代肿瘤的治疗已经进入了临床多学科综合治疗时代。针对直肠癌的多学科综合治疗在国内外普遍开展，这就需要影像学专家、放疗科专家和肿瘤内科专家积极参与共同制订术前治疗方案。因此，需要外科治疗的直肠癌患者，首先应该接受临床多学科的肿瘤综合治疗团队对患者进行合理的术前评估和临床分期（TNM），讨论制订适合病情并且符合现代直肠癌治疗观念的合理的综合治疗方案。

1. 手术治疗的方式　手术治疗是直肠癌获得根治的唯一方法。外科医师在术前与术中一定要注意：①严格的肠道准备。因为手术创伤大、部位深、污染重、感染机会多。②正确的式式选择。因为直肠癌的式式很多，要根据患者的全身情况与局部病变等因素，综合考虑选择一种最适合的式式，一定要尽量达到根治的目的。③直肠癌若发生梗阻时。要正确地选择是急诊手术还是择期手术，要尽量将急诊手术变为择期手术。④手术中要严格掌握"无菌"与"无瘤"的原则。手术操作要按正规程序进行。⑤手术中要仔细检查，注意大肠的多原发癌特点，及远处转移情况。⑥手术中要防止意外损伤与大出血的发生。⑦手术中要正确地掌握直肠癌的根治范围。⑧对肝转移的处理。有学者在临床上经常遇到这样的情况，是Ⅰ期处理，还是Ⅱ期处理，这不仅要根据患者的全身与局部情况决定，还一定要重视患者与家属的意见才能决定。处理的方法：肝转移灶局部切除、肝部分切除、栓塞或介入、埋泵等，要根据具体情况来决定。目前常用于直肠癌的手术方式有以下几种。具体操作详见后面相关手术部分。

（1）腹会阴直肠癌联合切除术（abdotninoperineal resection）：A－P切除术，又称Mile手术，这是治疗直肠癌的经典式式。1908年Mile首先详细描述了这种手术的操作过程，现在人们所做的Mile手术已在诸多方面有别于Mile本人所做的手术，在诸多方面有所改良，切除范围包括乙状结肠远端、全部直肠、肠系膜下动脉及其区域淋巴结、全直肠系膜、肛提肌、坐骨直肠窝内脂肪、肛管及肛门周围3～5cm的皮肤、皮下组织及全部肛门括约肌，于左下腹行永久性乙状结肠单腔造口。Miles手术也有人用股薄肌或臀大肌代替括约肌行原位肛门成形术，但疗效尚待肯定。

（2）低位前切除术（Dixon手术）：是Dixon于1939年倡导的保肛手术。手术时将直肠病变根治性切除后行乙状结肠与直肠的端端吻合，该式式最突出的优点是符合生理要求，最大缺点是吻合操作较为困难，尤其是肥胖、骨盆狭小等不利因素时。其指征一般限于距肛缘7～8cm的直肠癌或其他恶性肿瘤，在使用吻合器的条件下，可使距肛缘4～5cm的直肠癌获得切除并完成低位或超低位吻合。有学者认为手术的根治性是第一位的，若施行Dixon手术只是为了保肛，不能达到根治的目的，则应寻求其他的术式。

（3）结肠经肛管拖出术（Bacon手术）：这种手术由Babcock（1932）首创，后由Bacon（1945）推广，现在进行的多为改良的Bacon手术。适应于距肛缘6～10cm的直肠癌。腹部操作基本同Dixon手术，会阴部操作是经肛在齿线上方切断直肠，将乙状结肠从肛门拉下固定于肛门。10～14d后切除肛门外多余结肠，这种手术由于操作比较繁琐，目前多由Dixon手术取代。

（4）经腹直肠切除结肠肛管吻合术（Parks手术）：又称为肛管袖套内结肠肛管吻合术一，Parks于1972年提出这一手术方法，他在Bacon手术的基础上进行了改良，要求同时保留了肛门内、外括约肌。这要求保留一定长度的直肠，并将保留之直肠残端黏膜白齿线上剥除（仅保留内括约肌），然后将结肠自保留之肛管袖套内拖出与肛管行单层缝合。这一手术方法适用于距肛缘5～7cm的直肠癌，癌肿远侧直肠切除不小于2cm。经过长期观察，Parks手术的长期效果是良好的，其5年生存率与术后复发率均与Dixon手术差不多。但并发症较多，处理困难。

（5）直肠切除乙状结肠造口术（Hartmann手术）：经腹将直肠癌病灶切除后，将远侧直肠残端关闭，并将乙状结肠造口于左下腹部。适用于直肠肿瘤姑息性切除术后或病灶切除后的全身或局部情况不允许行结肠直肠吻合的病例。经过观察如果患者生存超过2年而无复发征象者，还可考虑行结肠直肠吻合，消除造口以改善生存质量。

（6）其他：除了以上几种比较常用的术式之外，还有一些术式可供选择：①经肛门直肠肿瘤局部切除术；②后盆腔清除术；③全盆腔清除术；④经骶尾直肠肿瘤局部切除术；⑤经腹骶直肠切除术；⑥经耻骨径路直肠癌低位切除术；⑦腹会阴切除、肛门成形术；⑧腹会阴切除、原位肛门重建术；⑨腹腔镜下直肠癌切除术；⑩姑息性手术：如乙状结肠造口、姑息性局部切除等。这些术式各有其相应的指征，可根据病情需要、医者技术而选择。

2. 手术方式的选择　直肠癌手术所面临的关键问题仍是保肛问题，众多的术式也是围绕此问题而产生。最近大量的临床病理学研究提示，直肠癌向远端肠壁浸润的范围较结肠癌小，只有不到3%的直肠癌向远端浸润超过2cm。这是选择手术方式的重要依据。手术方式的选择根据癌肿所在部位、大小、活动度、细胞分化程度以及术前的排便控制能力等因素综合判断。如何选择最适宜的术式，使患者达到既根治了疾病又有良好生活质量，则是专科医师所经常面临的抉择。

（1）直肠的外科分段与术式选择：直肠解剖学上的上中下段分界尚无统一标准，尽管直肠的长度相对恒定，但个体之间仍有较大差异，因此规定这样一个国际公认的标准似乎不切实际。而从外科学角度提出直肠的外科分段应该更符合实际需要，有人认为其分段的大致标准是：肛管－齿状线以下到肛缘的距离，为 2.0~3.0cm；直肠下段－距肛缘 6.0cm 以下；直肠中段－距肛缘 6.0~8.0cm 范围内的直肠，上界为腹膜返折水平以下；直肠上段－距肛缘 8.0cm 以上的直肠，即腹膜返折水平以上的直肠。

根据这样的直肠分段标准，在单一考虑肿瘤所在部位因素的情况下，术式选择宜遵循：①直肠上段癌原则上都可选做直肠前切除术，但对癌肿已浸透肠壁向周围浸润者，为了切除的彻底性；可考虑行 Hartmann 手术或 Mile 手术等术式。②直肠中段癌，腹膜返折以下的癌肿，在直肠得以从盆底充分游离后，并保证肿瘤远侧肠管能被足够切除（一般为 2~3cm）的情况下，肛提肌以上残留的直肠长度是决定手术方式的重要因素。残留直肠大于 2cm 者考虑做 Dixon 手术，小于 2cm 者可用吻合器做超低吻合术或 Bacon 手术或 Parks 手术；紧贴肛提肌者做 Mile 手术。③直肠下段癌主要采用 Mile 手术，近年来对早期病例也行局部切除。

（2）肿瘤病变特点与术式选择：①当癌肿已侵犯肛管直肠环时，Mile 手术是唯一可供选择的术式。②当癌肿位于直肠前壁，侵犯女性阴道或子宫者可选做后盆腔清除术；侵犯男性前列腺或膀胱而无其他组织结构受累可做全盆腔清除术。③病灶位于腹膜返折线以下，局限于黏膜或黏膜下层，分化程度高，肿瘤直径 <3cm 者，可做经肛门或经骶或经会阴局部肿瘤切除术。④对原发病灶能切除伴有孤立可切除性转移灶者，可争取一期切除原发灶和转移灶；对转移灶不能切除者，宜将原发灶切除，术后给予其他辅助治疗。⑤癌肿局部浸润、固定，经分离后虽能切除，但对局部切除的彻底性有怀疑，估计局部复发的可能性较大，而肛提肌又可保留者，可选用 Hartmann 手术，局部标上银夹，术后辅以放射治疗。2 年后如局部无复发，而患者有恢复肠道连续性的要求，可再次剖腹探查，如确无异常情况，可行结肠直肠吻合术。⑥癌肿局部浸润、固定，分离切除困难而又无远处转移，可先做乙状结肠襻式造口，同时经直上动脉插管作区域性化学治疗或作放射治疗，如治疗后肿瘤缩小，则可考虑做二期肿瘤切除。如肿瘤变化不大或进一步发展，则继续保持乙状结肠造口状态，以防止梗阻。⑦癌肿浸润、固定，伴有远处转移或腹腔内广泛播散，宜做横结肠襻式造口，以防止梗阻。

（3）患者特点与术式选择：①某些高龄或有重要脏器功能障碍者，无法耐受经腹部的直肠切除术，肿瘤≤3cm 时可行经肛肿瘤局部切除，手术前、后应加行放化疗。晚期有梗阻者做姑息处理，用电灼、液氮冷冻或激光部分去除肿瘤组织或辅以支架以疏通肠道。②患者心理状态：这主要涉及保肛问题，原则上应在最大可能达到治愈的前提下才考虑患者的生存质量。但如患者一味追求保肛，就要考虑患者的意见，在有可能牺牲根治的情况下保留肛门。然而这种做法应是在患者具有强烈书面要求的情况下作为不得已的选择。③患者的经济情况：如患者仅有勉强进行手术治疗的经济条件，而无法保证后续的综合治疗，手术则以根治性切除为主。④患者的肥胖程度和盆腔大小：有些病例尽管直肠肿瘤位置不很低，但如果患者肥胖或骨盆狭窄，使得做结肠直肠手术吻合十分困难，这样很难保证吻合口严密性，在无吻合器的情况下不妨改行其他术式。

（4）双吻合技术的应用：自 20 世纪 70 年代始管状吻合器在我国逐渐得到应用。即使后来有了荷包缝合器，也未真正解决超低位吻合问题。双吻合器的出现改变盆腔深部进行直肠残端的缝合困难的问题，从而使原本切除后无法进行对端吻合的病例完成了低位或超低位吻合，不但提高了保肛率，而且吻合口瘘的发生率有了显著降低。目前结直肠双吻合器吻合和结肠 J 型袋肛管吻合已成为当前保肛手术中两个主要术式。

有资料显示，双吻合器吻合术后排便功能要优于 Park 手术，一般认为在距肛缘 6~7cm 的吻合，其功能良好；在距肛门 5cm 的吻合口常有排便功能不良，特别是吻合口距肛缘仅 3cm 者症状更重，这主要表现为排便次数增多、里急后重。但这种排便功能不良随着时间的推移一般均可恢复，一般不超过 1 年。近年国外为了改善术后的排便功能，有学者将结肠 J 袋肛管吻合术取代结肠肛管直接吻合术。资料表明，结肠 J 袋肛管吻合术后的控便功能至少在术后 2 年内明显优于结肠肛管直接吻合术，但长远来说两者差异并不明显。应用吻合器吻合的病例其吻合口狭窄的发生率高于手工吻合，因此要求吻合器管径宜在 32mm 左右。

（5）直肠癌的局部切除：直肠癌局部切除术是一种缩小手术范围，保留肛门括约肌的一种式式。它在现代直肠肿瘤的治疗中有着较为重要的作用。随着结肠镜筛查的逐渐普及，早期结直肠癌的诊断率逐渐提高，直肠癌局部切除术的临床应用也逐年增加。如果能够严格选择病例，早期直肠癌局部切除术的疗效也可以与传统根治手术相媲美，仅适用于黏膜或黏膜下层、≤3cm、低恶性或中等恶性、隆起型、早期低位的直肠癌，临床检查及腔内 B 超扫描需无可疑的肿大淋巴结。对于某些癌肿已浸润或穿透肌层，但患者年迈、体弱，伴心、肺、肝、肾等功能不全，不能耐受剖腹手术的患者，可选做姑息性局部切除术，术后辅以放疗和化疗。手术入路根据肿瘤位置和距肛缘的距离决定。距肛门较近的采用经肛门切除，距肛门较远的采用经括约肌入路或经骶尾入路。局部切除创伤小，手术简单，肛门功能好，可作为根治性或姑息性手术。但需严格掌握适应证，术后辅以放疗巩固疗效。

局部切除术的另一个进展就是经肛门内窥镜微创手术（transanal endoscopic microsurgery，TEM），这使原来限于低位直肠癌的局部切除术扩展到直肠上段，甚至乙状结肠。Buess 等在总结他们 113 例直、乙结肠癌采用 TEM 的结果时指出，虽无手术死亡，但术后发生严重并发症需再次手术者 8 例，占 7%，因此强调局部切除术不应超越黏膜下层。

（6）腹腔镜直肠癌切除术：腹腔镜手术是一种微创伤手术技术，它具有创伤小、安全性高、并发症少、康复快、住院时间短等优点，近年来越来越多地被应用到直肠癌手术。既往所担心的是能否达到根治要求和开窗部位复发问题，随着技术的熟练与同开腹手术相差无几，在淋巴结清除数目上亦无差异。在开窗部位复发的发生率最近的一些报道已为 0。为了保证腹腔镜直肠癌切除术的疗效，应遵循下列原则：①初起时应固定一组人员操作，以便较快地掌握手术要点，有利于降低手术死亡率和并发症发生率；②严格选择病例，目前仅适用于良性病变、早期癌肿和局限于肠壁的癌肿，并要求体型不胖者；③手术如感困难，应及时中转剖腹，切勿犹豫，以免发生并发症及其意外。

3. 根治性切除的新认识　如下所述。

（1）直肠系膜全切除：直肠癌根治性切除的范围应包括癌肿和其两端足够长度的肠段及其系膜、血管和引流淋巴结，以及受侵的邻近组织。1986 年 Heald 等首先报道并强调直肠系膜全切除（total mesorectal excision，TME）在直肠根治性切除术中的重要性。1992 年他们报道一组 152 例直肠癌按直肠系膜全切除的要求行根治性切除术，结果显示其中 42 例肿瘤远切端≤1cm 的病例中，术后未见复发；另 110 例远切端＞1cm 组中术后 4 例复发（3.6%），全组局部复发率为 2.6%，创造出大组病例复发率最低的纪录。Heald 等提出的直肠系膜是指由盆筋膜脏层包裹的直肠背侧的脂肪、血管和淋巴组织。直肠系膜全切除的手术要求是在直视下在骶前间隙中进行锐性分离，保持包裹直肠系膜的盆筋膜脏层的完整无损，以防癌细胞播散、种植和残留。他们指出，即使直肠系膜内无淋巴结转移，亦常隐藏着腺癌细胞巢。以往人们采用钝性分离，不但直肠系膜切除不全，而且可引起癌细胞的播散和残留，可能这就是导致直肠癌根治术后局部复发率居高不下的主要原因。为了保证直肠系膜内转移的癌细胞被彻底清除，对行保肛手术的病例，肿瘤远端的直肠系膜切除应不少于 5cm。按照这一原则，Aitken 报道了 64 例直肠根治性切除术，其中 52 例为低位前切除，12 例为腹会阴联合切除，平均随访 33 个月，结果并无 1 例单纯局部复发。Wibe 等比较了 1978—1982 年间未采用 TME 时直肠癌根治性切除术后的局部复发率为 35%，而 1993—1996 年间 109 例，按 TME 原则手术后的局部复发率为 6.6%，两组差异有显著性。这些资料说明，直肠系膜全切除对提高手术疗效、降低局部复发率的重要意义。因此，作为直肠根治性切除，不论保肛手术或腹会阴切除术，都应按照直肠系膜全切除的操作原则来进行手术。除此以外，术中严格的无瘤操作也非常重要，为了消灭创面残留的肿瘤细胞，减少术后复发，有人近来使用无水乙醇局部灌洗创面 30s，可有效杀死癌细胞，达到减少复发的目的。

（2）侧方淋巴结清扫的扩大根治术：日本学者自 20 世纪 70 年代起即致力开展侧方淋巴结清扫的扩大根治术治疗直肠癌。但由于手术创伤大，术后导致排尿障碍和性功能障碍，致使手术的推广采用受到限制。后来他们又提出了保留自主神经的侧方淋巴清扫术,实践证明一侧自主神经保留后排尿功能和性功能有所改善。但手术的疗效究竟如何呢? 最近 Moriya 等报道了一组 565 例腹膜返折下 T_2 期以上的直肠癌治疗结果,448 例行根治性切除术,包括行侧方淋巴清扫术者 322 例和一般根治术 126 例。向上转移与向侧方转移的 5 年生存率分别为 59% 和 43%,并无差异。在侧方淋巴结清扫的病例中,淋巴结受累侧自主神经切除与否,5 年生存率分别为 27% 与 53% (P < 0.01),有显著差异。故他们认为侧方淋巴结受累时该侧自主神经不宜保留,同时指出侧方淋巴结清扫的扩大根治术仅适用于直肠系膜内淋巴结有转移或癌肿已侵及肠周径一圈者。

4. 直肠癌并发症的处理 如下所述。

(1) 并发肠梗阻的外科处理:肠梗阻是直肠癌的晚期并发症之一,可为突然发生,也可为逐渐发生。多由肿瘤增生阻塞肠腔或肠腔缩窄所致,也可由于肿瘤处发生急性炎症、充血、水肿、出血等所致。鉴于梗阻多发生在病程的晚期,患者常伴有恶病质,一般情况较差。手术治疗是绝对指征,但须重视积极的术前准备,目的是改善患者的全身情况,纠正紊乱的内环境,以提高对手术的耐受性和安全性。手术方式为:①原发病灶能切除者,无论是根治性还是姑息性手术,均要求予以一期切除。切除后肠道能吻合重建者,采用灌洗方法在台上清洁肠道。方法是经盲肠部插一 Foley 导尿管进入盲肠内,充盈气囊,用缝线紧缩;以防渗漏污染;从 Foley 导管灌入生理盐水 1 200mL;将结肠内容彻底排净后拔出 Foley 导管,缝合该处肠壁,再作肿瘤切除。如肠壁水肿严重宜作造口。②对原发病灶不能切除者,做乙状结肠或横结肠造口。

(2) 直肠癌并发穿孔的外科处理:直肠癌并发穿孔有两种情况:①穿孔发生在癌肿局部;②近侧结肠穿孔,系癌肿梗阻的并发症。穿孔发生后,临床可表现为弥漫性腹膜炎、局限性腹膜炎或局部脓肿形成,弥漫性腹膜炎常伴有中毒性休克,病死率极高。直肠癌并发穿孔者应行急诊手术,手术原则为:①清理腹腔。②尽可能切除原发病灶。对无法切除病灶者做乙状结肠双管造口,一期开放减压。③对于近侧结肠所发生的穿孔,在癌肿切除后和结肠造口减压后,穿孔处予以修补缝合或将穿孔处造口。

5. 腹部造口的围手术期护理及其并发症防治 对直肠肛管恶性肿瘤患者来说,术后结肠造口是很常见的情况,术后做好护理不但使患者心理上感觉良好,而且可减少伤口感染,便于清洁卫生。现在许多造口都是一期开放,术后即可排便。为了做好护理减少污染,目前使用的一次性造口袋可解决此问题,方法是根据造口大小裁剪造口袋背面的猪油膏,然后将造口袋贴于造口周围的腹壁皮肤上,使造口突入造口袋内,排出的粪便可通过袋尾部的开口放出,并可进行冲洗。一个造口袋可使用 3~5d,术后使用 2~3 个袋即可维持到伤口拆线。

6. 综合治疗 肠壁和淋巴结阳性的直肠癌病例采用术后辅助放疗和化疗已成为常规,并有肯定的作用。

(1) 放射治疗:手术切除虽然目前是治疗直肠癌的最好治疗手段,但单纯切除后局部仍有较高的复发率,无疑盆腔放射性治疗是清除残留癌细胞的唯一可供选用的方法。这种辅助性的放射治疗在于杀灭残留癌细胞或降低癌细胞的活性。临床应用方式有:①术前放射治疗:具有减弱癌细胞活性、减少术中癌细胞播散、缩小肿瘤、提高切除率等优点。缺点是手术时间要推迟,一般在放射治疗后 4~10 周手术才能进行,因而有增加远处转移的危险;放疗引起局部炎症和纤维化增加手术难度。放射治疗剂量以中等剂量为宜,为 3 500~4 500cGy;②术后放射治疗:在肿瘤切除后对可能有残留的地方标记银夹进行定位,有助于照射部位的精确性。术后放射治疗对减少盆腔内复发具有肯定效果。直肠癌与结肠癌不同的是放射治疗对直肠癌的效果是肯定的,对于估计首先行手术切除困难的晚期病例或高度恶性病例,术前放射治疗可增加手术切除机会和切除的容易程度,并可减少由于手术操作造成的转移。

辅助性放射治疗的选用:凡属Ⅲ、Ⅳ期的患者均适用于辅助性治疗。术前指检如发现肿块固定,活动度小,往往表示肿瘤已穿透肠壁侵犯周围组织,在未发展有远处转移时,可争取术前放射治疗。术后证实肿瘤已透出肠壁侵犯周围组织或证实有淋巴结转移或为直肠癌早期行局部切除者,术后可加行辅助性放射治疗。对手术的彻底性感到有怀疑者应及早进行。

(2) 化学治疗:化学治疗是直肠癌综合治疗的重要组成部分,具体见相关章节。

（3）新辅助放化疗：在欧洲，直肠癌行新辅助放化疗得到众多医疗中心的认同。直肠癌在术前行直线加速器适型放疗 2Gy/次，5 次/周，总剂量 46Gy，同时辅以 5 - Fu 为基础的化疗，如 FOLFOX6 方案、MAYO 方案 2 ~ 4 个疗程，术后再辅以化疗。术前放化疗能使直肠癌体积缩小，达到降期作用，从而提高手术切除率及降低局部复发率。多中心、随机、大样本资料显示，新辅助放化疗对直肠癌的治疗是有益的。推荐在 Ⅲ、Ⅳ 期结、直肠癌患者中应用辅助化疗、新辅助化疗；而在中低位、中晚期直肠癌建议新辅助放化疗。大多数文献报道在 Ⅱ 期患者中也可获益，Ⅰ 期结、直肠癌患者不建议使用辅助化疗。

二、肛管癌

肛管癌（carcinoma of the anac canal）是发生在肛管及肛周皮肤的癌，占全部大肠癌的 1% ~ 2%。其发生可能与人类的乳头瘤状病毒、吸烟及宿主的免疫抑制等有关。近来在治疗原则上亦发生了根本的转变，多学科的综合性治疗在选择的病例中已逐渐替代了明显破坏性的单一手术治疗。

（一）概念

肛管目前概念尚不统一，可分为 2 种：①解剖学肛管：又称皮肤肛管，是指齿状线以下肛门开口的区域，其管腔内覆以移行皮肤，平均长为 2.1 ± 0.03cm，男性略长。②外科学肛管：又称括约肌肛管，是指齿状线以上约 1.5cm 的肛管直肠线（肛直线、Herrmann 线），至肛门开口的区域。其管壁全部由内、外括约肌包绕，肛直线是直肠柱（Morgagni 柱）上端的连线。平均长为 4.2 ± 0.04cm，男性略长。从某种意义上来讲，解剖学肛管比较合理，因为无论是从胚胎发育与解剖学上来看，还是从肿瘤发生与转归来看。但是直肠黏膜与肛管上皮没有截然的明显标志，也就是没有一种绝对的划分方法。

由于肛管目前的概念较不一致，也使肛缘的含义模糊。有的将解剖学肛管发生的癌称为"肛缘癌"；也有的将肛门为中心的直径 5 ~ 8cm 圆形区域内的皮肤癌称为"肛缘癌"，而从肿瘤学观点来看，"肛缘癌"的含义以后者为好。发生在肛管及肛周皮肤的癌以鳞癌（80% 以上）最多见，其他还有基底细胞癌、一穴肛原癌（发生于移行上皮的癌）、腺癌（多由直肠癌向肛管播散，少数源于肛管腺）、恶性黑色素瘤，以及各种软组织的肉瘤等。多系浸润性生长。淋巴道转移是主要途径，一般转移到腹股沟淋巴结和盆腔淋巴结，恶性程度较高时可出现肠系膜淋巴结转移。

（二）临床表现与处理

1. 临床表现　主要表现为肛门处肿块、皮肤溃烂、结节形成、肛门狭窄、排便失禁、疼痛与血便等。肛管癌早期即可侵犯神经引起剧烈疼痛，尤其在排便时，疼痛明显加重，从而对排便恐惧造成便秘。排便失禁是因为肿瘤侵犯肛门括约肌所致。肛管癌肿有时外翻而突出肛门处呈菜花状，有的中央凹陷四周隆起呈环堤状溃疡，触之容易出血，多为鲜血，附在大便表面，故容易误诊为痔疮。若发生闭孔淋巴结转移而累及闭孔神经时，患者常顽固性会阴部疼痛并向大腿内侧放射。若淋巴引流向下与肛周皮肤淋巴结相汇合后引流至腹股沟淋巴结，或因肿瘤并发感染时，均可引起腹股沟淋巴结肿大、淋巴结质硬、固定融合时，多为癌肿转移所致。

肛管癌临床表现典型，指检与局部组织活检多能确诊。但应与痔疮、性病，以及其他肛管直肠良、恶性肿瘤鉴别。

2. 处理　以手术切除为主的综合治疗，手术前后辅助性化疗、放疗，以及其他中医中药、免疫治疗等。少数早期病例做局部切除即可达到治愈目的。大多数患者在确诊时已到进展期，因此，腹会阴联合切除术是主要术式，腹股沟淋巴结肿大时一并清扫。术后辅以放射治疗和化学治疗。

（卢青军）

第九节　直肠脱垂

直肠脱垂指肛管、直肠甚至乙状结肠下端向下移位突出于肛门外的一种病理状态。仅黏膜下脱是不完全脱垂，直肠全层下脱为完全脱垂。脱垂部分位于直肠内称内脱垂，脱出肛门外则称外脱垂。直肠脱垂以儿童及老年人多见，直肠脱垂在儿童是一种自限性疾病，多数在5岁前自愈，故以非手术治疗为主。成人完全性直肠脱垂较严重者，长期脱垂将致阴部神经损伤产生肛门失禁、溃疡、肛门周围感染、直肠出血、脱出肠段水肿坏死及狭窄，应以手术治疗为主。

一、病因

发病原因尚未完全清楚，下列各因素与发病有关。

小儿骶尾骨弯度小，直肠较垂直，腹内压增高时，直肠缺乏支持而易于脱垂。直肠前陷凹腹膜反折过低，腹内压增高和肠襻压迫使直肠前壁突入直肠壶腹导致脱垂。老年人肌肉松弛，生育过多或分娩时会阴撕裂亦可使直肠发生脱垂。

长期便秘、腹泻、慢性咳嗽和排尿困难等引起腹内压增高，可导致直肠脱垂。近年来国外研究发现，直肠脱垂常伴有精神或神经系统疾患，两者间的关系目前尚不清楚，有人认为神经系统病变时，控制及调节排便的功能发生障碍，直肠慢性扩张，对粪便刺激的敏感性减弱，从而产生便秘和控制排便能力下降。排便时异常用力，使肛提肌及盆底组织功能减弱，也是直肠脱垂的常见原因。目前认为直肠脱垂的形成机制存在着两种学说：滑动性疝学说认为，直肠前陷凹腹膜反折过低，直肠膀胱或直肠子宫陷凹过深，形成疝囊，腹内压增高和肠襻的压迫使直肠前壁突入直肠壶腹，向下经肛管脱出肛门；肠套叠学说认为，正常直肠上端固定于骶岬附近，长期咳嗽、便秘等引起腹内压增高，使固定点受伤，乙状结肠直肠交界处发生肠套叠，此套叠顶部逐渐下降至直肠下部，然后脱垂脱出。

二、临床表现

直肠脱垂可发生在任何年龄，以儿童和老年人多见。根据脱垂程度，分为部分性脱垂和完全性脱垂两种：部分性脱垂，为直肠下端黏膜与肌层分离，且向下移位形成皱襞，故又称黏膜脱垂或不完全脱垂。其脱出组织较少，长度为2~5cm，可以是部分黏膜或全圈黏膜下脱，可呈放射状排列。脱垂部分为两层黏膜，与肛门之间无沟状隙。完全性脱垂为直肠全层脱出，严重时直肠和肛管均翻出肛门外。脱出组织多，长度常超过10cm，形状呈宝塔状，黏膜皱襞呈环状排列，脱垂部分为两层折叠的肠壁组织。成人大多是完全脱垂，女性较多，常伴有肛门功能不良。

直肠脱垂患者常有慢性便秘、排粪无规律的病史。起病缓慢，早期感觉直肠胀满，排粪不净，以后感觉排便时有肿块脱出而便后自行缩回，疾病后期咳嗽、用力或行走时都会脱出，需用手托住肛门。如直肠脱出后未及时托回，可发生肿胀、炎症，甚至绞窄坏死。患者常感大便排不尽，肛门口有黏液流出、便血、肛门坠胀、疼痛和里急后重，有时伴有腰部、下腹部或会阴部酸痛不适。

三、诊断

直肠外脱垂诊断并不困难。患者蹲下做用力排便动作，即可见红色球形肿块突出肛门2~5cm，有放射状沟纹，指检示其为两层折叠的黏膜，排便后自行缩回。完全脱垂的脱出肠段较长，呈椭圆形或宝塔状，长约10cm，有层层折叠的环状皱襞，两层黏膜之间可触及肌层，直肠指检感肛管括约肌松弛无力。直肠黏膜脱垂需与环状内痔相鉴别，两者病史不同，环状内痔脱出可见梅花状痔块，充血呈暗红色，易出血，痔块间是凹陷的正常黏膜，直肠指检，括约肌收缩有力，而直肠黏膜脱垂有括约肌松弛。直肠内脱垂诊断较困难，当病史有习惯性便秘或排便不净感应怀疑本病。诊断需借助直肠指检、内镜检查或排粪造影。

四、治疗

1. 非手术疗法　纠正便秘，养成良好的排便习惯。注意治疗慢性咳嗽和腹泻，去除腹内压增高的因素。直肠脱出后需立即托回，防止脱垂黏膜受损，复位后可用纱布卷堵住肛门，也可用丁字带压紧肛门以防脱出。也可用注射疗法，用5%~10%酚甘油经肛门注射于直肠黏膜下，使黏膜与肌层粘连；或经肛周作直肠周围注射，使直肠与周围组织粘连固定。儿童直肠脱垂多可自愈，以非手术治疗为主，成人直肠脱垂经非手术治疗可减轻症状，一些部分脱垂可以治愈。

2. 手术疗法　成人完全性直肠脱垂以手术治疗为主，手术方法较多，选择上存在争论。按手术入路分为经腹、经会阴和经腹会阴手术。全身情况好的患者采用经腹术式，老人及高危患者作经会阴术式治疗。根据病因及病理改变不同，可有很多术式可供选择，大致手术方法为：消除直肠膀胱或子宫陷凹，修补加强骨盆底和肛管括约肌，提高、固定直肠，切除部分冗长的直肠、乙状结肠。很多手术是几种方法的结合。目前常用手术有以下几种：

(1) 直肠悬吊固定术

1) Ripstein 手术（Teflon 悬吊术）：经腹切开直肠两侧腹膜，将直肠后壁游离至尾骨尖，向上牵拉直肠，将宽 5cm 的四氟聚乙烯（Teflon）网带围绕直肠上部，两端固定于骶岬下方的骶前筋膜及骨膜上，将网带边缘缝合于直肠前壁和侧壁。手术要点为提高盆腔陷凹，手术简单，不切除肠管，复发率和死亡率低。该手术目前在美、澳等国较流行，但仍有一些并发症，如便秘、肠腔狭窄和悬带脱落。Gorden 综合文献报道 1 111 例，复发率 2.3%，并发症率 16.5%，Tjandra（1993）在 27 年内用该手术治疗完全性直肠脱垂 142 例，随访 1～15 年，复发率为 8%。

2) 聚乙烯醇（Ivalon）海绵植入术（Well 直肠固定术）：此术由 Well 首创，故又称 Well 手术，也称直肠后方悬吊固定术。经腹游离直肠至肛管直肠环后壁，将半圆形 Ivalon 海绵薄片缝合于骶骨凹内，将直肠向上牵紧，使海绵片包绕直肠，缝合于直肠侧壁，前壁留 2～3cm 宽空隙，避免肠腔狭窄，术后 Ivalon 海绵周围产生炎症及纤维化，使直肠变硬并与骶骨固定，避免肠套叠形成。此法复发率及死亡率低，主要并发症是植入海绵片引起盆腔化脓，一旦感染，需取出悬吊薄片。预防要点：术前充分肠道准备，海绵薄片内放置抗生素粉剂，术中用大剂量广谱抗生素，止血彻底，术中如不慎弄破结肠，则不宜植入。Marti（1990）收集文献报道 688 例 Well 手术，感染率 2.3%，手术死亡率 1.2%，复发率 3.3%。

3) 骶骨上直肠悬吊术：Orr（1974）提出用两条股部阔筋膜将直肠固定于骶骨上，每条宽 2cm，长 10cm。适应游离直肠，将筋膜带一端缝在直肠前外侧壁，向上牵紧直肠，将两条筋膜的另一端固定于骶岬上方的筋膜，达到悬吊的目的。近年来主张用尼龙、丝绸带或由腹直肌鞘取下的两条筋膜替代阔筋膜带固定直肠。Loygne 于 1972 年报道用此法治疗 140 例，手术后死亡 2 例，复发率为 3.6%。

4) 耻骨上直肠悬吊术（Nigro 手术）：Nigro 认为，由于耻骨直肠肌松弛无力，不能将直肠拉向前方，肛管直肠角消失，使直肠呈垂直位以至脱出。因此，他主张再建直肠吊带，重建肛管直肠角。术中用 Teflon 网带与直肠下端的侧方及后方缝合固定，最后将 Teflon 带缝在耻骨上，达到悬吊目的。此手术难度较大，主要并发症为出血及感染，需有经验者进行。

(2) 直肠前壁折叠术：1953 年沈克非根据成人完全性直肠脱垂的发病机制提出直壁折叠术。方法：经腹游离并提高直肠，将乙状结肠下段向上牵起，在直肠上端和乙状结肠下端前壁自上而下或自下而上做数层横形折叠缝合，每层用丝线间断缝合 5～6 针。每折叠一层可缩短直肠前壁 2～3cm，肠壁折叠长度一般为脱垂的两倍，折叠凹陷向下，缝针只穿过浆肌层，不穿透肠腔。由于折叠直肠前壁，使直肠缩短、变硬并与骶骨固定，有时将直肠侧壁固定于骶前筋膜，既解决了直肠本身病变，也加固了乙状结肠直肠交界处的固定点，符合治疗肠套叠的原则。

(3) 直肠乙状结肠部分切除术：可分为经腹切除和经会阴切除。经会阴切除可在局部麻醉下进行，手术简单、安全，手术死亡率和并发症率低，适用于老年高危患者，但切除不够彻底，长期复发率高于经腹手术者。经腹切除既治疗完全性脱垂，同时改变便秘，疗效可靠，术后复发率低，但有一般结、直肠切除吻合的并发症。

1) 经会阴直肠乙状结肠部分切除术：即经会阴脱垂肠管一期切除吻合术（Altemeir 手术）。此手术适用于老年人不宜行经腹手术者，脱垂时间长，不能复位或肠管发生坏死者。优点是：从会阴部进入，易看清解剖变异，便于修补。可在局部麻醉下进行，不需植入人造织物减少感染机会，死亡率及复发率低。但本法仍有并发症，如会阴部及盆腔脓肿，直肠狭窄等。

2) 经会阴直肠黏膜切除肌层折叠术（Delorme 手术）：齿线上 1～2cm 处环形切开黏膜至黏膜下层，

将黏膜与肌层分离成袖状直到脱垂顶端并完全切除，将数针缝线穿过脱垂底部黏膜边缘，穿过数处肌层由顶部黏膜边缘穿出，结扎后使肌层折叠，黏膜对合。

3）经腹直肠乙状结肠部分切除术：方法类似直肠前切除，术中切除冗长、游离的乙状结肠和直肠，行一期吻合，术后吻合口与盆腔及骶骨粘连固定以制止脱垂，对伴有乙状结肠憩室等病变及慢输型便秘的患者尤为合适。有时行前切除后，可将直肠后壁固定于骶前筋膜，称切除固定术或 Goldberg 手术。

（4）肛门环术（Thiersch 手术）：在局部麻醉下进行，将尼龙网带、硅橡胶或金属丝置于肛门口皮下，使肛门缩小，以此来机械性地支撑直肠，阻止其脱垂。手术简单，创伤小，适用于年老体弱者。但复发率高，易并发便秘及粪便嵌塞。

（5）经腹腔镜直肠固定术：这是近年来刚开展的新型手术。该手术创伤小，适用于不能耐受开腹手术的直肠脱垂患者。术中先经腹腔镜游离乙状结肠和部分直肠，暴露骶骨，将一钛制的 4cm×10cm 长方形筛网用双尖钉固定于骶骨前、直肠后，最后把筛网两侧固定于直肠外膜上。

（卢青军）

第十节　肛管、直肠周围脓肿

肛管、直肠周围脓肿发生在肛门，肛管和直肠周围，是常见的肛管直肠疾病，其性质与全身其他部位的脓肿相似，但破溃或切开后常形成肛瘘。

本病以中青年多见，儿童和老年少见，但也可发生在婴幼儿。常常是混合感染，主要的病原菌是大肠杆菌、厌氧菌和类杆菌，其次是葡萄球菌、链球菌和变形杆菌，有时可见结核杆菌感染。

一、病因和病理

肛管及直肠下部周围有丰富的蜂窝组织，容易感染并形成脓肿，这类脓肿的感染病灶大多来自肛腺，因肛窦开口向上，粪便容易进入肛窦而导致肛腺感染，Eisenhammer（1956）认为肛腺感染先蔓延至内外括约肌间形成括约肌间脓肿，然后向下、外和向上扩散发展成不同部位的脓肿，腹泻和服剧烈的泻药也是引起肛腺和肛窦感染的重要原因，也有些脓肿并不来源于肛腺，可由肛管、肛门损伤、肛裂、血栓性外痔、内痔注射、肛管直肠脱垂或肛管直肠手术后引起的；此病也可来源败血症、糖尿病、血液病和营养不良等全身性疾病；少数病例可源于结核、溃疡性结肠炎或克罗恩病等。

肛管、直肠周围脓肿分肛提肌下部脓肿和肛提肌上部脓肿，前者包括肛周脓肿和坐骨直肠窝脓肿，后者为盆腔直肠窝脓肿、直肠后脓肿及少见的高位肌间脓肿。

二、诊断和治疗

肛管、直肠周围脓肿有局部持续性疼痛及畏寒、发热、头痛、食欲不振及白细胞升高等全身中毒症状。症状随脓肿的大小和部位而略有不同，如浅表的肛周脓肿以局部症状为主，而深部的骨盆直肠窝脓肿以全身症状为主。检查时，浅部脓肿局部有压痛性肿块或扪及波动感，诊断容易。而深部脓肿肛周外观无异常，直肠指检可扪及压痛性肿块。临床诊断有困难者，可借助于直肠内超声检查（IRUS）帮助确诊。所用的超声为焦距 2~5cm 的 7MHz 的直肠超声仪。IRUS 可识别临床可疑的化脓性病灶，了解直肠周围病变，还可确定脓肿和瘘与括约肌的关系。

一旦脓肿形成，就应积极做手术引流。肛管、直肠周围脓肿的手术要点为：脓肿定位准确，引流既要彻底又不要损伤肛管括约肌。手术前应穿刺定位，将抽得的脓液做微生物学检查，了解其菌种和来源，以警惕肛瘘发生。如病原菌为葡萄球菌或链球菌等皮肤来源的病原菌，通畅引流后一般不继发肛瘘；如细菌为大肠杆菌或厌氧菌等肠道来源的细菌则说明感染来源于肛腺，术中应仔细寻找并引流其内口，否则，简单的引流会继发肛瘘。

三、各种脓肿类型

1. 肛周脓肿　肛门周围皮下脓肿最常见，多由肛腺感染经内外括约肌向下经外括约肌皮下部向外扩散而成，常位于肛门周围皮下部。脓肿一般不大，主要症状为肛周持续性疼痛，受压、咳嗽或排便时加重；如在肛门前部可引起排尿困难。全身感染症状不明显。局部检查见肛门边缘皮肤红肿，伴硬结和触痛。后期可有波动感，必要时可行穿刺证实。需及时引流，否则脓肿会在皮下蔓延至两侧坐骨直肠窝。

少数早期肛周脓肿用抗生素及局部理疗可以消退，但多数需手术引流。手术方法有两种：①如为单纯性脓肿，可在局部麻醉下压痛最明显点或有波动感处穿刺定位后作一放射状切口。放出脓液后伸入手指探察脓腔大小，分开其间隔，扩大切口使其与脓腔直径等大，以利引流。最后将凡士林纱布填入脓腔。②如脓肿与肛陷窝相通，可于切开脓肿后用探针仔细寻找内口。然后切开瘘管，适当切除皮肤、皮下组织及内口周围组织，使之引流通畅。如内口较深，瘘管通过内括约肌，可采用挂线疗法。术中也可探察脓肿与括约肌间隙的关系以注意肛瘘的可能。如脓肿源自括约肌间隙，则说明感染来源于肛腺，需切开瘘管和内口，单做引流容易继发肛瘘；如脓肿与括约肌间隙无关系，则按单纯性脓肿处理，不会并发肛瘘，以上手术优点是脓肿一期愈合，不再形成肛瘘。如寻找内口困难，不要盲目寻找，以免使炎症扩散或形成假道，仅作切开排脓，待肛瘘形成后，再作肛瘘手术，这样效果好，治愈率高。

2. 坐骨直肠窝脓肿　此病也较常见，多由于肛腺感染经外括约肌向外扩散到坐骨直肠间隙而成。该间隙位于肛提肌以下，空隙大脓肿范围较肛周脓肿深而广，局部疼痛和全身感染症状均较明显，如不早期治疗，脓肿可经肛管后方绕过括约肌到对侧坐骨直肠窝内形成蹄铁形脓肿，或向上穿过肛提肌形成骨盆直肠脓肿，或蔓延至会阴部。初起表现为肛门不适或轻微胀痛，然后出现畏寒、发热、头痛和乏力等全身感染症状，局部疼痛加重，有时可出现排尿困难或里急后重。由于感染位置较深，早期局部体征不明显，以后出现红肿及压痛，脓肿较浅者可有波动感。直肠指检患侧有压痛性肿块，甚至有波动感。

因其位置深易蔓延，故应尽早引流。在压痛最明显处先穿刺定位抽得脓液，然后在此处作一前后方向的弧形切口，切口离肛缘大于5cm以外，以避免损伤括约肌且切口要足够大，伸入手指分开脓腔内纤维间隔，排出脓液，放置引流。

3. 骨盆直肠窝脓肿　临床较少见，此脓肿发生在骨盆直肠间隙内。该脓肿位于肛提肌上方，盆腔腹膜以下，该间隙位置深，容积大，易形成大型脓肿。如脓液引流量超过50mL要考虑这一脓肿的可能性。感染常由直肠炎、直肠溃疡或外伤所致，也可由括约肌间脓肿或坐骨直肠窝脓肿及邻近组织炎症蔓延所致。初起常表现为寒战、发热、全身乏力的全身感染症状，严重者可出现败血症，但局部症状不明显，不易早期诊断，患者仅感直肠部沉重及里急后重感，有时由排尿困难，肛周会阴部外观多无异常，下腹部有时可有压痛及肌紧张，指检在肛提肌上方直肠壁可扪及压痛及隆起，甚至有波动感。确诊主要靠穿刺抽脓，也可借助直肠内超声（IRUS）帮助诊断。

这类脓肿大，易蔓延，应尽早作手术治疗。手术切口同坐骨直肠窝脓肿。但手术时切口应更大。将左手食指伸入直肠内探查脓肿位置并作引导，另一手持血管钳经皮肤切口，穿过肛提肌进入脓腔，再用手指伸入脓腔分开肛提肌纤维及脓腔间隔，扩大引流。冲洗脓腔后，放入橡皮管或烟卷引流。

4. 直肠后脓肿　此病发生在直肠后间隙内，该间隙位于骶前方及直肠后方。其病因与症状与骨盆直肠脓肿相似，患者自觉直肠内坠胀感，骶尾部酸痛排便时加重。体检见尾骨与肛门之间有深压痛，直肠指检在直肠后方可摸到隆起或波动感。

手术方法同骨盆直肠脓肿的手术治疗，在肛门外侧多偏于后方，穿刺定位后由前向后切开，经坐骨直肠窝引流。

5. 高位肌间脓肿　这类脓肿发生在直肠下部括约肌间隙上部的直肠环肌和纵肌间的结缔组织内，位于肛提肌上方，以前称之为黏膜下脓肿，但真正的黏膜下脓肿少见。此脓肿多在直肠下部的两侧和后方，常由肛窦炎、直肠炎、内痔感染、直肠损伤和肛门周围脓肿等引起。发病隐匿。初起时肛门内有沉重感，以后酸痛，排便时疼痛加重，伴全身不适和发热，常在脓肿破溃后，脓液排出直肠时才引起注意。直肠指检可扪及直肠内有卵圆形肿块，有触痛和波动感，内镜检查见直肠壁上圆形隆起，黏膜红肿。如已破溃，可见由破溃口流出脓液。

治疗时，用窥器显露肛管和直肠下部，可见脓肿，用小尖刀或电刀在直肠内纵向切开脓肿排脓，切口应足够大，使引流通畅，伤口内放入凡士林纱布引流。如脓肿已破溃。黏膜坏死，引流不畅可扩大创口，并切开至感染的内口，术后定期作直肠指检或肛门镜检查，以保持引流通畅。也可采用挂线疗法：显露直肠下部找到感染内口，将探针由瘘口向上探入2.0～2.5cm 经黏膜穿入肠腔，挂上两条丝线，向两侧分别结扎，可使组织坏死。4～5d 后脓腔完全开放，这样可避免直肠壁一期切开后所致出血。若肛周脓肿或坐骨直肠窝脓肿同时存在，则先处理后者。

（卢青军）

第十一节　痔

一、概述

痔（hemorrhoids 或 piles）是影响人类健康的最常见疾病之一，其真正发病率不详，过去有所谓"十人九痔"，甚至有"十男九痔，十女十痔"的说法，就是指痔的发病率高。

现代观点认为痔是"血管性肛管垫"，是正常解剖的一部分，普遍存在于所有年龄、男女性别及各种族，不能认为是一种病，只有合并出血、脱垂、疼痛等症状时，才能称为病。因此许多学者认为有症状者，才能称为痔病（hemorrhoidal‐disease），以示区别。痔病仅指所有肛垫肥大和下移并有症状者。为了不使读者混淆，本章仍统称为痔。

（一）病因及病理学

痔的病因并不完全了解，可由多种因素引起，目前有下列几种学说。

1. 肛垫下移学说　肛管血管垫是位于肛管和直肠的一种组织垫，简称"肛垫"，系出生后就存在的解剖现象。当肛垫松弛、肥大、出血或脱垂时，即产生痔的症状。

肛垫由三部分组成：①静脉或静脉窦。②结缔组织。③Treitz 肌，该肌是指介于肛门衬垫和肛管内括约肌之间的平滑肌，它具有固定肛垫的作用，当 Treitz 肌肥厚或断裂时，肛垫则脱垂。痔的发生就是 Treitz 肌松弛、延长、断裂，使肛垫从原来固定于内括约肌的位置下移而形成的。正常情况下，肛垫疏松地附着在肠肌肉壁上，排便后借其自身的纤维收缩，协助括约肌，完全封闭肛门。当肛垫充血或肥大时，即易受伤而出血，并可脱出于肛管外；肛垫充血的程度除受肛管压力影响外，还与便秘、妊娠、激素、生化因素及情绪有关。

2. 静脉曲张学说　迄今，有人认为门静脉系统及其分支直肠静脉都无静脉瓣，血液易于淤积而使静脉扩张，同时直肠上、下静脉丛壁薄、位浅、抵抗力低，末端直肠黏膜下组织又松弛，也有利于静脉曲张，若加上各种静脉回流受阻的因素，如经常便秘、妊娠、前列腺肥大及盆腔内巨大肿瘤等，则可使直肠静脉回流发生障碍而曲张成痔。肛腺及肛周感染可引起静脉周围炎，静脉失去弹性而促使痔静脉曲张成痔。尽管如此，近代大量的临床和实验研究发现痔与门静脉高压之间并没有联系，有人观察门脉高压患者痔疮的发病率反而比一般人低，从而对痔静脉曲张学术提出了质疑。因此，痔静脉曲张学说还有很多问题仍须进一步探讨。

3. 肛管狭窄学说　肛管狭窄可以影响正常的排便功能及其过程，使腹压增加，间接地使肛内压及肛垫内压增高，导致痔的形成。大量观察均显示：痔患者多数肛管压力增高，有盆底动力学改变。说明痔患者存在着肛门狭窄，肛管扩张法可消除内括约肌的过度收缩，因此对此类患者手术中进行适当扩肛或内括约肌切断是十分必要的。

（二）分类

根据中华医学会外科学分会肛肠外科学组 2002 年 9 月修订颁布的痔的诊治暂行标准，痔按其所在部位不同分为 3 类。

1. 内痔　内痔是肛垫（肛管血管垫）的支持结构、血管丛及动静脉吻合支发生的病理改变和异常移动。根据临床表现和痔核情况可分为四期。

内痔的分期：

Ⅰ期：便时带血、滴血或喷射状出血，便后出血可自行停止，无痔核脱出。

Ⅱ期：常有便血，排便时有痔核脱出，便后可自行还纳。

Ⅲ期：偶有便血，排便时或久站、咳嗽、劳累、负重时痔核脱出，需用手还纳。

Ⅳ期：偶有便血，痔核脱出不能还纳。

2. 外痔　外痔是直肠下静脉属支在齿状线远侧表皮下静脉丛病理性曲张和血栓形成。

3. 混合痔　混合痔是内痔发展到 Ⅱ 期以上形成的，所以又被称为带有外痔成分的内痔。

二、诊断

（一）临床表现

痔的主要临床表现是出血和脱出，可伴有排便困难，可发生血栓、绞窄、嵌顿。

1. 内痔　如下所述。

（1）便血：无痛性、间歇性、便后滴有或喷射状流出鲜红色血液是其特点，也是内痔或混合痔早期常见的症状。便血多因粪便擦破黏膜或排粪用力过猛，引起曲张血管破裂出血。轻者多为大便或便纸上带血，继而滴血，重者为喷射状出血，便血数日后常可自行停止。便秘、粪便干结、饮酒及刺激性食物等都是出血的诱因。若长期反复出血者，可继发贫血，临床并不少见，此应与出血性疾病相鉴别。

（2）痔核脱出：常是晚期症状，多先为便血后有脱垂，晚期痔核增大，逐渐与肌层分离，排粪时被推出肛门外。轻者大便时脱出，便后可自行回复，重者需用手推返回肛门，更严重者是稍有腹压增加痔核即可脱出肛门外，如咳嗽、行走等腹压增加时，痔核就能脱出，回复困难。

（3）疼痛：单纯性内痔无疼痛，少数有坠胀感，当内痔或混合痔脱出嵌顿，出现水肿、感染、坏死时，则有不同程度的疼痛。

（4）瘙痒：晚期内痔、痔核脱垂及肛管括约肌松弛，肛门分泌物刺激，肛门周围皮肤往往有瘙痒不适，甚至出现皮肤湿疹，患者极为难受。

2. 外痔　主要临床表现是肛门不适、潮湿不洁，如发生血栓形成及皮下血肿时产生剧痛。

（1）血栓性外痔：是外痔最常见的一种，常因便秘、排粪、咳嗽、用力过猛或持续剧烈运动后，肛缘静脉破裂，血液在肛缘皮下形成圆形或卵圆形肿块。但也可以是无原因的自发性破裂。血块大小可自几毫米至几厘米。主要临床表现：患者突觉肛缘出现一肿块，由于血块将肛门皮肤与皮下组织分开，伴有剧痛，行走不便，坐立不安，疼痛在 48h 最剧烈，数日后疼痛减轻，肿块变软，逐渐消散。检查：早期在肛缘皮肤表面可见一暗紫色圆形硬结，界限清楚、较硬、压痛明显。血块可溃破自行排出，伤口自愈，严重的可形成脓肿和肛瘘。

（2）结缔组织外痔：简称皮垂，大小形状不等，可以单个或多发，常是血栓性外痔或肛门手术的后遗症，多无明显症状，偶有瘙痒、下坠及异物感，如有炎症则感疼痛。

3. 混合痔　主要临床表现是内痔和外痔的症状可同时存在，严重时表现为环状痔脱出。

（二）诊断与鉴别诊断

痔的诊断，主要靠肛管直肠检查。做肛门视诊：用双手将肛门向两侧牵开，除 Ⅰ 期内痔外，其他 3 期内痔多可在肛门视诊下见到。对有脱垂者，最好在蹲位排便后立即观察，这可清楚地看到痔核大小、数目及部位。直肠指诊：内痔无血栓形成或纤维化时，不易扪出，但指诊的主要目的是了解直肠内有无其他病变，特别是直肠癌及息肉。做肛镜检查：先观察直肠黏膜有无充血、水肿、溃疡、肿块等，排除其他直肠疾患后，再观察齿线上部有无痔，若有，则可见内痔向肛门镜内突出，呈暗红色结节，此时应注意其数目、大小和部位。

痔的诊断不难，需与下列疾病鉴别。

1. 直肠癌　临床上常将下端直肠癌误诊为痔，延误治疗。误诊的主要原因是仅凭症状诊断，未进行直肠指诊及肛门镜和直肠镜检查，因此，在痔的诊断中一定要做以上两种检查。直肠癌在直肠指诊下可扪到高低不平硬块，表面有溃疡，肠腔常狭窄，指套上常染有血迹。内痔或环状痔可与直肠癌同时并存，应提高警惕，绝不能看到有内痔或环状痔，就满足于痔的诊断而进行痔的治疗，直至患者症状加重才进行直肠指诊或其他检查而明确诊断，这种误诊、误治并非少见，值得重视。

2. 直肠息肉　低位带蒂的直肠息肉，若脱出肛门外有时误诊为痔脱垂，但息肉多见于儿童，为圆形、实质性、有蒂、可活动。一般无疼痛。以出血症状为主。

3. 肛管直肠脱垂　有时误诊为环状痔，但直肠脱垂黏膜呈环形，表面平滑，直肠指诊时括约肌松弛；环状痔的黏膜呈梅花瓣状，括约肌不松弛。

三、治疗

治疗原则：根据中华医学会外科学分会肛肠外科学组 2002 年 9 月修订颁布的暂行标准痔的治疗原则：无症状的痔无须治疗。有症状的痔治疗目的在于消除、减轻主要症状，而非根治。解除痔的症状应视为治疗效果的标准。医生应根据患者情况、本人经验和设备条件采用相应的治疗原则。

（一）一般治疗

包括多饮水，多进膳食纤维，保持大便畅通，防止便秘和腹泻，便后温水清洗、坐浴，保持会阴清洁、有规律的作息时间等对各类痔病的治疗都是必要的。

（1）非手术治疗：Ⅰ期、Ⅱ期内痔以非手术治疗为主，旨在促进痔周围组织纤维化，将脱垂的肛管直肠黏膜固定在直肠壁的肌层，以固定松弛的肛垫，从而达到止血及防止脱垂的目的。包括局部用药（栓剂、软膏，特别是保护肛管直肠黏膜的栓剂及软膏、洗剂等），改善局部血管丛静脉张力的口服药、硬化剂注射治疗及各种物理疗法，如激光治疗、微波治疗、远红外线凝固疗法、冷冻疗法、套扎疗法等。

（2）手术治疗：主要适用于Ⅲ、Ⅳ期内痔、混合痔及包括外痔血栓形成或血肿在内的非手术治疗无效者。不论采用何种手术方法，应尽量保留病变不严重的肛垫，注意避免手术后出血、肛门狭窄、肛门功能不全等并发症。

（二）治疗方法

1. 内痔　内痔的治疗方法很多，可以根据病情来选择。

（1）注射疗法：用作注射疗法的药物很多，但基本上是硬化剂及坏死剂两大类，由于坏死剂所致并发症较多，目前多主张用硬化剂，但硬化剂若注入量过多，也可发生坏死。注射疗法的目的是将硬化剂注入痔块周围，产生无菌性炎症反应，达到小血管闭塞和痔块内纤维增生、硬化萎缩的目的。常用的硬化剂有消痔灵注射液、5% 苯酚植物油、5% 鱼肝油酸钠、5% 盐酸奎宁尿素水溶液等。

1）适应证：无并发症的内痔，都可用注射疗法。Ⅰ期内痔，主诉便血无脱出者，最适宜于注射疗法，对控制出血，可达到一针止血，效果明显，有很高的两年治愈率。Ⅱ、Ⅲ期内痔注射后可防止或减轻脱出，痔术后再度出血或脱出仍可注射。对年老体弱、严重高血压、有心、肝、肾等疾患者，都可用注射治疗。

2）禁忌证：任何外痔及有并发症的内痔（如栓塞、感染或溃疡等）均不宜行注射疗法。

3）方法：患者在注射前排空大便，取侧卧位或膝胸位，经斜头或圆头肛门镜，在注射部位消毒后将针尖刺入后，针头能向左右移动即证明在黏膜下层，如刺入太深，进入黏膜肌层或括约肌，针尖部不易左右移动，应将针头拔出少许，经抽吸无回血，即可注射。针头不应刺入痔核中心静脉丛内，以防硬化剂进入血循环，引起急性痔静脉栓塞。注入剂量应依黏膜松弛程度、痔核大小及药物种类不同而定。使注射部成为淡红微带白色的隆起，在隆起表面有时可见微血管，这种现象称为"条纹征"。若注射太浅，可立刻见到注射处黏膜变成白色隆起，以后坏死脱落将遗留一浅表溃疡；若注射太深，刺入肠壁肌层，可立刻引起疼痛；若注射在齿线以下，也可立刻引起剧痛。因此注射的深浅度，关系到本疗法成败。前正中处不宜穿刺注射，因易损伤前列腺、尿道或阴道。注射完毕，拔针后应观察穿刺点有无出血，若有出血，可用无菌棉球压迫片刻。通常当肛门镜取出后，括约肌收缩，即可防止针孔流血或硬化剂由针孔流出。

4）并发症：内痔注射治疗安全，很少发生并发症。如有并发症发生，多是注射深度不正确所致。如注射太浅，可致局部坏死及溃疡；注射太深。如男性注射右前内痔，若注射太靠近前正中处，可损伤前列腺及尿道而致血尿；注射到直肠外，可致狭窄、脓肿及肛瘘。因此，要重视注射技术。

（2）胶圈套扎疗法：其原理是通过器械将小型胶圈套入内痔的根部，利用胶圈较强的弹性阻断内痔的血运，使痔缺血、坏死、脱落而自愈。适用于各期内痔及混合痔的内痔部分，但以Ⅱ期及Ⅲ期的内痔最适宜。不宜用于有并发症的内痔。内痔套扎器械有拉入套扎器及吸入套扎器两种。以拉入套扎器为例说明。套扎器用不锈钢制成，分3部分：①套圈前端为套扎圈环，直径1cm，有内、外两套圈，内套圈套入小胶圈（特制或用自行车气门芯胶管的部件代用）后，用以圈套痔核，外套圈能前后移动。②杆部：为一长20cm带柄的金属杆，分上、下两杆。上杆与外套圈相连，用来推动胶圈向前移动到痔核根部，按压柄部时，则外套圈向前移，将内圈上的小胶圈推出，套扎住痔核根部。下杆连于内套圈，不活动。③扩胶圈圆锥体，为将小胶圈装入内套圈之用。

1）方法：患者取膝胸位或侧卧位，插入肛门镜，显露需套扎的内痔，局部消毒后，助手固定肛门镜，术者左手持套扎器，右手持痔钳（或血管钳），从套圈内伸入肛门，钳夹痔核，将其拉入套扎器圈内，再将胶圈推出。套扎于痔核根部，然后松开痔钳，并与套扎器一并取出，最后取出肛门镜。一般一次可套扎1~3个痔核。如无套扎器也可用两把血管钳替代（图8-7）。

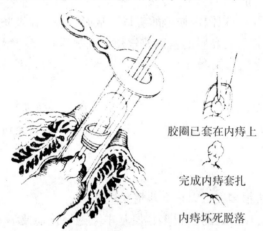

胶圈已套在内痔上

完成内痔套扎

内痔坏死脱落

图8-7 拉入套扎器夹持内痔

2）注意点：①正确将胶圈套于基底部，当患者诉痛时，应重新套扎，每个痔核同时套2个胶圈。②使用胶圈前，应检查其性能，以防弹性丧失或胶圈断裂。③一次套扎以不超过3个痔为宜，这可减轻肛门部不适感。环状痔可以分期套扎。④套扎后24h内不宜大便，以防痔脱垂，造成痔水肿、嵌顿或出血。⑤有无胶圈滑脱、断裂或松弛，若见此情况，及时重新套扎。⑥术后每日常规坐浴。

3）并发症：①出血。一般在内痔脱落时有少量便血，但个别病例在套扎后7~16d内发生大出血。若在套扎后痔块内注入少量消痔灵注射液，可防止术后出血，还能防止胶圈滑脱。也有人在痔核内注入少量麻醉剂，可减轻疼痛。②肛周皮肤水肿。多发生于混合痔及环状痔。预防方法是行高位套扎，远离齿线，可减轻疼痛及肛周皮肤水肿。套扎混合痔时，宜先将外痔行"V"形切开。本法优点是操作简单、迅速、术前不需特殊准备，如病例选择恰当，套扎方法正确，可以达到无痛，很少感染及出血。缺点是偶有疼痛、水肿及出血，复发率较手术切除为高。

（3）手术治疗：适用于二、三、四期内痔，特别是以外痔为主的混合痔。

1）结扎疗法：结扎方法仍是我国最常用的痔的治疗方法之一，其方法有单纯结扎、"8"字贯穿结扎和分段结扎等。单纯结扎适用于Ⅰ~Ⅲ期内痔。"8"字贯穿结扎法适用于Ⅲ期痔核较大的内痔。分段结扎适用于痔核过大，半环或环状内痔。三种术式的体位同前，采用局部麻醉。①单纯结扎术：用组织钳在齿线上约0.2cm处夹持痔并提起，用另一血管钳夹住痔核基底部。在齿线处皮肤黏膜交接处剪开小口，以10号线自钳下结扎。②"8"字贯穿结孔：其方法与单纯结扎法相同。不同之处，以大圆针穿10号丝线紧贴钳下中部贯穿一针，剪断针尾丝线而成两股线相交后，各自结扎半痔核。③分段贯穿结扎术：操作方法同"8"字贯穿结扎法。不同之处，应根据痔的形态、大小和自然凹陷等作为分段。一般分为3~5段为宜。分段结扎部位应合理设计，切断线应与肛门平行。

2）结扎切除术：①术者双手食指涂润滑油伸入肛门，逐渐做弧形扩张，容纳4指即可。②插入肛门镜，通过镜腔将干纱布塞入肠腔内，一端留在体外少许，再退出肛门镜，牵拉出干纱布，引痔核脱出肛门外，然后在肛门周围组织注射1：100 000盐酸肾上腺素浸润，以作为止血。③用血管钳夹持三个主要痔核皮肤覆盖的部分，再用血管钳或组织钳夹持各黏膜部分，向外牵拉而暴露。④左手食指伸入肛门内将痔基底部固定，做"V"形剪开与痔相连的皮肤，暴露肛门内括约肌的下缘，在痔的颈部，剥离黏膜与皮肤连接处，使痔蒂变窄，并套绕丝线。⑤结扎时尽力牵拉皮肤上的血管钳，应同时松开黏膜上血管钳，以便在痔根部结扎。⑥以同样方法处理其他两个母痔后，将三个痔根结扎线以外的部分予以切除，应留有足够长的残端，以防止剪断线结或线结滑脱。最后剪去线尾。⑦皮肤创口应修剪成卵圆形的暴露区，肛管内无窦道及无效腔，两暴露区间必须留有正常黏膜及皮肤，以免将来肛门狭窄。最后以敷料包扎固定。

2. 混合痔的治疗　如下所述。

（1）外剥内扎术：外剥内扎法即外痔剥离和内痔结扎。①探查：消毒肛管、直肠后，用4把组织钳夹住肛缘四周向外牵引，暴露内痔，或用肛门拉钩显露，观察痔的数目、大小和范围。也可扩肛后使痔脱出。②剥离外痔：提起外痔，在其基底部皮肤上做"V"形切口，沿肛门括约肌浅面钝性剥离外痔静脉丛至齿状线稍上方，如有出血点应缝扎止血。③结扎内痔：钳夹内痔基底部，先用10号丝线结扎，再用4号丝线贯穿缝扎，剪除内痔及剥离的外痔（图8-8），然后用3-0号可吸收缝线缝合齿状线以上切开的直肠黏膜（图8-9）。齿状线下方的皮肤不缝合，留作引流。④同法处理其他混合痔：如一次切除3个以上混合痔，可贯穿缝扎痔蒂，外痔部分创面敞开，以利引流（图8-10）。⑤敷料包扎：修整外痔切缘，还纳直肠黏膜（图8-11），检查无狭窄及渗血后，可于肛管内填入凡士林纱布，肛门外覆盖敷料。

1）术中注意点：①如遇大型环状痔，所留皮区下的曲张静脉团应潜行剥离切除。②内痔钳夹应完全，若内痔痔核过大而无明显分界时，勿损伤直肠黏膜过多。③外痔创面间应保留1cm以上正常皮肤，避免愈合后肛门狭窄。④术中应妥善止血，保持视野清楚。应先切除下方痔核，再切除上方痔核。

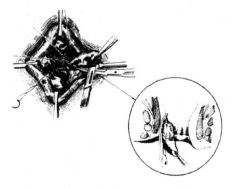

图8-8　剪除剥离的内外痔

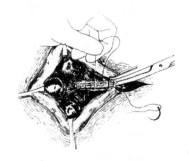

图8-9　缝合直肠黏膜

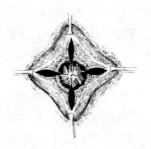
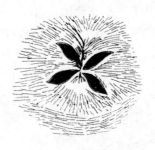

图 8 - 10　敞开创面以利引流　　　　图 8 - 11　还纳直肠黏膜

2）术后处理：①饮食：手术当天进流质饮食，术后第 1d 进少渣软食，第 2d 起进普通饮食。②控制排便：术后控制排便 2d，第 2d 晚上口服液状石蜡等缓泻剂协助次日排便，以后保持每天排便 1 次。③止痛：可口服曲马朵、索米痛片，0.5% 的鸦片合剂 15mL 等，或肌内注射哌替啶止痛。④排尿：术后鼓励自行排尿，可采用站立位、下腹部热敷、拔去肛管内纱布等方法。必要时可留置导尿管。⑤坐浴：术后第 2d 起开始用 1：5 000 高锰酸钾或温盐水坐浴，每天 1 次，坐浴后塞入痔疮栓。⑥直肠指诊：术后 7 ~ 10d 行直肠指诊，避免手术创面相互粘连使肛管、直肠狭窄，但忌用暴力，避免撕裂。⑦酌情使用抗生素。

3）并发症及其处理：①出血：同内痔切除术。②尿潴留：同内痔切除术。③肛管、直肠狭窄：主要由于手术中切除皮肤、黏膜过多，黏膜桥或皮肤桥保留不够或不当，在同一平面处理 3 个以上痔核，术后感染瘢痕形成等引起。主张内痔一次手术不超过 3 个，一次切除肛管皮肤不超过肛管的 1/4。治疗应先采取扩肛，无效，再行狭窄成形术或狭窄环切开术。④破伤风：由于粪便污染或器械及手术中消毒不彻底等，导致破伤风杆菌自伤口进入体内引起的特异性感染，虽然少见，但一旦发生，后果严重，死亡率高。应严格无菌操作，术前排净大便或清洁灌肠，术后用高锰酸钾热水坐浴，充分引流等预防。⑤术后保留组织形成痔：保留皮肤下水肿、血肿或结缔组织增生，或切除不彻底遗留部分痔核，或为避免狭窄不得不保留的子痔术后增大等造成。多数经坐浴可自行缓解或缩小，若已形成外痔，则应在局部麻醉下切除。

痔的治疗关键是治疗其出血、脱垂等症状，而不是要根治痔本身，故应考虑切除痔的范围、深度等。外剥内扎术是治疗混合痔较为成熟的方法，其疗效好，疗程短，并发症少，故在国内外广泛应用。但如应用不当，则术后可发生大出血、肛门狭窄等并发症。痔手术应做到不痛、不出血、不水肿。要做到这三点，不但要有精湛的手术技术，而且还要重视围术期处理。故不能认为痔手术是一种小手术，而忽视围术期处理。

（2）痔环切除术

1）适应证：各痔间分界不清的环状痔或伴有黏膜肛管脱垂。

2）方法：有边切边缝法和软木塞法及痔吻合器环形切除术。

边切边缝法。消毒探查：会阴部及直肠腔内消毒后扩肛至 3 ~ 4 指，检查痔动脉搏动情况，探查痔的数目、大小和部位。切口：在齿状线上缘环行切开黏膜，剥离：在肛门括约肌浅层解剖由下而上，剥离内痔外痔静脉丛，将黏膜和痔核由肛门括约肌分离。对位：分离后将黏膜连同痔核向下牵引在 12 点处，纵形剪开黏膜至痔核上方，将直肠黏膜和齿状线缝合。同法在 3 点、6 点、9 点处缝合。切除：在痔核上方从 12 点向 3 点、6 点、9 点方向做切口，切除黏膜和痔核，边切边缝。缝合：切除后，对位缝合黏膜和皮肤。

软木塞法。探查后将合适的软木塞插入肛管，向外拉 2 ~ 3cm，使痔核全部脱出，用一排大头针将痔核固定在软木塞，针距约 1cm。于齿状线上 0.3 ~ 0.5cm 环行切开，切开黏膜及黏膜下层。在软木塞的牵引下可较容易地将痔静脉从肛门括约肌上剥离。其余操作同边切边缝法。目前大多用纱布卷取代软木塞，将痔核缝扎固定于纱布卷上，此法较方便实用。此两种方法在各医院还普遍施用。

痔吻合器环形切除术。痔吻合器环形切除术也称痔脱垂经吻合器直肠下端黏膜环切术，简称 PPH（procedure for prolapse and hemorrhoids）。

1998年，意大利Longo首先对重度脱垂内痔采用环形吻合器经肛门切除直肠下端黏膜3~4cm，做对端吻合，而不切除内痔、肛管及齿状线等组织。由于直肠下段黏膜（距齿状线5cm）切除了3~4cm，对端吻合后将下段脱垂的内痔组织向上提到肛管内，又由于痔的血液循环也受到一定程度的阻断，因而痔组织也缩小，减轻了痔脱垂，因此术后看不到原来脱垂的内痔。因手术不侵犯肛管组织、齿状线及皮肤，故术后疼痛感觉极轻，气便分辨能力不受影响，并发症少。并且手术时间短（8min），术后疼痛轻，住院时间短，因此很受患者的欢迎。

3）适应证：①重度环状脱垂内痔（Ⅲ、Ⅳ期的环状混合痔）。②内痔伴有重度黏膜脱垂者。

4）禁忌证：Ⅰ、Ⅱ期轻度内痔及并发有肛门功能不良者，不宜行此项手术。

5）术前准备：肠道准备同肛瘘切除一期缝合术。

6）器械：33mm吻合器（HCS33）、挂线器（ST100）、透明的肛门镜、肛管扩张器（CAD33）和缝扎器（图8-12）。

7）麻醉及体位：低位腰麻或硬膜外麻醉。俯卧位或截石位。

8）手术步骤：①麻醉后扩张肛管，使内痔完全脱出，然后轻揉痔核，使痔还纳后，插入肛管扩张器，取出内塞，使脱垂的黏膜落入肛管扩张器中（图8-13）。②取出肛管扩张器，将缝扎器置入肛管内，从肛管内可见到脱垂的黏膜。在齿状线上5cm通过旋转缝扎器，用持针器在直肠黏膜上荷包缝合一圈，深度达黏膜下层（图8-14）。③将吻合器张开到最大限度，头端伸入到环扎处上端，环扎缝线打结。用挂线器通过吻合器侧孔夹持缝线的末端（图8-15）。④缝线的末端引出后打结或用钳夹住。整个吻合器伸入肛管及直肠内，并拉紧缝线（图8-16），缝线不宜结扎过紧，以免捆绑于吻合圈中心杆上，影响向下牵拉。⑤适当牵引结扎线可使脱垂的黏膜进入套管，旋紧吻合器后击发，切除并吻合脱垂黏膜，在击发吻合器后，保持吻合器关闭状态30~60s，可起到压迫和加强止血作用（图8-17）。⑥将吻合器打开，同时取出吻合器。通过肛门镜检查吻合口，必要时加缝几针止血。吻合为黏膜与黏膜层的直接吻合，至少距齿状线1~2cm，不影响肛门括约肌层（图8-18）。

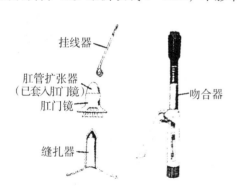

图8-12 器械

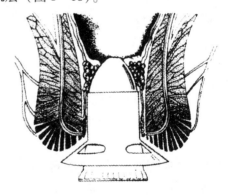

图8-13 插入肛门扩张器

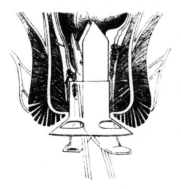

图8-14 荷包缝合端

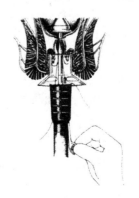

图8-15 挂线器通过吻合器侧孔夹持缝线末端

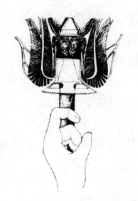

图8-16 拉紧缝线

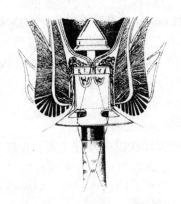

图8-17 收紧缝线吻合器击发

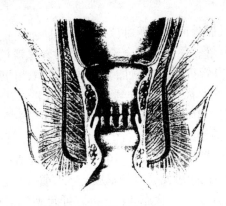

图8-18 吻合口

9）术中注意要点：①首先要扩肛使痔松弛容易还纳。②通过旋转缝扎器将直肠黏膜环形缝合，缝合深度为黏膜下层，不能太深，以免损伤肛门括约肌及阴道。缝线应在齿状线上3~5cm，必要时可再做一周环行缝合，特别是黏膜脱垂较多者。③插入吻合器后可适当收紧缝线，使脱垂的黏膜进入吻合器内，然后再旋紧吻合器。④取出吻合器后，检查吻合口，看是否完整及光滑，如果吻合口或附近有活动性出血则应缝合止血。

10）主要并发症及其处理

A. 尿潴留：为最常见的并发症，发生率为9.7%~13%。与麻醉方式及术后肛门疼痛有关。处理：留置尿管。

B. 吻合口出血：在击发吻合器后，保持吻合器关闭状态30~60s，可起到压迫止血作用。若仍有渗血，可通过肛门镜在渗血处加缝1~2针。一般吻合后很少出血。

C. 吻合口裂开或漏：若荷包缝合均匀，每针距离0.5cm，则吻合口不会裂开或漏。荷包缝合完毕，应通过肛门镜检查吻合口，并用手指扪诊吻合口，若有大的裂隙应加缝1~2针。

D. 直肠阴道瘘：在女性患者荷包缝合牵拉线应避免位于直肠前壁，以防止阴道后壁被牵拉入吻合口圈内，一并切除后引起直肠阴道瘘。文献上曾有个案报道，因行吻合器切除而发生直肠阴道瘘引发全身感染，致中毒性休克而死亡；也有报道在术后发生严重腹腔感染者。因此，术中要严格注意无菌操作，术后应常规应用抗生素治疗。预防方法：①荷包缝合限于黏膜及黏膜下层。②在击发吻合器前必须检查阴道后壁是否被牵拉至吻合器内。

PPH手术有望作为一种治疗严重痔脱出的新方法。其优点是症状缓解率高，术后疼痛轻，住院时间短，恢复快。但缺点是吻合器价格较昂贵，在国内开展有一定困难，远期疗效还有待于长期随访结果。

3. 外痔切除术：血栓性外痔，在其表面做"V"形小切口，用手指钝性完整游离血栓，修整皮肤后缝合。结缔组织外痔用钳夹切除结扎止血法。静脉曲张外痔，采取剥离曲张静脉至肛缘，将皮肤、皮下组织、静脉团一并切除，填塞敷料包扎法。

　　热灼凝结法原理：将电能转换成红外线热能，传导至治疗器探头，温度达150℃，放射出红外线光能，使局部黏膜下组织纤维化，固定肛垫，血管闭塞并萎缩，减轻脱垂，而达到治疗目的。适应证：适用Ⅰ、Ⅱ期内痔。方法：患者取侧卧位，肛门镜暴露痔核，红外线探头接触痔核上方的黏膜。视痔核照射四点，每点照射1.0~1.5s即可，每次脉冲可产生直径3mm、深度3mm的坏死区。本疗法优点：无痛苦，疗效快，方法简便，可多次治疗。

（卢青军）

第九章

大肠肛管良性肿瘤

第一节　概述

息肉一词来自希腊文 Polypous，临床上把这一类向肠腔内生长，形成突出黏膜面有蒂或广基底的增生性病变统称为大肠息肉，是大肠腔内肿物的非特异性名称。息肉大体形态基本相似，但病变性质却有不同，可包括增生性炎症、瘤样病变、良性上皮性肿瘤（腺瘤）、错构瘤、良性非上皮性肿瘤和部分恶性肿瘤等。此外，还有一些性质不清的病变也可呈息肉样生长，为区别这些病变，对息肉进行合理分类和命名是十分必要的。

一、息肉的命名和分类

息肉命名和分类的基本要求是把肿瘤性息肉和非肿瘤性息肉，具有恶变倾向和极少或不具有恶变可能的息肉区别开，对同类性质的病变要有一个基本的概括，但实际上有些息肉依据目前材料，分类仍有一定困难。近年提出的分类方案主要有：

1. Bacon 的息肉分类方案（1964）　如下所述。

（1）腺瘤性息肉（孤立性、多发性）。

（2）幼年性息肉（青年性腺瘤）。

（3）乳头状（绒毛状）腺瘤。

（4）弥漫性家族性腺瘤病。

依人名命名的综合征伴弥漫性家族性腺瘤病包括：

（1）Peutz – Jegher 综合征。

（2）Gardner 综合征。

（3）Croukhite – Canada 综合征。

（4）Zanac 综合征。

（5）假性腺瘤病（假性息肉病或炎性息肉）。

（6）良性直肠肛门病变伴发恶性变。

2. Jackman 的息肉分类方案（1969）　如下所述。

常见息肉：

（1）小息肉（直径≤0.5mm）

增生性黏膜赘生物（hypertrophic mucasal tags）

微小腺瘤性息肉（可伴有轻、中、重度不典型增生或原位癌）

假性息肉

淋巴样结节

错构瘤（错构瘤性息肉）

平滑肌瘤，脂肪瘤

类癌

（2）中等大小息肉（直径在 6～10mm）

增生性黏膜赘生物

腺瘤性息肉（可伴轻、中、重度不典型增生或原位癌）

典型增生或原位癌

假性息肉

平滑肌瘤，肌性错构瘤（Myohamartoma）

（3）大息肉（直径 >10mm）

腺瘤性息肉（可伴轻、中、重度不典型增生或原位癌或浸润癌）

息肉样癌

类癌

幼年性息肉

平滑肌瘤，淋巴管瘤等。

不常见肿瘤

家族性多发性腺瘤病

Gardner 综合征

Peutz – Jegher 综合征

幼年性息肉

假性息肉病

绒毛状肿瘤

Jackman 的分类注意到息肉大小的临床意义，但却在同一大小息肉中包括了不同性质的肿瘤，有炎性也有肿瘤性；有良性也有恶性；有上皮来源者，也有非上皮来源者。

3. Morson 息肉分类方案（1968）　Morson 提出的方案是一个较全面的分类方案，其特点是明确了肿瘤性和非肿瘤病变，对多发性息肉和单发性息肉作了对应性分类，概念明晰。具体方案见（表9－1）。

表9－1　Morson 息肉分类方案

	单发性	多发性
新生物性	腺瘤	家族性腺瘤性息肉病
	乳突状腺癌	（结肠息肉病）
	绒毛状乳突瘤	
错构瘤性	幼年性息肉	幼年性息肉病
	Peutz – Jegher 息肉	Peutz – Jegher 综合征
炎症性	良性淋巴样息肉	良性淋巴样息肉病
		炎性息肉病
未分类	化生性息肉	多发性化生性息肉

4. 北条对 Morson 方案修改方案（1975）　北条对 Morson 息肉分类方案作了进一步补充，除具有 Morson 的分类优点外，对息肉病和肿瘤性息肉都有新的见解。北条的息肉分类方案见（表9－2）。

表9－2　北条的息肉分类方案

	单发性	多发性
肿瘤性	小管状腺瘤	家族性息肉病（非家族
	绒毛小管状腺瘤	性息肉病）
	绒毛状腺瘤	Gardner 综合征

	单发性	多发性
		Turcot 综合征
		散发性息肉病
错构瘤性	幼年性息肉	幼年性息肉病
	Peutz - Jegher 息肉	Peutz - Jegher 综合征
未分类	增生性（化生性）息肉	增生性息肉病（化生性息肉病）
炎症性	炎性息肉	假息肉病
其他	类癌、血管瘤、平滑肌瘤	淋巴性息肉病
		Crokhite - Canada 综合征

5. 全国肠癌病理专业协作组分类方案（1981）（表 9 - 3）　我国学者根据自己的研究，对北条和 Morson 方案作了调整和充实，提出了一个分类方案，从癌变情况大致可看出肿瘤性息肉和非肿瘤性息肉的基本界线，该分类有一定的临床意义。

表 9 - 3　全国大肠癌病理专业协作组的息肉分类方案

	单发性	癌变率（%）	多发性
肿瘤性	管状腺瘤	2 ~ 19.5	家族性多发性息肉病
	管状绒毛状腺瘤		
	绒毛状腺癌	10 ~ 55.6	Gardner 综合征
			Turcot 综合征
错构瘤性	幼年性息肉	0	幼年性息肉病
	Peutz - Jegher 息肉		Crohkhite - Canada 综合征
			Peutz - Jegher 综合征
炎症性	炎性息肉		假息肉病
	血吸虫性息肉		多发性血吸虫性息肉
	淋巴性息肉	0	淋巴性息肉病
化生性	化生性（增生性）息肉		化生性息肉病
其他	黏膜肥大性增生	0	

有学者认为炎性息肉属非肿瘤性息肉，一般不发生恶变，应属瘤样病变。良性息肉包括一组上皮性来源和非上皮性来源以及来源不明的息肉样生长的良性肿瘤，发生恶变的可能性很少。其中微小腺瘤体积在 0.5mm 以下包括所谓的黏膜肥大性增生及早期的管状腺瘤。癌前性息肉是一类临床上常见的具有恶性潜能的良性上皮性肿瘤，其癌变常和腺瘤生长的部位、时间、体积大小等有关，临床上应按癌前病变做比较彻底的治疗。至于恶性息肉，只是外形作息肉状，本身就是恶性或部分已癌变。

一般病例临床初诊只能按息肉处理，待病理检查后才能做进一步处理，对部分恶变的腺瘤和直肠息肉状类癌，应特别注意。

息肉病指大肠内有数十或数百个多发性息肉。息肉类型多为癌前性息肉，可遍及整个大肠，或波及某一大段肠区。若仅有大肠内众多的息肉而无肠外脏器或组织病变称单纯性息肉病，若同时或先后合并发生肠外病变称息肉综合征。多发性息肉指大肠内同时发生 2 个以上的息肉，但数量不像息肉病那样多，以 2 ~ 6 个为多见。几乎每一类息肉都有多发的可能，它在临床上虽较单发性息肉少见，但更应受到重视，对临床诊治有一定意义。

二、大肠息肉的发病情况

大肠息肉的发病情况各统计不一，有的包括了一切具有息肉样生长的病变，有的仅统计具有真性肿瘤性质的息肉，由于诊断标准不同也使发病率统计各异，大致范围为1.8%～17.2%。

Ridevetol通过内镜及X光摄影检查7 487例，大肠息肉发病约为5.35%。芝加哥防癌中心在50 000人常规防癌检查中，大肠息肉发病率为7.9%。由于多数息肉发生在乙状结肠和直肠，用乙状结肠镜检查81 120个受检者，息肉发现率仍高达5.4%。不同年龄息肉发病率也不同，对45岁以上症状的人普查，息肉发病率达17.2%。若能改进普查方法，息肉的发病率还会更高，如Bacon综合统计美国不同地区37 751例尸检标本，大肠息肉的发现率平均高达11.7%，比临床发现率高两倍。Jackman分析1 000例息肉病例，单发者占73.5%，多发者占26.5%，后者半数为2个息肉。息肉的发病率与检查方法、检查部位及年龄有关。

国内部分地区直肠病变普查，息肉检出率在2.28%～4.4%，血吸虫病流行区较非流行区高。大肠息肉在我国病检标本中占1.4%～2%，西安医大附一院统计占病检标本的0.75%。

各个类型的息肉发病率各地报告不同，就我国资料分析以幼年性息肉和管状腺瘤较多见（表9-4）。

表9-4　大肠息肉的相对发病率

	类型	占大肠息肉的比例（%）
炎症性息肉	炎性息肉	0.46～1.8
	血吸虫性息肉	1.86～12
	淋巴性息肉	
良性息肉	微小息肉	0.79
	化生性息肉	2.32～14.6
	幼年性息肉	8.64～62.8
癌前性息肉	管状腺瘤	10.6～67
	绒毛状腺瘤	0.26～13

三、大肠息肉的国际诊断标准

（1）便血或黏液便。

（2）可有里急后重、便秘或便次增多等。

（3）X线钡灌肠有充盈缺损。

（4）纤维结肠镜检查可见单个或多个大肠黏膜增生物。

（5）病理检查明确诊断。

具备上述1和2、3、4中的任2项可成立诊断。本病应和慢性结肠炎所致的假性息肉病、多发性幼年性息肉病、Peutz-Jegher综合征相鉴别，后3者都不是腺瘤。

（谷敬锋）

第二节　大肠良性息肉

良性息肉泛指目前认为不发生癌变或极少发生癌变的息肉，包括一些特殊形态的息肉（幼年性息肉，增生性息肉等）和良性肿瘤呈息肉样形态者，炎症性息肉也属于此类息肉。

一、幼年性息肉及幼年性息肉病

幼年性息肉（Infacy polyp）为儿童期多发的一种息肉。病理形态上以腺体扩大成囊及有丰富的间质为特征。因部分病例也发生于成人且病理形态上有囊样腺体出现，有人建议改称囊肿性腺瘤或潴留型息肉，以便纠正认为本病只发生于儿童期的不全面理解。息肉超过100枚以上称为息肉病即全胃肠道幼年性息肉病（generalized gastrointestinal polypsis）。

1. 病理　如下所述。

（1）大体形态：息肉大小在 0.2~4cm 之间，平均 1cm 左右，1cm 以内者占 78%。一般儿童息肉较成人大。息肉外形为球形、卵圆形或分叶状，表面光滑，暗红或灰红色，部分附有灰黄或灰白色渗出物，少数表现呈细粒状如桑葚，有的可有溃疡。切面灰红或灰白色，有特征性小黏液囊肿出现，直径为 0.1~0.3cm，个别大息肉囊肿直径可达 1.5cm。息肉多数有蒂，儿童较多；广基底者较少，多见于成人。

（2）微观形态：息肉由类似正常大肠腺的增生腺管组成，腺管大小不一，其柱状上皮中有较多的杯状细胞，在息肉内可查到几个到十几个明显扩张的囊状腺管，这是幼年性息肉的特点之一。囊内含有黏液、细胞碎屑、中性白细胞或脓样物质。若囊内容物过多，可使管壁上皮压迫萎缩呈扁平状，甚至消失。内容物还可突破基底膜浸润间质，出现显著的间质反应。这种形态要和分化性黏液癌相鉴别。有人在大组病例研究中发现部分增生腺体上皮有不典型增生改变，对探讨幼年性息肉的本质很有意义。

幼年性息肉的另一特点是息肉内间质丰富。间质主要由纤维血管组织构成，有突出的浆细胞，嗜酸性粒细胞，淋巴细胞和中性粒细胞浸润，个别会有淋巴滤泡形成或异物巨细胞反应。由于间质较多，腺体相对较少，分布分散且不均匀。一般间质内无平滑肌囊出现，间质的这种特殊改变和管状腺瘤不同。

息肉表面上皮可部分或全部被炎性肉芽组织代替，表层附有炎性渗出物，偶有溃疡形成。上述改变都可能使腺管开口阻塞，分泌物潴留以致扩大成囊，为囊肿形成的机制之一。

（3）幼年性息肉的性质：幼年性息肉由于结构特殊，极少发生恶变，引起了许多学者的兴趣，对其性质也有不同的看法。

1）炎症性病变：由于结肠反复发生慢性炎症，黏膜上皮破坏，溃疡或瘢痕形成。造成黏膜腺的开口阻塞，分泌物潴留扩大成囊。炎症刺激又导致腺管增生，间质炎性浸润，最后形成息肉状结构。但患者很少有结肠炎病史，标本检查也难证实息肉周围肠壁有炎症改变，所以有人否认此说。

2）错构瘤样病变：Morson 认为此息肉是正常组织的异常组合，因腺体和正常大肠腺相似，又无不典型增生改变，应属错构瘤。

3）新生物性病变：有人发现管状腺瘤和幼年性息肉在形态上彼此有过渡形态可寻。幼年性息肉也出现不同程度的上皮非典型增生的变化，有发展为癌的倾向。国内曾报告一例幼年性息肉发生癌变（低分化黏液癌）。Ramaswom 和 Rozen 先后也报道过幼年性息肉病发生不典型增生和癌变的病例。因此幼年性息肉被认为是一种真性肿瘤，只是恶变率极低。有人推测幼年性息肉可能是一种退变的管状腺瘤，所以它常有自行脱落而愈的可能。

4）幼年性息肉病：在结、直肠内同时或先后发生 1 000 个以上的幼年性息肉，就形态观察比单发者更富于腺管，有的和分化好的管状腺瘤相似。息肉多在 1cm 左右，绝大多数发生于幼儿，平均年龄 6 岁，男性略多，主要分布于左半结肠，偶见于胃、小肠等部位。部分病例有家族史，有的可合并发生心脏畸形，肠道转位异常，脑积水等。Morson 称"错构瘤样综合征"。

2. 临床表现　如下所述。

（1）年龄：可见于 4 个月婴儿到 62 岁的老人，但 90% 病例为儿童，高峰年龄 3~5 岁，成年人病例平均年龄为 25 岁。男女两性均可发病，男性略多，男女比例为 6：4。

（2）部位：绝大多数病例发生于直肠和乙状结肠，以直肠为多，其他结肠偶有发生。

（3）数目：约 2/3 患者为单发，1/3（25%~30%）的患者可多发，一般为 2~3 个，或数十个之多。

（4）症状：幼年性息肉有两个突出的症状。①便血：多为带有黏液的血便，以儿童患者多见（93%）。有的可间歇性发作，达 6 年之久。成人绝大多数无此症状；②便后息肉脱出：多为长蒂息肉，反复多次息肉脱出，使蒂部组织拉长变细，以致断离而发生息肉脱落（自我切除），这种情况几乎只发生于儿童（10%）。

3. 治疗　幼年性息肉一般为良性，年长后多自行脱落，一般不需特殊治疗亦可内镜或手术切除。幼年性息肉病，可考虑行肠段切除，也可大肠次全切除。但尽量保留肛门、直肠，以免影响排便功能。

二、增生性息肉

增生性息肉又称化生性息肉（Metaplasticor - hyperplastic polyp），是一种具有特殊组织学形态的良性增生性病变。此病形态特征早有人描述过，但性质上并未和管状腺瘤区别开。1962 年 Morson 命名为增生息肉以区别于管状腺瘤，被大多数学者所接受。在直肠镜普查中其检出率在 0.2% ~ 0.04%，约占大肠息肉的 10%。结肠癌切除标本中，增生性息肉发现率可达 90%（Lane）。

1. 病理　如下所述。

（1）大体形态：增生性息肉是一个突出于肠黏膜面的半球形结节，表面光滑，色淡红或淡褐色，除极少数（5%）有蒂外，均为广基底或基底略有内缩的突出物，犹如半个球状物黏附于肠黏膜面。切面可见肠黏膜局限性增生，黏膜下略有增生。息肉一般在 5mm，直径在 1cm 以上者不到 3%，已报告最大的增生性息肉为 24cm。

（2）微观形态：息肉由大小不一的腺管组成，纵切面腺管增生延长达正常腺体长度的 1.5 倍（正常结肠腺的平均长度为 451μm）。接近表面时腺管带扩张为喇叭状，息肉表面凹凸不平，腺体开口呈放射状排列，因而被有人描述为褶扇状。腺上皮向管腔内作不规则增生突向腺腔，或褶起形似乳头。因此纵切面腺管内面呈锯齿状，横切面似花瓣状，与分泌晚期子宫内膜腺体的横切面相似。

腺管由高柱状上皮构成，胞质丰富，呈嗜酸性，有显著的纹状缘，核短杆状或卵圆形，染色不一，位于基底部，可见小核仁。在腺体下部偶见分裂象。电镜观察，柱状上皮表面微绒毛增多加长，底部与基底膜的接触增宽。腺体上皮间杯状细胞数量减少，尤以腺体上部为明显。

若用网状纤维染色可发现腺体开口间的黏膜上皮下基底膜增厚，并向腺体上部延续。腺体间质仅见少量淋巴细胞、浆细胞或嗜酸性粒细胞浸润，血管无扩张。黏膜肌增厚，排列较乱，有的可见肌束伸向息肉腺体之间。黏膜下层一般无明显病变。

（3）增生性息肉的性质

1）肠上皮过度成熟的结果：Hayashi 在 1974 年通过电镜观察发现增生性息肉内上皮基底宽和基底膜接触面大，细胞伸长，相邻细胞嵌合加强，成熟细胞保持于腺体表浅部迟迟不脱落。放射性核素追踪观察息肉上皮更新的时间延长，新生细胞由腺体基底部向表浅部移动的时间延缓，以致大量的过熟的柱状细胞拥挤，并向腔内突出形成乳头状。所以有人建议改称"过熟性息肉"。

2）肠吸收上皮化生的结果：增生性息肉的柱状上皮在电镜或光镜下均和小肠的吸收上皮相似，故称为"化生性息肉"。

3）慢性炎症刺激的结果：以上学说都提示增生性息肉为一非肿瘤性良性增生性疾患，与炎症刺激有关，而和腺瘤无关。但近来发现增生性息肉有局灶性不典型增生，有向管状腺瘤转变的形态。Goldman 在 7 例绒毛状腺瘤中找到增生性息肉的病灶，他认为增生性息肉可能是绒毛状腺瘤或管状腺瘤发生的基础，是腺瘤甚至是癌形成的初始阶段。也可看到增生性息肉内有局灶性不典型增生，个别区域已形成绒毛状腺瘤结构。这类增生性息肉一般体积都已超过 5mm，可能是在增生性息肉基础上由于某些因素作用而发生腺瘤的。总之增生性息肉本身为一良性病变，但不能完全排除其向腺瘤过渡的可能性。Franzin 报告 1 例 45 岁男性横结肠增生性息肉，直径 2cm，息肉腺体有明显典型增生，息肉中央腺体已癌变（腺癌）。这种癌变究竟是增生性息肉转变为腺瘤后，在腺瘤基础上发生的还是增生性息肉腺体直接癌变，目前仍不清楚。

4）多发性增生性息肉：个别病例可同时或先后出现几个或十多个增生性息肉，散在分布于一小段肠管内。增生性息肉还可作为其他息肉病的成分之一。

2. 临床表现　增生性息肉多见于男性，男女比例为 3：1。随年龄增大，发病逐渐增高。半数以上患者年龄大于 40 岁，3/4 患者年龄大于 50 岁。Arthur 报告 60 岁以上的老人，80% 能在结肠内查到此病，绝大多数无临床症状，多在结肠疾病检查或切除的结肠标本中偶尔发现，是一种主要发生于中老年人的良性无症状病变。

3. 鉴别诊断　增生性息肉外形和组织结构上与管状腺瘤或微小腺瘤相似，若不仔细分析会造成误诊。三者可从下述特点鉴别（表9-5）。

表9-5　增生性息肉和管状腺瘤及微小腺瘤的鉴别

	增生性息肉	管状腺瘤	微小腺瘤
大小	<0.5cm	>0.5cm	<0.5cm
腺管	大小一致	大小不一致	大小一致
	排列紧密	排列不均较平整	排列均匀
腺管内缘	呈锯齿状，不整	较平整	平整光滑
腺上皮	高柱状，浆嗜酸	柱状，浆偏碱	柱状，浆偏碱
不典型增生	无或Ⅰ°	Ⅱ°～Ⅲ°	无或Ⅰ°～Ⅱ°
杯状细胞	减少	明显减少	基本正常或略少
基底膜	增厚	变薄	正常

约20%的增生性息肉有灶状的管状腺瘤成分，特别在息肉的底部，有1/3绒毛状腺瘤，也可发现有灶状增生性息肉成分。这些混合形态出现应诊断为管状腺瘤或绒毛状腺瘤，以利临床作出正确处理。

4. 治疗　该病因无临床症状，故临床意义不大，无须特殊治疗，仅予观察。

三、淋巴性息肉

淋巴性息肉（lymphopolyp）是大肠固有淋巴组织增生形成的息肉状病变又称良性淋巴瘤或良性肠淋巴组织增生等。原因不清，可能和肠壁慢性炎症有关。多见于青少年及婴幼儿。

1. 病理　如下所述。

（1）大体形态：淋巴性息肉多无蒂，为半圆形突破的肿物，若有蒂也较短粗。表面光滑，质地较软和周围黏膜色泽相近，有溃疡和糜烂时可呈灰褐色或暗红色。切面可见黏膜下有一界限较清楚的灰白或灰红色圆形小结节。

（2）微观形态：淋巴性息肉主要由黏膜层和黏膜下层的固有淋巴组织增生形成，淋巴组织内有一至多个活跃增生的淋巴滤泡，生发中心扩大，滤泡间隙除淋巴细胞、组织细胞、网状细胞外，往往有较多浆细胞出现。淋巴组织无淋巴窦，周围可有或无纤维结缔组织包膜。息肉表面被覆正常大肠黏膜组织，有的有糜烂、萎缩和出血。本病组织学改变较活跃时，应和滤泡性淋巴瘤鉴别。由于淋巴性息肉淋巴组织分化成熟，有清楚的生发中心，滤泡内外淋巴细胞形态不一，和淋巴瘤不应混淆。

（3）淋巴性息肉的性质：发生于大肠黏膜的淋巴性息肉和身体其他部位淋巴组织对刺激（包括炎症）的反应性增生无本质区别，只因它位于肠黏膜下故可呈息肉状外观。其他肠道慢性病变和慢性溃疡性结肠炎，阿米巴痢疾及慢性菌痢时，形成的息肉样病变中有个别也是淋巴性息肉，原发病治愈后，淋巴性息肉会自行消失。1973年池永达雄报告2例结肠淋巴滤泡弥漫性增生，增生性的淋巴组织大小为2～3mm，表面被覆正常黏膜，多位于大肠远端，经治疗数周后消失，也支持淋巴性息肉为一反应性增生的看法。

2. 临床表现　淋巴性息肉绝大多数在1cm以下，一般无症状。极个别直肠内淋巴性息肉可达4～5cm，可出现排便困难等，但无特殊性。淋巴性息肉可发生于大肠任何部位，但以乙状结肠和直肠多见，大肠远端也可以多发。

3. 治疗　本病原因不明，一般不影响健康，又无恶变倾向，只要明确诊断后无须特殊处理，密切观察，一般常在几个月至几年后可自行消失。少数症状明显，可在内窥镜下摘除较大的息肉，并送活检。

四、炎性息肉

炎性息肉（inflammatory polyp）是指因炎性增生形成的息肉样病变。肠壁同时也有炎症改变，特别是慢性溃疡性结肠炎、克罗恩病、肠结核等。炎性息肉一般常多发，有人称为假性息肉病。

炎性息肉多见于中青年人，最常发生于直肠和盲肠，其次为乙状结肠，极少累及小肠；单发者症状甚少，多发性炎性息肉可使患者原发病引起的症状明显加重，多数有腹泻、腹痛、便血，发生于盲肠时肠壁增厚，腹部可触及肿块。

1. 病理形态　如下所述。

（1）大体形态：炎性息肉很少超过 1cm，病程愈长，病情愈严重，息肉数目也相应愈多；息肉外形各异，往往是在肥厚的粗网状黏膜组织表面出现半球状灰红色突起或细长指状突起；息肉可见于溃疡边缘和无溃疡的黏膜，有的还见于肠切除后的吻合口边缘。息肉表面色泽不一，呈暗红、灰红或灰黄色等。一般和周围组织边界不清，有蒂息肉较少不到 20%。

（2）微观形态：炎性息肉在镜下形态不一，往往和原发病有关。

1）肉芽组织息肉：由肉芽组织增生构成，表面为炎性渗出物或坏死细胞覆盖，在肉芽组织内有散在的残留腺管结构。息肉组织血管扩张，有的颇似血管瘤。间质除炎性细胞外有较多的含铁血黄素沉着。此类息肉几乎全为广基底，患者有明显的便血史。

2）纤维性息肉：主要由增生的纤维组织或瘢痕组织构成。纤维组织内可见有灶状的炎性细胞浸润或囊状的平滑肌纤维增生，但残留的腺管极少。息肉表面为薄层肉芽组织或由单层柱状上皮被覆，呈灰白或暗红色，质较硬，都为广基底，与黏膜下层连接紧密；从形态分析，可能由肉芽组织息肉发展而来。

另一种特殊形态的炎性纤维性息肉，自 1949 年由 Vanek 描述以来至今文献上仅查及 100 余例。在临床和病理上与一般纤维性息肉不同，呈一种孤立性损害，极少多发，发病年龄平均 53 岁。除结肠外最常累及胃（70%）和回肠。有的可达 10cm，是位于黏膜下层的一种无包膜的增生性病变。组织学观察主要由以下成分构成：①增生的梭形或星形细胞：分布于丰富的黏膜黏液性基质中（Alcion blue 染色阳性），胞核卵圆或梭形，染色质细粒状，有小核仁，胞染嗜双色性。细胞无异型性，分裂象极少；②丰富的网状血管：主要由毛细血管构成，毛细血管网分布于细胞之间，个别管壁有玻璃样变；③炎性细胞浸润：最突出的炎性细胞为嗜酸性粒细胞，其次有淋巴细胞、浆细胞和肥大细胞等。淋巴细胞可做局灶性分布，但无生发中心出现。

电镜观察发现增生的细胞胞浆有丰富的粗面内质网和伴有致密小体（Deuse body）形成的微粒束，特别在胞质突内较多，有的可见吞饮泡。细胞表面可有小片状基底膜，其形状符合肌纤维母细胞来源（Myofibroblast）。因此 Palacois 认为此息肉和纤维瘤病或结节性筋膜炎相似，但 Stout 等认为系血管来源，Morson 认为系炎症反应的结果。本病和嗜酸性肉芽肿的区别在于后者发病年龄小，周围血管中嗜酸性粒细胞增多，可以多发，病变弥漫。但 Suen 认为两者为同一疾病。临床上炎性纤维息肉往往和溃疡病、Crohn 病或癌合并出现，所以有人认为本病可能是一种特殊的炎性增生疾病。

3）腺瘤样炎性息肉：这种息肉早期实际上是局限性黏膜腺体增生，和正常黏膜腺体结构一样。间质有明显的炎细胞浸润，甚而有肉芽组织出现。后期增生的黏膜层和黏膜下层组织呈弓形隆起，如增高的黏膜皱襞，大体形态可呈梁状、指状、扁带状等。有的在梁状隆起的表面又有半球状息肉突起。腺瘤样炎性息肉和微小腺瘤的区别在于增生的腺上皮和正常黏膜腺上皮相似，无典型增生，间质炎症反应明显。

4）血吸虫卵性息肉：在其他炎性息肉的基础上，肌间质内出现血吸虫卵沉着和异物肉芽肿反应。由于虫卵沉着的量、部位及周围组织的反应程度不同，其结构也有差别。有的伴有钙化，有的伴有明显的纤维组织增生，有的还可出现不同程度的黏膜腺体不典型增生。血吸虫卵性息肉往往作簇状分布，体积较小，质地较硬，灰白或橘黄色。

2. 炎性息肉原发病变和大肠癌发生的关系　炎性息肉本身不会发生癌变，但引起炎性息肉的原发病变都和大肠癌的发生有一定关系。

（1）慢性溃疡性结肠炎：慢性溃疡性结肠炎由于其他原因做结肠切除的标本中癌发现率为 5.2%～8.1%。据 Dukes 报告慢性溃疡性结肠炎有 11% 的患者并发大肠癌，癌经常出现在结肠炎比较严重的降结肠、乙状结肠和直肠等部位（90%），对照组大肠癌发病率为0.02%。在结肠切除标本和尸体解剖研究中证实（shands，Bacon）溃疡性结肠炎合并癌时，标本内多发性炎性息肉（假性息肉病）发生率高达52.8%～70%。有假性息肉病的人癌发生率也高于无假性息肉病的人（17.2%～27%，Bacon）。在溃疡性结肠炎基础上发展为大肠癌有两种可能：

1）Castleman等认为慢性溃疡性结肠炎形成炎性息肉（10%～32.5%），特别是腺瘤样炎性息肉（1/3），经过一定时期，个别息肉可能转变为真性肿瘤，如管状腺瘤或绒毛状腺瘤。所以结肠炎的癌变可能来自个别的癌前性息肉的癌变。

2）Dukes等认为慢性溃疡性结肠炎发生癌变可能和炎性息肉的形成无关，而是在炎症、溃疡和修复过程中一些上皮细胞巢或小腺管被隔离或埋入黏膜下层，这些增生的上皮细胞在一定条件下，就可能发生癌变。这一学说解释了在其某些早期癌变的病例，癌完全位于黏膜层之下的现象。

慢性溃疡性结肠炎发生癌变的影响因素有：①病程：Dumbal认为结肠炎病程越长癌变率越高，如20年病程癌变率为12.5%；25年病程者癌变率提高到25%，长于30年的病程癌变率高达40%。Dukes分析63例患者，病程10年以内者癌变率为3.8%，病程在10～15年的病例，癌变率上升为45.5%。Loumonler提出一个公式，结肠炎10年以下病程很少有癌变，10年以上病程者，每增加病程10年癌变率提高10%～20%。国内报告慢性溃疡性结肠炎癌变率较低（0.7%～1.7%）可能和观察的病程较短有关；②发病年龄：首次发病在青少年时期者癌变率比在成人首次发病者高。Kiefer报告结肠炎癌变者，70%首发年龄在15～34岁。Bacon统计其首次发病年龄多在10～20多岁。Edward发现慢性溃疡性结肠炎首次发病在10岁以下者，癌变的可能性为1/8；10～30岁发病者癌变可能性下降为1/25；迟于30岁以后发病者（31～50岁），仅有1/38的患者可能发生癌变。可见慢性溃疡性结肠炎发病越早癌变可能性越大，特别是初发病时症状严重者更可能如此；③结肠炎的严重性：慢性溃疡性结肠炎严重的患者特别是全结肠炎者，癌发生的可能性高于轻症患者。

溃疡性结肠炎癌变从组织学上分类有高分化性腺癌、低分化黏液癌、未分化癌、腺鳞癌、类癌、基底细胞样癌和鳞癌，个别报告还会合并发生淋巴肉瘤，其中90%以上为前三种组织学类型。

（2）血吸虫病：有人提出在血吸虫病流行区大肠癌高发的原因之一可能和血吸虫病的感染有关。理由之一是患大肠血吸虫病时，虫卵沉积处特别是炎症反应明显处常有上皮不典型增生（发生率有报告达77.46%，对照组仅为8%）。上皮不典型增生的发生率与虫卵沉着数量及炎症反应程度呈正相关。如邢氏在分析107例血吸虫患者活检材料后发现，少量虫卵沉着时不典型增生发生率为40.35%，重度不典型增生占3.51%；大量虫卵沉着者不典型增生发生率为69.23%，重度不典型增生占23.08%，两者有明显的统计学差异。理由之二是大肠血吸虫病患者中约有28%形成息肉状病变，息肉中66.66%为炎性息肉，6.7%为管状腺瘤，3.3%为绒毛状腺瘤。

以上事实提示血吸虫病和大肠癌的发生似有一定关系。血吸虫病是通过形成腺瘤而癌变还是直接导致上皮不典型增生进而癌变，至今无直接的实验材料。临床观察血吸虫病合并的大肠癌，癌组织分化较好，恶性度低，转移发生较晚，可能更符合前一种方式。

（3）克罗恩病：克罗恩病（Crohn）发生于结肠者又称肉芽肿性结肠炎、节段性结肠炎、局限性结肠炎等。由于基本病变和慢性溃疡性结肠炎相似，临床上也有鉴别的必要。为此日本（1975年）专门成立克罗恩病探讨委员会对两种病分别制定了临床病理诊断标准。克罗恩病多见于30～40岁成人，为消化管全层局限性病变，伴有溃疡，纤维化及淋巴细胞和浆细胞为主的炎细胞浸润，好发于回盲部、回肠和结肠。从表9-6可与溃疡性结肠炎相区别。

表9-6　Crohn病和慢性溃疡性结肠炎的鉴别

鉴别点	Crohn病	慢性溃疡性结肠炎
年龄	30～40岁多见	30岁以下多见
部位	右半结肠多见	左半结肠多见
	乙状结肠、直肠少见	乙状结肠、直肠受累达95%

续　表

鉴别点	Crohn 病	慢性溃疡性结肠炎
病变分布	局限性, 跳跃式	弥漫分布
炎症范围	波及全层肠壁	一般仅波及黏膜和黏膜下层
大体形态	黏膜面呈卵石样	无卵石样外观
	肠壁增厚明显	无或轻度肠壁增厚
	有深裂隙状溃疡, 可形	广泛的领口状溃疡, 无瘘管,
	成瘘管, 炎性息肉少见	炎性息肉多见
微观形态	隐窝脓肿少或无	多见
	杯状细胞数正常	减少
	淋巴管扩张明显 (黏膜下层)	少见
	结核样肉芽肿多见 (50% ~90%)	无
	纤维化明显	不明显

Crohn 病形成炎性息肉比较少见, 有学者分析 14 例 Crohn 病例标本, 仅发现两例有息肉形成, 位于裂沟旁, 大小在 1cm 内, 组织学都为腺瘤样炎性息肉。文献中 Crohn 病合并肠癌者仅 80 例报告, 少数发生淋巴瘤或类癌。Weedon 认为 Crohn 病的结直肠癌发生率比对照人群高 20 倍。因 Crohn 病常形成局限性肿块及肠腔狭窄在临床上和大肠癌有重要的鉴别意义。

(4) 囊性结肠炎: 一般按病变深浅分为浅表性囊性结肠炎 (囊肿在黏膜肌层) 和深在性囊性结肠炎 (囊肿在黏膜肌层以下)。有人认为前者和烟碱缺乏或急性炎症有关, 后者可能为一种慢性炎症的结果。由于炎症破坏了黏膜肌层和刺激腺体增生, 并向深层生长, 扩大成囊。有个别病例腺体增生可深达浆膜下。

临床上患者可有腹痛、腹泻、黏液便或黏液血便。大多数病变部位在直肠, 少数波及整个结肠。多见于青壮年, 平均年龄为 31 岁。

病理形态: 黏膜面可见大小不一的囊肿突出呈息肉状, 直径 1 ~3cm。切面囊内含黏液, 囊内壁光滑, 整块肠壁增厚。镜检在黏膜或黏膜下层可见有腺体增生和囊肿形成。腺体形态正常, 囊肿内被覆柱状、立方或扁平上皮。有的上皮消失, 周围有异物巨细胞和炎细胞反应, 形成 "黏液池"。有的囊肿破裂, 黏液外溢, 浸润肠壁组织。和分化性黏液癌区别在于上皮无异型性, 常有萎缩。

囊性结肠类还未见癌变报道的病例。有学者见到一例 64 岁男性, 盲肠部黏膜出现多发性囊肿性息肉样病变, 多达 30 余个, 大小在 0.2 ~1cm。镜检浅层囊肿被覆正常形态的黏膜柱状上皮, 有的为实性肉芽组织息肉, 内有异物巨细胞形成, 囊肿间肠腺有增生和扩张。但深部囊肿已达肌层或浆膜下, 囊壁被覆上皮有不典型增生和癌变, 形成分化性黏液癌。本例似乎提示囊性结肠炎有癌变的可能, 特别是对于病程较长的老年人, 更应考虑这种可能。

(5) 其他: 能发生炎性息肉的结肠慢性炎症还包括慢性菌痢、慢性阿米巴痢疾、肠结核以及慢性霉菌性结肠炎等: 这些病变形成的炎性息肉较少。息肉形成一方面和上皮组织过度增生有关; 另一方面与肠壁肌层纤维瘢痕收缩、黏膜下层水肿消退和炎性浸润细胞减少等造成的黏膜相对过剩有关。所以炎性息肉多发生于原发病的消退期或缓解期。本身形态多样, 大小不一, 镜下具有与正常黏膜大致一样或有稍厚的黏膜肌层。

(谷敬锋)

第三节　息肉病和息肉综合征

一、单纯性息肉病

本病 54.1% ~73% 的患者有家族史, 称为家族性息肉病或家族性弥漫性息肉病。少数无家族史的病例称非家族性弥漫性息肉病。还有人称为息肉性肠炎，弥漫性息肉病，多发性息肉病，先天性多发性息肉病，多发性腺瘤病等。由于本病息肉除真性腺瘤外，还有少数其他类型的息肉。"息肉病"一词本身就包含了"多发"和"弥漫"的意思，但又不伴有特定的肠外脏器病变，所以我们称为单纯性息肉病。

早在 1859 年，Menzel 已描述过本病，一个世纪后 Chargelaine 命名为弥漫性腺瘤病。1882 年 Cripps 描述了该病家族倾向和恶变可能，经过 Hauser 研究和文献整理对息肉病有了较深刻的了解，基本肯定了恶变倾向。后来不少人从临床和病理角度，做了大量研究。

1. 临床表现　如下所述。

（1）发病情况：国外有人估计 8 300 例分娩中，就可能有一例婴儿将来发生单纯性息肉病。Staemmler 在 23 年中统计 17 000 例尸体解剖材料中仅发现 5 例。自 Cripps（1882）报告本病以来，Schaffer（1952）收集世界文献，20 世纪 70 年代中只报告 184 例。但从 20 世纪 50 年代以后文献中已有大组病例报告，如 1958 年 Dukes 一次分析 57 个家族共 700 例息肉病，并认为有增长趋势。国内报告至今不足 10 例，根据 1978 年浙江大肠癌协作组在海宁市普查结果，按人口推算我国 4 亿 30 岁以上成人中约有 4 028 例单纯性息肉病。

（2）遗传现象：本病属常染色体显性遗传性疾病。一般在患者子代中有半数发病，男女概率相等。无家族史者在临床表现、发病部位、发病年龄及病程等方面和有家族史者相似。因此认为无家族史的患者可能与新代基因突变遗传给子代有关，子代疾病素质还可遗传给孙代，主张统称为家族性单纯性息肉病。

（3）发病年龄：本病只在生后一定年龄发病，一般是随着肠淋巴组织和上皮组织的增生而显现。大多数患者幼儿期肠内并无息肉，多在 20 岁左右发病，男性略多于女性（5∶4）。据 Bacom 统计的 77 例中 90% 在 20 岁以后发病。Jackman 认为 40 岁后开始，发病甚少，因此提出有息肉病家族史的人，若 35 岁仍未发病，当会幸免，但在其后代中仍具有潜在发病的可能。疾病素质仍会遗传给子代。

（4）发病部位：息肉最常累及的部位为大肠远端，报告的病例中几乎无例外的侵犯到乙状结肠和直肠。就结肠来讲，左半结肠病变重于右半结肠，这一特点为临床诊断提供了有利条件，乙状结肠镜即可获得较肯定诊断。本病除累及大肠外常可侵犯胃、十二指肠、小肠等。有报告在胃内同时发现息肉可多达 72.2%。

（5）临床症状：息肉病的临床症状常和发病年龄、息肉数量、大小、部位、侵犯范围、是否癌变及有无溃疡等因素有关。发病早、息肉数量多、范围广者，患者自觉症状明显，若伴溃疡或癌变者，会在短期内出现症状加重现象。

息肉病的症状，据 Dukes 统计，平均开始年龄为 21.1 岁，最常见的症状是便血和大便习惯改变（占 92%），半数患者有腹泻、腹痛、腹部不适。个别患者有绞痛、梗阻或肠套叠（小儿多见）。便血可为半数患者的唯一症状，持续时间长短不一，短者几个月，长者可达 20 年。有症状者约有 10% 的息肉大于 5mm，无症状者仅 2% 的息肉大于 5mm，有的患者可能一直无症状，当出现症状就医时，发现息肉已有癌变。普查有助于早期发现。

2. 病理形态　如下所述。

（1）大体形态：在受累肠段内的黏膜面可见成百个密集分布的息肉（50～3 500 个），其大小、形态、色泽都不甚一致，仅部分有蒂。息肉大小在几毫米到 4～5cm，个别可造成部分肠梗阻。息肉形状呈圆形或卵圆形，有的呈不规则形。个别息肉表面有糜烂或溃疡。若无继发改变色泽为灰黄或灰红色，表面光滑，质地较软。息肉质地变硬、大于 2cm、伴有溃疡现象出现时应疑有癌变，应取材镜检。在息肉和息肉之间，肠黏膜形态正常。

（2）微观形态：单纯性息肉病的息肉大多数为真性腺瘤，包括微小腺瘤、管状腺瘤、绒毛状腺瘤，少部分具有其他息肉形态（幼年性息肉、增生性息肉等）。息肉都位于黏膜表面，不侵犯黏膜下层。

3. 预后　息肉病具有明显的癌变倾向。Lockhart-Mummery 曾预言"每个息肉病者，任其自然发展，终会发生癌变"。Bussey 报告随诊 35 年的患者 100% 单纯性息肉病，主要分布于直肠和乙状结肠，最大的息肉直径 4cm，均已有癌变。患者因症状加重就诊时癌变率为 36%（Hullsiek）或 73%（Dukes）。癌变的倾向性被认为和基因变异对致癌因子的敏感性升高有关。

病程长短和息肉病癌变率呈正相关。Muto 统计 59 例患者癌变情况，病程 5 年以内者癌变率为 12.7%，5~10 年病程者达 41.8%，10 年以上病程者癌变率更高（45.4%）。该组病例有 4 例 20 年后还未发现癌变。

癌变和年龄有关。本病多在 20 岁左右发病，10 岁以前、40 岁以后发病者少，癌变年龄大都在 30 岁以后，比一般人癌发生早 10~20 年。Dukes 分析大组病例后认为从发病到诊断癌变，平均相隔 8~15 年。按年龄组分析，癌变率 19 岁以下为 29%，20~29 岁为 38%，30~39 岁为 82%，50~59 岁为 92%。

息肉病发生癌变者，多中心性发生者多，直肠和乙状结肠癌变者多。临床活检时应注意这些特点。

单纯性息肉病在手术或电灼治疗后残留的大肠黏膜有重新形成息肉的倾向性，再形成的息肉被称为"复发性息肉"。Jackman 在 56 例的术后随访中发现，70% 可出现复发性息肉，其中 12.5% 发展为癌；近年多主张做结肠全切，但至 1962 年，世界上也报告过 10 例单纯性息肉病自发消退的病例，其机制不清。笔者亦观察到 3 例这样的患者，其中 1 例多年肠镜发现肠息肉越来越少；另 2 例因该病行大肠部分切除后 3 年内肠镜观察，直肠的息肉基本消退。这 3 例患者仅间断服用过抗生素与维生素等药物，未作任何其他治疗。

二、息肉综合征

指肠道有多发性息肉或息肉病，在肠外特定组织同时或先后出现病变者，称为息肉综合征，主要有以下几种：①Gardner 合征；②Tucot 综合征；③Cronknit – canada 综合征；④Peutz – Jegher 综合征：

1. Gardner 综合征　本病早在 1923 年 Nichols 就已提到，但直至 1950—1953 年 Gardner 连续报告 6 例后才为本病的确立提供了基础。他认为大肠有家族性息肉病同时或先后伴发骨瘤及皮肤软组织肿瘤（表皮样囊肿、纤维瘤、脂肪瘤、带状纤维瘤等）时，为一独立的综合征。后来除一些零星报告外，在 20 世纪 50 年代后期 Smith 和 Collins 两人先后发现这类病 10 例，取得了较大进展。Gardner 综合征罕见。Bacon 至 1954 年仅收集到 31 篇文献报告。Smith1958 年复习 23 年间遇到的 23 例家族性息肉病，仅有 1 例具备完全的 Gardner 综合征。Collin 在 25 年连续住院患者 239 478 例中，有 19 例家族性息肉病，其中也只有 3 例为 Gardner 综合征。我国至今未见报告。

本病和单纯性息肉病同属常染色体显性遗传，多在 14 岁以后发病，男性多见，男女比例约为 3：1。

综合征包括：

（1）单纯性息肉病：有综合征患者的大肠内腺瘤，在形态、数量、部位和癌变倾向方面均和无综合征患者相似。除大肠外，息肉还可在胃或小肠内见到。

（2）间叶组织肿瘤有如下几种：①骨瘤：Gardner 综合征出现骨瘤者占 5%，最常见的部位为颅骨，尤以上下颌骨和蝶骨为多。伴发骨瘤的病例中下颌骨发病者 93.1%，其次为筛骨、颞骨。少数发生于肋骨，四肢长骨和脊柱骨等。骨瘤多发者比单发者常见，故有人称为"骨瘤病"。骨瘤小则几毫米，大者可使面颅变形。组织学检查少数为骨软骨瘤，多数为骨瘤；②纤维组织肿瘤：多见的为带状纤维瘤、纤维瘤，极少数为纤维肉瘤。带状纤维瘤多发生于息肉病手术切除的部位或腹壁瘢痕处（Smith）。患者有潜在性的纤维组织增生倾向。手术后易形成肠粘连，腹腔纤维带。有的纤维瘤病可发于数处，如 Smith 报告一例女性 16 岁单纯性息肉病例，同时在臂丛、腹股沟、盆腔都有纤维瘤病。Bennett 认为青年妊娠妇女这种情况更多；③平滑肌瘤：可发生于腹膜后、胃壁、回肠壁等；④脂肪瘤：Collins 在 14 例单纯性息肉病例中发现有 8 例发生脂肪瘤，可见于腹膜后、腹部、臀部、背部、腰部、回肠系膜等处。大小不一，较大者多位于腹膜后。

（3）皮肤组织肿瘤：可发生表皮样囊肿、皮脂腺囊肿和毛发上皮瘤，可单发或多发，部位不同。约 65%~75% 的 Gardner 综合征患者合并发生。

Gardner 综合征中皮肤和间叶组织肿瘤有的发生于息肉病发病前 2 年，有的出现于病后 24 年，所以息肉病在手术后定期观察中还应注意有无皮肤、间叶组织肿瘤发生。有的结肠息肉手术患者，术后若发生带状纤维瘤，应观察是否有息肉病发生，这对临床上观察和治疗有一定意义。

2. Turcot 综合征　本病是 Tunrcot、Despres 和 Pierre 在 1959 年首先报告的，报告了兄妹两个家族性息肉病，于术后伴发中枢神经系统恶性肿瘤而死亡的病例。兄 15 岁，腹泻便血 4 年，直肠镜检和 X 片检查发现在直肠、乙状结肠和上段结肠有许多大息肉形成，术后检查直肠和乙状结肠各有一息肉癌变，随诊 2 年后患者发生急性脊髓炎死亡，尸体解剖证实脊髓内为髓母细胞瘤。妹 13 岁，因同一疾病检查，诊断为直肠和结肠息肉病，全结肠切除后 8 年，发生头痛并伴有意识障碍，一月后死亡，尸解证实左额叶后部为胶质母细胞瘤，垂体有小的嫌色细胞瘤。

该综合征国内尚无报告，日本已发现 10 多例，息肉除发现于大肠外，还见于胃、小肠，有明显的癌变倾向。

Turcot 综合征的息肉组织形态和家族性息肉病相同，为典型的管状腺瘤，已报告的脑瘤有室管膜细胞瘤、髓母细胞瘤、胶质母细胞瘤、星形细胞瘤Ⅲ、Ⅳ级。另外 Turcot 综合征还可并发肝和小肠肿瘤。

本病有明显的家族性，兄弟姐妹共患 Turcot 综合征患者 54%（19/35），但有的父母不患此征，可能为一种隐性遗传病。

3. Cronkhite – Canada 综合征　Cronkhite 和 Canada 在 1955 年报告两例女性患者都有胃肠道息肉病，同时还发现有外胚层功能障碍，如皮肤色素沉着、脱发、指趾甲萎缩脱落等，被称为综合征。其中一例为 42 岁女性，病后 8 月死亡，尸解证实息肉为管状腺瘤，但无癌变。例 2 为 72 岁，病后 7 个月死于心力衰竭，术后未尸解，但生前 X 光检查证实为胃肠道息肉病。日本文献统计息肉发生于胃和大肠者较多占 94.7%，小肠息肉为 78.9%，个别还见于食管。息肉分布弥漫，大小形态不等，部分有蒂。镜检为管状腺瘤，其中腺管可扩张，黏液分泌旺盛。患者常有黏液便、腹泻和腹痛等。

皮肤色斑呈深褐色或灰褐色，出现于面、颈、手等皮肤，但口腔内无色斑。色斑可反复出现或自行消失。肾上腺功能正常。色斑出现的同时胸前、腋下、头顶有脱发，指趾甲萎缩或指甲脱落等。

Canada 认为息肉病系原发。外胚层障碍可能和肠道因大量息肉存在，致使肠道吸收不良，造成某些营养素缺乏有关，如低蛋白血症，维生素 A、维生素 B_2、维生素 C 等缺乏症等。

这一综合征是否为一真正疾病单元，由于积累病例尚不足 20 例，有待进一步研究。

4. Peutz – Jegher 综合征　本征是指肠道有多发性息肉或息肉病，同时皮肤或黏膜出现黑色素斑者。部分患者有家族史。有人把仅有皮肤色斑而无息肉病者称不完全性综合征。1921 年 Peutz 首先报告了一家三代人中有 7 例患小肠息肉病和口唇、颊黏膜出现黑色素斑。此后不断有相似病例报道，直至 1949 年 Peutz 等又综合文献已报告的 31 例和他本人积累的 10 例作详细分析，确定为一独立疾病，命名为 Peutz – Jegher 综合征。本病少见，我国姚氏综述，国内于 1981 年已报告 14 例。1990 年湖南医大附二院皮执民报告 14 例。青木认为至 1976 年日本已报告 222 例。1977 年 McAllis 综述欧美文献共发现 321 例。有学者 30 多年临床工作中总共收集了 Peutz – Jegher 21 例，其中 15 例具有口唇、颊黏膜黑色素斑，13 例有眼睑或眼结膜黑色素斑，4 例发生癌变。

（1）一般情况

1）年龄和性别：大多数在儿童或青年时期发病，约 1/3 在 16 岁以上，极个别年仅 2 岁。国内平均发病年龄为 25.4 岁，个别病例达 77 岁。两性发病概率相等。

2）遗传现象：本病为常染色体显性遗传，由单一多效基因传递。在家族成员中发病率为 30% ~ 40%，越代或散发病例常见。我国报告病例中有家族史者约 38%，因此家族中有一人确诊后，其余成员应定期检查。

（2）综合征

1）皮肤黏膜黑色素斑：为本综合征必有的症状之一，无一例外。

色斑部位：最常见的部位是口唇周围皮肤和颊黏膜，占 70%，下唇最为明显，其次为舌、牙龈、上腭、鼻前庭、鼻周、眼睑、结膜和前额等。除颜面部外，身体其他部位也可出现色斑，如手指、手掌、手背、足趾、足底及膝关节周围。极少数患者色斑还可出现于胸前、腹壁、会阴、肛门周围、阴茎头部及直肠黏膜等。临床上除注意到色斑常见部位外，应行全身皮肤和内镜对黏膜的检查。

色斑形态：色斑一般较少，直径 1～5mm，呈圆形、卵圆形或不整形，分布不均匀，不高出皮面，边界清楚，很少互相融合。色斑色泽深浅不一，黑色、黑褐色、深褐色或蓝黑色。色斑形态、大小和肠内息肉的多少无关。

色斑的消退：70% 色斑出现在生后不久，随年龄增长而加深，数目增加，有的左右对称出现。色斑在青春期后可逐渐变淡而褪色，30 岁后皮肤色斑可以消退，但黏膜色斑终身不变。

色斑的组织学形态：色斑局部基底细胞内黑色素沉着量增加，有的在真皮浅层纤维组织内有噬色素细胞或黑色素散在。黏膜色斑可见黏膜上皮下固有膜内有色素沉着。

2）多发性胃肠道息肉或息肉病

A. 息肉部位：可遍及胃肠道，以小肠最多见，其次为大肠，胃内息肉少见。极少数病例息肉还可见于食管、膀胱、鼻腔。息肉外观灰红色或灰黄色，质软，可以有蒂，大小不一。小者仅几毫米，大者达 7cm。结肠息肉常比小肠息肉大。息肉分布散在或群集。数目相差悬殊，10 余个到数百个不等，极个别患者仅发现有一个息肉。

B. 息肉微观形态：绝大多数是幼年性息肉的改变，息肉间肠壁黏膜正常。息肉发生部位不同，形态有一定变化。大肠内息肉腺管上皮中柱状细胞最为突出；胃息肉上皮成分中可见壁细胞、主细胞和黏液细胞；十二指肠息肉可有 Brunnev 腺；小肠息肉上皮成分中可发现有 Paneth 细胞，因此有人认为本病为错构瘤性。

C. 息肉的临床症状：少数患者长期无症状，症状出现多在 10～30 岁之间。主要有：①腹痛：一般为隐痛或阵发性绞痛反复发作，可达数年之久。痛时伴有恶心或呕吐。部分患者腹痛与肠套叠形成有关，套叠头部有较大的息肉（有重达 16g 者）。息肉刺激肠管作不规则的剧烈蠕动，在息肉的顺势牵引下发生套叠。肠套叠的发生率可高达 43.9%，其中 90%～95% 发生于小肠，仅少数发生回结套叠或结结套叠；②腹块：约 1/3 患者可摸到肿块，如腊肠状，可活动，偶有压痛，发生套叠时更明显；③肠道出血：由于息肉表面糜烂、溃疡或炎症所致。病程长者可致贫血（25%），有的患者少量多次出血，血红蛋白可下降到 50g/L，往往是患者就诊的原因。约 50% 患者可有肠道出血，发生咖啡色便、黑便或便血；④腹泻、便秘或腹胀；⑤女性 5%～15% 可合并卵巢肿瘤。

D. 息肉的恶变倾向：Peutz－Jegher 综合征，息肉属幼年性息肉，本身癌变率很低，有的随诊 30 年以上未见恶变。过去文献报告本病息肉癌变率达 20%～25%，被认为把肠道的其他恶性肿瘤误计在内，真正属息肉发生癌变者不过 2%～3%，如潘氏统计文献报告的 327 例中仅 3 例证实和癌变有关。发生癌变的部位大多在小肠。Bacon 统计 28 例癌变病例，其中 21 例发生在小肠，仅 7 例发生于大肠。64% 年龄在 40 岁以下。有学者统计的 21 例中癌变 4 例（占 19.05%）。

三、各种息肉综合征的区别

息肉综合征包括一组不同组合的遗传性疾病，一般都有基因变异现象，上述 4 种主要区别如（表 9－7）所示。

表 9－7　4 种息肉综合征鉴别表

病种	遗传方式	息肉分布	息肉数目	息肉性质	综合征	癌变率（%）
Gardner 综合征	常染色体显性遗传	结肠直肠为主	>100 个	腺瘤	皮肤和间叶组织瘤	50～70
Turcot 综合征	常染色隐性或显性遗传	结肠直肠多	数十个	腺瘤	中枢神经系肿瘤	?
Cronkhite Canada 综合征		胃、大肠	数十个	腺瘤幼年性息肉	外胚层功能障碍	?
Peutz－Jegher 综合征	常染色体显性遗传	小肠为主	数十个	幼年性息肉	皮肤黏膜色斑	2～3

（谷敬锋）

第四节　癌前性息肉

癌前性息肉系指大肠内发生的腺瘤，其大体形态与大肠内其他息肉相似，属于真性上皮性良性肿瘤。Morson 认为至少有半数大肠癌来自腺瘤恶变，故称癌前性病变。主要包括管状瘤和绒毛状腺瘤，微小腺瘤虽极少发生癌变，但它可发展为管状腺瘤和绒毛状腺瘤，故一并讨论。

一、腺瘤和大肠癌的关系

大肠癌发生于乙状结肠以上者，约占 22.5%，乙状结肠以下者 74.4%。

1. 腺瘤发展为癌的演变过程　腺瘤先发生不同程度的不典型增生，进而癌变。发展的各种过渡形态常可在不同区域看到。Morson 在长达 10 年的动态观察中发现 10% 的腺瘤可发展为癌，Cooper 在 81.7% 的 I 级腺癌组织中发现有腺瘤成分。一般癌组织分化愈好，浸润愈浅，腺瘤成分发现率愈高。如癌组织仅侵及黏膜下层，约 56.5% 的病例有腺瘤成分，癌侵达肠周组织时，则仅有 7.6% 可发现腺瘤成分，腺瘤成分的发现率，黏膜癌为 91.3%，黏膜肌层癌为 73.8%，黏膜下层癌为 26.4%。Eide 观察到分化良好的腺癌内约有 43% 发现腺瘤成分，中分化腺癌内有 23% 发现腺瘤成分，低分化癌只有 19% 的发现率，印戒细胞癌内无一例腺瘤成分。可见，愈是癌症早期，腺瘤和腺瘤混合存在的机会愈多，从腺瘤向腺癌演变的过渡形态看得也愈清楚。在大肠癌腺瘤成分一般位于肿瘤边缘部分。

2. 大肠腺瘤和大肠癌有相似的组织化学变化　Czernobilsky 测得大肠腺癌和大肠腺瘤组织内酸性磷酸酶、酯酶及三磷酸腺苷酶活性丧失，碱性磷酸酶难以测到。只是琥珀酸脱氢酶在腺癌时活性减退，在绒毛状腺瘤中含量减少，在管状腺瘤活性反有增强。这一变化提示腺瘤和腺癌在发生学上有联系。

3. 腺瘤组织内有癌胚抗原测出　Bartin 用荧光免疫法观察 25 例息肉组织，发现正常细胞抗原减少，而大肠癌所具有的癌胚抗原（CEA）出现，较大息肉变化更明显。

4. 其他　腺瘤患者和大肠癌患者有类似的染色体异常。

以上证据支持腺瘤和大肠癌在发生学的联系。也有一部分学者对上述关系表示怀疑，他们认为还难以断定腺瘤和大肠癌间的相关关系，Spratt 报道在 225 例大肠癌组织内无一例有腺瘤成分残留。

二、微小腺瘤

1. 概念　Jackman 提出微小息肉应包括瘤性和非瘤性的病变，微小的息肉状类癌也应包括在内，这显然不够恰当。所谓微小腺瘤是指直径小于 0.5cm 的管状或绒毛状腺瘤。尽管微小腺瘤内可出现腺体的不典型增生灶，但发生癌变者却不到 0.5%。当微小腺瘤体积更小，又无不典型增生灶，仅出现腺管增生延长，使黏膜局灶性增厚时，有人称为黏膜肥大性增生。我们对癌旁黏膜的观察中认为，黏膜肥大性增生实际上是瘤性增生的前驱病变。它和直径小于 0.5cm 的腺瘤基本结构相似，所以我们认为黏膜肥大性增生应包括在微小腺瘤内。这样做在临床病理诊断时较易掌握，治疗上也有共同性。若腺瘤直径大于 0.5cm，应按组织学形态归类。

2. 临床表现　无一例患者由于微小腺瘤引起的症状而就诊，多在大肠疾病普查或因其他病切除的大肠标本中被发现。微小腺瘤偶有多发（2~5 个）。发病年龄 30 岁以后渐多，60 岁以上患结肠病者约 1/3 可在大肠内发现微小腺瘤。

3. 病理形态　如下所述。

（1）大体形态：微小腺瘤直径小于 0.5cm，几乎都是界限清楚的黏膜面半球状肿物，表面光滑，基底宽或向内缩，色泽和正常黏膜相同，如一米粒状突起，黏附于黏膜面。从切面看，黏膜层增厚，向表面呈弓形突出，黏膜肌和黏膜下组织也相应突起如中轴样。有的微小腺瘤切面则仅见局限性黏膜增厚而无黏膜肌突起。

（2）微观形态：微小腺瘤有 3 种组织结构：①腺瘤内大肠黏膜腺管增生，黏膜局限性增厚，可伴有黏膜肌和黏膜下层组织相应突起，整个结构如一横切的黏膜皱襞。腺管上皮和正常大肠黏膜不同，腺管密度大，上皮细胞增生，核呈短杆状，上皮细胞间杯状细胞略少。若有不典型增生也多在个别腺体的上 1/3 段；②腺瘤由大小基本一致的腺管组成，腺内缘平整，杯状细胞和柱状细胞比例略有变化，个别腺体上皮（多在表层腺管）可有不典型增生，但绝大多数腺体和正常大肠腺体形态相近，黏膜肌层平坦，仅有小肌束分布于腺体之间；③腺瘤表面有乳头状结构，其中不典型增生改变较明显。

从发展看 I 型微小腺瘤在增大时可出现有蒂的息肉状结构，II 型则发展为广基底的息肉形态。腺瘤间质为少量的纤维结缔组织及浸润的炎细胞，嗜酸性粒细胞较多，可有血管扩张。

4. 微小腺瘤的恶变问题　微小腺瘤据 Jackman 组织学观察，约 64% 的腺瘤内发现不典型增生，发生率和微小腺瘤的体积有正相关倾向。如 $1mm^3$ 的腺瘤内 I 级不典型增生不足 10%，无 III 级不典型增生；$3mm^3$ 的腺瘤，I 级不典型增生为 30%，III 级为 20%；若腺瘤体积长大到 $5mm^3$，III 型不典型增生达 40%。微小腺瘤的癌变率甚低，不到 0.5%（Enguist）。

微小腺瘤并不都是逐渐长大，以致发生癌变，有些会渐渐消退。Knoernscild 对 257 例已查出微小腺瘤的患者进行长期观察，患者同意不做切除，直至腺瘤长至 15mm 为止。除 44 例因其他缘由被除去外，其余 213 例每 6~12 月检查一次，持续 3~5 年。结果是 4% 微小腺瘤体积变大，70% 体积未变，8% 体积缩小，18% 完全消失，仅 0.9% 的微小腺瘤发生癌变。2 例癌变者年龄分别为 68 和 70 岁，观察了 37 个月和 32 个月，癌变时腺瘤直径为 0.7cm 和 2cm，已不属微小腺瘤范围。

由此可见，一个初发性肿瘤既可长大发生恶变，又可因某些因素（机体免疫能力、局部组织的功能变异等）而逐渐缩小，甚至消失。真正变大的微小腺瘤不到 5%，且进程相当缓慢。有学者认为：微小腺瘤虽然癌变率低，允许观察，但仍然可发生癌变，在临床上笔者遇到这样的患者，均采取内镜下切除病理检查。曾有两例小于 5mm 的微小腺瘤在内镜下切除后病检，发现局灶性癌变。其中 1 例患者强烈要求再次剖腹手术切除病灶，病灶切除后病检，未发现癌灶。

5. 癌周"卫星"病灶　20%~25% 的大肠癌标本的癌周黏膜上可看到许多息肉状病灶（卫星病灶），其大小、形态有一定差别。若为多发癌，"卫星"病灶的发现率达 50%。Jackman 在 49 例大肠癌标本中，发现癌周"卫星"病灶 175 个，组织学检查可为管状腺瘤、绒毛状腺瘤、炎性息肉或为小癌灶。约 4.5% 的标本可同时出现上述 4 类病变，35% 为癌前性息肉或已发生癌变，其余 59% 的"卫星"病灶均为微小腺瘤。"卫星"病灶的出现据 Grosberg 对 400 例大肠癌标本观察，对患者预后无明显影响。

三、管状腺瘤

具有不同程度非典型增生的腺管所构成的腺瘤称管状腺瘤，属于真性肿瘤，有一定恶变倾向，全结肠镜检查发病率约为 30%，约占大肠腺瘤的 80%，是临床病理研究中的一个重要课题。

1. 临床表现　如下所述。

（1）年龄：多见于 20 岁以后的青壮年，30 岁以后发病率随年龄增高。国内报告的高峰年龄为 30~50 岁（国外为 45~54 岁），占全年龄组的 88.53%，平均年龄为 32~37 岁，较国外（51.2 岁）平均年龄为轻。

（2）部位：管状腺瘤在直肠和乙状结肠多见，左半结肠比右半结肠多，肝曲和脾曲最为少见。临床材料与尸解材料分布部位有相似性（表 9-8）。

表 9-8　管状腺瘤的发生部位

部位	Helwig No	尸解材料（272 例）（%）	Grinnell No	临床材料（1 593 例）（%）
盲肠	32	11.8	17	1.1
升结肠	42	15.4	75	4.8
肝曲	12	4.4	14	0.9
横结肠	32	11.8	118	7.4
降结肠	22	8.1	81	5.1

部位	Helwig No	尸解材料（272 例）（%）	Grinnell No	临床材料（1 593 例）（%）
脾曲	13	4.8	26	1.6
乙状结肠	76	27.9	810	50.8
直肠	43	15.8	452	28.4

（3）性别：男性多于女性，男女比例为 3：2。Wilson 发现性别发病率和年龄有关，男性 40 岁以下发病率为 2.62%，40 岁以上为 7.68%。女性 40 岁以下发病率为 1.42%，40 岁以上为 2.8%。

（4）腺瘤数目：管状腺瘤可单发也可多发，单发者居多（80%）。多发性腺瘤临床上统计约 15%，尸体解剖报告可高达 33%～63%。纤维结肠镜的应用明显提高了多发性管状腺瘤的发现率。Helwing 认为多发性腺瘤的意义在于倾向发生另一个新的息肉，癌变率明显高于单发者。一般单发性息肉患者发生另一息肉的机会比无息肉者多 4 倍，多发性息肉患者新发息肉的机会比无息肉者高 8 倍，比单发息肉者高 2 倍。单发或多发具有预后意义。

（5）症状：腺瘤较小或位于乙状结肠以上常无症状。无症状患者大便隐血试验，有 50%～70% 为阳性。仅有 20%～30% 的腺瘤患者因出现症状而就医。

常见症状有：①便血：因为腺瘤组织出血所致。腺瘤可因肠内容物或肠管本身过强的舒缩运动受到损伤，也可因腺瘤表面溃疡形成而出血。血液与粪便混合或仅染及粪便表面，呈咖啡色或暗红色，有的只在便后有少许血液排出。排便费力的患者出血现象更为常见，且伴有肛门疼痛。腺瘤出血常为不规则间断性，量较少，不致引起贫血；②便秘或腹泻：可单独或交替出现，患者排便习惯改变。症状一般较轻，不易引起患者注意，多在医生询问中才回想起。有腹泻时，大便每天仅 2～3 次，为黏液便不易成形。腺瘤较大或多发性腺瘤患者腹泻较为明显；③腹痛：仅有少数患者出现，多和腺瘤受到某种形式的牵扯或因腺瘤蒂较长发生扭转有关。个别患者腹痛是并发肠套叠的结果。近肛门的带蒂腺瘤从肛门脱出时也可引起疼痛。

2. 病理形态　如下所述。

（1）大体形态：绝大多数管状腺瘤直径在 0.5～1.0cm 之间，大于 1cm 者不到 20%，个别可达 5cm，多发性管状腺瘤体积往往较单发者大。

腺瘤外形多呈圆球状或半球状，少数呈不规则或分叶状，表面灰红、灰褐、暗红色或有浅表性溃疡形成，部分附有坏死物质，可有出血区。无继发改变时腺瘤多较光滑。1cm 以上的腺瘤多数有或粗或细、长短不一的蒂，无蒂广基底者体积较小。

腺瘤切面呈灰红或暗红色，偶有灶状出血和坏死，常看到黏膜肌层，甚至黏膜下层组织增生，通过蒂部向腺瘤内伸展，形成分枝状间质中轴。

（2）微观形态：由大小、形态不太一致的腺管组成。由于腺管分支、扭曲的程度不同，排列无一定秩序。腺管分布比较均匀，活跃增生时腺管可密集分布达到背靠背的程度，只有较少的间质间隔。

腺管形态与正常大肠腺相似，呈卵圆形或圆形（横切），但管壁上皮中杯状细胞数量明显减少，甚至消失，由柱状上皮细胞取代。柱状上皮作单层排列，腺腔内缘整齐。胞质空泡状，充有一定量的黏液。核为短干状位于基底部，一般看不到核仁，偶见核分裂象。就整个腺瘤来说，腺管上皮在不同区域常出现不典型增生的改变，个别腺瘤上皮可有鳞状上皮化生。

腺管间一般仅有少量纤维结缔组织间质，有淋巴细胞、浆细胞、巨噬细胞、中性粒细胞或嗜酸性粒细胞浸润。部分腺瘤间质血管扩张，数量增加，有出血及含铁血黄素沉着。若在血吸虫病流行地区，还可在基底部发现血吸虫卵沉着。

腺瘤表面一般都有增生的单层柱状上皮被覆，有继发改变时，上皮细胞可消失由肉芽组织、炎性渗出物、血痂和坏死组织覆盖。

（3）腺瘤内上皮细胞不典型增生的形态改变：由腺瘤逐渐发展为癌的过渡形态就是上皮细胞出现由轻到重的不典型增生，腺瘤经过不典型增生而发生癌变，一般需 5～10 年，国内报告癌变发生率为

1.9% ~ 14.9%，国外为 0.3% ~ 5.6%。管状腺瘤不典型增生的发生率，由于形态标准不统一，各家报告资料极不一致（表 9 - 9）。

表 9 - 9　管状腺瘤内不典型增生发生情况

	不典型增生发生率（%）			癌变率（%）
	I	II	III	
王氏	11. 3	60. 4	28. 3	1. 9
冼氏	34. 2	3. 4	13. 4	14. 9
苏氏	5. 3	14. 3	5. 3	8. 0

四、绒毛状腺瘤

1. 绒毛状腺瘤的概念　由于腺瘤内出现乳突状结构程度不同，对绒毛状腺瘤的诊断标准不甚一致。全国大肠癌病理专业会议时制定的标准是：管状腺瘤表面可有绒毛形成，但不超过黏膜层增生厚度的 1/5，若超过 1/5 而不到 4/5 则称绒毛状腺瘤，超过 4/5 以上称管状绒毛状腺瘤。但在显微镜下精确定量有一定困难，还可能因估计而增加一些主观因素，临床上也不实用。另有一些学者主张，只要管状腺瘤内出现乳突状结构，不论其数量如何，都称为绒毛状腺瘤。有学者认为后一概念较明确，从形态易于掌握，并取消了管状绒毛状腺瘤这个过渡性的名称减少分类的烦琐性。

2. 发病情况　绒毛状腺瘤较少见，在文献中 100 例以上的研究报告寥寥可数。国外报告占大肠息肉的 8% ~ 26.8%，国内报告为 0. 26% ~ 13%。绒毛状腺瘤一般为管状腺瘤的 1/10 ~ 1/5，但绒毛状腺瘤临床意义却较重要。Jackman 认为 0.5 ~ 1.0cm 的息肉中绒毛状腺瘤只占 10%，1cm 以上的息肉中绒毛状腺瘤可达 40%。有学者在临床上发现绒毛状腺瘤并非少见，其中 2 例直径大于 8cm，最大者直径在 10cm 以上。

3. 病理形态　如下所述。

（1）大体形态：绒毛状腺瘤一般体积较大，90% 直径在 1cm 以上，个别沿黏膜面扩展或环绕肠腔生长，波及范围可达 10cm 以上。腺瘤表面呈天鹅绒样或桑葚状，可有粗大的分叶，色灰红或暗红富于黏液样光泽。无溃疡时腺瘤质地松软，有一定活动性，90% 为广基底无蒂。若肿瘤表面出现溃疡，局部硬化或失去活动性时，应认为有恶变的可能。腺瘤切面富有黏液呈灰白色，中央有轴样灰红色组织从黏膜下层突入瘤结内。

由于绒毛状腺瘤质地松软如天鹅绒样，有时肛门指诊不易感知。Jackman 报告指诊的漏诊率可达 25.8%。

（2）微观形态：腺瘤组织由无数指样分支乳头较规则的排列组成。腺瘤底部多为囊腺状，腺腔内也会有乳头形成和黏液潴留。乳头都有纤维血管中轴及炎症细胞，个别还有神经和平滑肌纤维。乳头表面被覆柱状上皮细胞，胞质略嗜碱性，可有空泡。核位基底排列整齐，呈长卵圆形或笔杆状，染色较深，核仁不清，偶见核分裂象。在柱状上皮细胞间杂有成熟的杯状细胞，但数量甚少。还散在有个别 Paneth 细胞。腺瘤上皮和周围正常黏膜上皮之间，有的有过渡性形态变化，有的则变化突然。腺瘤基底可有黏膜肌层增生，排列杂乱。绒毛状腺瘤内大都有不同程度的上皮不典型增生。

4. 临床表现　如下所述。

（1）年龄：Ackerman 观察绒毛状腺瘤 86% 发生于 50 岁以上，平均年龄 60 岁左右。个别报告可发生于 15 岁以下的儿童。

（2）性别：男性稍多于女性，男女比例为 5 : 4。

（3）部位：大多数乳头状腺瘤发生于直肠和乙状结肠，距肛门 25cm 的肠段内者约占 90%（Goldfard）。Jackman 报告距肛门 9cm 内占 66.3%，10 ~ 19cm 肠段内占 32.7%，若距肛门 20 ~ 25cm 肠段，绒毛状腺瘤仅占 1%。可以认为 60% 以上的绒毛状腺在直肠指诊范围内。有的统计腹膜返折线以下的绒毛状腺瘤可达 78.5%。就整个大肠而言，左半结肠比右半结肠多，直肠比结肠多。直肠内腺瘤可发生于任何一侧的肠壁，前壁者约占21.5%，后侧壁者占7.1%，前侧壁者25%，面积较大，波及较广者占39.2%。一个直径2cm以上的腺瘤中绒毛状腺瘤的可能性很大。

（4）数目：绒毛状腺瘤一般为单发的大腺瘤和管状腺瘤，多发者更少，个别绒毛状腺瘤呈大面积分布，细查常是许多小腺瘤毗邻发生，聚集生长的结果。

（5）症状：绒毛状腺瘤19%~40%的患者可无任何临床表现，多由查体时内窥镜发现。这类患者因无症状，很少早期就医，一旦发现往往较大或已癌变，是临床上值得注意的问题。有半数以上的患者有一定的临床表现，最多见的是便血和黏液便。①便血：腺瘤发生在直肠和乙状结肠时可伴有便血，发生率约70%。便血一般量少或仅有血迹染及粪便表面，常混有大量黏液为其特点。患者排便时粪便与腺瘤不断摩擦，出现小创伤是出血的原因之一；②黏液便：主要因绒毛状腺瘤分泌较多的黏液而致。因为夜间绒毛状腺瘤分泌物积存在直肠内，所以黏液便较常发生在起床后。个别患者绒毛状腺瘤较大（10cm），可因大量黏液分泌被排出，造成电解质过多丢失。有人把此种现象称为"黏液性结肠炎"或"假性腹泻"。患者发生此症状者占31.4%~35.4%；③肿物突出肛门：约20%患者发生，多因腺瘤位置较低且多有蒂；④便秘：少见（15%），往往是便秘和黏液便交替出现。

除以上症状外，有的患者还有肛门部不适、消化道功能紊乱、乏力、体重下降等。

（谷敬锋）

第五节　结肠、直肠息肉切除术

结肠、直肠息肉是一种临床常见病。在结肠、直肠黏膜表面任何突出到肠腔内的实质性隆起状病变称为肠息肉（Polyps）。根据息肉数目分为单发性息肉、多发性息肉和肠息肉病（Polyposis）。单发性息肉指结肠内仅有1枚息肉，多发性息肉指肠内有2枚以上息肉，肠息肉病指肠内有100枚以上腺瘤样息肉。根据息肉的大体可分为长蒂息肉、短蒂息肉、宽基底蒂息肉、半球形息肉、丝状息肉和桥形息肉。现我国多采用新生物性和非新生物性两大类方法分类。

一、息肉分类

1. 新生物性息肉　①管状腺瘤性息肉；②管状绒毛状腺瘤性息肉；③绒毛状腺瘤。后两种癌变率较高，多数息肉表面呈淡红色，常伴充血、糜烂。

2. 非新生物性息肉　①错构瘤性息肉，包括幼年性息肉及色素沉着息肉综合征（Peutz-Jegher综合征），此征癌变率比较低；②炎性息肉，包括良性淋巴样息肉等；③化生性息肉即增生性息肉；④其他，如肠黏膜肥大赘生物等。

肠息肉可发生在任何年龄，40岁以上发病率明显增高。如伴有免疫功能低下、冠心病、动脉粥样硬化、大量吸烟及长期饮啤酒均使肠息肉的发生率增加。

大多数肠息肉患者无明显临床症状，部分患者可出现腹泻或排便次数增多的肠道刺激症状，或出现黏液血便。便血表现为鲜血或血块，息肉较高位时粪便中混有血，低位者粪便表面附有血液。

肠息肉的诊断多无大困难，直肠通过肛门指诊，结肠通过纤维结肠镜检查可明确诊断。

二、结肠镜结肠息肉切除术

经纤维结肠镜应用高频电刀，激光或微波摘除或凝除肠息肉，这样使肠息肉患者避免了住院开腹手术的痛苦，又可一次性摘除多处息肉。此术式较安全、方便、痛苦较小，易被患者接受。

（一）适应证

（1）无蒂小息肉。

（2）有蒂息肉，蒂小于2.0cm。

（3）宽基底息肉，息肉基底小于2.0cm。

（二）禁忌证

（1）严重冠心病、高血压、装有心脏起搏器者。

（2）出血性疾病。

（3）严重肠梗阻，腹泻、腹胀、恶心、呕吐者。

（4）严重的腹膜炎，疑有肠穿孔。

（5）息肉基底部大于 2.0cm。

（6）息肉已恶变浸润至蒂根部。

（7）息肉较集中局限在肠黏膜同一部位，范围较大。

（8）妊娠妇女。

（9）不能配合检查或体弱者。

（三）术前准备

（1）器械准备检查和调整镜检和电切等器械。

（2）患者准备

1）测血凝状态，血小板计数。

2）术前 2 日用半流质饮食，术前 1 日用全流饮食，当日早禁食。

3）肠道准备：①口服蓖麻油法：蓖麻油 30mL，在术前晚口服，约在 4 小时左右产生稀便。术前 2 小时左右用温开水（37℃左右）清洁灌肠；②口服全肠道灌洗液法：无菌灌洗液内含有无水乙酸钠、聚乙烯乙二醇、氯化钾、氯化钠、碳酸氢钠，加蒸馏水 500mL。用前加温开水至 2 500mL。在术前 1 日下午 4～8 点服完，不需灌肠；③口服甘露醇法：在采用电灼息肉时应慎用，防止因服后产生甲烷，在电灼时产生爆炸，发生肠穿孔。

（四）手术步骤

1. 圈套摘除息肉法　如下所述。

（1）清洁息肉周围肠壁，如粪水、黏液等，防止因其导电而击伤肠壁。

（2）充分显露息肉，利于圈套，可变换患者体位，使息肉位于 3、6、9 点处（肘膝位）。

（3）抽换肠内气体 2～3 次，减少肠内可燃气体的浓度。

（4）圈套丝尽量套在息肉颈部。较小息肉可提起，较大息肉应尽量使息肉头部较大面积接触肠壁，这样会减小因电流密度过大而损伤肠壁。

（5）巨大分叶状息肉（大于 3.0cm）应从息肉周边分叶向息肉蒂部烧除，这样可使蒂内较大血管因多次受电热而凝血。注意不要在视野不清时盲目套入息肉蒂或蒂凝固不全而发生出血等并发症。对于不分叶的且大于 3.0cm 的息肉，每次圈套不应过大，应小于 2.0cm，防止切割部分相互接触，电流密度分散不能切除息肉。

（6）通电后在圈套丝处组织发白或圈套丝处冒白烟时，助手应收紧圈套丝，在收紧圈套丝时应间断通电，达到完全烧断蒂部。通电过度会使肠壁烧穿，通电不足或收紧圈套过快会因凝固不佳而蒂部出血。

2. 热活检钳切除息肉法　适用于 0.5cm 左右的息肉。

（1）凝固电流放在 2.5～3 档。

（2）钳住息肉头部提起，使息肉基底部人为形成一假长蒂。通电后钳内的息肉受电流影响小，组织学改变小可行病理学检查。

3. 电凝器凝除息肉法　如下所述。

（1）凝固电流放 2～3 挡。

（2）电凝器对准息肉头部，凝除息肉 2/3 即可，如凝除过深易发生穿孔。

（五）注意问题

（1）术中术者和助手在圈套器使用与通电时间要配合默契。如通电时间过短或圈套器收紧过快易使蒂部出血。如通电时间过长或圈套器收紧过慢易过度烧伤发生肠穿孔。

（2）要使圈套器确切套在息肉颈部，防止套在肠壁或接触肠壁，通电后发生正常肠壁损伤而穿孔。

（3）息肉取出：对单个息肉可用篮式取出器取出或用钳钳住随镜退出，同时摘除多个息肉者可用双镜法取出或让患者自行便出，要记录息肉形态、部位，使之定位及辨别良恶性，利于下一步治疗。

（六）术后处理

（1）单个息肉摘除，不用特殊处理。多个息肉摘除、疑根部易出血者或较大息肉者术后应用止血剂，必要时可应用抗生素或输液。

（2）术中息肉根部通电切除时间过长或疑肠壁有损伤者，应留院观察 24 小时左右。

（3）良性息肉摘除术后，应在半年或一年时间定期复查结肠镜。

（4）腺瘤样息肉有局部恶变时应在术后 1~2 个月复查一次，半年后可根据检查结果决定 3 个月或延长时间复查。

（七）术后并发症

1. 肠穿孔　多在较大息肉或息肉较集中时易发生，确认肠穿孔后应立即手术治疗。

2. 息肉根部出血　可发生在术中或术后结痂脱落时，均可经结肠镜采用高频电凝止血，也可局部喷洒凝血酶或生物蛋白胶。

3. 腹膜后气囊肿　较少发生。在观察其变化同时注意心肺功能，尤其是老年患者。必要时可应用抗生素。

三、开腹术加纤维结肠镜经肛门行结肠息肉切除术

（一）适应证

对于腹膜反折以上，结直肠息肉蒂宽大的息肉，用结肠镜难予切除者。

（二）术前准备

（1）术前用纤维结肠镜了解结直肠的全部情况，检查心电图及血糖。

（2）术前 3 日进半流食，口服肠道抗生素。

（3）术前 1 日进全流食，晚服蓖麻油 30mL 或清洁灌肠。

（4）术晨清洁灌肠，留置导尿管。

（三）手术步骤

（1）经左下腹旁正中或经腹直肌切口。

（2）定位息肉：当息肉小于 2cm 或有多处多个难以确认息肉部位时，术中应行结肠镜检查，确定部位后用缝线作标记。

（3）用肠钳阻断两侧肠内容物，切开息肉部位肠壁，消毒肠腔。

（4）切除息肉：对于有蒂或亚蒂者，切除后残留部贯穿缝合结扎。对基底部较大时应行梭形切除，间断缝合创面。如术中疑息肉有恶变的可能，应行术中快速病理检查。如息肉恶性变应行相应部位的肠切除术。

（5）横行全层缝合或内翻全层缝合肠壁切口。浆肌层包埋，清拭盆腔，逐层关腹。

（四）术后处理

（1）术后 3~5 日，禁食，补充液体，应用抗生素。

（2）术后 5~7 日后，可进全流饮食，渐进半流食，14 日左右可进普食。

（3）女性患者留置导尿 7 日左右。

（4）切除后随访，同前节纤维结肠镜经肛门息肉切除术。

（五）注意事项

对于息肉较小、多发者或较肥胖、脂肪垂较多而大，术中难以明确息肉部位，一定要术中结肠镜定位，避免术中遗漏或再次手术。

四、经肛门直肠息肉切除术

大部分直肠息肉可经肛门手术切除，对部分位置偏高者，可经纤维结肠镜切除，其手术方法同经结肠镜结肠息肉切除术。

（一）适应证

（1）息肉可脱出肛门外者。

（2）息肉不能脱出肛门外，但在麻醉状态下肛门松弛后，用组织钳或手指可将息肉拖至肛门缘或肛门外者。

（二）术前准备

一般情况下，温盐水灌肠 1～2 次即可，必要时清洁灌肠。

（三）麻醉及体位

息肉不能脱出肛门外者须采用骶管阻滞，能脱出肛门者不需麻醉。体位可采用侧卧或截石位。

（四）手术步骤

（1）扩肛，使肛门括约肌松弛。

（2）用手指或组织钳将息肉勾出或牵拉到肛门外或肛缘。

（3）在息肉蒂部用血管钳钳夹，用 7 号丝线结扎，在其远端用 4 号丝线贯穿缝扎，切除息肉。广基息肉边切边缝。

（4）肛门内放油纱卷，包扎。

（五）术中注意问题

当息肉不能脱出肛门外时，要注意牵拉时不要用力太大，否则易使息肉蒂拉断，使手术效果受到影响。

（六）术后处理

在术后 7 天内，大便后用 1∶5 000 高锰酸钾溶液坐浴，用太宁栓或痔疮栓塞肛。每日可用 1～2 次，如息肉较大可用甲硝唑 0.2g，每天 3 次口服。

五、经骶直肠息肉切除术

（一）适应证

位于直肠 10～14cm 以下息肉；较大息肉不能经肛门切除者；基底部较大息肉小于肠壁周径 1/3～1/2 者。

（二）术前准备

同开腹术加纤维结肠镜经肛门行结肠息肉切除术。

（三）麻醉与体位

硬膜外阻滞或全身麻醉。取俯卧位，臀部垫高，两腿稍分开。

（四）手术步骤

（1）后中线由骶骨下端至肛门切口。

（2）逐层切开皮肤、皮下组织，显露尾骨、肛尾韧带、肛门外括约肌及肛提肌。

（3）切开尾骨骨膜并予剥离，切掉部分尾骨，切断肛尾韧带。

（4）在后中线处切开肛提肌及直肠固有筋膜，分离直肠后脂肪组织，显露出直肠后壁。

（5）缝合支持悬吊线后，中线位置切开直肠后壁。

（6）显露直肠息肉，距息肉外 0.5～1cm 4 角处各缝一针牵引，在其外做横梭形切口，全层切除息肉。切除时边切边缝，闭合创面。

（7）直肠后壁切口处横行缝闭，肌层间断缝合包埋。依次缝合直肠后脂肪、肛提肌、皮下组织及皮肤，留置胶管引流。

六、经肛门后括约肌直肠息肉切除术

（一）适应证

适于靠近肛门处息肉。

（二）手术步骤

按经骶直肠息肉切除术所述切口切开分离，切断肛门外括约肌及耻骨直肠肌，在后正中线从下向上切开肛管及直肠后壁。距息肉边缘 0.5～1cm 处切除息肉及基底部肌层。间断全层缝合创面，内翻缝合直肠，肛管后壁切开处依次缝合外括约肌、耻骨直肠肌、肛提肌、皮下组织及皮肤。

（三）术后处理

（1）术后 3～5 日禁食，补充液体，应用抗生素。

（2）术后 5～7 日进全流食，根据患者恢复情况逐渐进半流食，14 日左右进普食。

（3）术后 2～3 日拔除引流管。注意保持会阴部清洁干燥，女性患者留置尿管 7 日左右。

（4）术后定期复查纤维结肠镜。

（四）注意事项

（1）切断尾骨时注意创面止血，如息肉位置较高，显露困难可切除骶椎。

（2）切开直肠壁前，要查明息肉在肠腔内确切位置，再在相应位置切开直肠后壁，如息肉在直肠后壁可直接行直肠后壁横梭形切除即可。

（3）息肉切除时应行横梭形切口，可边切边缝，防止肠腔狭窄。直肠后壁切开处纵行缝合避免狭窄。

七、经肛门前括约肌直肠息肉切除术

（一）适应证

适应证同经骶直肠息肉切除术，尤其女性患者。

（二）术前准备

（1）女性患者避开月经前及月经期，注意阴道清洁。

（2）坐浴 3 日。术前 3 日服肠道抗生素。

（3）术前 1 日进全流食，晚及术晨清洁灌肠，或术前 1 日晚服蓖麻油 30mL。

（三）麻醉与体位

骶管阻滞或硬膜外阻滞。选截石位。

（四）手术步骤

（1）取肛门与阴道中间横切口约 5cm。

（2）沿直肠阴道间隔分离，显露肛门外括约肌及直肠前壁，切断肛门外括约肌，在直肠前壁中线纵行切开肛管、直肠。

（3）显露息肉，基底较小有蒂息肉可在根部钳夹后切除，贯穿缝合。基底部较大的息肉可作横梭形切口，切口距息肉边缘 0.5～1cm 包含肌层，边切边缝。

（4）缝合直肠，肛管前壁切口处，包埋肌层，缝合肛门外括约肌及肛提肌。

（5）纵行缝合皮下，皮肤。皮下放胶皮或胶管引流。

（五）术后处理及注意事项

（1）术中注意勿损伤阴道壁，防止形成直肠阴道瘘。

（2）根据息肉部位决定分离直肠阴道隔的深度和直肠壁切开的位置。

（3）彻底止血。

（4）术后要及时清除阴道分泌物。

（谷敬锋）

第十章

肝脏疾病

第一节　肝脓肿

肝脓肿包括细菌性肝脓肿和阿米巴肝脓肿。近年来由于抗生素的应用使细菌性肝脓肿临床表现变得极不典型，给诊断带来了困难，新的诊疗技术的发展和改进、足量广谱抗生素的使用，使细菌性肝脓肿的预后有明显改善。阿米巴肝脓肿仍然广泛流行于世界各国，有效的药物治疗使其有较好的预后。

一、细菌性肝脓肿

细菌性肝脓肿系指化脓性细菌引起的肝内化脓性感染，亦称化脓性肝脓肿。感染主要来自门静脉、胆管、肝动脉、肝脏穿透性外伤或从附近组织感染灶直接蔓延而来。

（一）病因及发病机制

正常人肝脏及门静脉是无菌的，且肝脏有库普弗细胞可将进入肝内的少量细菌吞噬。只有大量细菌进入肝内，且毒力较强，才可导致细菌性肝脓肿。

1. 病因　病原菌常为多种细菌混合感染。值得注意的是厌氧菌感染占 50% 左右。最常见的菌种依次为金黄色葡萄球菌、大肠杆菌和克雷白杆菌，其次为白色葡萄球菌、副大肠杆菌、变形杆菌、铜绿假单胞菌和产气杆菌等。厌氧菌中以微需氧链球菌及脆弱杆菌较多见。

2. 发病机制　如下所述。

（1）胆管系统疾病：是引起细菌性肝脓肿的最主要途径，约占 25%。如胆石症、胆管蛔虫症、胆囊炎、胆管狭窄、胆管癌、胰头癌等疾病导致胆汁引流不畅并发化脓性胆管炎，病菌沿胆管逆行进入肝脏形成肝脓肿。

（2）门静脉系统引流器官的细菌感染：如腹腔感染、化脓性阑尾炎、憩室炎、盆腔炎等可引起门静脉属支的化脓性门静脉炎，脱落的脓毒性栓子进入肝脏导致肝脏感染，脓肿形成。

（3）全身其他器官的化脓性感染：如皮肤疖肿、化脓性骨髓炎、细菌性心内膜炎等疾病引起败血症、菌血症，致病菌都可以经肝动脉进入肝脏，并最终形成肝脓肿。

（4）其他：如邻近器官或组织感染多可直接播散到肝或致病菌经淋巴管进入到肝。外伤、肝脏手术；此外，尚有一些原因不明的肝脓肿，这些患者大多存在隐匿病变，机体抵抗力下降时，致病菌在肝内繁殖，形成肝脓肿。

（二）临床表现

临床上常先有原发病的表现，如起源于胆管病变者可先有胆管结石、狭窄、蛔虫钻入等先驱病变。起源于血行者可有疖肿、软组织化脓、痔感染、阑尾炎、门静脉炎和败血症等先驱病变。

细菌性肝脓肿常急性起病，也可隐匿起病。一旦发生化脓性感染，大量毒素进入血液循环引起全身毒性反应。出现寒战、高热，上腹部疼痛。热型多为弛张热，发热时多伴有大汗，右上腹或肝区疼痛、近膈肌的脓肿或并发膈下脓肿时疼痛可放射到右肩及右腰背部。并发脓胸或支气管胸膜瘘者则可咳嗽、咳大量脓痰。近年来由于抗生素的广泛应用，部分肝脓肿临床表现不典型。隐匿性者缓慢起病，先有疲乏无力、全身酸痛、头痛、食欲减退、继后呈低热、肝区钝痛等。少数患者可有黄疸，除非继发于胆管感染，否则一般出现较迟，且较轻微。体格检查发现肝大、压痛、肝区叩痛；肝脓肿近体表者则可见到皮肤红肿，且有凹陷性水肿。并发胸膜炎者可闻及胸膜摩擦音，胸腔积液多时可有呼吸困难，并发肺部脓肿者肺部叩诊呈实音、呼吸音低、可闻及湿啰音等。

肝脓肿得不到及时、有效的治疗时，脓肿增大，可以向邻近器官破溃而引起严重并发症。右肝脓肿向膈下间隙破溃形成膈下脓肿，穿破膈肌引起脓胸，甚至形成肝、支气管胸膜瘘；向下破溃引起腹膜炎；左肝脓肿向心包破溃引起心包炎甚至心包填塞等；其他也可向胆囊破溃，而向胃、十二指肠、结肠破溃者少见。细菌性肝脓肿一旦发生并发症，病死率明显增高。

（三）实验室及影像学检查

1. 血液化验　如下所述。

（1）血常规：外周血白细胞计数明显增高，常 $>15 \times 10^9/L$，核左移或有中毒颗粒，可有贫血。血沉增快。

（2）血生化：血清碱性磷酸酶（ALP）、γ-谷氨酰转肽酶（GGT）多增高，少数患者可有转氨酶、胆红素增高。

（3）细菌学检查：血培养约50%阳性，应在抗感染治疗前进行。脓液培养90%阳性。

2. 影像学检查　如下所述。

（1）X线：可有膈肌抬高、活动度减少、肋膈角变钝或消失。少数病例肝内脓肿可见液平，为产气菌所致。

（2）B型超声波检查：可发现肝内单个或多个圆形、椭圆形呈无回声或低回声的占位病变。内部回声常不均，边界不规则。B型超声分辨率高，准确性约83%，无损伤、价廉，可重复检查以判断疗效。目前，还用于脓肿定位和引导穿刺引流。因此，超声检查是肝脓肿诊断的主要手段。

（3）CT：肝脓肿的CT检查可以发现肝内较正常肝组织密度低的占位病变，但其影像学特点为可发现 $<0.5cm$ 病灶，呈低密度，边缘不规则。增强时呈脓肿的特异性改变。目前尚有CT定位引导肝脓肿的脓液穿刺引流。

（四）诊断

典型的肝脓肿有寒战、高热、肝区疼痛、肝脏肿大、肝区叩痛等肝脏炎症表现，进一步检查发现白细胞计数明显增高，以中性粒细胞为主，核左移或中毒颗粒，其诊断并不困难。部分细菌性肝脓肿表现并不典型，可仅有发热而无明显肝区疼痛等症状，常被误诊为败血症；有些慢性肝脓肿起病缓慢，症状不典型，乏力、食欲减退、长时间低热、消瘦等，而肝区症状不明显或被其他症状所掩盖，因此常被误诊或漏诊，有慢性肝脓肿被误诊长达2年，有的甚至尸检时才被发现。

（五）治疗

1. 治疗原则　有效的脓液穿刺及引流；足量、足程且有效的抗生素应用；积极的支持治疗。

2. 一般治疗　多数患者中毒症状明显，因此，应重视支持疗法，包括加强营养、输血补液、给予多种维生素、维持体液和电解质平衡。

3. 脓液引流肝脓肿形成液化后，可在CT或B型超声的定位或引导下进行穿刺引流，以其定位准确、损伤及危险性小为首选方法。经皮肝穿刺引流是行之有效的方法。

4. 抗菌治疗　在未证实病原菌前，可参考原发病，选择针对大肠杆菌和金黄色葡萄球菌等常见病原菌给药。尽早应用大剂量有效抗生素是治疗本病的关键，即使对于那些必须穿刺抽脓、置管引流或手术治疗者，足量、全程而有效的抗生素应用也是重要的治疗措施。一般宜两种抗生素联合应用以延缓耐药性，获得协同杀菌作用。待药敏试验报告后再调整抗菌药物。脓肿穿刺抽脓和涂片可为选择抗生素提供线索。细菌培养和药敏试验可为选择对感染细菌敏感的抗生素提供依据。

首先用广谱抗生素，建议用如亚胺培南、替卡西林/克拉维酸、氨苄西林/舒巴坦、美洛西林、哌拉西林或哌拉西林/三唑巴坦等。对治疗后高热不退、中毒表现明显者，可选用第三代头孢类抗生素，头孢他啶（头孢噻甲羧肟）对葡萄球菌、链球菌、大肠杆菌以及铜绿假单胞菌感染均有效，每次 0.5 ~ 2.0g，2 ~ 3 次/天肌内注射或静脉滴注；头孢哌酮为第三代半合成头孢菌素，对革兰阴性菌尤其是铜绿假单胞菌作用较强；对革兰阳性球菌有一般杀菌作用。常用量 2 ~ 4g/d，静脉滴注。头孢曲松，本品为第三代头孢菌素，对革兰阴性菌作用强，对革兰阳性菌有中等抗菌作用，对耐青霉素金黄色葡萄球菌、耐氨苄西林、耐第一代头孢菌素和庆大霉素的革兰阴性菌均有作用，常用剂量为 2 ~ 4g/d。对青霉素过敏者可选用如氨基糖苷类或喹诺酮类等其他抗生素。厌氧菌感染所致肝脓肿宜加库甲硝唑、氧氟沙星。

（六）预后

随着抗生素的广泛应用，引流方法的改进，肝脓肿的病死率明显下降 5% ~ 10%。引起死亡的主要原因有肝脓肿误诊时间长，患者一般情况较差；有严重并发症；引流不畅；多种细菌混合感染；多发性脓肿。

二、阿米巴性肝脓肿

阿米巴性肝脓肿是肠阿米巴病的并发症。阿米巴肠病并发肝脓肿占 1.8% ~ 40%，多数报道在 10% 左右。

（一）病因及发病机制

1. 病因　阿米巴肝脓肿的病原体为来自肠内的溶组织阿米巴滋养体。

2. 发病机制　污染有阿米巴包囊的食物或饮用水进入体内，经胃进入小肠，到小肠下段受到碱性消化液作用，囊壁变薄出现小孔后虫体脱囊而出。分裂为 4 个较小的滋养体，小滋养体可以在肠腔内形成包囊，随粪便排出再污染食物或饮用水而传播，当机体抵抗力下降或肠壁损伤时小滋养体则可侵入肠壁，寄生在黏膜或黏膜下层，小滋养体可吸收营养形成大滋养体，不断增殖，同时可以分泌溶组织酶，使黏膜破溃或形成典型的烧瓶样深溃疡。阿米巴在肠道最常寄生的部位是同盲部，其次是乙状结肠和直肠。阿米巴滋养体经破损肠壁的静脉、直接透过肠壁侵入肝脏或可以经淋巴管进入肝脏。进入肝脏后的大滋养体和部分小滋养体在肝脏被破坏。少部分小滋养体在肝内存活并进行繁殖，使肝脏发生炎症、充血、小静脉及周围组织炎症造成肝组织缺血坏死，加之滋养体不断分泌溶组织酶以破坏静脉壁及溶解肝组织，形成点状坏死此即为阿米巴肝炎或肝脓肿前期。此时，如果得不到及时治疗，肝组织则坏死液化形成脓肿，小脓肿可以形成大脓肿。

阿米巴肝脓肿一般分为 3 层，外层为炎性肝细胞，晚期可有纤维组织增生形成纤维壁；中层为间质；内为脓液，脓液是由坏死、液化的肝组织碎片和白细胞组成。典型的阿米巴肝脓肿脓液为巧克力样，无臭味，当并发细菌感染时为黄白色或黄绿色，有恶臭。一般在脓液内很难找到阿米巴滋养体，阿米巴滋养体主要存在于脓腔的壁上。

阿米巴性肝脓肿常为单个，有时可多个，大小不等，大者达 15cm。80% ~ 90% 位于肝右叶，尤以右肝顶叶最为常见。这与右半结肠的血液回流经过门静脉进入肝右叶有关。肝脓肿的病理特点可能与此有关，但具体机制仍然不很清楚。

（二）临床表现

阿米巴肝脓肿主要见于热带和亚热带。好发生于成年男性，年龄以 28 ~ 50 岁最多，男女之比为 4：1 左右，20% ~ 30% 的患者有肠阿米巴病史或腹泻病史。

阿米巴肝脓肿一般发生在阿米巴痢疾后 30 ~ 40 天，最早者可与阿米巴痢疾同时发病，慢者可在 30 年后发病。

阿米巴肝脓肿起病相对较缓慢，表现为发热，通常在 38 ~ 39℃，呈弛张热或间歇热，午后、夜间出汗后，体温稍有下降。如高热体温达 40℃ 以上、伴寒战，则需考虑并发细菌感染，为脓毒血症的表现。

几乎均有右上腹或肝区疼痛，呈持续性，可因咳嗽、深呼吸及右侧卧位而加剧，可放射至右肩背部。脓肿若位于肝左叶时，可上腹痛，向左肩背部放射。30% 的患者可有干咳，食欲缺乏、腹胀、恶心、呕吐；少数患者可有黄疸，但一般较轻。病程较长者可有体重减轻、衰弱无力、消瘦、贫血等。

体格检查发现肝脏肿大，肝上界上移，肝区压痛及肝区叩痛；位于左叶者剑突下可触及肿块。

（三）实验室及影像学检查

1. 血液化验　如下所述。

（1）常规检查：急性期白细胞总数增高，可 $>15 \times 10^9$/L，病程较长者则白细胞总数接近正常或正常，可有贫血；血沉常增快；白细胞明显增高如 $>20 \times 10^9$/L，核左移或有中毒颗粒者一般提示有继发细菌感染的可能。粪便中约15%的患者可找到阿米巴滋养体或包囊。但留置大便标本要求较严格，一般取流质、半流质或带有脓血的新鲜标本，容器不加消毒药，立即或至少30分钟内送检。引流的脓液一般找不到阿米巴滋养体。一般在抽脓的最后部分近脓腔壁的脓液中找到阿米巴的可能性较大。

（2）血生化：80%的患者碱性磷酸酶、γ-谷氨酰转肽酶可增高。少数患者可有转氨酶及胆红素的异常。偶见白蛋白低于30g/L。

（3）血清学检查：血清抗阿米巴抗体检测是诊断的重要依据。目前使用的主要方法有：间接血凝试验（IHA）、酶联免疫吸附试验（ELISA）等准确率都在90%以上。阿米巴抗体一般在阿米巴感染后1周产生，2~3个月达到高峰，阿米巴病治愈后抗体还可以在体内持续数年，应注意鉴别。

2. 影像学检查　如下所述。

（1）X线检查：可以看到右膈肌抬高，活动受限；如有并发胸膜炎、胸腔积液则肋膈角消失；并发肺脓肿、肝支气管胸膜瘘则可以看到肺部阴影，脓肿内可以有液平。

（2）CT：可发现肝内有较正常肝组织密度低的占位性病变。CT检查有利于发现肝内多发性小肝脓肿，同时可用于鉴别膈下脓肿等肝外占位性病变。

（3）B型超声检查：显示单个，或多个圆形、椭圆形病灶，无回声或呈低回声。B型超声检查准确率 $>90\%$ 。可同时用于脓肿定位和引导脓肿穿刺引流，是目前肝脓肿诊治中的一个重要手段和首选方法。

（四）诊断

（1）流行区旅居史。

（2）过去或现在有痢疾史。

（3）发热、肝区疼痛、肝大、肝区叩痛等。

（4）粪便查到阿米巴滋养体。

（5）影像学检查发现肝内占位性病变。

（6）血清免疫学检查抗阿米巴抗体阳性。

（7）抗阿米巴治疗有效。根据上述诊断标准，阿米巴性肝脓肿诊断不难。

（五）并发症

1. 继发性细菌感染　阿米巴性肝脓肿约有20%患者并发细菌感染。一般常见的病原菌有：葡萄球菌、大肠杆菌、链球菌、枸橼酸杆菌等，其他如铜绿假单胞菌等则少见。继发细菌感染时症状明显加重，毒血症较明显，高热型呈弛张热，体温高达40℃以上，白细胞计数明显增高、核左移、脓液呈黄白色、有恶臭、血培养或脓液培养可以阳性。

2. 脓肿　向其他器官或组织破溃引起周围器官脓肿或瘘管形成较常见有脓肿向膈肌破溃引起脓胸，向肺组织破溃形成肝支气管胸膜瘘。如同时向胆囊破溃则可形成胆管支气管胸膜瘘；肝左叶的脓肿也可向腹腔破溃引起腹膜炎，此外还有向胃、十二指肠或结肠等破溃形成瘘管。

（六）治疗

1. 药物治疗　阿米巴性肝脓肿除非存在并发症或可能引起并发症外，一般主张非手术治疗。目前常用的抗阿米巴肝脓肿的药物有：甲硝唑、替硝唑、磷酸氯喹、依米丁、去氢依米丁、卡巴胂等。治疗阿米巴性肝脓肿的同时彻底消灭肠道阿米巴以防止由肠道再感染。

（1）甲硝唑：首选对肠阿米巴及肠外阿米巴都有良效，口服吸收快，血中有效浓度持续12小时。

常规用法：成人每天 3 次，每次 0.4 ~ 0.8g，疗程 5 ~ 10 天；对疑有并发症者可静脉滴注每天 1.5 ~ 2.0g，大多在治疗后 48h 临床症状好转，体温于 1 周左右恢复正常。少数疗效不佳，可能由于药物剂量过低；脓液过多未及时穿刺排脓；延误诊治引起了脓肿穿破至邻近器官或继发细菌感染未及时控制等。如排除上述因素疗效仍不佳者，可能由于原虫耐药（临床上往往难以证实），可换用氯喹或依米丁。用药期间偶有食欲减退、恶心、呕吐、上腹不适、头昏等。少数有因不良反应而终止治疗者。哺乳期妇女、妊娠 3 个月内孕妇及中枢神经系统疾病者禁用。

（2）替硝唑：对肠道及阿米巴病、厌氧菌感染等也有良效，口服吸收好，药物能进入各种体液。抗阿米巴可用 0.5g，4 次／d，疗程一般 10 天，重者可用 0.4 ~ 0.8g／d，静脉滴注。治疗剂量内少有不良反应，偶有一时性白细胞减少和头昏、眩晕、共济失调等神经系统障碍。妊娠（尤其初 3 个月）、哺乳期以及有血液病史和神经系统疾病者禁用。

（3）氯喹：口服后几乎全部在小肠吸收，血中浓度较高在肝、肺、肾等组织内浓度高于血液 200 ~ 700 倍，适用于肝脓肿等肠外阿米巴病，而对大肠内阿米巴无效。用法：成人第 1、2 天 1g／d，第 3 天以后 0.5g／d，疗程 2 ~ 3 周。氯喹的常见不良反应有食欲缺乏、恶心、呕吐、腹泻、皮肤瘙痒等，偶有心肌损害。使用氯喹治疗阿米巴性肝脓肿时应加用卡巴肿等药物来杀灭肠内阿米巴以防止复发。

（4）依米丁：依米丁能直接杀死阿米巴滋养体，用于治疗肠外阿米巴病及控制痢疾，对阿米巴性肝脓肿疗效肯定、迅速。对包囊无效。用法：剂量为每天 1mg／kg，最大剂量 60mg／d，分 2 次肌内注射，疗程 6 天。重症者再以 30mg／d，连续 6 天，共 12 天。药物有蓄积作用，其剂量和中毒剂量相近，易引起心肌损害、血压下降；周围神经炎；严重恶心、呕吐、腹痛、腹泻等不良反应。使用前后 2h 需卧床观察，注意观察血压、脉搏、经常检查心电图。如有明显改变，应减量或停药。由于依米丁毒性太大，只有在其他药物治疗无效对才考虑使用。孕妇及心、肾疾病者忌用。手术一般在停药后 6 周方可进行。

（5）去氢依米丁：是合成依米丁衍生物，其生物半衰期较依米丁短，剂量为每日 1 ~ 1.5mg／kg，疗程 3 ~ 10 天，总量不超过 90mg／kg。其用药指征及注意事项同依米丁。

2. 穿刺引流　近年来由于影像学发展，在 B 型超声，CT，或 X 线引导下进行经皮穿刺定位准确、危险性小，有利于明确诊断，清除脓液，促进愈合，预防肝脓肿向邻近器官破溃。但并非所有阿米巴性肝脓肿的治疗都需要引流。一般认为下列情况需要引流：①抗阿米巴治疗 2 ~ 3 天临床症状未改善者。②高热及右上腹疼痛剧烈者。③脓肿直径 >10cm 者。④血清抗阿米巴抗体阴性者。⑤右膈明显抬高者。⑥位于肝左叶的肝脓肿。⑦怀疑有继发细菌感染者。

3. 手术切开引流　由于抗阿米巴药物治疗疗效较好，加之经皮肝穿刺引流损伤小效果好，病死率低；而外科切开引流损伤大容易并发细菌感染。因此，目前多不主张使用外科手术切开引流。但部分学者主张下列情况应列为外科手术切开引流的适应证：①即将破溃的肝脓肿，经皮肝穿刺不能达到引流减压目的者。②经皮肝穿刺引流时有脓液外漏者。③有脓肿破溃或其他并发症者。

（七）药物的选择

首选甲硝唑，其高效、安全，对肠内、外阿米巴感染均有效。兼有抗厌氧菌作用。依米丁及氯喹疗效虽佳，但因其毒性大。仅用于甲硝唑疗效不佳者。抗阿米巴药物不宜同时应用，以免增加不良反应，但可轮换使用。

肠内阿米巴是肝内感染的来源，故应进行抗肠内阿米巴治疗，有报道甲硝唑疗程结束后仍有 13% ~ 19% 的患者继续排出包囊，因此，在疗程结束时，尤其在甲硝唑疗效不佳而换用氯喹或依米丁者，应查粪便内溶组织阿米巴包囊，如阳性，则给予抗肠内阿米巴药物 1 个疗程。

（八）预后

阿米巴性肝脓肿如诊断及时，治疗适当，其疗效高，病死率低。文献总结阿米巴肝脓肿 3 081 例，病死率为 4%。

（朱丙帅）

第二节 肝囊肿

肝囊肿是一种比较常见的肝脏良性疾病。它可分为寄生虫性和非寄生虫性肝囊肿。前者以肝包虫病为多见；后者又可分为先天性、创伤性、炎症性和肿瘤性肝囊肿，其中以先天性肝囊肿最常见，通常指的肝囊肿就是先天性肝囊肿。由于近年来影像诊断技术的发展和普及，肝囊肿在临床上并不少见。

也有人将先天性肝囊肿称为真性囊肿；创伤性、炎症性和肿瘤性肝囊肿称为假性囊肿。由于肿瘤性囊肿在临床上罕见，所以在这里主要讨论先天性肝囊肿。

一、病因

先天性肝囊肿的病因尚不清楚。一般认为起源于肝内迷走的胆管，或因肝内胆管和淋巴管在胚胎期的发育障碍所致。也有人认为可能为胎儿患胆管炎、肝内小胆管闭塞，近端小胆管逐渐呈囊性扩大；或因肝内胆管变性后，局部增生阻塞而成。

二、病理学

肝囊肿一般是多发性的，单发性少见。小的直径数毫米，大的可占据整个肝叶，有的囊液可达10 000mL以上。囊肿呈圆形或卵圆形，多数为单房性，也有呈多房性，有时还有蒂。囊肿有完整的包膜，表面呈乳白色，也有呈灰蓝色，囊壁厚薄不一，厚者可达0.5～5cm，内层为柱状上皮细胞，外层为纤维组织，被覆有较大胆管血管束。囊液清亮透明，或染有胆汁，如囊内出血时，可呈咖啡色。囊液呈中性或碱性，含有少量蛋白、黏液蛋白、胆固醇、红细胞、胆红素、酪氨酸和胆汁等。多发性肝囊肿很少引起门静脉高压和食管静脉曲张，但可合并胆管狭窄、胆管炎和肝炎。

三、临床表现

先天性肝囊肿生长缓慢，小的囊肿可无任何症状，临床上多数是在意外体检B超发现，当囊肿增大到一定程度时，可因压迫邻近脏器而出现症状，常见有食后饱胀、恶心、呕吐、右上腹不适和隐痛等。少数可因囊肿破裂或囊内出血而出现急腹症。若带蒂囊肿扭转时，可出现突然右上腹绞痛。如囊内发生感染，则患者往往有畏寒、发热，白细胞增高等。体检时右上腹可触及肿块和肝大，肿块随呼吸上下移动，表现光滑，有囊性感，无明显压痛。

四、诊断

肝囊肿的诊断并不困难，除上述临床表现外，B超是首选的检查方法，对诊断肝囊肿，是经济可靠而非介入性的简单方法。放射性核素肝扫描能显示肝区占位性病变，边界光整，对囊肿定位诊断有价值。CT检查可发现1～2cm的肝囊肿，可帮助临床医师准确病变定位，尤其多发性囊肿的分布状态定位，有利于治疗。在发现多发性肝囊肿的同时，还要注意肾、肺以及其他脏器有无囊肿或先天性畸形，如多囊肾，则对确诊多囊肝很有帮助。

在诊断巨大孤立性肝囊肿过程中，应注意与卵巢囊肿、肠系膜囊肿、肝包虫囊肿、胆囊积水、胰腺囊肿和肾囊肿相鉴别。只要考虑到了，一般容易鉴别。同时还要注意与肝海绵状血管瘤、肝癌等相鉴别。临床上误诊的并不罕见。

五、治疗

对于小的肝囊肿而又无任何症状者，可不需特殊治疗，但对大的而又出现压迫症状者，应给予适当治疗。肝囊肿的治疗方法包括囊肿穿刺抽液术、囊肿开窗术、囊肿引流术或囊肿切除术等。

1. 囊肿穿刺抽液术　在B超定位下进行经皮穿刺，进入肝囊肿内，尽量抽出囊液，此法只适用于表浅肝囊肿。抽液后常易复发。临床上并不常采用，仅对一些巨大肝囊肿又不能耐受手术者采用。反复多次穿刺抽液应严格无菌操作，以免发生感染。

2. 囊肿开窗术　即在剖腹术下将囊肿部分切除，吸尽囊液，切缘仔细止血后，囊腔开放。华中科技大学同济医学院附属同济医院近年来应用腹腔镜进行囊肿开窗术取得较好的效果，大大减轻了患者的痛苦。开窗术适用于单纯性囊肿，疗效满意，但也有少数病例开窗小，一定时间后周围组织粘连封堵而复发。对囊腔与较大的胆管相通，囊液有多量胆汁者必须缝合胆管。对并发感染或囊内出血或染有胆汁时，术后需放置通畅引流，待囊腔缩小或塌陷萎瘪后，可拔出引流管。

3. 囊肿内引流术　对囊壁坚厚的囊肿可考虑作内引流术，如囊肿空肠 Y 型吻合术，吻合口必须够大，Y 臂不少于 60cm，以免发生逆行感染。目前选择此法治疗逐渐减少，因开窗或摘除方法不仅效果好，手术也不困难。

4. 囊肿摘除术　带蒂的囊肿可行囊肿切除术。即使非带蒂的巨大肝囊肿，也并非一定要做肝叶切除。当吸尽排空囊内液体后，囊肿立即缩小，手术操作空间大，且囊肿壁与肝组织间有明确界线易于剥除，并不多见大的胆管和血管穿入囊内。囊肿摘除手术一般并不困难，预后良好。多发性肝囊肿仅限于处理引起症状的大囊肿，可按单纯囊肿处理。

（朱丙帅）

第三节　肝脏良性肿瘤及瘤样病变

肝脏良性肿瘤在肝脏肿瘤中较为少见，其发病率占肝脏肿瘤的 5% ~10%。近年来，随着超声、CT 等影像学诊断技术的发展，肝脏良性肿瘤的检出率已明显提高。大部分肝脏良性肿瘤不引起明显临床症状及肝脏化验指标异常，其诊断往往有赖于超声、CT、MRI 等影像学方法。肝组织穿刺活检、针吸细胞学作为确诊的金标准，应注意其应用的适应证和禁忌证。肝脏良性肿瘤的治疗包括保守观察、病灶切除及肝叶（段）切除等。因此，应根据不同类型肝脏良性肿瘤的自然病程及患者自身特点制订恰当的临床治疗方案。

肝脏良性肿瘤可来自肝脏本身的各种细胞以及胚胎发育过程中异位于肝内的肌肉、骨髓和软骨等。根据良性肿瘤的来源将其分类，见表 10-1。

表 10-1　肝脏良性肿瘤分类

组织来源	肿瘤名称
上皮性	肝细胞腺瘤、胆管腺瘤、混合腺瘤、局灶性结节性增生
间质性	海绵状血管瘤、肝脂肪瘤、髓质脂肪瘤、血管肌脂瘤、平滑肌瘤、纤维瘤、婴幼儿血管内皮细胞瘤、毛细血管瘤、良性间皮瘤
上皮/间质性	间质错构瘤、良性畸胎瘤
其他	肾上腺残余瘤（Grawits 瘤）、炎性假瘤

一、肝血管瘤

肝脏良性肿瘤中，以肝血管瘤最为常见，约占总数的 85%，尸检或超声的检出率为 0.4% ~20%。本病可发生于任何年龄，但成人中以 30~70 岁多见，平均年龄 47 岁，男女发病比例为 1∶3。有文献报道肝血管瘤在青年女性更易发生，且妊娠或口服避孕药物可以促使血管瘤短期内迅速增大，但相关机制尚未阐明，血管瘤是否为激素依赖也尚未确定。

肝血管瘤可分为较小的毛细血管瘤和较大的海绵状血管瘤等，以前者更为常见，但临床意义不大。有文献报道海绵状血管瘤可与肝局灶结节性增生并存，同时部分患者特别是儿童可合并皮肤或其他内脏器官血管瘤。

大多数病例瘤体生长缓慢，症状轻微，迄今尚无肝血管瘤恶变的报道。鉴于儿童肝血管瘤的临床病理特征与成人有所不同，本文将单独予以讨论。

（一）病因

肝海绵状血管瘤的确切发病原因尚未明确，有以下几种学说。

1. 发育异常学说　该学说认为血管瘤的形成是由于在胚胎发育过程中血管发育异常，引起瘤样增生所致，而这种异常往往在出生或出生不久即可发现。

2. 其他学说　肝组织局部坏死后血管扩张形成空泡状，其周围血管充血、扩张；肝内区域性血循环停滞，致使血管形成海绵状扩张；肝内出血后，血肿机化、血管再通形成血管扩张。毛细血管组织感染后变形，导致毛细血管扩张。

（二）病理改变

肝海绵状血管瘤通常表现为边界清楚的局灶性包块，多数单发，以肝右叶居多，亦有少数为多发，可占据整个肝脏，称为肝血管瘤病。瘤体小者直径仅为数毫米，大者可达20cm以上。肉眼观察可见海绵状肝血管瘤呈紫红色或蓝紫色，境界清楚，表面光滑或呈不规则分叶状，切面呈蜂窝状，内充满血液，可压缩，状如海绵。显微镜下可见大小不等的囊状血窦，内衬单层内皮细胞，血窦内满布红细胞，有时有血栓形成。血窦之间为纤维组织所分隔，偶见有被压缩细胞索，大的纤维隔内有血管和小胆管，纤维隔和管腔可有钙化或静脉石。

毛细血管瘤特点为血管腔狭窄、毛细血管增生、间隔纤维组织丰富。

（三）临床表现

1. 症状体征　血管瘤较小时（直径 <4cm）患者常无症状，多因其他原因行影像学检查或手术时发现。直径大于4cm者40%有症状，超过10cm者90%以上有症状。上腹不适及胀痛最为常见，肿瘤压迫邻近脏器还可导致腹胀、厌食、恶心、呕吐、黄疸等。偶有巨大血管瘤因外伤、活检或自发破裂导致瘤内、腹腔出血，出现急性腹痛、休克等表现。血栓形成或肝包膜有炎症反应时，腹痛剧烈，可伴有发热和肝功能异常。个别病例尚可合并血小板减少症或低纤维蛋白原血症，即 Kasabach – Merritt 综合征。此与巨大血管瘤血管内凝血或纤溶亢进消耗了大量的凝血因子有关，为肝血管瘤的罕见并发症，多见于儿童。体检时，较大血管瘤可触及随呼吸运动的腹部肿块，与肝脏关系密切，肿瘤表面光滑，除有纤维化、钙化或血栓形成者外，肝血管瘤从质地和硬度上难与正常肝脏组织区分，仅在瘤体增大到一定程度才有囊性感和可压缩性；可有轻压痛，偶尔能听到血管杂音。

2. 实验室检查　多数患者实验室检查结果正常，少数巨大海绵状血管瘤患者可出现贫血、白细胞和血小板计数以及纤维蛋白原减少。绝大多数患者相关肿瘤标记物（AFP）无异常升高。

3. 影像学检查　如下所述。

（1）超声检查：超声作为一种无创、便捷的检查方法，能够检出直径大于2cm的肝血管瘤。多数小血管瘤由于血窦腔小壁厚，反射界面多，故呈高回声，边界清晰，内部回声较均匀。呈低回声者多有网状结构，以类圆形多见，亦可有不规则形，边界清晰。病灶对周围肝实质及血管无明显压迫表现，多普勒彩超通常无血流信号。大血管瘤切面可呈分叶状，内部回声仍以增强为主，亦可呈管网状，或出现不规则的结节状或条块状的低回声区，有时还可出现钙化高回声及后方声影，系血管腔内血栓形成、机化或钙化所致。

（2）CT检查：肝血管瘤的CT表现有一定特征性，平扫时为低密度占位，界限清晰，可呈分叶状，约10%的患者可见到继发于纤维化或血栓形成后的钙化影。增强后早期即在病变周围出现环形或斑片状高密度区，延迟期造影剂呈向心性弥散。但对于较小的病变有时仍难与多血供的肝转移癌相区分。

（3）MRI检查：有文献报道MRI诊断肝血管瘤的敏感性和特异性分别达73% ~100%、83% ~97%。检查时T_1加权像呈低信号，稍大的血管瘤信号可略有不均，T_2加权像呈高信号，且强度均匀，边缘清晰，与周围肝脏反差明显，即所谓"灯泡征"。这是血管瘤在MRI的特异性表现，极具诊断价值，小至1cm的病灶，仍能准确检出。MRI动态扫描的增强模式同CT。血管瘤内血栓、机化灶在T_1加权像和T_2加权像时均为更低信号。

（4）选择性血管造影：血管造影曾被公认为诊断肝血管瘤最敏感、可靠的方法。其典型表现为造影剂进入瘤体较快、显影早而弥散慢，清除时间长，即所谓"快进慢出"；根据瘤体大小，可表现为棉团状、雪片状。但由于检查本身系有创性，仅在必要时用于术前了解血管瘤与肝脏血管的解剖关系，不应列为常规检查项目。

（5）ECT：放射性核素标记红细胞肝扫描对诊断血管瘤也有高度特异性，典型表现为早期有充盈缺损，延迟 30~50min 后呈向心性充填。但该项检查难以检出直径 <2cm 的肿瘤。

（四）诊断

肝血管瘤缺乏特异性临床表现，大多数情况下实验室检查也无明显异常，故其诊断有赖于影像学检查。在上述几种影像学检查方法中，应将 B 超列为首选，为避免误诊、漏诊，对于初诊患者还应行 CT 或 MRI 检查，必要时可加做 ECT 检查。如两项或以上检查均符合血管瘤特征，方可确诊。由于穿刺活检或针吸细胞学检查可引起大出血，故应视为禁忌。

（五）鉴别诊断

肝血管瘤主要与肝癌及其他肝脏占位性病变鉴别。特别是原发性肝癌，在我国发病率很高，故对于肝脏占位性病变，应综合考虑患者病史、体检及辅助检查结果以尽量明确病变性质，及时选择合适的治疗。

1. 原发性肝癌及转移性肝癌　前者多有慢性乙肝、肝硬化病史，早期症状可不明显，疾病进展可有厌食、恶心、肝区疼痛、肿块、消瘦、黄疸等表现。化验可有肝功能异常，AFP 持续增高等。CT 平扫为低密度灶，边界不清，增强扫描病灶不均匀强化，可有出血、坏死，造影剂排除较快。后者多为多发，以原发灶表现为主。

2. 非寄生虫性肝囊肿　B 超表现为边界光滑的低回声区，CT 平扫为低密度灶，增强扫描不强化。应注意少数多囊肝有时可与海绵状血管瘤混淆。多囊肝半数以上并发有多囊肾，病变大多满布肝脏，可有家族病史。

3. 细菌性肝脓肿　通常继发于某种感染性疾病，起病较急，主要表现为寒战、高热、肝区疼痛和肝大。严重时可并发胆管梗阻、腹膜炎等，B 超有助确诊。

4. 肝棘球蚴病　有牧区生活史及羊、犬接触史，肝棘球蚴内皮试验阳性，血嗜酸性粒细胞增高。

（六）治疗

大多数肝血管瘤为良性，较少引起临床症状，自身发展缓慢，目前尚未有恶变病例报道。其主要并发症包括破裂出血（外伤性、自发性）及由于瘤体压迫导致布-加综合征，均少见。故目前大多数学者均主张应慎重选择对肝血管瘤进行外科治疗。有学者提出肝血管瘤的手术切除原则：①直径≤6cm 者不处理，定期随访；②6cm <直径 <10cm，伴有明显症状者或患者精神负担重者，或并发其他上腹部良性疾病（如胆囊结石等）需手术者选择手术切除；③直径≥10cm 主张手术切除；④随访中发现瘤体进行性增大者；⑤与 AFP 阴性的肝癌不易鉴别者应手术探查、切除；⑥并发 Kasabach-Merritt 综合征可短期采用血制品（如血小板、纤维蛋白原、新鲜血浆）纠正凝血功能后手术切除。

1. 手术切除　手术切除是目前公认治疗肝血管瘤最有效、最彻底的治疗方法。其基本原则为：①完整去除病灶，避免血管瘤组织残留；②最大限度保留正常肝组织；③避免损伤重要血管、胆管。手术切除方法包括摘除术和切除术。Gedaly 等比较摘除术与切除术两种方法，发现前者腹腔内并发症少，因此结合瘤体位置、大小及自身医疗条件，应尽量选择摘除术。

摘除术的方法是沿血管瘤假包膜与正常肝组织之间的间隙进行剥离，或沿瘤体周边0.5~1cm 切除正常肝组织，可达到出血少，彻底切除瘤体的目的，通常用于浅表部位的肿瘤。若瘤体巨大且与肝内血管密切，则最好选择规则性肝切除术，以减少手术出血和术后并发症。对于多发性血管瘤可根据肿瘤大小、部位采用摘除术或肝叶（段）切除联合摘除术，尽量保留较多正常肝组织。如肿瘤部位较深，可利用术中 B 超行血管瘤摘除术。

无论选择何种手术方式，手术的要点均在于如何有效地控制术中出血。因此，在手术过程中，应尤其注意以下几点：①充分显露，切口一般选择以病侧为主的肋缘下"^"形切口，应用上腹悬吊式拉钩充分显露肝脏；②充分游离，根据需要离断肝周韧带，同时注意探查时手法轻柔；③对于占据半肝或超过半肝的肿瘤应逐一解剖肝门结构，控制与阻断病侧肝动脉、肝门静脉，以及其他可能存在的侧支血管；④充分有效地压缩瘤体和排出瘤体内的血液可使切除困难的肿瘤得以有效地显露并成功切除。

近年来以腹腔镜技术发展迅速，国际、国内已有较多腹腔镜肝血管瘤切除的报道。腹腔镜手术具有创伤小、术中易于观察各器官解剖关系、患者术后恢复快等优点，但应用于肝血管瘤切除时，除费用因素外，由于无法直接压迫止血，增加了手术难度及风险，同时其术后复发率有待进一步观察。

2. 血管瘤捆扎术 血管瘤捆扎术操作简便，手术创伤小，术后近期瘤体多有明显缩小，但远期复发率高。有文献报道其 3 年复发率可达 40%。随着外科技术的提高，绝大多数血管瘤已可以完整切除，故此方法目前已很少单独应用，而主要用于多发血管瘤在主瘤切除后，处理其他残留小血管瘤。

3. 肝动脉结扎术 肝动脉结扎术同样具有创伤小、操作简便等优点，治疗后短期内瘤体可变软、缩小，但由于侧支循环的存在，多数病例疗效难以维持。目前多用于配合巨大血管瘤切除、缩小瘤体以增加显露空间，而很少单独用于血管瘤的治疗。

4. 微波固化术或射频治疗 微波固化术可使瘤体缩小，20 世纪 90 年代应用较多。但对于较大的肝血管瘤，微波治疗难以将瘤体完全固化，术后复发率较高。目前临床上已很少单独应用。射频治疗对于较小的瘤体有一定效果，但对较大肿瘤疗效差，临床上开展不多。B 超引导下穿刺微波固化或射频治疗血管瘤应非常慎重。有学者认为对于纤维组织少，瘤壁菲薄的病灶，穿刺易引发不可控制的出血，应视为微波固化或射频治疗的禁忌。

5. 肝动脉栓塞 近年来相关报道较多，目前通过组织病理学研究认为肝血管瘤是肝内的先天血管畸形，血供完全来自于肝动脉，一般无动静脉分流。这为肝动脉栓塞治疗肝海绵状血管瘤提供了理论依据。栓塞药停留并填充在这些血窦及扩张的末梢血管中，使瘤体发生机化、纤维化，进而逐渐缩小，不再发生破裂出血，临床症状缓解消失。相当一部分肝血管瘤患者的瘤体有较明显的缩小，但对大肝海绵状血管瘤的疗效尚需要进一步观察，尚无法替代手术治疗。

另有学者认为，血管栓塞药可使伴行肝动脉的胆管营养血管形成血栓，引起胆管慢性缺血而纤维化。反复单纯肝动脉栓塞可诱发硬化性胆管炎、肝门部胆管狭窄、门静脉高压、肝脓肿等严重并发症，治疗难度大，周期长，预后不良。广泛的肝动脉栓塞对胆管的损伤远大于有双重血供的肝细胞，而且肝动脉栓塞术后肿瘤周围水肿粘连，增加手术风险。目前外科手术切除技术已比较成熟，绝大多数病例的瘤体可完整、安全的切除，因此选择肝动脉栓塞治疗肝海绵状血管瘤应非常慎重。

6. 对于多发肝血管瘤及巨大肝血管瘤手术无法切除者 如临床症状明显，肝功能受损严重，可行原位肝移植手术。

7. 其他 肝血管瘤的治疗方法还包括电化学治疗、超声引导下经皮穿刺瘤内硬化剂注射术、放射治疗等，文献亦有相关报道，但疗效大多不甚理想，临床较少开展。

（七）预后

本病为良性疾病，无恶变倾向，发展缓慢，一般预后良好。但由于某种原因（如妊娠、剧烈运动等）可促使瘤体迅速增大，或因外伤、查体、分娩等导致肿瘤破裂，病情凶险，威胁生命。部分带蒂肿瘤可因底部较长发生蒂扭转，从而引起肿瘤坏死、疼痛等。

（八）儿童肝血管瘤

儿童肝血管瘤通常包括毛细血管瘤、海绵状血管瘤及儿童血管内皮细胞瘤。儿童肝血管瘤较为常见，约占小儿肝脏肿瘤的 12%。该病主要发生在 6 个月以下幼儿，男女发病比例相当。通常情况儿童肝血管瘤为多发，近 40% 的病例同时累及有诸如皮肤、肺及骨骼等其他器官。巨大的肝血管瘤可因动静脉瘘致回心血量增加引起心力衰竭，这在成年人病例中较为少见。肝血管瘤引起微血管病性贫血、血小板减少症及低纤维蛋白原血症虽属少见并发症，但其发病率较成年人高。少数病例儿童血管内皮细胞瘤可呈恶性表现。

临床上倾向于对已确诊的较大儿童肝血管瘤尽早治疗，其目的在于消除潜在致死性并发症的发生。

但 Kristidis 等亦提出某些小的肝毛细血管瘤在患儿 5 岁后可自行消失。

二、肝腺瘤

肝腺瘤是少见的肝脏良性肿瘤，病理上可分为肝细胞腺瘤、胆管细胞腺瘤（包括胆管腺瘤、囊腺瘤）和混合腺瘤。约占肝脏所有肿瘤的 0.6%，占肝脏良性肿瘤的 10%。多见于 20～40 岁女性，Nagorney 在 1995 年报道的男女发病比例为 1：11。

（一）病因

肝腺瘤的发病原因尚不清楚，有人将肝腺瘤分为先天性与后天性两类，前者多见于婴幼儿。据文献统计 20 世纪 60 年代口服避孕药出现之前，肝腺瘤罕见。但以后有关肝腺瘤的报道逐渐增多，究其原因可能与避孕药物的使用增加有关。有学者指出避孕药（羟炔诺酮、异炔诺酮）及其同类药物可促使肝细胞坏死、增生从而发展为腺瘤。Meissner（1998）报道在口服避孕药的肝细胞腺瘤患者，肿瘤更易发生迅速增长、坏死及破裂。同时亦有文献报道若停用避孕药，腺瘤体积即有所缩小。可见口服避孕药与肝腺瘤的发生、发展有着密切关系。此外，也有学者提出肝腺瘤的发生与继发于肝硬化或其他损伤，如梅毒、感染、静脉充血等所致的代偿性肝细胞结节增生有关。近年还发现糖原贮积病（Ⅰ型与Ⅳ型）、Fanconi 贫血、Hurler 病、重症联合免疫缺陷病（SCID）、糖尿病、半乳糖血症和皮质激素、达那唑、卡马西平等代谢性疾病及药物导致广泛肝损害和血管扩张引起肝细胞腺瘤的发生。

（二）病理

肝细胞腺瘤常为单个、圆球形，与周围组织分界清楚，几乎都有包膜。镜检见肿瘤主要由正常肝细胞组成，但排列紊乱，失去正常小叶结构，内可见毛细血管，通常不存在小胆管。偶见不典型肝细胞和核分裂，此时难与分化良好的肝细胞肝癌区分。

胆管腺瘤罕见，常为单发，直径多小于 1cm，偶有大于 2cm，多位于肝包膜下。镜下可见肿瘤由小胆管样的腺瘤样细胞组成，边界清楚，无包膜。瘤细胞呈立方形或柱状，大小一致，胞质丰富，核较深染，核分裂象罕见。

胆管囊腺瘤发生于肝内，呈多房性，内含澄清液体或黏液。多见于肝右叶，边界清楚。囊壁衬附柱状上皮。胞质呈细颗粒状、淡染，胞核大小、形状规整，位于细胞中央。

混合腺瘤是肝腺瘤和胆管腺瘤同时存在于一体的肿瘤。一般多见于儿童，发展较快。

（三）临床表现

本病属良性肿瘤，生长缓慢，病程长，多见于口服避孕药物的育龄期妇女，疾病早期可无任何症状（5%～10%），临床表现取决于肿瘤生长速度、部位及有无并发症。

1. 腹块型　25%～35% 的患者可以上腹包块为主要表现，多不伴其他不适症状。当肿块体积较大压迫周围脏器时，可出现上腹饱胀不适、恶心、隐痛等。查体时可触及肿块与肝脏关系密切，质地与正常肝组织相近，表面光滑。如为囊腺瘤，可有囊性感。

2. 急性腹痛　占 20%～25%。瘤内出血（通常肿瘤直径 >4cm）时可表现为急性右上腹痛，伴发热，偶见黄疸、寒战，右上腹压痛、肌紧张，临床上易误诊为急性胆囊炎；肿瘤破裂引起腹腔内出血时可出现右上腹剧痛、心慌、冷汗，查体可见腹膜刺激征。严重时还可发生休克，病情危急。大多数以急腹症为表现的肝腺瘤患者均有口服避孕药史。

（四）辅助检查

肝腺瘤在 B 超上表现为边界清楚的占位性病变，回声依周围肝组织不同而不同；CT 表现为稍低或低密度，动态增强扫描见动脉期和肝门静脉期均轻度强化，并可见假包膜。部分伴有糖原贮积病患者肿瘤可表现为高密度；肝腺瘤在 MRI 表现为 T_1WI 和 T_2WI 上以高信号为主的混杂信号，脂肪抑制后 T_1WI 上的高信号无变化，绝大多数有假包膜，且在肝门静脉期或延迟期出现轻度强化。

实验室检查在疾病初期可不出现明显异常，但由于瘤体出血、坏死及压迫周围胆管影响胆汁引流可出现肝功能异常、胆红素增高等。对于未发生恶变的患者，血甲胎蛋白水平应在正常范围之内。

（五）诊断

发现右上腹肿块，增长缓慢，平时无症状或症状轻微，全身情况较好。体检时肿块表面光滑，质韧，无压痛，随呼吸上下活动，应考虑本病可能。如出现急性腹痛症状，应警惕腺瘤破裂出血可能。对于生育年龄女性，既往有长期口服避孕药史，可作为诊断本病的重要参考。

各种影像学检查手段均有助于明确诊断，但均缺乏特异性征象。经皮细针肝穿刺活检因受术者和病理医师经验所限，其准确率亦不能达到100%，同时还存在腹腔出血的风险。因此，应将辅助检查结果与临床资料相结合以期做出正确的诊断。

（六）鉴别诊断

肝腺瘤易误诊为肝癌，特别是与低度恶性的肝癌，即便肉眼观察也难以鉴别。因此对有怀疑者应做多处切片，反复仔细镜检。肝局灶结节性增生在临床上也易与肝腺瘤混淆。相比较而言，肝腺瘤引起相关临床症状及化验指标异常更为常见。在影像学上局灶结节性增生在B超可显示血流增强，从中心动脉放射向周围的血管，病理肉眼可见中心星状瘢痕。

（七）治疗

肝腺瘤可发生破裂出血等并发症，有报道其病死率可达90%。此外，更重要的是肝腺瘤有癌变风险。Foster等于1994年报道了39例肝细胞腺瘤未切除患者，随访30年结果有5例发展为肝癌，恶变率约为10%。另有文献指出恶变均发生在直径>4cm的肝腺瘤，且男性患者居多。根据以上原因，多数学者支持对于肝腺瘤，特别是瘤体较大，生长迅速难以与肝癌鉴别者，无论症状是否明显一旦拟诊即应争取尽早手术治疗。同时也有学者认为对于有口服避孕药史，肿瘤较小的患者，也可先停服口服避孕药，观察肿瘤是否缩小。对于因肝细胞腺瘤破裂所致腹腔内出血，可根据患者病情选择不同治疗方式。Croes报道的8例治疗经验中，4例经非手术治疗分别于2~4个月后行肝叶或肿瘤切除术。另外4例行急诊腹腔镜探查术，其中3例行纱布压迫止血获得成功，并于3个月后行肝部分切除术；另1例行急诊肝部分切除术。

肝腺瘤手术方式包括如下几种类型。

1. 肝叶切除术　肿瘤侵犯一叶或半肝，可行局部、肝叶或半肝切除。由于多数肿瘤有包膜，可沿包膜切除肿瘤，疗效满意。对于多发性肝腺瘤，可将大的主瘤切除，余下的小瘤逐一切除，疗效亦满意。

2. 囊内剜除术　此法适用于肝门处靠近大血管和胆管的肿瘤。但由于部分肝腺瘤即便术中肉眼观察亦难与肝癌区分，故一般仍以完整切除为宜。

3. 肝动脉结扎或栓塞术　部分肿瘤位于第一、第二、第三肝门，由于位置深在或紧邻大血管、胆管，局部切除困难，或瘤体与邻近脏器紧密粘连难以分开时，可结扎肝左、右动脉，亦可在肝动脉结扎同时用吸收性吸收性海绵等行肝动脉栓塞。此法对于控制肿瘤生长及防止腺瘤破裂具有一定作用。

（八）预后

肝腺瘤在手术切除后，一般预后良好，但也有报道肝腺瘤术后复发或恶变者。故为预防此种情况发生，应争取将肿瘤完整切除，包括部分正常肝组织。此外，对于有口服避孕药者，应立即停用。

三、肝脏局灶性结节性增生

肝脏局灶性结节性增生（focal nodular hyperplasia, FNH）最早由Edmondson于1958年提出的，是一种少见的肝脏良性病变，Craig在1989年报道其发病率约占全部肝脏原发肿瘤的8%，占肝脏良性肿瘤的25%，仅次于肝血管瘤。有学者统计该病在人群中的发病率大致为0.9%~3.0%。FNH可发生于任何年龄，但高峰期在30~50岁，以女性患者居多，男女发病比例约为1：8。

Mathieu等曾报道23%的FNH可合并有肝血管瘤，相比之下，FNH合并有肝腺瘤的情况则较为少见。目前关于FNH与肝脏纤维板层细胞瘤的关系尚存在争议，有学者坚持认为后者为FNH的恶性表现，但至今尚未出现FNH恶变的报道。

（一）病因

迄今为止，FNH 的发病原因尚未阐明。多年来一直认为 FNH 的发生与激素有关，特别是口服避孕药物，Reddy 等统计 216 例女性患者中，近 85% 曾服用过口服避孕药。但近来也有文献报道，FNH 不仅出现于任何年龄段和性别，也可出现于不服用避孕药物的女性。Didier 分析 1989—1998 年收治的 216 例女性患者得出结论，无论 FNH 病灶大小、数量以及变化情况都与口服避孕药无关，且妊娠对 FNH 的发生、进展不存在影响。另一种观点认为 FNH 的发生与炎症、创伤或先天因素引起的血管畸形有关。由于血管畸形、肝脏局部血供减少，刺激肝实质增生，发生"再生性变性"而致 FNH。Shimamatsu 通过实验发现肝脏在持续性缺血一段时间后会出现胆管的增生。此外，有学者曾在 FNH 病灶处的肝实质内发现玻连蛋白，此种物质恰可反映局部血管功能障碍。

（二）病理

大体观察 FNH 为一实性孤立结节，常位于肝包膜下，偶可带蒂，无包膜，边界清晰，据统计直径 <5cm 者占 84%， >10cm 者占 3.2%。病灶切面呈黄褐色或黄棕色，在大约 50% 的病例中，病灶中央可见特征性的星状瘢痕组织，伴纤维间隔自中央向四周放射，将结节分隔成大小不等的小叶，内无坏死。组织病理学可见病灶由增生的肝细胞组成，被纤维间隔分开，排列呈条索状，其间有血窦及肝巨噬细胞。星形瘢痕及纤维间隔内可见增生的血管、胆管及大量淋巴细胞、白细胞浸润，但无中央静脉。结节内无正常肝小叶结构，动、静脉管壁增厚，可使管腔偏心或完全闭锁。电镜下可见增生的肝细胞与正常肝细胞基本相同，唯一区别在于细胞间隙增大，微绒毛不规则伸入扩大的间隙。

（三）临床表现及诊断

本病患者中约 75% 无临床症状。当结节生长较大时，可有右上腹不适、疼痛、恶心及食欲下降等症状。FNH 很少出现破裂、出血等并发症。

在影像学方面，超声、CT、MR 及肝动脉造影等手段均可为诊断提供帮助。

超声作为一种简便、无创性检查，通常作为首选。但 FNH 中央星状瘢痕组织在 B 超的检出率仅为 20%，彩色多普勒超声具有特征性表现，即中央粗大的供养动脉并向四周呈星状放射时，对诊断有一定帮助。

CT 平扫多呈等密度或略低密度肿块，境界清楚，典型者可见中心低密度区。较为理想的 CT 扫描是动脉、肝门静脉双期螺旋 CT 扫描。动态扫描主要表现为造影剂灌注后病灶呈均质性早期填充，即一过性高密度；肝门静脉和延迟扫描时病灶密度迅速下降，表现为等密度，但有时中央瘢痕相对密度较高。在 65% 大 FNH （≥3cm） 和 35% 小 FNH （≤3cm） 可看到典型的中央星形瘢痕。

MRI 扫描 T_1、T_2 加权均为等信号的团块状病灶，而中央瘢痕在 T_1WI 上表现为低信号，在 T_2WI 上为高信号，且 MRI 显示中央瘢痕的敏感度可达 49%～100%。近年来新型造影剂的应用，可大大提高 MRI 在 FNH 诊断中的地位。

肝动脉造影的诊断价值也较高，约 1/3 的患者可见到典型图像，即动脉相血管呈辐射状走行，实质相病灶分界清楚、呈放射状排列。

（四）鉴别诊断

FNH 与肝腺瘤在临床及影像学表现均有相似之处，因后者常有破裂出血等并发症，需手术治疗，故应注意两者的鉴别 （表 10-2），其中最主要的依据为病理学检查。

表 10-2 FNH 与肝细胞腺瘤鉴别

	FNH	肝细胞腺瘤
发病年龄	儿童至老年	中年居多
肉眼观：包膜	无，边界清楚	有，完整或部分
中心瘢痕及纤维组织	有	无或极少
质地	硬	韧，与肝类似

续　表

	FNH	肝细胞腺瘤
镜检：胆管增生	有	无
肝巨噬细胞及炎细胞浸润	有	无
纤维增生	有	无
糖原	增多明显	大致正常
出血坏死	无	有

（五）治疗及预后

FNH 为良性病变，生长缓慢，无恶变倾向，并发症罕见，故目前确诊病例一般不需手术治疗，对于结节较大、症状明显者，可考虑予以切除；另外，由于本病可能与口服避孕药物有关，故有学者提出对有服药史者应停用。

四、肝脏其他良性肿瘤

（一）肝间叶性错构瘤

肝间叶性错构瘤是一种肝脏少见良性肿瘤，常单发于 2 岁以下小儿，约占儿童肝脏肿瘤的 5%。有报道此病与结节性硬化有关。

肝间叶性错构瘤多发于右叶，大体观察常表现为边界清楚的肿块，无包膜，切面呈囊性，其内充填浆液或黏液，并可见少量残余肝组织。镜下观察病灶处间质水肿，内含囊肿、胆管及肝细胞；但也有非囊性、实性的报道。Craig 等于 1989 年认为肝间叶性错构瘤这种典型囊性结构与胆管扩张或间质大量积液有关。

大部分患者肝功能不受影响，但瘤体较大时可因压迫肝门静脉及胆管导致相关化验异常。B 超可显示肝间叶性错构瘤特征性的囊性改变，CT、MRI 对诊断亦有帮助。

本病为良性病变，无恶变倾向，当肿瘤较大、症状明显时，应行病灶切除或肝切除术。

（二）肝脏巨大再生结节

肝脏巨大再生结节为单发或多发的圆形或椭圆形结节，多发者数量很少超过 10 个，边界清楚，有致密的纤维组织包绕。镜下观察可见病灶由正常肝细胞结构组成，内可见正常汇管区结构，此点系与肝癌、肝腺瘤鉴别的重要依据。根据组织细胞有无异型性可将本病分为Ⅰ（无）、Ⅱ（有）两型。此病多发生于既往有急、慢性肝损害的患者，有报道在慢性肝病患者中，此病发病率达 14%。肝脏巨大再生结节Ⅱ型与肝细胞肝癌之间存在明显的相关性。Hytiroglou 等回顾 155 例成人肝硬化做肝移植的肝切除标本，发现两者间有明显的关联。另有研究发现，有些微小肝癌的背景即为肝脏巨大再生结节，说明肝癌可能发生在本病的基础之上。

本病无特异临床表现，有时可在慢性肝病患者的随访过程中偶然发现。单纯影像检查通常难以确诊，MRI 对本病的诊断有较大帮助，T_1 加权像多呈高信号，T_2 加权像则多呈低信号，但与小肝癌有重叠，确诊仍依靠组织学检查。在无癌变的病例，AFP 通常不高。

对于肝脏巨大再生结节患者应密切随访，有癌变倾向者应积极处理，酌情可行局部乙醇注射、手术切除或肝移植等方法治疗。

（三）肝脏结节性再生性增生

本病较为罕见，常因其他疾病行剖腹探查时偶然发现。尸检发现率约为 3%。肝脏结节性再生性增生病因不明，但 Wauless 曾提出其与肝门静脉阻塞有关。病变常以苍白色结节满布肝脏，偶尔可局限于某叶内，此时更易与肝脏其他良性肿瘤或肝癌相混淆。组织学表现为肝门静脉系统周围灶状增生，不伴纤维化。

本病较少引起临床症状，但有报道 50% 的患者可出现门静脉高压，故对于有门静脉高压症表现并排除肝纤维化可能者，应考虑到本病可能。另有文献显示在许多慢性系统性疾病（如类风湿、Felty 综合征、亚急性心内膜炎、多发性骨髓瘤、骨髓纤维化、真红细胞增多症、糖尿病）患者中，本病发病率较高。

B 超检查可见病变为不均质回声，在 CT 则为低密度。因肝内结节病灶可摄取硫化锝，故核医学检查有助于与其他肝脏占位性病变相鉴别。确诊则需病理。

对于大多数无症状患者，本病无须治疗。但个别病例可导致肝功能受损，甚至肝衰竭，应根据具体情况采取肝切除术乃至肝脏移植。

（四）肝脂肪瘤

肝脏脂肪类肿瘤少见，通常在行影像学检查或尸检时偶然发现。Ishak 于 1995 年报道此类疾病包括单纯脂肪瘤、髓脂肪瘤（含造血组织）、血管脂肪瘤（含厚壁血管结构）及血管平滑肌脂肪瘤（含平滑肌成分）。脂肪瘤在 CT 上通常为边界清晰的低密度区，其密度在肝脏各类肿瘤中是最低的。除个别含有血管瘤或腺瘤成分的肿瘤外，大多数病灶增强扫描无明显强化。由于内含大量脂肪组织，肿瘤在 MRI T_1、T_2 加权像上均呈现高信号，其强度与皮下脂肪或腹膜后脂肪相当，此点可与肝脏其他良、恶性肿瘤相鉴别。

肝脂肪瘤需与肝假性脂肪瘤相鉴别。后者系一种脂肪瘤样病变，有完整较厚纤维包膜，位于肝脏表面，其形成可能是盲肠、阑尾系膜粘连于肝脏表面的结果，故多数患者有腹腔手术史。CT 扫描可见病灶中心钙化。

本病治疗以手术切除为主，对确诊的较小脂肪瘤可暂观察，如有明显增大，可行手术治疗。目前尚未有肝脂肪瘤恶变的报道，预后良好。

（五）肝脏炎性假瘤

本病发病率低，多发生于肺部，肝脏少见。其病因可能与感染和免疫反应导致静脉狭窄、闭塞有关。炎性假瘤的基本病理特征是炎性增生性肿块，即由纤维基质和浆细胞为主的各种慢性炎性细胞浸润所形成的局灶性病变，体积可从直径数厘米大至占据整个肝叶。患者可有发热、上腹不适、白细胞增多等表现，少部分患者可有 AFP 升高。本病无论临床、影像学表现抑或肉眼观察常难与肝脏恶性肿瘤鉴别，故诊断依赖组织病理。

肝脏炎性假瘤发展缓慢，症状较轻，预后多数良好。在病例诊断明确的前提下，多数推荐以内科治疗为主。对未行手术或难以手术的患者，有文献报道可采用激素治疗。手术切除既可获得明确病理诊断，又可避免延误病情，同时疗效满意。

（六）肝纤维性肿瘤

肝纤维性肿瘤是一种罕见的肝内巨大结节性肿瘤，包括纤维瘤、孤立性纤维间皮瘤、卵巢外纤维型卵泡膜瘤等，多发于老年人。肿瘤切面呈编织状，中央可有坏死或囊性变。镜下可呈致密的纤维组织，或呈大量梭形纤维组织束状排列，可见核分裂象。肿瘤与正常肝组织分界清楚，体积很大，CT 表现为边界清晰、密度均一的肿块。手术切除后不复发。

（七）肝其他良性肿瘤

肝脏最常见的良性肿瘤为肝血管瘤、肝脏局灶结节性增生及肝腺瘤。其他诸如肾上腺或胰腺残余瘤、黏液瘤、施万细胞瘤、淋巴管瘤、平滑肌瘤、间皮瘤及错构瘤等在临床较为罕见。在诊断困难时，应考虑到上述疾病可能，特别应注意与肝脏恶性肿瘤的鉴别。

五、肝脏良性肿瘤的手术治疗

上述大多数肝脏良性肿瘤仍需要以手术治疗为主，下面就肝脏良性肿瘤的手术治疗进行总结性讨论。

目前公认的世界首例肝脏切除手术是由德国外科医师 Carl Langenbuch 于 1888 年报道完成的。随后，Tiffany、Luke 和 Keen 等相继于 1890 年、1891 年及 1899 年成功完成了肝脏切除手术。至此以来，肝脏外科已经历了百余年的发展历程。然而，由于肝脏解剖结构复杂，血供丰富，术中出血难以控制，术后并发症多，手术死亡率高，一直制约着肝脏外科的发展。

1951 年，瑞士的 Hjortsjo 首次建立了肝脏管道铸型腐蚀标本和胆管造影的研究方法，经过 10 例的观察提出肝动脉和肝胆管呈节段性分布，并将肝脏分成内、外、后、前、尾共 5 段。1957 年，Couinaud 根据肝静脉的分布，提出了具有里程碑式意义的肝脏八段解剖分段法。肝脏解剖学的研究，反过来亦促进了肝脏外科的发展。20 世纪 50 年代中期时，Goldsmith 和 Woodburne 强调肝叶切除术应严格遵循肝脏内部的解剖，因而提出规则性肝叶切除术的概念。Quattlebaum 于 1952 年对一位肝血管瘤患者成功施行了肝右叶切除手术，并于 20 世纪 50 年代末期提出广泛肝切除手术的要素，包括充分显露、入肝血管结扎、完全游离肝脏、钝性分离肝实质。这些观点至今在肝脏手术中仍然不失其重要性。与此同时，输血技术的应用、麻醉技术的改进及抗生素的问世等，也都大大促进了肝脏外科的发展。1980 年，Starzl 发明了扩大的肝右叶切除术，其术式至今仍为常用方法。Hugeut 用肝血管阻断方法进行肝左叶扩大切除术，在肝血管阻断下，可以在无血的情况下沿肝右静脉向远端分离，手术结束时，可以清楚地看到肝右静脉走行在肝断面上。自 20 世纪末期以来，随着肝移植技术的发展，国内外学者对体外静脉 – 静脉血液转流、肝脏缺血耐受时限、肝脏低温灌注和离体肝脏体外保存等方面进行了深入研究，体外肝脏手术的概念逐渐建立起来，从而有效提高病变肝脏切除的安全性、准确性和根治性。

相对恶性肿瘤而言，肝脏良性肿瘤由于其早期常无症状，故发现时往往瘤体已较大。近年文献报道，肝脏良性肿瘤切除术的手术死亡率为 0% ~ 3%，手术并发症发生率为 10.7% ~ 27%。值得注意的是，如肿瘤已致相关并发症，则手术风险将大大增加，如当肝血管瘤发生破裂出血后，手术死亡率高达 36.4%。因此，应加强对肝脏良性肿瘤外科治疗的重视，特别是对手术指征的把握、术式的选择、手术技巧和应急处理等问题更应做到心中有数，以提高肝脏良性肿瘤外科治疗水平。

（一）适应证及禁忌证

肝脏良性肿瘤的治疗方法多样，包括随诊观察、介入放射治疗、局部注射药物及手术切除等。其中，手术切除因其能够彻底清除病灶、获得病理组织学诊断等优势，地位不容忽视。另一方面，相对于恶性肿瘤，肝脏良性肿瘤是肝脏的局部病变，其余肝组织大都正常，患者肝功能也往往正常，因此，局限性的肝良性肿瘤是肝切除的最佳适应证。应该注意到，不同类型的肝脏良性肿瘤，对于手术时机的选择也有所不同，应在充分理解肝脏良性肿瘤手术适应证的基础上根据具体情况灵活应用。

1. 肝脏良性肿瘤手术的适应证　如下所述。

（1）不能除外恶性肿瘤可能的肝占位性病变，特别是少数良性肿瘤可伴有 AFP 升高，术前鉴别诊断十分困难，对此类患者手术指征应适当从宽把握。

（2）瘤体巨大或短期内生长迅速，易并发破裂或恶变者。

（3）诊断明确，肿瘤位于左外叶或边缘部，伴有较明显的症状。

（4）肿瘤已发生破裂或其他并发症者。

2. 肝脏良性肿瘤手术的禁忌证　如下所述。

（1）无症状的肝脏良性肿瘤，且排除恶性变可能。

（2）中央部或Ⅰ、Ⅷ段可明确性质的小肿瘤。

（3）患者一般状况较差，难以耐受手术，或同时合并其他肝脏疾病致肝功能受损，术后肝脏功能难以代偿。

（二）手术方式

临床上最常用的是肿瘤包膜外切除、局部不规则切除及规则性肝叶切除（具体内容见相关章节）。目前还有微创腹腔镜肝叶切除术和仍有争议的体外肝脏手术。

1. 常规手术切口选择　肝脏切除手术常用的切口包括肋下弧形切口、上腹正中切口、上腹屋顶形切口、上腹"人"字形切口和"鱼钩"形切口。应根据肿物所在部位，同时结合肿物大小、患者体型情况、肋弓角度大小进行选择，以达到良好的暴露和充分的游离，同时适当的切口选择也是减少肝切除手术中出血的重要因素之一。

2. 非规则肝切除的方法　包括肿瘤包膜外切除术、局部不规则切除术等方法在内的切肝方法可用指捏法、止血钳压碎法、肝钳法、缝合法、止血带法、微波固化法、超声吸引法、刮吸法、水压分离法等。无论哪种方法，关键是不能损伤肝门静脉、肝静脉主干。当病变紧靠主要的血管时，可用无损伤血管钳钳夹，先将病灶切除，然后才有足够的空间暴露、检查血管是否受损伤并根据具体情况做出修补或吻合，恢复血管的通畅。

3. 肝血流阻断方法　肝切除手术首要的问题是如何控制术中出血。大量研究表明，手术中的出血与术后并发症的发生率及病死率呈明显的正相关关系。常用的肝血流阻断方法包括如下几种。

（1）第一肝门血流阻断法（Pringle 法）：用 1 根橡胶管通过小网膜孔绕肝十二指肠韧带两圈后扎紧，以阻断肝动脉和肝门静脉血流，减少切肝时的出血。其特点是无须分离、解剖第一肝门，具有止血确切、简便、安全等优点。除第一、第二和第三肝门区肿瘤外，几乎可用于各类型的肝切除术。但该法最大的缺点是阻断了肝动脉及肝门静脉的入肝血流，为了减少肝脏热缺血损害，肝门阻断应有时间的限制。肝叶切除术时暂时阻断血供的 Pringle 手法已应用 100 余年，但阻断血供时限研究绝大多数为动物实验，尤其是肝硬化时阻断时限尚缺乏临床研究。目前的经验认为，对于无肝硬化的患者，持续阻断时间在 30min 内是安全的。而对于伴有轻至中度肝硬化的患者，控制在 20min 内也是安全的。但对于重度肝硬化的患者，最好不用此方法。

（2）单侧入肝（半肝）血流阻断法：本方法又分为完全性半肝入肝血流阻断和选择性半肝入肝血流阻断两种。两者区别在于是否分离肝动脉及肝门静脉分支后进行阻断。单侧入肝血流阻断的优点是，保留了健侧肝脏的正常血供，不造成健侧肝损害，尤其是肠系膜血流仍可通过健侧肝脏回流人体循环，不会发生因肝门阻断所造成的肠道内细菌及内毒素移位和肠黏膜的损伤，术后肝功能损害轻，患者恢复快。本方法特别适用于合并有肝硬化的患者。然而，单侧入肝血流阻断法需要有熟练的肝门解剖技术，否则易误伤 Glisson 鞘内的管道，造成出血或胆漏。

（3）选择性肝门阻断法：本方法是解剖第一肝门，切肝时阻断肝门静脉主干，患侧肝动脉按需要阻断。本方法不需要解剖位置较深而又紧贴肝实质的肝门静脉分支，操作相对容易。此法阻断了 75% 的入肝血供，可以有效减少出血；同时又保证了肝动脉的供氧，故常温下阻断时间可明显延长，为切肝提供了足够的时间，适合于对合并有肝硬化的患者行肝段的非解剖性切除。曾有学者报道应用此法阻断长达 105min 仍未见肝损害者。

（4）全肝血流阻断法：本方法主要是用来处理位于第一、第二、第三肝门的病变或中央型的肝脏肿瘤及来自肝后下腔静脉和肝静脉的大出血和空气栓塞的问题。对于一些复杂的肝切除手术，切肝前均需做好全肝血流阻断的准备，在肝上、肝下下腔静脉和第一肝门预置血管吊带备用阻断。尽管时常是"备而不用"，但可以防止术中意外的发生，增加手术的安全性。应该注意到，肝血流阻断虽能有效地减少肝切除术中的出血，但同时也会造成肝缺血和再灌注损伤，而且会对术中机体的血流动力学造成一定影响。

4. 腹腔镜肝叶切除术　1996 年，Azagra 等首次进行真正意义上的腹腔镜肝切除术。此后腹腔镜肝切除的报道不断增多。根据欧洲一项多中心 87 例手术资料分析，腹腔镜肝叶切除治疗肝脏良性肿瘤无手术死亡，并发症发生率为 5%，术中输血率为 6%，中转或术后开腹手术为 10%，其中 45% 因出血而再次手术探查。术后平均住院时间仅为 5d（2～13d）。目前认为腹腔镜下切除肝良性肿瘤是安全可靠的，但仅适用于肝左叶和右前部的肿瘤。尽管有报道称已成功完成腹腔镜下肝Ⅶ、Ⅷ段血管瘤切除术，但笔者认为由于显露困难使手术过程复杂费时、术中出血不容易控制等原因，目前该方法不推荐应用于中央部肿瘤或是巨大肿瘤的肝叶切除。

5. 体外肝脏手术　有学者曾提出对不能采用常规或非常规肝切除方法切除的肝脏良性巨大肿瘤也可考虑施行体外肝脏手术，理由是这样的肝脏储备功能良好，手术的耐受能力强。但肝脏良性肿瘤是否值得冒如此大的手术风险进行体外肝脏手术是争论的焦点。有关体外肝脏手术在相关章节详述。

（三）手术注意事项

考虑到肝脏良性肿瘤的生物学特点，大多数情况下在行肝切除术时通常不用考虑肿瘤复发和所谓"安全切缘"的问题，因此在切除肿瘤的同时应最大限度地保留正常肝脏组织，并尽可能地减少术中失血。在手术过程中，应注意到如下问题。

（1）当肝脏占位病变与恶性肿瘤鉴别困难时，常以恶性肿瘤进行手术探查，因而主张施行规则性肝叶切除或有一定"安全切缘"的局部切除；但是，对于中央型和位于Ⅰ、Ⅷ段的 5cm 以下小肿瘤因位置深，在操作时较为困难，手术风险高，仍应选择局部切除，以免患者因较小的良性肿瘤而损失大量肝组织或引发严重手术并发症。

（2）当肿瘤体积巨大时，应注意做好全肝血流阻断的准备。因为绝大多数此类肿瘤直接压迫下腔静脉和第一、第二肝门，由于肿瘤体积大，术中显露困难，肝内血管分布失常，术中较易损伤下腔静脉或肝静脉主干导致大出血。此外，在分离切除紧贴下腔静脉的肿瘤时，常可因肝短静脉处理不当而引发出血，常见原因是肝短静脉结扎线脱落、钳夹止血不当而致使下腔静脉损伤。术中一旦出现下腔静脉或肝静脉主干出血，最好立即行全肝血流阻断并修复损伤血管，切不可在慌乱中盲目钳夹，以免造成更为严重的损伤。在注意控制出血的同时，还应注意对于巨大肝脏肿瘤，常已压迫周围胆管，在行半肝或扩大半肝切除时常易损伤肝内或肝外胆管，因此术中除仔细解剖辨认外，探查胆总管并置 T 形管引流是防止胆管损伤和术后胆漏的重要措施。对已明确发生严重肝胆管损伤者，应努力仔细修复后行 T 形管引流或改行胆肠 Roux－en－Y 内引流术并在肝下放置较长一段时间的负压引流管。

（朱丙帅）

第四节　原发性肝癌

原发性肝癌是一种常见的恶性肿瘤，为癌症致死的重要原因之一，全球每年发病人数达 120 万人。在世界范围内居男性常见恶性肿瘤第 7 位，居女性的第 9 位，在我国列为男性恶性肿瘤的第 3 位，仅次于胃癌、食管癌，女性则居第 4 位。原发性肝癌是非洲撒哈拉一带和东南亚地区最常见的恶性肿瘤之一。近年来，B 型和 C 型传染性肝炎在全球的流行导致了亚洲和西方国家肝癌发病率正快速升高。我国原发性肝癌的分布特点是：东南沿海高于西北和内陆；东南沿海大河口及近陆岛屿和广西扶绥地区，形成一个狭长明显的肝癌高发带。通常，男性较女性更易罹患原发性肝癌，我国普查资料表明，男女之比约为 3∶1。原发性肝癌可发生在任何年龄，但以中壮年为多见。据我国 3 254 例的统计分析，平均患病年龄为 43.7 岁，而非洲班图族人的平均年龄为 37.6 岁，印度为 47.8 岁，新加坡为 50 岁，日本为 56.6 岁，美国为 57 岁，加拿大为 64.5 岁；而在原发性肝癌高发地区主要发生在较年轻的人中，如莫桑比克 25~34 岁年龄组的男性肝癌发病率约为英、美同龄组白人的 500 倍。但在 65 岁以上年龄组中，前者发病率仅为后者的 15 倍。我国原发性肝癌的比例远较欧美为高，据卫生部统计，我国每年约 13 万人死于肝癌，占全球肝癌死亡总数的 40%。因此，研究原发性肝癌的病因、诊断和治疗是我国肿瘤工作的一项重要任务。

一、病因

原发性肝癌的病因迄今尚不完全清楚，根据临床观察和实验研究，可能与下列因素有关。

1. 乙型肝炎病毒（HBV）　一般说来，相关性研究已证实肝细胞癌的发病率在 HBsAg 携带者的流行率呈正相关关系。由于东南亚和非洲撒哈拉地区 HBsAg 流行率很高（超过 10%），所以这些地区的肝细胞癌发生率也是最高的。但在大部分欧美国家的人群中，肝细胞癌发病率低，其 HBsAg 携带者的流行率亦低。用克隆纯化的 HBV－DNA 杂交试验证明，由肝细胞癌建立的肝细胞系，肝细胞癌患者的恶性肝细胞以及长期无症状的 HBsAg 携带者肝细胞的染色体组中都整合进了 HBV－DNA。在非肝细胞癌患者中这种整合现象的存在表明整合不足以发生肝细胞癌。总之，在若干（不同的）人群中 HBV 和肝细胞癌之间的强度、特异性和一致性的关系，HBV 感染先于肝细胞癌发生的明确证据，以及来自实验室研究的生物学可信性，都表明 HBV 感染和肝细胞癌发生之间呈因果关系。

2. 黄曲霉素 黄曲霉素是由黄曲霉菌产生的真菌毒素。主要有四类：黄曲霉素 B_1 和 B_2、G_1 和 G_2。在动物实验中证明黄曲霉素有很强的致癌作用。其中黄曲霉素 B_1 的作用最显著，但对人的致癌作用证据尚不足。不过，流行病学调查资料表明，随着饮食中黄曲霉素水平的增加，肝癌发生率也随之增高。

3. 肝硬化与肝细胞癌 肝硬化与肝细胞癌的关系密切，据 1981 年全国肝癌协作组收集的 500 例病理资料，肝硬化的发生率为 84.4%，而肝硬化亦绝大多数属于大结节型的坏死后肝硬化。大结节性肝硬化常见于非洲和东南亚地区，这些地区为肝细胞癌的高发区。而小结节性肝硬化常见于欧洲和美国的肝细胞癌低发区。大结节性肝硬化的产生多半与 HBV 有关，并趋向于亚临床，患病的第一信号通常与肝细胞癌有关。因此，有人总结肝癌的发病过程为急性肝炎－慢性肝炎－肝硬化－肝细胞癌。这进一步说明了 HBV 可通过启动致癌过程，或既充当启动因子又通过与肝硬化有关的肝细胞再生作为后期致癌剂，从而引起肝细胞癌。

4. 其他 遗传因素是值得进一步探讨的，江苏启东市调查 259 例肝癌患者家族，发现有 2 人以上患肝癌有 40 个家族，占 15.4%。非洲班图族肝细胞癌多见，而居于当地的欧洲人则肝癌少见。另外，还有较多致癌很强的化学物质——亚硝胺类化合物可以诱发原发性肝细胞癌。肝癌患者中约有 40% 有饮酒史，吸烟致癌的系列研究中某些观察结果表明，肝细胞癌有中等程度增高。有人提示血吸虫与肝癌也有联系。众所周知，在口服避孕药的妇女中患肝细胞腺瘤的危险性增加。综上所述，原发性肝癌的演变过程是多种多样的，因此，对其病因尚无法作肯定性结论。

二、病理

原发性肝癌大体形态可分为三型：结节型、巨块型和弥漫型（图 10-1），其中以结节型为多见。结节型肿瘤大小不一，分布可遍及全肝，多数患者伴有较严重的肝硬化。早期癌结节以单个为多见，多发癌结节的形成可能是门静脉转移或癌组织多中心发生的结果，本型手术切除率低，预后也较差。巨块型呈单发的大块状，直径可达 10cm 以上，也可由许多密集的结节融合而成，局限于一区，肿块呈圆形，一般比较大，有时可占据整个肝叶。巨块型肝癌由于癌肿生长迅速，中心区容易发生坏死、出血，使肿块变软，容易引起破裂、出血等并发症。此型肝癌也可伴有肝硬化，但一般较轻。弥漫型肝癌较少见，有许多癌结节散布全肝，呈灰白色，有时肉眼不易与肝硬化结节区别，此型发展快，预后差。

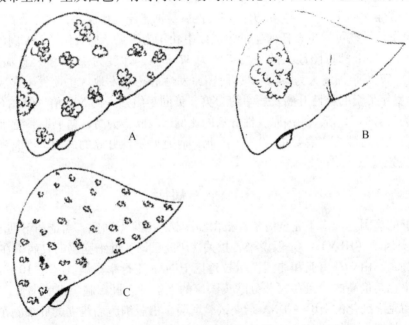

图 10-1 原发性肝癌的大体类型

A. 结节型；B. 巨块型；C. 弥漫型

中国肝癌病理协作组根据 500 例尸检肝癌大体特征的研究，提出了四大型六亚型的分类法。弥漫型：小癌结节弥漫性地散布于全肝，因而此种类型仅在肝癌尸检病例中可以见到。块状型：癌块直径在 5~10cm 之间，超过 10cm 为巨块型。根据癌块的数量与形态又分为单块状型、融合块状型和多块状型 3 个亚型。结节型：癌结节直径在 3~5cm 之间，又分为单结节型、多结节型和融合结节型 3 个亚型。小癌型：单个或双个癌结节，直径小于或等于 3cm。血清甲胎蛋白阳性者在肿瘤切除后转为正常。从病理组织来看，原发性肝癌也可分为三类：肝细胞型、胆管细胞型和二者同时出现的混合型。肝细胞癌占绝大多数，为 85% 以上。癌细胞呈圆形或多角形，核大而核仁明显，胞质丰富呈颗粒状，癌细胞排列成索状或巢状，尤以后者为多见。胆管细胞型肝癌多为单个结节，极少合并肝硬化，血清 AFP 阴性。肿瘤因含有丰富的纤维间质而呈灰白色，质地实而硬。混合型肝癌：肝细胞癌与胆管细胞癌同时存在，称为混合型肝癌。两种癌细胞成分可以在一个结节中不同区域或混合存在，通常认为源自同一细胞克隆。混合型肝癌多并发有肝硬化，在临床上更多地表现出肝细胞癌的特征。

Anthony 根据 263 例肝细胞癌的细胞形态、排列以及间质多少的不同，将肝细胞癌分为四型：①肝细胞型（77.7%），癌细胞的形态及其排列与正常肝细胞极为相似。②多形细胞型（11.4%），此型癌细胞多种多样，排列不规则，成窦性团块，无小梁和血窦。③腺样型（7.2%），癌细胞呈腺管状结构。④透明细胞型（1.5%），癌细胞似透明细胞，内含有糖原和脂肪。胆管细胞癌较少见，细胞多呈立方形或柱状，排列形成大小不一的腺腔。混合型最少见，癌细胞的形态部分似肝细胞，部分似胆管细胞，有时混杂，界限不清。

原发性肝癌极易侵犯门静脉和肝静脉引起血行转移，肝外血行转移至肝门淋巴结最多，其次为胰周、腹膜后、主动脉旁及锁骨上淋巴结。此外，向横膈及附近脏器直接蔓延和种植性转移也不少见。

三、临床表现和体征

原发性肝癌的临床表现和体征多种多样，往往在患者首次就诊时多已属晚期。主要原因是除了肝癌生长迅速，在某些病例中肿瘤倍增时间可短至 10 天内，另外，肝脏体积大意味着肿瘤在被感觉到或侵犯邻近的脏器结构前必定已达到相当大的体积；肝脏大的储备量，使大部分肝脏组织被肿瘤替代前不会出现黄疸和肝功能衰竭。因此，肝细胞癌起病隐匿，并在早期处于静止阶段，难以做出早期诊断；加之缺乏特异性症状与体征，肝脏深藏于肋缘内，触诊时手难于触及，况且肝功能生化检查缺乏特异性变化等综合因素，皆延迟了肝癌的进一步诊断。到发展为大肝癌方始治疗，已无法改变其不良预后。由于肝细胞癌自发地表现出症状时预后已很差，近年来，人们越来越多地把注意力集中到早期诊断上，采用血清 AFP 检测、B 超检查、CT、MRI 等有助于早期发现。在高危人群的普查中，可以发现几乎无症状的小肝癌，即所谓的"亚临床期肝细胞癌"，肝癌常见的临床表现是肝区疼痛、肝大或腹胀、食欲减退、消瘦、乏力和消化道症状等。

1. 肝区疼痛　肝区疼痛是最常见的症状和最常开始的主诉。疼痛多为持续性隐痛、钝痛、胀痛，有时可散发至背部，或牵涉到右肩痛。如疼痛逐渐加重，经休息或治疗仍不见好转，应特别警惕是否患肝癌的可能。疼痛多由癌肿迅速生长使肝包膜紧张所致。如突然发生剧烈的腹痛并伴有腹膜刺激征和休克，多有肝癌破裂的可能。肝硬化患者出现原因不明的上腹部疼痛时，应当怀疑肝细胞癌的可能。

2. 腹胀　患者可因腹胀症而自动减食而加速消瘦，体重减轻。当患者腹围增大或全腹胀时，应考虑有中等或大量腹腔积液。在肝硬化患者中出现原因不明的肝大或腹腔积液（尤其是血性腹腔积液），应警惕肝细胞癌发生的可能。门静脉或肝静脉癌栓，可出现顽固性腹腔积液或腹胀。

3. 食欲减退、恶心、呕吐等消化道症状　典型的肝细胞癌的症状是上腹部疼痛伴不同程度的虚弱、乏力、厌食、消瘦和腹胀，其消化道症状诸如恶心、呕吐、便秘、腹泻和消化不良亦可出现，但这些非特异性表现对诊断帮助甚微。

4. 发热　肝区疼痛或不明显原因的发热应怀疑肝癌的可能，因为巨块型肝癌易发生坏死，释放致热原进入血液循环引起发热。

临床上常见的肝癌患者的体征以肝肿大为主要症状占 94% 以上。如患者在短期内肝脏迅速肿大，肋下可触及肿块，质硬有压痛，表面光滑或有结节感，更易诊断。如肿块位于肝的下部则比较容易扪到，如肿块位于膈顶部，可见右膈肌上抬，叩诊时浊音界也抬高，有时膈肌固定或运动受限，甚至出现胸水。晚期肝癌可出现脾肿大，这是因为原有长期肝硬化病史，脾肿大是由门静脉高压所引起。脾在短期内增大应警惕门静脉癌栓阻塞的可能性。

除上述症状和体征外，有临床肝硬化背景的患者可能出现黄疸，初诊时黄疸可能为轻度，随着病程的发展，黄疸逐渐加深。黄疸多见于弥漫型或胆管细胞癌。癌肿结节压迫胆管或因肝门区淋巴结肿大压迫胆管时，均可出现黄疸。当肝硬化严重而有肝癌的患者还可出现一系列肝硬化的症状，如鼻衄、牙龈出血，以及门静脉高压所致呕血或黑便等。

由于肝癌的早期症状和体征不明显，而且部分患者无症状和体征，所以早期普查已越来越受到重视。

四、诊断

1. 诊断标准　2001年9月在广州召开的第八届全国肝癌学术会议上通过的肝癌诊断标准。

（1）AFP≥400μg/L，持续4周，能排除妊娠、生殖腺胚胎源性肿瘤、活动性肝病及转移性肝癌，并能触及肿大、坚硬及有大结节状肿块的肝脏或影像学检查有肝癌特征的占位性病变者。

（2）AFP<400μg/L，能排除妊娠、生殖系胚胎源性肿瘤、活动性肝病及转移性肝癌，并有两种影像学检查有肝癌特征的占位性病变或有两种肝癌标志物（DCP、GGTⅡ、AFU及CA19-9等）阳性及一种影像学检查有肝癌特征的占位性病变者。

（3）有肝癌的临床表现并有肯定的肝外转移病灶（包括肉眼可见的血性腹腔积液或在其中发现癌细胞）并能排除转移性肝癌者。

肝细胞癌治疗历经令人失望的漫长岁月后，在过去20多年间迎来了诊断和治疗方面的重大进展。自从采用AFP检测以来，肝癌的诊断水平又有了迅速提高，我国临床诊断的正确率已达90%以上。尤其是肿瘤影像技术的显著进步，如血管造影术、CT和超声显像术再加上MRI使肝癌的早期诊断变得更容易。但由于肝癌早期症状不明显，中晚期症状多样化，AFP检测虽然对原发性肝癌诊断有特异性，但在临床上有10%~20%的假阴性，因此，在肝癌的诊断过程中，医务人员必须根据详细的病史、体格检查和各项化验检查以及某些特殊检查结果加以认真分析，从而做出正确的诊断。

肝癌多见于30岁以上的男性，但在肝癌多发地区，发病年龄高峰移向更年轻人群，这与肝炎发生于年轻人群的流行病学特点相吻合。据我国统计3254例，平均为43.7岁；非洲班图族人的平均发病年龄为37.6岁，在美国则为57岁，故在多发地区肝癌的高发率主要是发生在较年轻的患者。

2. 免疫学检查　肝癌诊断上的突破性进展是肿瘤标志物AFP的发现。1956年Abelev利用新生小鼠血清为抗原，制备成抗血清，首先在带有移植性肝细胞癌的小鼠血清中发现此种胚胎性血清蛋白。1964年Tatarinov首先证实原发性肝癌患者血清中存在AFP。此后，血清的AFP检测试验便广泛用于临床上诊断原发性肝癌。

AFP是在胚胎时期在肝实质细胞和卵黄囊中合成的，存在于胎儿血清中，在正常成人血清中一般不存在这种蛋白，即使有也是极微量。但当发生肝细胞癌时，在血清中又出现这种蛋白。肝细胞癌具有合成AFP的能力，对诊断原发性肝癌提供了有力依据。我国率先使用AFP测定进行大规模的肝癌普查，在临床诊断亚临床期肝癌积累了大量资料，阳性率达72.3%，于是给原发性肝癌的早期诊断及早期手术开辟了道路。

肝细胞癌的分化程度与AFP也有一定的关系，高度分化及低度分化的肝细胞癌或大部分肝细胞癌变性坏死时，AFP的检测结果可呈假阴性。有人在分析临床病例的基础上，归纳几点：①AFP在肝细胞癌患者血清中出现占60%~90%，但在胆管细胞癌患者不出现。②在肝转移癌的患者中不出现。③肝脏的良性肿瘤和非肿瘤造成的肝病患者中不出现AFP。④经手术完全切除肝细胞癌后，血清中AFP即消失，随访过程中，AFP又出现阳性时，说明癌肿复发。

目前常用的AFP检测方法是抗原抗体结合的免疫反应方法。临床上常用的琼脂扩散和对流免疫法是属于定性的诊断方法，不很灵敏，但比较可靠，特异性高，肝癌时的阳性率大于80%，若用比较灵敏的放射免疫法测定，可有90%的患者显示有不同程度的血清AFP升高。各种不同方法能测得的血中AFP含量的范围如下：

琼脂扩散法 > 2 000μg/L

对流免疫法 > 300μg/L

反向间接血凝法 > 50μg/L

火箭电泳法 > 25μg/L

放射免疫法 > 10μg/L

AFP假阳性主要见于肝炎、肝硬化，占所有"假阳性"的80%。另外，生殖腺胚胎癌因含卵黄囊成分，故可以产生一定量的AFP。除此之外，胃肠道肿瘤，特别是有肝转移者也可能有AFP假阳性出现。

血清AFP虽是诊断HCC的可靠指标，但存在着较高的假阳性或假阴性。随着分子生物学的发展，已经可以采用反转录聚合酶链式反应（RT-PCR）来检测外周血AFP mRNA，其灵敏度比放射免疫法还高，有助于肝癌早期诊断、肝癌转移或术后复发的监测。

除AFP诊断肝癌以外，较有价值的肝癌标志物探索正方兴未艾。例如：

α-L-岩藻糖苷酶（AFU）：AFU属溶酶体酸性水解酶类，主要生理功能是参与岩糖基的糖蛋白、糖脂等生物活性大分子的分解代谢。1980年法国学者Deugnier等研究发现，原发性肝癌患者血清AFU升高。AFU超过110nKat/L（1nKat = 0.06IU）时应考虑为肝细胞癌。在AFP阴性的病例中，大约有70%~85%出现AFU的阳性结果，在小肝癌病例血清AFU的阳性率高于AFP，因此同时测定AFU与AFP，可使HCC的阳性检出率从单侧的70%提高至90%~94%。AFP阴性和AFP升高而不足以诊断HCC患者，其血清AFU的阳性率达80.8%。肝组织活检证实为HCC患者，血清AFU的阳性率（67%）为AFP阳性率（20%）3倍以上。因此，AFU测定对AFP阴性和小细胞肝癌的诊断价值更大。

CA19-9：它是一种分子量为5000kD的低聚糖类肿瘤相关糖类抗原，其结构为Lea血型抗原物质与唾液酸Lexa的结合物。CA19-9为消化道癌相关抗原，是胰腺癌和结、直肠癌的标志物。血清CA19-9阳性的临界值为37kU/L。肿瘤切除后CA19-9浓度会下降；如再上升，则可表示复发。结直肠癌、胆囊癌、胆管癌、肝癌和胃癌的阳性率也会很高。若同时检测CEA和AFP可进一步提高阳性检出率。

癌胚抗原（CEA）：正常 < 2.5μg/L。原发性肝癌可有升高，但转移性肝癌尤多。

碱性磷酸酶（AKP）：正常 < 13金氏单位，肝癌中阳性率73.7%，肝外梗阻91.2%。同工酶AKP为肝癌特异，原发性肝癌75%阳性，转移肝癌90%阳性。

γ-谷氨酰转肽酶（γ-GTP）：正常 < 40单位，肝癌及梗阻性黄疸皆可升高。

5'核苷酸磷酸二酯同工酶V（5'-NPD-V）：原发性肝癌70%阳性，转移性肝癌80%阳性。

铁蛋白（Ferritin）：正常值10~200μg/L，肝癌中升高占76.3%，有报道在AFP < 400μg/L的肝癌病例中，70%铁蛋白 > 400μg/L。从以上介绍不难看出，除AFP外，目前常用的肝癌肿瘤标志物大多缺乏特异性，但有助于AFP阴性肝癌的诊断。

3. 超声检查　自超声显像问世以来，使肝占位性病变诊断取得了很大进展。目前，超声显像在检查小病灶如小肝细胞癌方面已成为不可缺少的手段，并正在继续完善以进一步提高分辨力。超声显像根据肿瘤的形状可分为结节型、巨块型和弥漫型三种。①结节型：肿瘤与肝实质分界明显，因此，肿瘤能清晰识别，该型肿瘤可为单发或多发。②巨块型：肿瘤通常较大，直径5cm以上，虽然一般瘤体轮廓可辨，但较模糊。③弥漫型：瘤体不清晰，边界模糊，肝实质内呈弥漫性分布，可看到不均匀、粗糙的异常回声光点。

肝癌的超声回声类型有：①低回声（Low-echo pattern），病灶回声比肝实质为低，常见于无坏死或出血，内质均匀的肿瘤。此型常见于小肝细胞癌、小的转移性肝癌及大的增生结节等。②周围低回声型（low-peripheryecho pattern），肿瘤以低回声环与肝实质清晰的分隔，其瘤体内部回声可较周围实质稍高或等同，或者高低混合。③高回声型（high-echo pattern），其内部回声一般比周围实质高，从组织学上可见肿瘤广泛坏死或出血，此型见于有脂肪变性的肝细胞癌。④混合回声型（mixed – echo pattern），瘤体内部为高低回声混合的不均匀区域，可能因在同一肿瘤中出现各种组织学改变所致，此型常见于大肝癌和大的转移性肝癌。超声可显示直径 0.3cm 的癌结节，直径 3～5cm 的小肝癌呈圆形或不规则圆形，主要见于结节型肝癌；直径 6～7cm 的肝癌呈卵圆形团块，多由数个结节融合，边缘可辨认或模糊不清，大于 8cm 的巨块其形态多不规则；弥漫型肝癌多发生于肝硬化的基础上，肝弥漫性回声增强，呈密集或较密的粗颗粒状中小光点与强回声条索，其间散在多个细小的低回声结节；卫星样结节出现在肝癌大块病灶周围，癌灶部分包膜局部连续中断，有子结节突出；较大的低回声肿瘤边缘呈蚕食状，形态不整。小肝癌的超声表现为圆形、椭圆形，直径在 3mn 以下的结节，分低回声（77.4%）、强回声（16.2%）和等回声（6.4%）。小肝癌的超声图像特征是癌周围有声晕：①低回声（或相对低、弱回声）型，显示后方回声可增强，低回声中仍有少许强光点；大的低回声结节较少见，生长慢，坏死不明显，有门静脉、小胆管中断现象。②强回声型，显示周围有声晕，边缘不规则，内部回声较肝组织增强。③等回声型，显示肿瘤周围有低回声声晕，厚 1～2mm 或有薄的完整的包膜，侧方有声影，无内收表现；或后方回声稍强，内部回声不均匀。

4. CT 影像　电子计算机断层扫描（computed Tomography，CT）是借助电子计算机重建不同组织断面的 X 射线平均衰减密度而形成影像。由于 CT 是逐层次扫描而且图像密度分辨率高，故与常规的 X 射线摄影相比有很大优越性和特性。在各种影像检查中，CT 最能反映肝脏病理形态表现，如病灶大小、形态、部位、数目及有无病灶内出血坏死等。从病灶边缘情况可了解其浸润性，从门脉血管的癌栓和受侵犯情况可了解其侵犯性，CT 被认为是补充超声显像估计病变范围的首选非侵入性诊断方法。肝癌的 CT 表现，平扫表现：病灶几乎总是表现为低密度块影，部分病灶周围有一层更低密度的环影（晕圈征）。结节型边缘较清楚，巨块型和混合型边缘多模糊或部分清楚。有时也表现为等密度块影，极个别可呈高密度块影，衰减密度值与周围肝脏相似的肿瘤，无论肿瘤大小如何均难以为 CT 平扫所发现。因此，一般需增强扫描，其目的在于：①能更好地显示肝肿瘤；②发现等密度病灶；③有助于明确肿瘤的特定性质。增强表现：静脉注射碘造影剂后病灶和肝组织密度得到不同程度的提高，谓之增强。包括：①动态增强扫描：采用团注法动态扫描或螺旋 CT 快速扫描，早期（肝动脉期）病灶呈高密度增强，高于周围正常肝组织时间 10～30s，随后病灶密度迅速下降，接近正常肝组织为等密度，此期易遗漏；病灶密度继续下降肝组织呈低密度灶，此期可持续数分钟，动态扫描早期增强图易于发现肿块直径小于1cm 或 1～2cm 的卫星灶，亦有助于小病灶的发现。②非动态扫描：普通扫描每次至少 15s 以上，故病灶所处肝脏层面可能落在上述动态扫描的任何一期而呈不同密度，极大部分病灶落在低密度期，因此病灶较平扫时明显降低。门脉系统及其他系统受侵犯的表现：原发性肝癌门静脉系统癌栓形成率高，增强扫描显示未强化的癌栓与明显强化的血液间差异大，表现条状充盈缺损致门脉主干或分支血管不规则或不显影。少数患者有下腔静脉癌栓形成。肝门侵犯可造成肝内胆管扩张，偶见腹膜后淋巴结肿大、腹腔积液等。肺部转移在胸部 CT 检查时呈现异常，比 X 线胸片敏感。

近年来新的 CT 机器不断更新，CT 检查技术的不断改进，尤其是血管造影与 CT 结合技术如肝动脉内插管直接注射造影剂作 CT 增强的 CTA（CT – Angiography）、于肠系膜上动脉或脾动脉注射造影剂于门静脉期行 CT 断层扫描（CTAP），以及血管造影时肝动脉内注入碘化油后间隔 2～3 周行 CT 平扫的Lipiodol – ct（Lp – cT）等方法，对小肝癌特别是直径 1cm 以下的微小肝癌的检出率优于 CT 动态扫描。但上述多种方法中仍以 CT 平扫加增强列为常规，可疑病灶或微小肝癌选用 CTA 和 CTAP 为确诊的最有效方法。

5. 磁共振成像（magnetic resonance imaging，MRI）　MRI 可以准确地了解腹部正常与病理的解剖情况，由于氢质子密度及组织弛豫时间 T_1 与 T_2 的改变，可通过 MRI 成像探明肝脏的病理状态。虽然肝组织成像信号强度按所受的脉冲序列而变化，但正常肝组织一般均呈中等信号强度。由于肝的血管系统血流流速快，在未注射造影剂的情况下就能清楚地显示正常肝内血管呈现的低信号强度的结构。肝细胞癌的信号强度与正常肝组织相比按所使用的以获得成像的 MRI 序列而不同，肝细胞癌的信号强度低于正常肝组织用 MRI 成像可以证实肝细胞癌的内部结构，准确显示病灶边缘轮廓，清晰地描绘出肿瘤与血管的关系。由于正常肝组织与肝细胞癌的组织弛豫时间 T_1 与 T_2 的差别较显著，因此，MRI 成像对单发或多发病灶肝细胞癌的诊断通常十分容易。大部分原发性肝癌在 MRI T_1 加权像上表现为低信号，病灶较大者中央可见更低信号区，系坏死液在 T_2 加权像上多数病变显示为不均匀的稍高信号，坏死液化区由于含水增多显示为更高信号，包膜相对显示为等或高信号，原因是病变内含脂增多。含脂越多在 T_1 加权像上病灶信号越高。少部分原发性肝癌在 T_2 加权像上显示为等信号，容易遗漏病变，因而要结合其他序列综合确定诊断。部分小肝癌（＜3cm）出血后，病灶内铁质沉积，此种病变无论是在 T_1 加权像还是 T_2 加权像上，均显示为低信号。原发性肝癌病变中央区常因缺血产生液化坏死，MRI T_1 加权像上坏死区信号比肿瘤病变更低，在 T_2 加权像上则比肿瘤病变更高。MRI 对原发性肝癌包膜显示较 CT 好，由于包膜含纤维成分较多，无论在 T_1 加权像或 T_2 加权像均显示为低信号。尤其是在非加权像上，原发性病变表现为稍高信号，包膜为带状低信号，对比清晰，容易观察。文献报道极少数原发性肝癌病变由于肝动脉和门脉双重供血，在 CT 双期扫描时相中均显示为等密度不易被检出，MRI 由于其密度分辨率高，则可清楚显示病变。

6. 肝血管造影　尽管近年 CT、超声显像和磁共振显像学检查方面有许多进展，但血管造影在肝肿瘤诊断与治疗方面仍为一重要方法。唯有利用肝血管造影才能清晰显示肝动脉、门静脉和肝静脉的解剖图。对 2cm 以下的小肝癌，造影术往往能更精确迅速地做出诊断。目前国内外仍沿用 Seldinger 经皮穿刺股动脉插管法行肝血管造影，以扭曲型导管超选择法成功率最高，为诊断肝癌，了解肝动脉走向和解剖关系，导管插入肝总动脉或肝固有动脉即可达到目的，如疑血管变异可加选择性肠系膜上动脉造影。如目的在于栓塞治疗，导管应尽可能深入超选择达接近肿瘤的供血动脉，减少对非肿瘤区血供影响。肝癌的血管造影表现有：①肿瘤血管和肿瘤染色，是小肝癌的特征性表现，动脉期显示肿瘤血管增生紊乱，毛细血管期示肿瘤染色，小肝癌有时仅呈现肿瘤染色而无血管增生。治疗后肿瘤血管减少或消失和肿瘤染色变化是判断治疗反应的重要指标。②较大肿瘤可显示以下恶性特征如动脉位置拉直、扭曲和移位；肿瘤湖，动脉期造影剂积聚在肿瘤内排空延迟；肿瘤包绕动脉征，肿瘤生长浸润使被包绕的动脉受压不规则或僵直；动静脉瘘，即动脉期显示门静脉影；门静脉癌栓形成，静脉期见到门静脉内有与其平行走向的条索状"绒纹征"，提示门静脉已受肿瘤侵犯，有动静脉瘘同时存在时此征可见于动脉期。血管造影对肝癌检测效果取决于病灶新生血管多少，多血管型肝癌即使 20cm 以下或更小亦易显示。近年来发展有数字减影血管造影（DSA），即利用电子计算机把图像的视频信号转换成数字信号，再将相减后的数据信号放大转移成视频信号，重建模拟图像输出，显示背景清晰、对比度增强的造影图像。肝血管造影检查意义不仅在诊断、鉴别诊断，而且在术前或治疗前用于估计病变范围，特别是了解肝内播散的子结节情况；血管解剖变异和重要血管的解剖关系以及门静脉浸润可提供正确客观的信息。对判断手术切除可能性和彻底性以及决定合理的治疗方案有重要价值。血管造影检查不列入常规检查项目，仅在上述非创伤性检查不能满意时方考虑应用。此外血管造影不仅起诊断作用，有些不宜手术的患者可在造影时立即进行化疗栓塞或导入抗癌药物或其他生物免疫制剂等。

7. 放射性核素显像　肝胆放射性核素显像是采用 γ 照像或单光子发射计算机断层仪（SPECT）近年来为提高显像效果致力于寻找特异性高、亲和力强的放射性药物，如放射性核素标记的特异性强的抗肝癌的单克隆抗体或有关的肿瘤标志物的放射免疫显像诊断已始用于临床，可有效地增加放射活性的癌/肝比；^{99m}Tc-吡多醛五甲基色氨酸（^{99m}Tc-PMT）为一理想的肝胆显像剂，肝胆通过时间短，肝癌、肝腺瘤内无胆管系统供胆汁排泄并与 PMT 有一定亲和力，故可在肝癌、肝腺瘤内浓聚停留较长时间，在延迟显像（2～5h）时肝癌和肝腺瘤组织中的 ^{99m}Tc-PMT 仍滞留，而周围肝实质细胞中已排空，使癌或腺瘤内的放射性远高于正常肝组织而出现"热区"，故临床应用于肝癌的定性定位诊断，如用于 AFP 阴性肝癌的定性诊断，鉴别原发性和继发性肝癌，肝外转移灶的诊断和肝腺瘤的诊断。由于肝细胞癌阳性率仅 60% 左右，且受仪器分辨率影响，2cm 以内的病变尚难显示，故临床应用尚不够理想。

五、治疗

原发性肝癌是我国常见的恶性肿瘤，近年来诊断和治疗水平有了很大的提高。目前对肝癌的治疗和其他恶性肿瘤一样，采用综合疗法，包括手术切除、放射治疗、化学药物治疗、免疫疗法及中医中药治疗等。一般对早期肝癌采取手术治疗为主，并辅以其他疗法，对暂时不能切除的肝癌可经肝动脉插管化疗栓塞缩小后再切除，明显增加了手术切除率，减少了手术死亡率。因此，如何及时、正确地选用多种有效的治疗方法，或有计划地组合应用，是目前值得十分重视的问题。

1. 手术治疗　　目前全球比较一致的意见是：外科手术切除仍是治疗 HCC 的首选方法和最有效的措施。现代科技的高速发展，带动了外科技术的迅速进步，也使人们对肝癌切除概念不断更新。当今的肝脏外科已不存在手术禁区。

2. 导向化学药物治疗及栓塞疗法　　近年来，原发性肝癌的诊断和治疗由于基础和临床研究的不断进步，已取得了突破性进展。经过积极合理的综合治疗，使肝癌治疗水平又上了一个新台阶，确切地说，不能切除的肝癌通过导向化学药物治疗缩小后可再切除。另外，联合药物化疗研究的结果颇令人乐观。

（1）经肝动脉化疗（TAI）和栓塞（TAE）治疗肝癌：正常肝脏血供 25% ~ 30% 来自肝动脉，70% ~ 75% 来自门静脉，而肝癌的血供 90% ~ 99% 的来自肝动脉。因此，栓塞后肝癌的血供可减少 90%，致使肿瘤坏死、液化、缩小，获得良好的疗效。肝动脉化疗栓塞术被公认为非手术治疗的首选方法，主要适用于不能切除的肝癌，特别是以右叶为主，或术后复发而无法手术切除者。对于不能根治切除的肝癌，经多次肝动脉化疗栓塞治疗后，如肿瘤明显缩小，应积极争取及时手术切除，使患者获得根治的机会。对于可一期根治性切除的肝癌，特别是直径小于 5cm 单个结节的肿瘤，宜积极予以及时手术切除，一般可不考虑术前应用肝动脉化疗栓塞。在切除术后辅以肝动脉化疗栓塞为主的综合治疗可清除可能残存的微小病灶并预防术后的复发。鉴于肝癌存在多中心发生及高复发率，肝癌根治性切除术后采用积极的干预，治疗，预防术后复发是提高肝癌疗效的重要手段。肝癌根治性切除术后可采用多种方法的综合应用以预防复发。其中肝动脉化疗栓塞是切实可行的手段，其主要作用是进一步清除肝内可能残存的肝癌细胞，降低复发高峰期的复发率。肝动脉化疗栓塞对播散卫星灶和门静脉癌栓的治疗有一定限度，更难控制病灶的远处转移。为了达到长期防治的目的，需与其他治疗方法特别是生物治疗联合应用，以期在肝癌切除术后充分调动机体的生物学抗肿瘤机制，消灭残存的肿瘤细胞，并进一步阻断肝癌的复发。

1）联合化疗：常用药物为 5 - 氟脲嘧啶、丝裂霉素、阿霉素、顺铂等。经临床观察，联合药物化疗优于单一用药化疗，证明联合用药有增效作用。局部化疗优于全身化疗。近年来，用微型血管化疗泵植入皮下，间歇性化疗药物注射也获得了满意的疗效。

2）TAE：是在肝动脉造影技术进步的基础上开展的，采用 Seldinger 技术，将导管超选择性地置入肝左、右动脉内进行栓塞、化疗。TAE 具有以下的优点：①同时进行肝动脉造影，以明确病灶的部位、范围，发现 B 超、CT 不能发现的病灶和病灶血供来源，因肿瘤的血供可来源于迷走动脉，如肠系膜上动脉（多数为肝右叶肿瘤）、胃十二指肠动脉（多数为肝左叶肿瘤）。②选择适应证范围较宽，对较晚期的病例或肿瘤累及全肝或门静脉肝内有癌栓尚可进行 TAE 治疗。③同时可以进行化疗，使用针对肿瘤细胞不同周期有效的抗癌药物且高浓度地达到肿瘤部位，较全身化疗药物的浓度可提高 2 ~ 3 倍，且不良反应明显降低，其疗效更佳。较常用的是碘油类和碘化油或碘苯酯，可以选择地滞留在肿瘤血管甚至卫星结节的肿瘤血管内，保留时间在半年以上，达到长期栓塞和阻止侧支代偿形成的良好效果。

（2）门静脉化疗：由于门静脉血供在肝癌生长中的重要作用及肝癌细胞对门静脉系统的易侵入性，经门静脉注入化疗药物可选择性进入并作用于肿瘤生长最活跃的细胞，抑制癌细胞增生，控制肿瘤生长。在肝癌伴有门静脉癌栓的情况下，门静脉化疗更有其特殊重要的价值。在肝动脉阻断的情况下，随着门静脉对肿瘤血供的代偿性增加，经门静脉注入的化疗药物能更多地进入肿瘤组织。此外，化疗药物在低压、低流速的门静脉系统中缓慢流动，增加了肿瘤细胞接触化疗药物的时间，使药物在局部停留得更久。虽然有研究证明，肝动脉化疗时，对药物摄取远高于门静脉化疗，但是在肝动脉血流阻断的情况下，经门静脉化疗能显著地提高疗效。

（3）经化疗泵化疗和栓塞治疗肝癌：化疗泵是一种植入式药物输注系统，其基本设想在于让抗癌药物有选择性、高浓度、大剂量地进入肿瘤组织，从而提高抗癌效果，减少不良反应。皮下植入式输液器（化疗泵的前身）于 1970 年由 Blackshear 首先设计研制，70 年代后期应用于临床。我国于 20 世纪 80 年代中期研制成功，继而应用于临床，目前已广泛应用于中晚期肿瘤的治疗，获得了较好效果。化疗泵的应用范围较当初明显扩大，可用于：①肿瘤的化疗。②通过化疗泵注入栓塞剂（主要是液态或末梢性栓塞剂，如碘化油），栓塞肿瘤供血血管。③通过化疗泵注入免疫调节剂，对肿瘤进行免疫治疗。④通过化疗泵注入造影剂进行肿瘤血管造影。⑤通过化疗泵注入镇痛药物用于晚期肿瘤的镇痛。化疗泵已广泛应用于多种肿瘤的治疗，如肝癌、乳腺癌、胃癌、胰腺癌和直肠癌等。其中，最常应用于肝癌的治疗。在肝癌的治疗中，化疗泵植入途径可分为肝动脉、门静脉和肝动脉 - 门静脉双途径。一般在术后两周开始灌注化疗。术中也可化疗一次。若肝动脉与门静脉同时置泵时，注药化疗可同时进行也可交替进行。

3. 射频消融术（Radio Frequency Ablation，RFA） RFA 引入我国只是近几年的事，但早在 20 世纪 80 年代中期，日本学者就已将其应用于临床。只不过当时是单电极，肿瘤毁损体积小，疗效也欠佳。经过改良，RFA 双电极、伞状电极、冷却电极、盐水增强电极等陆续面世，使 RFA 在临床上的应用有了质的飞跃。其治疗原理为：插入瘤体内的射频电极，其裸露的针尖发出射频电流，射频电流是一种正弦交流电磁波，属于高频电流范围。此电流通过人体时，被作用组织局部由于电场的作用，离子、分子间的运动、碰撞、摩擦产生热以及传导电流在通过组织时形成的损耗热，可使肿块内的温度上升到 70 ~ 110℃，细胞线粒体酶和溶酶体酶发生不可逆变化，肿瘤凝固性坏死。同时为了防止电极针尖部周围组织在高温下碳化影响热的传导，通过外套针持续向针尖部灌注冰水，降低其温度，以扩大治疗范围和增强疗效。对于肝癌合并肝硬化者，由于肝纤维组织多，导电性差，热量不易散发，可形成"烤箱效应"，所以 RFA 治疗原发性肝癌的疗效好于继发性肝癌。RFA 的最佳适应证为直径 ≤3cm 病灶，少于 5 个的肝血管瘤患者和原发性、继发性、术后复发性肝癌患者，特别是肿瘤位于肝脏中央区、邻近下腔静脉或肝门的肿瘤，肝功能不低于 Ⅱ 级，患者一般情况尚可。由于 RFA 有多电极射频针，实际上对肿瘤直径在 5cm 左右的患者也可进行治疗。每周治疗一次，每次治疗 1 ~ 3 个病灶，每个病灶治疗 12 ~ 15min。肝癌治疗方面，RFA 治疗后肿瘤的完全凝固坏死率为 60% ~ 95%，肿瘤直径越小者完全坏死率越高。目前报道 RFA 治疗的最大肿瘤为 14cm × 13cm × 13cm。多数临床病例报道 RFA 治疗后 1、3、5 年生存率不亚于手术组，且术后复发率显著低于手术组。另外，较 RFA 先应用于临床的经皮激光治疗和经皮微波固化治疗，其治疗原理与 RFA 相似，都是使肿瘤组织产生高温，形成坏死区。但插入瘤体内的光纤和微波电极周围组织，在温度升高后常伴随组织碳化，阻止了能量的输出，无法达到使肿瘤全部坏死的效果。两者治疗的适应证与 RFA 相似。RFA 以其适用范围广、痛苦小、安全、疗效可靠、可反复治疗，甚至可以在门诊进行治疗而成为微创治疗的新兴生力军。而经皮激光治疗和经皮微波固化治疗在肝脏外科中的应用似趋于冷落。但 RFA 治疗费用昂贵，并且难以与手术治疗的彻底性和 PEI 的普及性相比，还有待于进一步发展和完善。

4. 冷冻治疗 1963 年 Cooper 首先报道采用液态氮冷冻治疗恶性肿瘤。1972 年 Southam 发现冷冻治疗肿瘤能够使患者获得对该肿瘤细胞的特异的免疫性，从而确立了冷冻治疗后产生免疫功能的设想。随着冷冻设备和技术的进步，近十几年来，冷冻治疗外科有了很大的发展。目前的冷冻治疗已经不仅广泛应用于各种体表的良性肿瘤的治疗，还广泛地应用于内脏的良恶性肿瘤的治疗。如胃癌、肺癌，直肠肛管癌和肝癌等。冷冻不仅能直接杀伤肿瘤组织细胞，而且还可以产生免疫效应。冷冻肿瘤细胞坏死后，可产生特异性肿瘤抗原，刺激机体产生特异抗体，通过抗体肿瘤细胞的免疫反应消灭残留的癌细胞。肝癌冷冻治疗常用的制冷剂有液氮（-196℃）、二氧化碳雾（-78℃）、氟利昂及氧化亚氮（笑气）等。目前最常用的制冷剂是液氮。液氮无色，无味，不易燃，易操作，它的气体无毒，无刺激性。是否能达到对全部肿瘤的有效低温是能否彻底杀死肿瘤细胞的关键。一般认为 -40℃ ~ -60℃ 足以杀死肝癌细胞，而 -20℃ 则未能杀死肿瘤细胞，从而使肿瘤周边部位术后肿瘤复发。肝癌的冷冻治疗一般采用液氮冷冻治疗机，先选择合适的探头（根据肿瘤大小和部位），将冷冻探头刺入病灶内至适当深度，降低冷冻探头的温度至最低点，使肿瘤组织冷冻成固形冰块，达到所需要的范围。如有可能，应先阻断肿瘤区的血液供应，然后冷冻，如此即可避免肿瘤的血行扩散，易于使肿瘤组织制冷，且不至于引起全身温度过于降低。能否将肿瘤细胞彻底地冷冻致死是冷冻治疗肿瘤成功的关键。因此医生应熟悉达到冷冻坏死的各种因素及其过程，才能根据肿瘤的大小、部位和组织类型等进行冷冻治疗。动物实验和临床研究表明，快速冷冻和缓慢复温的模式对组织细胞具有最大的破坏力。多次冻融比单次冻融的效果好。降温速度应为每分钟100℃左右的梯度差急速冷冻，复温速度则应以每分钟1~10℃的温度梯度缓慢复温。在这种条件下，对组织细胞的破坏程度最大。冷冻时间应为每次5~15min。

5. 免疫治疗　1970年Burnet提出肿瘤免疫监视概念以来，世界各地纷纷开展肿瘤免疫治疗实验的研究和临床观察。经过20多年的研究，基本上一致认为肿瘤的免疫治疗对消灭残癌，减少复发，改善机体的免疫状态有发展前途。目前，免疫治疗原发性肝癌有前途的方法还是非特异性免疫治疗。非特异性免疫治疗肿瘤的基本原则是：①提高机体免疫功能。②调节机体免疫状态，使其恢复正常。③用单克隆抗体等免疫手段结合药物或毒素进行治疗。免疫促进剂或调节剂种类繁多，如卡介苗、短小棒状杆菌等微生物制剂，或转移因子、干扰素肿瘤坏死因子以及白细胞介素-2（IL-2）等生物制剂。近年国内外对肝癌的免疫治疗，采用一种过继性免疫疗法，即将肿瘤患者的淋巴细胞经淋巴因子IL-2诱导，再经体外培养诱导为非特异性杀伤细胞，然后，将这种淋巴因子激活的杀伤（LAK）细胞回输给患者。Rosenberg等报道LAK疗法对肝癌尤其有效。

从免疫治疗原发性肝癌的资料分析，归纳如下：①原发性肝癌除其他治疗手段外，辅以免疫治疗有很大的帮助。②免疫治疗中的非特异性免疫治疗有发展前途，如干扰素、肿瘤坏死因子以及IL-2。③利用肝癌细胞的单克隆抗体结合化疗和毒素局部使用。④中草药的免疫促进及调节还应进一步地研究。

6. 酒精瘤内注射治疗（PEI）　对无法手术切除的原发性肝癌，可在B超引导下用无水酒精注射治疗，这是一种安全有效的方法。

（1）适应证：无水酒精适用于肿瘤直径小于2cm的肝癌，结节总数不超过3个的小肝癌患者。直径3cm以上的肝癌常有肿瘤包膜浸润或血管侵犯，可以获得满意疗效。

（2）术前准备

1）应详细了解肝肿瘤的位置、大小、包膜与血管、胆管的关系，肝外血管侵犯和肝外转移情况。

2）术前检查肝、肾功能、出凝血机制。

（3）操作方法

1）操作设备：①超声导向设备，选用有导向穿刺装置的超声探头。②22号穿刺细针或PTC细针。③99.5%以上的纯酒精、局部麻醉药等。

2）操作步骤：①在B超引导下反复取不同方向体位比较，选择适宜穿刺部位穿刺进针点。②常规消毒铺巾。③穿刺针刺入皮内后在超声引导下向肿瘤部位穿刺，抵达肿瘤后拔出针芯，接上无水酒精注射器，注入无水酒精。较大的肿瘤可采用多方向、多点、多平面穿刺，注射操作者感到注射区内部有一定压力乃停止注射，退出穿刺针。为避免无水酒精沿针道溢出刺激腹膜产生一过性疼痛，可在退针时注入局部麻醉药2~3mL以减轻或防止疼痛。④酒精注入剂量：2cm以内的小肿瘤，一般2~5mL；直径3cm以上的肝癌，每次10~20mL。每隔4~10天，一般7天一次。如体质较好可以耐受者，可每周2次，一疗程4~6次。无水酒精注射后不良反应少，有一过性局部灼痛，半数患者注射当天有低至中等发热。梗阻性黄疸患者穿刺易损伤胆管引起胆汁外漏，或穿刺后出血。近来随着超声设备不断地更新，技术操作水平的提高，超声介入治疗正向新的高度发展，已不仅限于瘤内酒精注射方法，改进瘤内应用药物也多样化。经皮醋酸注射（PAI）和经皮热盐水注射（PSI）都是自PEI衍生出来的治疗方法。前者杀灭肿瘤的原理亦是使细胞蛋白质变性、凝固性坏死，但醋酸在瘤体内的均匀弥散优于无水酒精；后者的治疗原理是利用煮沸的生理盐水直接杀灭肿瘤细胞，而热盐水冷却后成为体液的一部分，相对于无水酒精和醋酸无任何不良反应。两者治疗的适应证与PEI相似。虽然有资料称PAI和PSI的疗效好于PEI，但目前尚缺少它们的大宗临床病例报道，其近、远期疗效有待进一步观察。

7. 中医中药治疗　我国已普遍开展中医中药治疗原发性肝癌。在临床上运用更多的是中医辨证施治，根据肝癌患者的主征、舌苔、脉象，运用祖国医学的理论进行辨证，从整体观念出发，采用扶正培本为主，着重调动机体的抗病能力，比较注意处理如局部与整体，扶正与祛邪关系的治疗原则，经探讨初步发现，中药仍以采用健脾理气药物为好。对不能切除的肝癌，我们采用中药和化疗相结合，使肿瘤在一定程度上受到抑制，发展缓慢。中药治疗肝癌有一定的前景，但目前仍处于探讨阶段。

（朱丙帅）

第五节　转移性肝癌

肝脏是恶性肿瘤转移最常见的靶器官。在欧美发达国家，由于原发性肝癌少见，转移性肝癌可多于原发性肝癌几十倍。而我国转移性肝癌与原发性肝癌的发病率相近。容易转移至肝脏的大肠癌、胰腺癌、肺癌和乳腺癌等，近年在我国均有明显上升的趋势，为此我国转移性肝癌也必将增多。

全身各种组织器官的恶性肿瘤均可通过血道、淋巴或直接浸润而转移至肝，但主要是通过门静脉或肝动脉。根据过去的统计，原上海医科大学 150 例转移性肝癌尸检中，来自消化道肿瘤者占 30.0%，来自造血系统肿瘤者占 29.3%，胸部肿瘤（肺、食管）占 18.7%，其余依次为泌尿系、女性生殖系、头颈部、乳腺、软组织等。在临床实践中，大肠癌的肝转移最常见，其预后也较好。

一、临床表现

转移性肝癌可在恶性肿瘤，特别是腹腔脏器恶性肿瘤，手术前或手术时发现，但多数在术后随访时发现。术后随访时可因癌转移至肝出现症状而发现，也可在定期随访过程中通过肿瘤标记（如癌胚抗原 CEA、CA19－9 等）和/或影像医学（超声显像、CT 等）的监测而发现。少数以肝转移癌为首发症状就医而发现。也有发现转移性肝癌后至死未能查清原发癌者。

转移性肝癌可出现与原发性肝癌相仿的临床表现。但转移性肝癌多无肝病背景，多不合并肝硬化，故临床表现常较轻而不易早期发现。随肝转移癌的增大，可出现肝区痛、上腹胀、乏力、消瘦、发热、食欲不振及上腹肿块等。由于多无肝病背景，故多无肝硬化相关的表现。扪诊时肝软而癌结节相对较硬，有时可扪到"脐凹"。其中不少患者有不明原因低热。晚期可出现黄疸、腹腔积液、恶病质。

如没有明确的原发癌史，患者可同时出现原发癌相关的临床表现。如原发癌来自大肠，患者可能同时有黑粪、大便带血、腹部游走性痛伴块物、腹部扪及肿块等。如原发癌来自肺，可出现咳嗽、痰中带血等。如原发癌来自胰腺，可能出现背痛、腹块、黄疸等。

二、实验室与影像学检查

1. 实验室检查　由于多无肝病背景，故乙型和丙型肝炎病毒标记常阴性。早期肝功能检查大多正常，晚期可出现胆红素增高，γ－谷氨酰转肽酶也常升高。甲胎蛋白（AFP）检查常阴性，但少数消化道癌（如胃癌、胰腺癌）的肝转移 AFP 可出现低浓度升高。大肠癌肝转移者，癌胚抗原（CEA）常异常升高。由于转移性肝癌来自大肠癌者最多，故一旦疑为转移性肝癌者，CEA 和 CA19－9 等应作为常规检查。在大肠癌手术后，CEA 的定期监测是早期发现肝转移的重要手段。

2. 影像学检查　影像学检查是转移性肝癌诊断所不能或缺者。最常用者为超声显像。通常可检出 1cm 左右的肝转移癌。转移性肝癌在超声显像中常表现为散在多发的类圆形病灶。小的转移癌多为低回声灶，大的肿瘤则多为高回声灶，有时可见中心为低回声，称"牛眼症"。彩色超声提示多数转移性肝癌的动脉血供较原发性肝癌少。电子计算机 X 线断层显像（CT）多不可缺少，它可提供更为全面的信息。转移性肝癌在 CT 上常表现为多发散在类圆形低密度灶。由于多数转移性肝癌的血管不如原发性肝癌丰富，注射造影剂后，病灶增强远不如原发性肝癌明显，有时仅见病灶周围略增强。磁共振成像（MRI）也常用。

3. 原发癌的寻找　临床上一旦怀疑为转移性肝癌，如原先无明确的原发癌史，应在治疗前设法寻找原发癌。除上述 CEA 等外，如怀疑来自大肠癌者，可查大便隐血、纤维肠镜或钡剂灌肠。如怀疑来自胃癌者，可查胃镜或钡餐。如怀疑来自胰腺癌者，可查超声显像和/或 CT。如怀疑来自肺癌者，可查痰脱落细胞、胸片或 CT。如怀疑来自乳腺癌者也应不难发现。

三、诊断与鉴别诊断

1. 临床诊断　①有原发癌史或证据。②有肝肿瘤的临床表现。③CEA 升高，而 AFP、HBsAg 或抗 HCV 常阴性。④影像学检查证实肝内实质性占位性病变，且常为散在分布、多发、大小相仿的类圆形病灶。细针穿刺活检证实为与原发癌病理相同的转移癌。

2. 鉴别诊断　如下所述。

（1）原发性肝癌：多有乙型或丙型病毒性肝炎、肝硬化背景，但无原发癌史。AFP、乙肝或丙肝标记常阳性。影像学检查常有肝硬化表现，肝内实质性占位性病灶常为单个，或主瘤旁有卫星灶，瘤内动脉血供常较丰富，有时可见门静脉癌栓。

（2）肝血管瘤：无原发癌史。女性较多，发展慢，病程长，临床表现轻。CEA、AFP 均阴性。乙肝和丙肝标记常阴性，多无肝硬化背景。超声显像可单个或多个，小者常为高回声光团；大者可呈低回声灶，内有网状结构。CT 静脉相常见自外向中心的水墨样增强。核素肝血池扫描阳性。

（3）局灶性结节样增生：无原发癌史。CT 动脉相和静脉相均明显增强，有时可见动脉支供应。

（4）炎性假瘤：无原发癌史。超声显像常呈分叶状低回声灶。CT 动脉相和静脉相均无增强。

（5）肝脓肿：无原发癌史，常有肝外（尤其胆管）感染病史。常有炎症的临床表现，如寒战、发热、肝区痛、白细胞总数及中性粒细胞增多。超声、CT 可见液平。穿刺有脓液。

四、治疗

转移性肝癌的治疗主要有手术切除、经手术的姑息性外科治疗、不经手术的局部治疗、药物治疗以及对症治疗。

1. 治疗方法的选择：转移性肝癌的治疗选择应考虑以下方面。①原发癌的情况：如原发癌已经作根治性切除，对转移性肝癌的治疗应采取较积极的态度。如原发癌未治疗，通常应首先治疗原发癌，然后考虑转移性肝癌的治疗。如原发癌已有广泛播散，通常只作对症治疗。②转移性肝癌的情况：除原发癌情况需首先考虑外，如转移性肝癌为单个病灶，应争取手术切除。如为 2～3 个病灶，仍可考虑手术切除。如为 3 个以上病灶，则考虑切除以外的经手术或不经手术的局部治疗。③全身情况：如全身情况较好，对转移性肝癌应采取积极的态度。如全身情况很差，则只宜作对症治疗。

2. 手术切除　如下所述。

（1）切除指征：①原发癌已作根治性切除，或个别原发癌和单个肝转移癌有可能作一期切除者。②肝转移癌为单个病灶或局限于半肝，或虽累及左右肝而结节数不超过 3 个，且转移灶的大小和所在部位估计技术上能切除者。③无其他远处转移灶。④全身情况可耐受肝转移癌的手术切除，无心、肺、肾严重功能障碍，无其他严重疾病（如糖尿病等）。⑤肝转移癌切除后较远期的单个复发性肝转移癌而无其他转移灶者。

（2）手术方式：手术切除方式与原发性肝癌者相仿。由于转移性肝癌多不伴肝硬化，故可耐受较大范围的肝切除，包括扩大半肝切除，术中肝门阻断的时间也可延长。但通常有足够切缘的局部切除已能达到要求，过分强调规则性切除常弊多利少。

（3）手术时机：如可切除的原发癌尚未切除，对可切除的转移性肝癌的手术可同期或分期进行。凡患者能耐受者，可同期切除。如估计患者不能耐受，或二者的手术均较大，或不能确定肝转移癌为单个或 3 个以内，宜分期进行，通常在原发癌切除后数周待患者基本恢复后进行。

（4）手术切除的疗效：近年随着诊断技术（尤其是肿瘤标记和影像医学）的提高，尤其是原发癌术后随访的重视，不少转移性肝癌已能在尚无症状的亚临床期发现，使转移性肝癌的切除率明显提高，手术死亡率明显下降，切除的疗效也逐步提高。Ohisson 等（1998）对比 1971—1984 年和 1985—1995 年两个阶段结直肠癌肝转移切除术，手术死亡率由 6% 降至 0%，5 年生存率由 19% 提高到 35%。Nordlinger 等（1996）报道 1 568 例结直肠癌肝转移切除术后 5 年生存率为 28%。过去转移性肝癌手术切除以来自大肠癌者的疗效较好，近年非大肠癌肝转移切除的疗效也有提高。影响转移性肝癌手术切除疗效有诸多因素，如原发癌病期的早晚、转移癌数目的多少、CEA 水平的高低、同期出现或原发癌切除后延期出现（无瘤间期的长短）肝转移等。但原发癌的生物学特性可能是十分重要的因素。

3. 切除以外的局部治疗　如下所述。

（1）经手术的局部治疗：通常在腹部原发癌手术时发现有转移性肝癌而不宜切除者，可酌情作肝动脉结扎、插管，术后行化疗灌注或化疗栓塞。由于转移性肝癌的血供不少来自门静脉，也可合并门静脉插管，术后作化疗灌注。如转移灶数目不多，肿瘤不太大，亦可作术中液氮冷冻治疗。较小较少的肝转移灶，也可作术中微波治疗或术中无水乙醇瘤内注射。

（2）经导管动脉内化疗栓塞（TACE）：对多发转移性肝癌或肿瘤巨大而不能切除者，或患者不能耐受手术者，目前多采用 TACE。TACE 的疗效常取决于肿瘤的动脉血供和对化疗药物的敏感度。如动脉血供较多，碘化油在瘤内的浓聚程度也较好，疗效将好于动脉血供少者。化疗药物的敏感性则取决于原发癌的种类。通常转移性肝癌用 TACE 治疗的疗效常不如原发性肝癌的 TACE 治疗的疗效。TACE 对转移性肝癌在部分患者可延长生存期，但远期疗效多不理想。

（3）经皮瘤内无水乙醇注射：对转移性肝癌数目较少、肿瘤较小者可选用此法，但需施行多次。个别患者疗效不错。

（4）经皮射频治疗：近年出现的射频治疗，其肿瘤坏死的程度常优于无水乙醇注射。对转移性肝癌数目不多、肿瘤不太大者可选用。

（5）放射治疗：如转移性肝癌病灶比较局限，也可选用外放射治疗。复旦大学肿瘤医院曾报道 36 例转移性肝癌的放射治疗，其 3 年生存率为 9.7%。放疗的疗效也取决于肿瘤对放疗的敏感性。

4. 全身化疗、生物治疗和中医治疗　除个别原发癌对化疗敏感（如恶性淋巴瘤）者外，全身化疗对多数转移性肝癌疗效甚差。对来自消化道肿瘤的转移性肝癌，也可试用口服 5 - 氟尿嘧啶类药物，如替加氟、去氧氟尿苷等。生物治疗如 α 干扰素（IFN）也可试用，对肿瘤血管较多的肿瘤，IFN 有抑制血管生成的作用。其他如 IL - 2/LAK 细胞治疗等也可试用。近年还有胸腺素等，有助增强免疫功能。对不能切除的转移性肝癌，有时采用中医中药健脾理气之品，有助提高免疫功能、改善症状，甚或延长生存期。

五、预后

原发癌已切除的转移性肝癌，除单个或 3 个以下能切除者外，大多预后较差。转移性肝癌的预后取决于原发癌的部位、原发癌的切除与否、原发癌的生物学特性、转移性肝癌的数目和肝脏受侵范围的程度以及治疗的选择等。如来自消化系统肿瘤的转移性肝癌，通常来自大肠癌者预后最好，来自胃癌者较差，来自胰腺癌者更差。

（朱丙帅）

第六节　布 - 加综合征

一、概述

巴德 - 吉亚利综合征，也称布 - 加综合征（Budd - Chiari syndrome）。它指的是由肝静脉或其开口以上的下腔静脉阻塞引起的以门静脉高压或门静脉和下腔静脉高压为特征的一组疾病。最常见者为肝静脉开口以上的下腔静脉隔膜和肝内静脉血栓形成。1845 年和 1899 年 Budd 和 Chiari 分别描述了本病，故称 Budd - Chiari 综合征。

病因：在亚洲国家，如我国、印度、日本和韩国，则以下腔静脉发育异常为多见，少数由肝静脉隔膜引起。欧美则多由肝静脉血栓形成所致，与高凝状态，如真性红细胞增多症、抗凝血酶Ⅲ缺乏、高磷脂综合征等有关。其他原因尚有真性红细胞增多症、阵发性夜间血红蛋白尿、口服避孕药、严重充血性心力衰竭、心包炎、白塞综合征、非特异性血管炎、血液高凝状态、腔外肿瘤、肥大的肝尾叶压迫或妊娠等。另有 10% 左右的患者尽管做了全面检查仍不能确定病因。

分型：尚未完全统一。为治疗的需要按病变部位的不同分为三型：A 型为局限性下腔静脉阻塞；B 型为下腔静脉长段狭窄或阻塞；C 型为肝静脉阻塞；以 A 型和 C 型为多见。

二、诊断

（一）病史要点

本病以男性多见，男女之比约为 2∶1，多发于 20～40 岁。发病年龄则视发病原因而异，因先天性发育异常者，发病较早；因后天原因致病者，则发病年龄可较晚。

单纯的肝静脉阻塞者，以门静脉高压症状为主；合并下腔静脉阻塞者，则同时出现门静脉高压和下腔静脉阻塞综合征。

（二）查体要点

除常规门脉高压出现的体征外，严重者可出现。

（1）下腔静脉回流受阻还可引起双侧下肢静脉曲张、色素沉着，甚至经久不愈的溃疡；严重者，双小腿皮肤呈树皮样改变。

（2）下腔静脉阻塞后，胸、腹壁及腰部静脉扩张扭曲，部分代偿下腔静脉的回流。腰背部静脉曲张和下腹壁曲张静脉血流向上不是单纯门静脉高压症所能引起，而恰恰提示下腔静脉阻塞性病变。

（3）晚期患者由于腹腔积液严重，为减轻症状而反复抽吸腹腔积液，蛋白不断丢失，最后患者常死于严重营养不良、食管曲张静脉破裂出血或肝肾功能衰竭。

（三）辅助检查

1. 常规检查　同门静脉高压症。

2. 其他检查　如下所述。

（1）B 型超声或彩色多普勒：是简单、可靠且方便的无创性首选检查。诊断准确率达 90% 以上。

（2）下腔静脉造影：是诊断本病的金标准。采用 seldinger 技术经股静脉插管，将导管经导丝插至下腔静脉，在高压注射造影剂的同时施行连续摄片。也可同时经颈静脉或贵要静脉途径，插入另一导管经上腔静脉和右心房进入下腔静脉上端。可清楚地显示病变部位、梗阻的程度、类型及范围，对治疗具有指导意义。

（3）经皮肝穿刺肝静脉造影：可显示肝静脉有无阻塞，除具有上述方法同样的意义外，在适当病例，可同时扩张和置放支架治疗，还可帮助预测手术效果及预后。

（4）上消化道钡餐检查可见胃底、食管静脉曲张，十二指肠受肥大的尾叶推压而移位。

（5）CT 及 MRI 不如上述方法准确。

（6）肝穿刺活检有辅助诊断意义：慢性患者肝小梁中的肝细胞被红细胞取代，被认为是其特征性改变。如除外心脏疾病，有高度淤血肝或瘀血性肝硬化时，应首先考虑本病。

（四）诊断标准

有门静脉高压表现并伴有胸、腹壁，特别是腰背部及双下肢静脉曲张者，应高度怀疑为布-加综合征。根据典型临床表现和 B 超检查诊断不难。下肢静脉造影可确诊。

急性患者起病急骤，有不同程度的右上腹痛、呕吐、发热、下肢麻木、浮肿，继之出现肝脏肿大、腹腔积液，部分患者可出现轻度黄疸，有些病例甚至休克，迅速死亡。肝颈静脉回流征阴性为其特点。腹腔积液积聚迅速、蛋白含量较高。

慢性患者可有如下表现：

（1）顽固的、难以消退的腹腔积液：患者肝静脉回流受阻，血流不能回流入右心，肝静脉压力明显升高致肝中央静脉和肝静脉窦扩张、瘀血，血浆经狄氏间隙渗入肝淋巴间隙，淋巴液通过肝纤维囊漏入腹腔，形成顽固的腹腔积液。

（2）肝脾肿大：由于肝脏充血，压力增高，导致肝和脾肿大、食管和胃底静脉曲张等门静脉系统压力增高的表现。

（3）消化不良：由于小肠静脉瘀血引起。如肝静脉回流得以早期解决，病变可以逆转。如果长期不予处理，可继发肝硬化，少数发生癌变。

（4）伴下腔静脉阻塞者不仅引起双下肢、会阴部肿胀和胸肋、背部静脉曲张，尚可引起肾静脉回流受阻导致肾功能不全。

（5）心功能不全：由于血液淤滞在下半躯体，回心血量明显减少，心脏缩小。患者常有心悸，轻微活动即可引起心慌、气短，重者处于端坐呼吸状态。

无症状型：部分病例仅表现原发性疾病的症状，多在尸检时方才发现，临床上并无特殊症状。

（五）鉴别诊断

需要注意与一般的门静脉高压症患者相鉴别。

彩超检查很容易发现肝静脉或其开口以上的下腔静脉阻塞。此外，尚需明确该病的原发病因，如某种高凝状态等。

三、治疗

应根据不同病型采用不同治疗方法。首选介入性方法或介入与手术联合法，其次才考虑应用手术方法解决。治疗应该首先针对门静脉高压及其引起的并发症，其次针对由下腔静脉阻塞引起的一系列由下半躯体静脉回流障碍所致的不良后果。

（一）一般治疗

在急性期宜采取内科治疗，不宜手术，以病因治疗为主。有血栓形成者可试用抗凝剂尿激酶和链激酶治疗，使用抗生素。利尿剂和低盐饮食有利于腹腔积液的消退。

（二）手术治疗

手术方法大致分为六类：①间接减压术，包括腹膜腔－颈内静脉转流术和胸导管－颈内静脉重新吻合术；②断流术，包括经食管镜硬化剂注射；③各种促进侧支循环的手术，如脾肺固定术；④直接减压术，包括各型肠系膜上静脉或下腔静脉或前两者与右心房之间的转流手术；⑤病变根治性切除术；⑥肝移植术。

（1）下腔静脉局限性阻塞或狭窄的治疗

1）经皮球囊导管扩张和内支架植入术：经皮血管腔内血管成形术（percutaneous transluminal angioplasty，PTA）或称血管内球囊扩张术，为近年新建立的比较安全、简便、损伤小的术式。目前已成为膜性阻塞患者的首选治疗方法，也可用于节段性阻塞患者的治疗。一般要用 20～30mm 内径球囊的特制导管反复扩张数次，以获稳定疗效。为防止复发，近年在 PTA 的基础上发展起来一种新的治疗方法称经皮血管腔内支架置入术（percutaneous transluminal stentangioplasty，PTS）。其方法如同 PTA，在球囊扩张后，导入直径 2cm 可扩张性金属支架撑开狭窄部，从而建立起静脉流通道。有逐渐取代 PTA 的趋势。

2）经右心房破膜术：当阻塞不能被穿破时可择期采用本法。此术 5 年通畅率约 60％。现此术已被如下术式所替代。

3）经右心房破膜与经股静脉会师式破膜、扩张和内支架植入术：经股静脉经插入球囊扩张导管施行"会师"或穿破、扩张术后，在伸入右心房的指尖定位下，将 20～30mm 直径的内支架置于合适的位置。

4）下腔静脉－右心房人工血管转流术：当采用上述方法仍不能穿破阻塞时，则可加做上腹正中切口，在十二指肠水平部下方显露下腔静脉前侧壁4cm。取人工血管经右膈前缘适当位置行下腔静脉－右心房人工血管转流。转流血管 5 年通畅率约 50％。

5）根治性矫正术：由于介入球囊扩张和支架法的问世，适于此术者已明显减少。

（2）下腔静脉长段阻塞或狭窄的治疗：此时尽管患者存在双下肢静脉回流障碍，但在绝大多数患者，食管静脉曲张出血和顽固性腹腔积液和恶病质状态为患者的主要死因。此时以缓解门脉高压的方法常可明显缓解病情，使患者部分或完全恢复体力劳动。至于由下腔静脉阻塞引起的下肢肿胀等表现常获间接缓解。所用手术方法有：

1）肠系膜上静脉－右心房人工血管转流术：首先分离出肠系膜上静脉约4cm后，转流法则与上述腔房转流相似。转流成功后肝脏即发生皱缩。5年通畅率约70%。

2）脾静脉－右心房人工血管转流术：当肠系膜上静脉有病变时采用。

3）门静脉－右心房人工血管转流术：上述两种方法不能实现时采用。

4）肠系膜上静脉－颈内静脉人工血管转流术：适用于在严重顽固性腹腔积液、胸腔积液、恶病质和高危患者。优点是仅在颈部和腹部做切口，避免开胸手术，明显减少了手术的危险性。

此术必须采用带外支持环及弹性好的人工血管，避免由于心脏搏动受到挤压，有助于提高通畅率。

（3）下腔静脉通畅而肝静脉阻塞的治疗：急性患者应先试用纤溶疗法，取经皮经肝穿刺途径则更好。慢性病例应先做经皮经肝穿刺肝静脉造影，如属主肝静脉开口阻塞，可先试用扩张和内支架术。当以上方法无效时，可取肠－腔、脾－肾、门－腔静脉转流术中的一种方法进行治疗。

（4）肝移植：适用于其他肝功能衰竭、肝昏迷发作或继发严重肝硬化病例。

四、预后

近年来，随着相关知识的推广和各种介入方法的涌现，大多数病例可获早期诊治，疗效较好，手术率已明显下降，但复发率仍较高。本症的预后与病理类型和病情轻重直接相关，其中隔膜型效果最好，C型效果最差。

（朱丙帅）

第七节　肝脏损伤

肝损伤是腹部外伤中较为突出的问题。由于肝脏体积较大，在腹内所占空间较大，而且质脆易于破损，故在腹部钝性伤中，肝损伤的发生率约为15%～20%，仅次于脾损伤而居第二位；在腹部穿透伤中，肝损伤发生率约为40%，仅次于小肠也居第二位。随着现代外科诊断技术的进步及治疗水平的不断提高，以及国内外在严重肝外伤处理方面的不断进步，已使严重肝外伤的死亡率不断下降。

肝脏平均长28cm，宽16cm，厚20cm，成人肝脏重1 200～1 500g，位于右上腹部膈下，后面有6～12肋保护，前面有6～9肋遮盖。正常肝上界在右侧第5肋上缘，下界与肋缘平齐。肝脏各面几乎全被腹膜包裹，并在数处形成腹膜反折而成为肝脏的韧带，使肝脏固定于膈肌和前腹壁。肝上缘稍后有横行的冠状韧带，并向两端延伸成为左右三角韧带，将肝脏固定于膈肌。肝脏上前面有纵形的镰状韧带，将肝脏固定于前腹壁。镰状韧带的游离缘有肝圆韧带（胚胎时期的脐静脉）通过。肝脏的下面有肝十二指肠韧带和肝胃韧带，前者内有肝动脉、胆总管和门静脉进出肝门。肝内血管系统（门静脉、肝静脉和肝动脉），和肝内胆管由肝中裂分为大致相等的左右两叶，也称为左半肝和右半肝。肝中裂为一斜形裂，通过胆囊窝中部达下腔静脉的左侧壁。左半肝分为左内叶和左外叶，右半肝分为右前叶和右后叶。此外，还有不属于左右半肝的尾状叶。

肝功能主要有分泌胆汁、物质代谢、解毒、制造血浆蛋白及凝血因子和血量调节等作用。

一、肝损伤的病因与分类

肝损伤的病因可分为两类，即锐性与钝性。锐性肝损伤常见于利器伤，如切伤、刺伤、枪弹伤及弹片伤等。此类损伤除伤及肝脏外，常伴有邻近脏器如膈肌等的损伤。钝性损伤常为闭合性暴力，如拳打、脚踢、跌伤、撞击等，较锐性伤多见。

肝损伤严重程度的分类法有多种，其中较权威、对临床救治和预后判断较有帮助的分类方法要属美国创伤外科学会 1994 年提出的肝损伤分级法。此法依据肝脏包膜下血肿大小与位置、肝实质撕裂深度与范围将肝损伤分为 6 级。一般认为Ⅲ级以内为轻型肝损伤，而Ⅲ级以上为重型或复杂的肝损伤。根据病理改变可将肝脏的损伤分为如下两种类型：①包膜下破裂：包括表浅的包膜下破裂和中央的包膜下破裂，前者表现为肝实质的表面破裂而包膜保持完整，后者表现为肝脏实质的中央破裂，而表层组织仍完整；②真性破裂：即肝包膜和实质均有破裂。另外，也有人依据腹腔内的出血量将肝损伤分级，少于 200mL，一般属于轻度肝损伤；多于 500mL 者，多属于重度肝损伤。

二、肝损伤的诊断

肝损伤的临床表现主要是腹腔内出血和腹膜受刺激所引起，其表现依损伤方式和程度不同而有很大区别。其损伤的严重程度主要取决于下列几方面：①出血量的多少和出血的速度：迅速大量出血可导致立即死亡，此种情况常见于肝静脉主干或肝后下腔静脉的破裂。中等量的出血如出血量在 800mL 以下者，常仅表现为轻微脉搏增快，而不出现明显休克征象，常容易使人低估其严重程度。②胆汁渗漏的量：亦即有无伴随大的胆管损伤，这与损伤的部位又有密切联系。胆汁泄漏常引起严重的胆汁性腹膜炎，加之肝组织中常含有自门静脉来的肠道细菌，因此易引起严重的细菌性腹膜炎。③合并伤的严重程度：如有无合并颅脑损伤、腹腔内其他脏器有无损伤等。

详细的病（伤）史询问对诊断必不可少，对闭合性肝损伤来说尤为重要。开放性损伤根据伤口的位置、方向与深度对肝损伤作出诊断常不困难。对闭合性肝损伤需要注意如下几点：①右侧躯干遭受暴力，或存在右下胸肋骨骨折，要警惕肝损伤的可能性；②有较明显的内出血表现，或有腹膜刺激征或腹膜炎表现时，尤其是出现右肩牵涉痛或呃逆时，要重点针对肝损伤进行检查；③出现从外表伤不能解释的低血压休克表现时，要考虑肝损伤的可能性。

床旁 B 超检查是首选的辅助检查手段，除少数膈顶部的损伤因肺内气体的干扰不能发现外，B 超检查能对绝大多数的肝损伤作出诊断，明确肝损伤的部位和程度。如 B 超难以作出诊断，而又高度怀疑，患者的一般情况又允许的条件下，可以选择 CT 检查，CT 因不受肠气和肺气的干扰，较 B 超能更准确地判断肝脏损伤的部位和范围，但即使如此，CT 扫描也会出现对肝损伤的程度估计不足。其他辅助检查如诊断性腹穿和腹腔灌洗，对肝损伤的诊断也有帮助，尤其是对穿刺液或灌洗液进行胆红素检查，如其浓度高于患者血中胆红素浓度，则更加支持肝损伤的诊断。总之，做到如上几方面进而对肝损伤作出诊断常并不困难，但要准确判断伤情从而为临床决策和预后判断提供依据则不容易。

三、肝损伤的处理

诊断明确的肝外伤，传统的治疗原则是积极手术。随着对肝外伤治疗经验的积累及监护手段的提高以及各种高质量影像学诊断设备的应用，现主张对循环稳定的闭合性肝外伤应尽量采用非手术治疗，这是肝外伤治疗的重要进展之一。一般认为满足以下三项要求者可以考虑保守治疗：一是 CT 检查确定肝损伤程度为Ⅰ～Ⅲ级，腹腔内积血量少于 600mL；二是入院时给予中等量输液后患者循环稳定，观察期间因肝损伤所需输血量少于 400～600mL；三是未发现其他内脏合并伤，无腹膜炎体征。非手术治疗最初仅限于 CT 显示的Ⅰ～Ⅲ级和腹腔内小量出血的轻型肝外伤，现在认为只要是循环稳定的肝外伤，无论伤情分级及腹腔积血量如何均可考虑非手术治疗。当然，以上指征并不是绝对的，需根据本身的设备技术条件等综合因素来全面考虑，对于设备技术条件较差的医院，保守治疗指征需适当从严，以免延误病情。在选择非手术治疗时，应注意避免漏诊或忽视隐匿的胃肠或胰腺合并伤、胆瘘等。

为了充分显露肝脏，已明确仅有肝脏损伤者，可采用右肋缘下切口，不能明确者，则最好采用右上腹旁正中切口或正中切口。开腹后的操作要点如下。

1. 尽快控制出血，查明伤情　决定严重肝外伤患者存亡的最关键因素是能否迅速控制出血。手术时应首先迅速控制出血，纠正具有致命危险的低血容量和酸中毒。控制出血简单而有效的方法：一是用纱布直接压迫肝损伤部位；二是暂时阻断入肝血流。以手指或橡皮管阻断肝十二指肠韧带控制出血即 Pringle 手法是严重肝外伤时控制出血的常用方法，但此种方法受到肝脏入肝血流阻断安全时限的限制。

一般认为常温下每次阻断的时间不宜超过 30min，现有专家提出，实际上肝脏所能耐受的最高时限远高于此，可达 90min。因此在有必要时可以适当延长阻断肝脏血流的时间，但须考虑肝脏对缺血的耐受性受原先创伤和失血性休克状态下所经历的缺血缺氧时间的影响。

2. 肝脏清创缝合术及肝脏切除术　缝合是修补肝脏裂伤最常用的手段。探明肝破裂伤情后，应对损伤部位进行清创，清除裂口内的血块、异物以及离断、粉碎或失去活力的肝组织，并对较大的出血点和断裂的胆管逐一结扎。对于切口不深、出血不多、创缘比较整齐的伤口，可作间断缝合或褥式缝合。深在的裂口则不能仅作创缘的表浅缝合，否则将在肝实质内形成一个充满血液、胆汁和坏死组织的无效腔，导致脓肿形成或继发性胆管出血。此种情况下必须对创口内的较大血管和胆管牢固结扎，然后穿过底部缝合结扎，以不留死腔。必要时可将双套引流管置入创口深部，术后行负压吸引。如在缝合前将大网膜、吸收性海绵或氧化纤维素等填入裂口内，可增加止血效果并加强缝合的牢固性。对于有大块肝组织破损，特别是粉碎性肝破裂，可在充分考虑肝脏解剖特点的基础上行清创式肝切除术，即将损伤和失活的肝组织切除，并尽量保存健康肝组织，直视下一一结扎创面血管和胆管。

肝脏严重挫裂伤，尤其是伤及肝内较大胆管或行肝组织大块切除者，需行胆总管引流，以减少胆瘘形成机会。但对于胆总管直径小于 5mm 者，最好不行胆总管引流，以免术后形成胆管狭窄。

3. 肝动脉结扎术　如肝裂伤经创面缝扎仍不能控制出血时，可考虑行肝动脉结扎。结扎肝总动脉最安全，但有时效果并不满意。结扎左肝或右肝动脉效果最好，术后肝功能可能有所波动，但多能通过侧支循环的建立而不会发生肝坏死。结扎肝固有动脉有一定风险，应予慎用。

4. 并发其他　并发肝静脉主干或肝后下腔静脉破裂的肝损伤的处理，这类损伤罕见，死亡率高达 80% 以上。致死性的失血可发生在伤后早期或在手术中翻动肝脏试图显露出血部位进行止血时。另外一大危险因素为空气或肝脏碎屑导致的栓塞。应先用纱垫填塞、压迫暂时止血或减少出血。然后将切口扩大以改善显露，采用带蒂大网膜填塞后，以粗针线将肝破裂处拉拢缝合。如此法无效，则需阻断全肝血流，然后缝合修补静脉裂口。当全肝血流阻断后，因下腔静脉及门静脉系统血液淤滞会立即出现有效循环血量及心输出量下降，需密切监护并快速输血以恢复血压稳定。肝周纱布填塞也是处理近肝静脉伤的有效方法。近十年来，随着"控制损伤（damage control）"这一创伤处理新概念的提出，肝周纱布填塞作为控制损伤的一种有效手段被重新列为治疗严重肝外伤的重要措施之一。"控制损伤"是指对失血量大的重危伤员首次手术时仅作粗略检查，采用简易方法尽快控制大的出血和污染，暂时关闭腹腔；直至复苏成功和患者生命征平稳后按计划再次剖腹完成确定性手术。肝周纱布填塞的主要适应证是伴有凝血机制障碍而发生难以控制大出血的严重肝外伤，当技术条件有限需转院治疗时也可采用纱布填塞暂时止血。常在纱布填塞前在创口处先填入大网膜、吸收性海绵、氧化纤维素等，然后再将长而宽的纱条由深到浅有序填入创口，形成既能止血又不过大的均匀压力，以达压迫止血的效果，挽救患者生命。纱布另一端通过就近切口引出体外，作为引流。若患者生理状态恢复稳定，可于术后 3~5 天分次轻柔取出纱布。此法既可作为技术力量不足条件下的过渡性处理措施，以争取时间，留待至有条件的单位行确定性手术；又可作为"控制损伤"的步骤，待患者身体条件许可后再行确定性手术。这种方法有并发感染或在抽出纱布的最后部分时引起再出血的可能，故非迫不得已，应避免采用。

不论采用何种手术方式，外伤性肝破裂手术后，在创面或肝周应留置双套管行负压吸引，以引流渗出的血液或胆汁。

（朱丙帅）

第八节　肝癌破裂大出血

一、诊断

（一）临床表现

1. 病史　有长期慢性肝炎、肝硬化病史，或已确诊肝癌。癌结节破裂前一般有腹痛加重或突发性腹部疼痛。可能有诱发腹压增加或腹部受到暴力打击史。

2. 内出血失血性休克表现 患者有贫血、脉搏细速、苍白、大汗、血压下降、少尿等失血性休克表现。约50%的患者因破入胆管可有胆血症。

3. 腹膜炎表现 由于血液对腹膜的刺激，患者可有急性腹膜炎表现，如腹痛，腹胀，腹部有压痛、反跳痛、肌紧张，肠鸣音减弱等，但一般较细菌性腹膜炎为轻。腹部移动性浊音阳性。

4. 肝大或其他 近3/4的患者可见到肝大，肝质地坚硬，边缘不规则，表面凹凸不平，呈大小不等的结节或巨块。癌肿位于肝右叶顶部者可使膈肌抬高，肝浊音界上升。有时肝大可以非常显著，充满整个右上腹或上腹，右季肋部明显隆起。部分患者可能有黄疸和恶病质表现。

5. 诊断性腹腔穿刺 于右下中腹部（或左侧）诊断性腹腔穿刺可获得不凝血液，由于混有腹腔积液，血液可能较淡，据此可以诊断腹腔内出血，结合其他表现，即可判明出血来自肝脏。若一次未抽出而临床有内出血表现时，可改变患者的体位或改变穿刺位置再行穿刺，一般阳性率在90%左右。

（二）实验室检查

1. 血红蛋白及血细胞比容 显示进行性贫血，血红蛋白、红细胞计数和血细胞比容进行性下降，说明有活动性出血。

2. 腹腔穿刺灌洗 如果出血量小或癌结节破裂时间短，诊断性腹腔穿刺可为阴性，这时用生理盐水灌洗腹腔，灌洗液检查有肉眼血液，或显微镜下红细胞计数超过 $100 \times 10^9/L$ 或白细胞计数超过 $0.5 \times 10^9/L$ 即为阳性，可认为腹腔内出血。

3. 甲胎蛋白测定或其他酶学检查 可能发现甲胎蛋白升高或碱性磷酸酶、γ-谷氨酰转肽酶、乳酸脱氢酶、5-核苷酸磷二酯酶、α-抗胰蛋白酶、酸性同功铁蛋白、凝血酶原等增高。急性大出血时检查这些酶意义不大，对于出血量小的保守治疗患者可争取获得这些资料。

（三）特殊检查

1. X线检查 部分患者可能发现肝脏形态改变，肝影扩大、膈下积液等，或可发现局限性膈肌隆起。应用价值不大，只有当缺乏其他检查手段时考虑应用。

2. B超检查 可以显示肝脏形态、大小，肿瘤的大小、形态、部位，肝静脉或门静脉内有无癌栓，甚至可以显示破裂的癌结节，还可以明确腹腔内是否有积血（液），对诊断极有帮助，既方便又可靠，并可反复检查或床旁追踪。在病情允许时应获得。应用高分辨率的彩色B超显示更佳，并很容易区分肝癌与肝血管瘤。

3. CT检查 可以清楚地显示肝脏外形、大小，肝内肿瘤结节的大小、形态、部位及破裂出血的癌结节。可以明确诊断，较省时、方便、可靠，如患者情况允许，应争取获得。螺旋CT诊断价值更高。

4. 选择性肝动脉造影 可以显示肝癌结节的大小、形态、部位、数目及破裂的癌结节情况，但费时、价格昂贵，仅作为检查手段，其应用价值不大。如作为介入治疗的一部分，获取这部分资料有其独特价值，因为肝癌结节破裂手术处理有时很被动。

二、治疗

肝癌自发性破裂出血是肝癌严重的并发症，约占肝癌死因的10%，发生率为2.5%～20%。肝癌破裂出血往往急剧、凶险，需要立刻抢救，同时或病情稳定后应积极考虑针对肝内原发病灶的治疗。

（一）非手术治疗

1. 紧急处理 出血量较小者。应平卧休息，限制活动，腹带加压包扎，出血量大，有失血性周围循环衰竭的患者应及时对患者血压、脉搏、呼吸、心率及神志情况进行严密监护，并给予抗休克治疗。

2. 补充血容量 出血较小者可仅予补充晶体液，出血量大、有失血性周围循环衰竭的患者，应及时给予输注新鲜血，或进行成分输血。

（二）手术治疗

该症病情凶险，死亡率高，凡符合手术指征者应立即手术治疗，临床一般多采用肝动脉结扎或急诊肝切除治疗。随着介入医学的发展，针对该病有人采用超声选择肝动脉栓塞治疗的方法，亦获得了良好的临床疗效。

手术指征：患者一般情况尚好，年龄在 60 岁以下；明确为肝癌破裂出血，伴休克，短期内血红蛋白迅速下降；不能排除其他原因出血，或其他急腹症需要手术探查者；肝代偿功能尚好，无肝性脑病、大量腹腔积液或其他重要器官功能障碍，估计能做肿瘤切除或其他有效治疗。

（朱丙帅）

第九节　胆汁淤积症

胆汁淤积指的是胆汁流入十二指肠减少或消失，从而反流入血液中。临床上常表现为黄疸、瘙痒、尿色深、粪色变浅和黄斑瘤等。实验室检查可有血清胆红素、碱性磷酸酶和 γ - 谷氨酰转移酶水平升高，血清丙氨酸转氨酶和天冬氨酸转氨酶水平升高提示有肝细胞损伤，慢性胆汁淤积常伴有总胆固醇水平升高。胆汁淤积可由肝外胆管梗阻、肝内胆管梗阻或肝细胞分泌胆汁方式的改变所引起。前者肝外型胆汁淤积系指胆总管或肝内大的胆管由于机械性阻塞所致，可通过手术或其他措施解除梗阻，当梗阻解除后胆汁淤积随之消失；后两种类型在解剖上看不到梗阻存在，系肝细胞或毛细胆管病变而致胆汁排泌障碍，常被统称为肝内型胆汁淤积。

一、病因

（一）肝内胆汁淤积

1. 肝细胞性胆汁淤积病因　如下所述。

（1）遗传性疾病：α_1 抗胰蛋白酶缺乏症；良性复发性肝内胆汁淤积；进行性肝内胆汁淤积（Byle 病）；妊娠性胆汁淤积；卟啉症。

（2）获得性疾病：单纯性胆汁淤积如药物性；胆汁淤积性肝炎如病毒性肝炎、乙醇、药物性；细菌感染；全胃肠外营养；手术后胆汁淤积。

2. 肝内胆管梗阻病因　如下所述。

（1）原发性胆汁性肝硬化。

（2）原发性或继发性肝癌。

（3）胆管缺失综合征。

（4）囊性纤维化。

（二）肝外胆汁淤积

（1）胆管或胆总管的狭窄、梗阻、炎症，它可因胆管的良/恶性、原发/继发浸润性肿瘤、结石、术后或损伤所致。

（2）肝门及胆总管外因肿瘤压迫、炎症影响所致。

（3）壶腹部周围肿瘤、憩室压迫胆总管所致：如胰头癌、壶腹癌、十二指肠癌、十二指肠降段乳头附近巨大憩室等。

（4）原发性或继发性硬化性胆管炎。

（5）慢性胰腺炎。

二、发病机制

胆汁的形成、分泌和排泄机制非常复杂，当各种原因引起胆汁的形成、分泌和排泄障碍时均可导致胆汁淤积。早期研究已阐明，胆汁分泌并不是流体静压的作用，而是一个需要耗能的主动分泌过程。肝细胞和胆小管细胞都具有摄取和分泌胆汁成分的功能，行使功能依靠细胞膜上的某些蛋白分子。胆汁分泌形成的胆汁流可分为肝细胞水平和胆管水平两部分，各自通过相应的转运体完成胆汁分泌，形成胆汁流。胆汁淤积可由肝细胞内胆汁形成的功能性缺陷所致（肝细胞性胆汁淤积）也可由肝内小胆管或胆管内胆汁分泌或流动障碍所致（胆管性胆汁淤积）。此外，膜流动性降低，细胞骨架和囊泡运输损伤，紧密连接的缺陷和细胞内信号传导途径损伤等均可导致胆汁淤积。尽管近年来此领域有不少进展，但许多问题仍未阐明。因为肝外胆汁淤积的病因是由机械性梗阻所致，因此本章重点讨论肝内胆汁淤积的发病机制。

（一）肝窦基侧膜和毛细胆管膜的改变

肝细胞质膜脂质成分的改变可影响膜的流动性，伴随于膜内镶嵌的转运蛋白和酶，如钠依赖牛磺胆酸（NTCP）共转运体、多药耐药相关蛋白2（MRP-2）、有机阴离子转运多肽2（OATP-2）和ATP-依赖性胆盐输出泵（BSEP）等活性下降，而MRP1和MRP3活性增加，使胆汁酸和某些阴离子排泄以及胆汁流量显著减少。雌激素可增加肝脏低密度脂蛋白受体的表达，导致细胞膜胆固醇比例升高，使基侧膜的流动性Na^+/K^+-ATP酶活力和Na^+/H^+交换降低，从而抑制肝细胞对胆汁酸的摄取。

（二）肝细胞骨架的改变

肝细胞骨架的改变包括微管系统、肌动蛋白微丝网络损伤和角蛋白中间丝增加，微管损伤可导致胆汁分泌障碍，微丝功能失调可影响毛细胆管蛋白收缩，使细胞旁间隙通透性增加，形成淤胆。鬼笔酸、细胞松弛素B可使肌动蛋白微丝发生不可逆聚合，胆汁排泄发生障碍，熊去氧胆酸可部分恢复胆汁淤积时囊泡出泡的作用。

（三）胆汁分泌调节异常

细胞质内钙离子水平增加，胆汁排泄障碍，造成胆汁淤积。蛋白激酶（PK）C的激活和细胞内第二信使环磷腺苷（CAMP）的抑制可调节胆汁形成的步骤，如转运蛋白活性、囊泡运输和紧密连接的通透性均可减少胆流，从而导致胆汁淤积。

（四）紧密连接损伤

紧密连接完整性遭到破坏，形成连接漏洞，使细胞旁通透性增加，导致胆汁反流入血液。细菌毒素和脂多糖可导致肝脏紧密连接蛋白，如紧密连接素Ⅰ和咬合素等的分布、表达受损，从而引起紧密连接漏洞。

（五）毛细胆管和肝内胆管的阻塞

囊性纤维化时胆汁浓稠，胆汁沉积于毛细胆管和肝内小胆管，引起胆汁流动不畅。肝内胆管免疫性损伤，如原发性胆汁性肝硬化、原发性硬化性胆管炎、肝移植排斥反应、移植物抗宿主反应和药物（氯丙嗪、三环类抗抑郁药）等，均可造成肝内胆管阻塞。

（六）胆汁酸代谢异常

胆汁酸在胆汁淤积的发生中起双重作用。首先胆汁酸代谢和排泄异常可引起胆汁淤积，胆汁淤积时胆汁酸的聚集可启动或加重肝细胞损伤，进一步影响胆汁排泄。严重胆汁淤积时，胆汁酸对肝细胞的损伤作用主要与细胞溶解有关，而中等程度的胆汁淤积，胆汁酸的主要损伤机制为诱导细胞凋亡。

三、病理

急性肝内胆汁淤积往往无肝细胞损伤的证据或仅有轻微的肝实质损害，主要表现为胆管延伸支内出现胆栓，胆色素通常出现在肝腺泡第3区，一般有胆管增生，胆小管周围可有中性粒细胞浸润。急性胆管炎没有特异病理表现，因而应排除肝外胆管阻塞。淤积性胆管阻塞有汇管区水肿和胆小管增生，胆管梗阻和胆汁湖往往提示大胆管阻塞。慢性胆汁淤积的形态学变化多系胆盐淤滞造成门管周围的肝细胞泡沫样变，亦称假黄瘤样改变，另外可见Mallory小体，肝细胞内铜含量亦增加。

四、临床表现

临床特征和体征主要有黄疸、皮肤瘙痒、肝大与脾大，脂肪代谢障碍导致的脂肪泻、骨质疏松、黄色瘤等。还有一些原发疾病的症状和体征，如腹痛、畏冷、发热、胆囊大等。

五、诊断

（一）辅助检查

血液检查血清总胆红素增加，主要是直接胆红素增加，尿胆素阳性，尿胆原阴性；血清 AKP、γ - GT、5 - 核苷酸酶（5 - NT）明显升高，而 ALT 轻、中度升高；阻塞性脂蛋白 X（LP - X）升高，其升高程度对胆汁淤积阻塞性黄疸有较大的诊断价值（肝内胆汁淤积 LP - X 多在 2.0g/L 以下），肝外阻塞性黄疸常常超过了 3.0g/L；空腹和餐后血清结合胆酸明显升高，远高于慢性肝炎和肝硬化患者；部分患者肿瘤标志物如 CA19 - 9、AFP、CEA 等可升高；肝组织学检查，一般肝组织损害较轻，肝内广泛淤积，肝细胞的细胞器和毛细胆管有结构改变，小叶间胆管以前的胆管、毛胆管及细胆管可见淤胆。

（二）诊断

1. 病史及检查　病史和完整的体格检查结合血清总胆红素和结合胆红素、酶学、空腹结合胆酸、尿胆素、尿胆原，即大致确定是否为肝内胆汁淤积或肝外胆汁淤积。进一步确诊主要靠影像学检查，甚至剖腹探查以最终明确梗阻原因。

2. 血生化检查　主要有血清总胆红素和直接胆红素及尿胆素、尿胆原、ALP、γ - GT、5 - NT、ALT、AST 等。梗阻性黄疸 DBil/TBil > 50%，尿胆红素阳性，ALP、γ - GT 显著升高，ALT、AST 升高不显著。怀疑肿瘤者应检测血清肿瘤标志物。

3. 影像学检查　B 超、CT、MRI 影像学检查主要观察是否有肝内外胆管扩张；胆管内壁是否光滑、狭窄、僵硬、浸润等；显示肝脏、脾脏、胆囊、胰腺大小，有无肿瘤、结石；胰管有无扩张，扩张的程度等情况。

4. 逆行胰胆管造影（ERCP）和经皮肝穿刺胆管造影（PTC）　ERCP 和 PTC 均为胆管直接造影方法，能清晰显示整个胆管树有无梗阻和扩张，从而鉴别肝内胆汁淤滞和胆管机械性梗阻。ERCP 同时可使胰管显影，而诊断胰腺疾病，还具有直接观察十二指肠乳头、进行活检等优越性。PTC 同时对胆管严重梗阻或恶性梗阻者可插入导管引流胆汁（PTCD）作姑息治疗。通常胆管近端病变选用 PTC，远端病变选用 ERCP。检查成功率分别达 80% ~ 90%。ERCP 对乳头部畸形、炎性狭窄或壶腹部梗阻等插管造影不易成功。术后并发症有感染和胰腺炎等。该两项检查属侵入性，存在一定的风险。目前随着 MRCP 的广泛普及，大有取代 ERCP 的趋势。

六、鉴别诊断

肝内胆汁淤积主要和肝细胞性黄疸鉴别，后者除了黄疸外，还有轻重不等的肝细胞损害的症状和体征，如乏力、食欲缺乏、恶心、呕吐、厌油、肝掌、蜘蛛痣等。血生化检查 ALT、AST、γ 球蛋白明显升高，而 AKP、γ - GT 升高不明显。肝内和肝外胆汁淤积的鉴别应按上述诊断步骤进行。

（朱丙帅）

第十节　肝切除手术要点

1. 术前超声显像　术前术者应通过超声显像了解肿瘤大小、位置、与大血管的关系。

2. 体位与切口　右前叶肿瘤，右侧抬高 30°；右后叶肿瘤取 60° 斜卧位；裸区肿瘤取 90° 侧卧位。除 2 ~ 6 段切除可选正中切口外，一般用双侧肋缘下切口、"上"形切口或右上腹"⌐"形切口。

3. 术中超声显像　有利于对病灶做精确定位、了解病灶与肝内大血管的关系。术中要取活检，并判断肿瘤能否切除。

4. 控制肝出血的方法　断肝时，患者取 Trendelenburg 体位，维持 CVP 3 ~ 5mmH$_2$O。尽管高崎健控制肝出血有许多独到之处，本节仍然介绍常用的三种控制出血的方法。

（1）常温下间歇阻断人肝血流（Pringle 法）：一般都应在肝十二指肠韧带置止血带，每次阻断 15 ~ 20 分钟，间歇 3 ~ 5 分钟。阻断前 5 分钟小剂量肝素化（100U/kg），阻断时间可以长达 45 分钟。

（2）肝外血管结扎切肝法：先切除胆囊，紧贴肝方叶下缘剪开肝门板（增厚的 Glisson 鞘），分别显露左、右肝管和左、右肝动脉及左、右门静脉，甚至可显露二级或三级分支，结扎、切断拟切除肝段的血管、胆管。然后剪开镰状韧带及肝上下腔静脉前面的腹膜，解剖第二肝门，逐步分离出相应的肝静脉分支，结扎、切断之（见下文）。

（3）全肝血流阻断：适用于邻近第二肝门部的肿瘤和尾状叶的切除手术。

1）显露肝上下腔静脉：进腹后顺次离断肝镰状韧带、冠状韧带、左、右三角韧带和肝肾韧带。将肝脏向下牵拉，显露肝上下腔静脉的前面，仔细分离裸区疏松组织，直达肝上下腔静脉的前壁。

2）控制肝下下腔静脉：将肝脏脏面向上掀起，显露右侧肝下区。充分切开肝肾韧带，直达下腔静脉右侧。结扎右肾上腺静脉。在右肾静脉头侧 2cm 处切开下腔静脉的右侧鞘膜。然后用左手食指绕腔静脉后方从下腔静脉的左侧探出，顺此通道绕过一根 8 号导尿管用于控制肝下下腔静脉。肝后下腔静脉无腰静脉汇入。

3）控制肝上下腔静脉：将右肝翻向左上方，显露肝脏后面的下腔静脉右缘。在此处仔细分离找到下腔静脉与右膈脚之间的间隙。将左手食指探入此间隙，绕下腔静脉后方至左缘探出，顺此通道绕过一根 8 号导尿管以控制肝上下腔静脉。

4）控制肝右静脉：下腔静脉与 1、6 和 7 段之间存在多根细小静脉，当右肝牵向左前方时即显露，应从下而上一一切断结扎之。腔静脉后韧带跨过 1 和 7 段，切开后才能显露右肝静脉主干（图 10 - 2）。在肝上下腔静脉的右缘小心地离断下腔静脉韧带，即可显露肝右静脉汇入下腔静脉右侧壁的部位。下腔静脉韧带中常有一中等粗细的静脉穿过，应注意。显露肝静脉及其分支时动作要轻柔，最好借助术中超声对肝静脉进行定位后再处理。仔细找出肝右静脉与下腔静脉夹角的间隙，从该间隙探入直角钳，斜向右下方从此间隙探出。顺此通道绕过一根血管悬吊带用来控制肝右静脉。

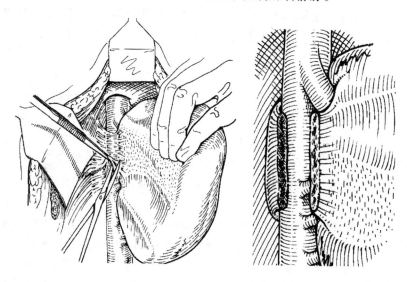

图 10 - 2   切开腔静脉后韧带显露右肝静脉主干

5）控制肝左、中静脉共干：将肝左叶翻向右，贴近肝表面离断肝胃韧带，越过肝尾叶固有部（Spiegel 叶）的前方离断肝胃韧带疏松部，直达 Spiegel 叶上缘，在贲门右缘和静脉韧带裂之间离断肝胃韧带致密部，到达下腔静脉左缘。由下而上结扎肝短静脉，向前牵开尾状叶，即可显露肝左和肝中静脉，此时处理它是比较安全的。换言之，Spiegel 叶顶端恰好位于下腔静脉与共干的夹角之间。在此狭小的腔静脉左缘仔细寻找共干与腔静脉之间的间隙，沿此间隙探入直角钳向右上方探出，左手食指在肝静脉间切迹处与钳尖相对做引导。顺此通道绕过一根 8 号导尿管用以控制共干。

在上述 5 个部位预置阻断带（包括 Pringle 法）就可以对肝脏的入肝血流和出肝血流进行有效的控

制。肝上下腔静脉的阻断带在切肝过程中不经常使用，但在处理肝后下腔静脉和第二肝门时却有着不可替代的作用。依次束紧肝蒂、肝下下腔静脉和肝上下腔静脉的阻断带会使肝后段下腔静脉塌陷，造成腔静脉和肝脏之间的间隙增大，允许术者从容地修补破口或结扎肝短静脉。但这种阻断时间不宜 >15 分钟，以防发生肝缺血、肝衰竭。

5. 离断肝实质　方法很多，指捏、血管钳钳夹、刀柄刮离、超声刀、超声水枪等。目的都是粉碎肝实质、显露血管和胆管，以便结扎之。对小的肝静脉撕裂，止血可用简单的"8"字缝扎法。术者在离断肝实质时，一定要具有预计离断平面的概念，以免发生主肝静脉分支撕裂。主肝静脉撕裂后最好用无损伤缝线修补，尽可能维持肝静脉主干的血流。

绕肝提拉技术（liver hanging maneuver）是利用肝后下腔静脉前面的空隙建立隧道并预置弹力带，在进行肝脏正中裂劈开时提拉弹力带，使肝脏离开肝后下腔静脉，特别是在肝后隧道的两端，这种分离更加明显，有效地提供了操作空间、避免了下腔静脉的损伤，保持切面张力，并使手术的操作部位变浅，显露良好，降低了尾状叶切除的难度，增加了尾状叶切除的安全性，使肝中静脉分支的结扎处理更容易。

绕肝提拉技术不能用于下腔静脉与肝包膜有粘连的患者，如既往有下腔静脉分离史，以及多次肝动脉插管化疗栓塞史。先从肝脏上方开始分离，因为这便于从下腔静脉前面寻找右侧平面。

6. 肝段解剖　可以利用超声定位，也可在解剖出相应肝段门静脉支后，注射亚甲蓝，进一步证实。这种方法精确但技术要求高。

7. 术中出血的处理　如下所述。

（1）肝短静脉撕裂或下腔静脉损伤出血极为汹涌：可用手指压迫破口或用手指从下腔静脉后方将破口顶起，以无损伤细线缝合。缝合困难时，可用两把卵圆钳夹小纱布，分别压住破口上、下方止血后修补。若事先已将右肾静脉上方和膈下方的下腔静脉分出，并绕以细橡皮管，出血更易控制。

（2）肝断面出血，以细线逐一缝合止血较为可靠。渗血可用氩气凝血器控制。手术野广泛渗血的常见原因是肝功能欠佳，又输入过多库血所致，常是手术将出现危险的征兆。有效的办法是一面输入鲜血或凝血因子，一面氩气凝血，出血仍然不能控制时可用外科长纱条填塞压迫，缝合切口，尽快结束手术。

（3）防止肝静脉损伤空气栓塞，可以用小的呼气末正压（5cmH$_2$O）。

8. 防止胆管损伤和术后胆汁瘘　手术后，要定时监测血糖，防止低血糖。术后的高胆红素血症可以持续数日或数周。术后可以发生低凝血酶原血症，但是，一般不重，必要时可以输入鲜冻血浆维持国际标准化率（INR）小于 2。保持血白蛋白水平 >20g/L。肝切除最常见的并发症是腹腔脓肿，其治疗方法是经皮置管引流，一般不需要切开引流。另一个并发症是肝断面胆瘘或形成胆汁囊肿（biloma），即胆汁在腹内积聚，可以用经皮穿刺引流处理。若肝切除后残留的有功能的肝组织量不足则可以发生肝衰竭。

9. 手术死亡率高达 20%，死亡患者中 60% 并发有肝硬化　由于肝癌大多并发肝硬化，对并发有肝硬化的右叶小肝癌以局部切除或亚肝段切除代替肝叶切除是提高治愈率降低手术死亡率的关键。对并发有肝硬化的右叶大肝癌，行右半肝切除后应吸氧、输血浆、维生素 K$_1$ 和葡萄糖护肝。

10. 存活时间　肿瘤切除后，平均存活时间为 3 年，5 年生存率约 20%。若肿瘤未能切除，平均生存时间是 4 个月。

11. 肿瘤切除后　应加强随访、监测，对亚临床期复发与转移性肝癌应积极再切除，提高总生存率。

12. 术中其他处理方式　术中可单独或联合应用肝动脉结扎、栓塞、置管灌注化疗、液氮冷冻、激光汽化、微波热凝、注射无水乙醇。

13. 肝切除死亡风险预测　如下所述。

（1）Child - Pugh 肝功能分级：在中国，80% 的 HCC 有肝硬化，术后肝功能衰竭是肝切除术后的主要死因。5 年无病生存率在 0 ~ 1 分为 54%；2 ~ 4 分为 12%；>5 分为 7%（Surgery 1997；122：571）。

（2）ICG 15 分钟潴留 >14% 强烈提示术后死亡（Br J Surg 1997；84：1 255）。Shimada（Br J Surg 1998，85：185）认为血天冬转氨酶、尿素氮、糖尿病情况也是很好的预测因子。Noun（World，Surg 1997，21：390）认为 ALT 是很好的预测因子。当 ALT 为正常值的 200% 时并发症（腹腔积液、肾衰竭、上消化道出血）增加，死亡率为 4%；当 ALT 为 400% 时，死亡率将增至 38%。

（3）此外，术中出血多和手术时间也与术后并发症有关。

（朱丙帅）

第十一节　肝硬化

肝硬化是一种常见的由不同病因引起的肝脏慢性、进行性、弥漫性病变。常见的病因如病毒性肝炎、慢性酒精中毒、血吸虫病、心源性疾病、自身免疫性疾病等，其病理特点为广泛的肝细胞变性坏死、纤维组织增生、假小叶形成。临床上早期可无症状，后期可出现肝功能衰退和门静脉高压的种种表现。

一、病因与发病机制

引起肝硬化的原因很多，在国内以病毒性肝炎最为常见，在欧美国家则以酒精性肝炎最多见。

（一）病毒性肝炎

甲型和戊型肝炎一般不会引起肝硬化。慢性乙型与丙型、丁型肝炎易发展成肝硬化。急性乙型肝炎病毒感染者有 10%～20% 发生慢性肝炎，其中又有 10%～20% 发展为肝硬化。急性丙型肝炎约一半以上患者发展为慢性肝炎，其中 10%～30% 会发生肝硬化。丁型肝炎病毒依赖乙型肝炎病毒方能发生肝炎，有部分患者发展为肝硬化。

（二）慢性酒精中毒

近年来在我国有增加趋势。其发病机制主要是酒精中间代谢产物乙醛对肝脏的直接损害。长期大量饮酒导致肝细胞损害，发生脂肪变性、坏死、肝脏纤维化，严重者发生肝硬化。导致肝硬化的酒精剂量为：平均每日每千克体重超过 1 克，长期饮酒 10 年以上。

（三）寄生虫感染

血吸虫感染可导致血吸虫病，治疗不及时可发生肝硬化。

（四）胆汁淤积

长期慢性胆汁淤积，导致肝细胞炎症及胆小管反应，甚至出现坏死，形成胆汁性肝硬化。

（五）遗传和代谢疾病

由遗传性和代谢性的肝脏病变逐渐发展而成的肝硬化，称为代谢性肝硬化。例如由铁代谢障碍引起的血色病、先天性铜代谢异常导致的肝豆状核变性。

（六）药物性或化学毒物因素

长期服用某些药物，如双醋酚汀、辛可芬、甲基多巴等可导致药物性肝炎，最后发展为肝硬化。长期接触某些化学毒物，如四氯化碳、砷、磷等可引起中毒性肝炎，发展为肝硬化。

此外，α-抗胰蛋白酶缺乏、糖原贮积病、酪氨酸代谢紊乱、慢性充血性心力衰竭、慢性缩窄性心包炎和各种病因引起的肝静脉阻塞综合征（Budd-Chiari 综合征），以及长期营养不良、营养失调等均可导致肝硬化的发生。

二、临床表现

肝硬化在临床上分为代偿期和失代偿期。

（一）肝功能代偿期

症状较轻，常缺乏特征性，有乏力、食欲减退、恶心呕吐、消化不良、腹胀、右上腹不适、隐痛等症状。体检常常可见蜘蛛痣、肝掌、肝脾大。症状往往是间歇性的，常因过度劳累或伴发病而诱发，经过适当的休息和治疗可缓解。肝功能检查多在正常范围内或有轻度异常，部分患者可没有任何症状。

（二）肝功能失代偿期

症状显著，主要为肝功能减退和静脉高压所致的两大类临床表现，并可有全身多系统症状。

1. 肝功能减退的临床表现　如下所述。

（1）全身症状：主要有乏力、易疲倦、体力减退。少数患者可出现脸部色素沉着。

（2）消化道症状：食纳减退、腹胀或伴便秘、腹泻或肝区隐痛，劳累后明显。

（3）出血倾向及贫血：肝硬化患者容易出现牙龈出血，鼻腔出血，皮肤摩擦处有瘀点、瘀斑、血肿等，女性出现月经量过多或经期延长，或为外伤后出血不易止住等出血倾向。

（4）内分泌失调：肝硬化时，由于肝功能减退，雌激素的灭活减少及雌激素分泌增加，导致血中雌激素增多，同时也抑制了雄性激素的产生；有些患者肾上腺皮质激素、促性腺激素分泌减少，导致男性患者乳房肿大、阴毛稀少，女性患者月经过少和闭经、不孕等内分泌失调表现。

2. 门静脉高压症的临床表现　构成门静脉高压症的三个临床表现为脾大、侧支循环的建立和开放、腹腔积液，在临床上均有重要意义。尤其侧支循环的建立和开放对诊断具有特征性价值。

（1）脾大：一般为中度肿大（是正常的 2～3 倍），有时为巨脾，并能出现左上腹不适及隐痛、胀满，伴有血白细胞、红细胞及血小板数量减少，称脾功能亢进。

（2）侧支循环建立与开放：门静脉与体静脉之间有广泛的交通支（图 10 – 3）。在门静脉高压时，为了使淤滞在门静脉系统的血液回流，这些交通支大量开放，经扩张或曲张的静脉与体循环的静脉发生吻合而建立侧支循环。主要有：①食管下段与胃底静脉曲张；②脐周围的上腹部皮下静脉曲张；③上痔静脉与中下痔静脉吻合形成痔核；④其他：肝至膈的脐旁静脉、脾肾韧带和网膜中的静脉、腰静脉或后腹壁静脉等。

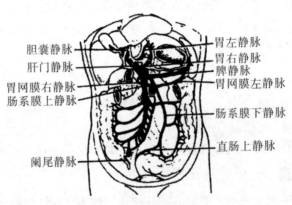

图 10 – 3　肝门静脉及其属支

（3）腹腔积液：是肝硬化门脉高压最突出的临床表现，腹部隆起，感觉腹胀。提示肝病属晚期。

3. 肝脏触诊　肝脏大小硬度与是否平滑，与肝内脂肪浸润的多少，与肝细胞再生、纤维组织增生和收缩的情况有关。晚期肝脏缩小、坚硬，表面呈结节状。

三、并发症

（一）肝性脑病

肝性脑病是常见的死亡原因，表现为精神错乱，定向力和理解力减退，嗜睡，终至昏迷。

（二）上消化道大量出血

多是由于食管－胃底静脉曲张破裂，也可因消化性溃疡、门静脉高压性胃黏膜病变、出血性胃炎等引起，常表现为呕血与黑便，出血量不多，可仅有黑便；大量出血，则可导致休克并诱发腹腔积液和肝性脑病，甚至休克死亡。

（三）感染

常见的是原发性腹膜炎，可表现为发热、腹痛与腹壁压痛和反跳痛，血白细胞可有增高，腹腔积液混浊，腹腔积液培养有细菌生长。

（四）原发性肝癌

在出现短期内病情迅速发展与恶化，进行性肝大，无其他原因可解释的肝区痛，血性腹腔积液，长期发热，甲胎蛋白（AFP）持续性或进行性增高，B超、CT等影像学检查发现肝内占位性病变者，应特别警惕肝癌的发生。

（五）肝肾综合征

肝硬化合并顽固性腹腔积液且未获恰当治疗时可出现肝肾综合征，其特点为少尿或无尿、氮质血症、低血钠与低尿钠。

四、诊断与鉴别诊断

失代偿期肝硬化，根据临床表现和有关检查常可作出诊断。对早期患者应仔细询问过去有无病毒性肝炎、血吸虫病、长期酗酒或营养失调等病史，注意检查肝脾情况，结合肝功及其他必要的检查，方能确定诊断。肝硬化的主要诊断依据是：病毒性肝炎（乙型及丙型）史、血吸虫病、酗酒及营养失调史。肝脏可稍大，晚期常缩小、质地变硬、表面不平。肝功能减退。门静脉高压的临床表现。肝活检有假小叶形成。

肝硬化诊断时需注意与慢性肝炎、原发性肝癌、肝棘球蚴病、先天性肝囊肿及其并发症相鉴别。

五、治疗

目前，肝硬化的治疗以综合治疗为主。肝硬化早期以保养为主，防止病情进一步加重；失代偿期除了保肝、恢复肝功能外，还要积极防治并发症。一般来说，治疗如下。

（一）合理饮食及营养

肝硬化患者合理饮食及营养，有利于恢复肝细胞功能，稳定病情。优质高蛋白饮食，可以减轻体内蛋白质分解，促进肝脏蛋白质的合成，维持蛋白质代谢平衡。如肝功能显著减退或有肝性脑病先兆时，应严格限制蛋白质食物。足够的糖类供应，既保护肝脏，又增强机体抵抗力，减少蛋白质分解。肝功能减退，脂肪代谢障碍，要求低脂肪饮食，否则易形成脂肪肝。高维生素及微量元素丰富的饮食，可以满足机体需要。

（二）改善肝功能

肝功中的转氨酶及胆红素异常多提示肝细胞损害，应按照肝炎的治疗原则给予中西药结合治疗。合理应用维生素C、B族维生素、肌苷、甘利欣、茵栀黄、黄芪、丹参、冬虫夏草、灵芝及猪苓多糖等药物。

（三）抗肝纤维化治疗

近年国内研究，应用黄芪、丹参、促肝细胞生长素等药物治疗肝纤维化和早期肝硬化，取得较好效果。青霉胺疗效不肯定，不良反应多，多不主张应用，秋水仙碱1mg/d分2次服，每周服药5天。抗肝纤维化有一定效果。

（四）积极防治并发症

肝硬化失代偿期并发症较多，可导致严重后果。对于食管胃底静脉曲张、腹腔积液、肝性脑病、并发感染等并发症，根据患者的具体情况，选择行之有效的方法。

1. 肝硬化合并上消化道出血　一线治疗措施包括液体复苏、畅通气道、使用血管活性药物，以及内镜下治疗及手术治疗。对怀疑静脉曲张出血者应尽早使用生长抑素或特利加压素，疗程常需 5d 以上。急诊胃镜检查有助于明确诊断并行套扎治疗，失败者可选择硬化剂治疗。与单独内镜下治疗相比，药物联合内镜下治疗可更好地控制出血。仍难以控制出血者则需考虑经颈静脉肝内门体静脉分流或急诊外科手术，但这些措施并不能延长生存期。

2. 腹腔积液　腹腔积液是失代偿期肝硬化最常见的并发症，也是肝硬化患者首次就诊的主要原因，可增加感染肾衰竭和死亡风险。针对肝硬化病因的治疗可减少腹腔积液的形成，酒精性肝硬化患者戒酒可降低门脉压力并恢复患者对利尿剂的敏感性。建议患者避免疲劳，每天钠摄入应控制在 80mmol 以内，并联合应用螺内酯和呋噻咪，每天最大剂量分别为 400mg 和 160mg。合并下肢水肿者，体重下降幅度以 1kg/d 为宜，无水肿者则不宜超过 0.5kg/d。对于张力性或顽固性腹腔积液者可考虑反复大量排放腹腔积液，同时补充白蛋白，但这点目前仍存争议。最新资料表明，输注白蛋白的患者病死率下降（比值比 0.64，95% 可信区间为 0.41～0.98），建议当腹腔积液放液量大于 5L 时每放 1L 腹腔积液输注 6～8g 白蛋白。

3. SBP　临床上，一旦怀疑 SBP 就应给予经验性抗生素治疗，首选头孢三代或三代喹诺酮类抗生素。如果血培养及腹腔积液培养阳性则根据药敏调整药物。发生过 SBP 的肝硬化患者生存率显著下降，应进行肝移植相关评估。对于肝硬化合并消化道出血者，可静滴头孢曲松或诺氟沙星 7d 以防治感染。

4. 肝性脑病　及早识别并去除诱因是治疗肝性脑病的基础和前提，治疗措施包括低蛋白饮食和应用降低血氨的药物。乳果糖曾作为一线治疗措施，但其确切疗效目前仍不清楚。抗生素包括新霉素？甲硝唑及万古霉素，可作为不能耐受乳果糖患者的选择。长期使用新霉素会引起听力丧失及肾脏毒性，而甲硝唑则会引起神经毒性，万古霉素亦可引起肠道菌群紊乱。利福昔明是一种新的抗菌谱较广的肠道不吸收抗生素，治疗效果与传统的乳果糖相当。随访长期使用利福昔明的患者有发生伪膜性肠炎？白色念珠菌感染以及电解质紊乱的报道。此外，利福昔明还可影响维生素 K 的合成进而影响凝血功能。为此，利福昔明仅作为补救措施，短期用于双糖类物质无效的肝性脑病患者。

鉴于肝硬化患者预后较差，病死率较高，需消化科医生、内镜医生、外科医生、介入医生以及营养医生等多学科协作，从而为患者的诊治提供最佳的治疗方案。

（五）外科治疗

腹腔 - 颈静脉引流（Leveen 引流术）是外科治疗血吸虫病性肝纤维化的有效方法之一，通过引流以增加有效血容量，改善肾血流量，补充蛋白质等。门静脉高压和脾亢也常用各种分流术和脾切除术的手术治疗。

（朱丙帅）

第十二节　肝脏感染

各种原因所致肝脏感染后，因处理不及时或处理不当而形成脓肿，称为肝脓肿。肝脓肿都是继发的，临床上有细菌性肝脓肿和阿米巴性肝脓肿。

一、细菌性肝脓肿

细菌性肝脓肿常指由化脓性细菌引起的感染，故亦称为化脓性肝脓肿。肝脏由于接受来自肝动脉和门静脉的双重供血，并通过胆管与肠道相通，故发生感染的机会很多。但由于肝脏有丰富的血液供应和网状内皮系统强大的吞噬作用，因而化脓性肝脓肿并不经常发生。

（一）病因

引起化脓性肝脓肿的最常见菌种是大肠杆菌和葡萄球菌，混合感染次之，链球菌、产碱杆菌少见，偶有厌气菌感染。胆管源性者以及经门静脉播散者以大肠杆菌最多见，其次为厌气性链球菌。经肝动脉播散，以葡萄球菌尤其是金黄色葡萄球菌为常见。

化脓性肝脓肿是一种继发性病变。病原菌可由下列途径进入肝脏。

1. 胆管系统　这是目前最主要入侵途径，也是化脓性肝脓肿最常见的原因。胆囊炎、胆管炎、胆管结石、胆管狭窄、扩张或肿瘤阻塞、蛔虫、华支睾吸虫等所致的梗阻，化脓性炎症均可引起上行感染，形成肝脓肿。

2. 门静脉系统　坏疽性阑尾炎、痔核感染、胰腺脓肿、肠炎、脐部感染及化脓性盆腔炎等可引起门静脉炎、脱落的脓毒性栓子进入肝脏，形成肝脓肿。但由于外科诊疗技术的发展和抗生素的临床应用，这种途径的感染已大大减少。

3. 肝动脉　机体内任何部位的化脓性疾病，如急性上呼吸道感染、亚急性细菌性心内膜炎、骨髓炎和痈等，病原菌均可由肝动脉进入肝脏，因机体的抵抗力下降，细菌在肝内繁殖成多发性肝脓肿。

4. 腹内脏器感染的直接蔓延　如化脓性胆囊炎、急性胃十二指肠穿孔、膈下脓肿、肾周围脓肿等，病原菌可经淋巴系统侵袭肝脏。

5. 外伤后继发感染　尤其是开放性肝损伤时，细菌直接进入肝脏发生脓肿，闭合性损伤，肝内血肿容易导致内源性细菌感染，若有胆管断裂则感染的机会更多。

此外，如肝动脉结扎术，介入性肝动脉栓塞，肝动脉及门静脉插管进行化疗药物灌注，均可促成医源性肝组织的坏死感染。

（二）临床表现

细菌性肝脓肿表现为急性炎症过程，但临床表现常被原发疾病的症状所掩盖。由于肝脏的血运丰富，一旦发生化脓性感染后，大量毒素进入血液循环，引起全身脓毒症反应。主要表现为寒战、高热，体温在38～40℃之间，脉率快，伴有大量出汗，肝区疼痛是因为肝被膜呈急性膨胀和炎症刺激的结果。同时由于脓毒症反应，患者有乏力，食欲不振，恶心和呕吐等症状。

检查时常有肝脏肿大，肝区压痛。并发于胆管梗阻的患者，常见有黄疸。其他原因的化脓性肝脓肿，一旦出现黄疸，表示病情严重，预后不良。

（三）诊断

在急性肠道或胆管感染的病例中，突然发生寒战、高热、肝区疼痛以及肝区压痛和叩击痛，应想到有肝脓肿的可能，需进一步检查。

实验室检查，白细胞明显升高，有左移现象或毒性颗粒出现。谷丙转氨酶、碱性磷酸酶升高。肝功能也可出现异常。

X线检查可见肝脏阴影增大，右侧膈肌升高，活动受限，肋膈角模糊或胸腔有少量积液。

B超检查在临床上有重要的诊断价值，常可明确肝脓肿的大小、部位，单发还是多发，结合临床表现常是诊断肝脓肿的重要依据。当然还有CT、磁共振等，但均不及B超简单、方便、安全和非介入性，并不给患者带来痛苦。细菌性肝脓肿应与阿米巴肝脓肿、肝癌、右膈下脓肿等相鉴别。结合病史、体征、临床表现和各种检查，鉴别一般并不困难。

（四）治疗

细菌性肝脓肿为一继发性疾病，如能早期确诊，早期治疗原发病灶和加强术后处理，这种疾病是可以预防的。早期肝脏感染，能及时给予大量抗生素，加强支持疗法，及时治疗原发病灶，常可防止肝脓肿形成。

1. 一般治疗　对于急性期肝脏感染，脓肿尚未形成或多发性小脓肿，宜采取非手术疗法，即积极治疗原发病灶，同时使用大量抗生素和全身支持疗法，控制感染，积极补液，纠正水、电解质紊乱，给予多量维生素，多次小量输血、血浆纠正低蛋白血症，改善肝功能，增强机体抵抗力。

2. 手术治疗　脓肿切开引流是治疗脓肿的基本原则，如果脓肿形成，在一般治疗的同时，应积极进行脓肿切开引流术，常用的手术途径有以下几种。

（1）经腹腔切开引流：此种方法最常用，引流充分而有效，同时还可以探查原发的病灶进行处理。对化脓性胆管炎患者，同时可做胆总管引流。

（2）腹膜外脓肿切开引流：位于肝右叶的前侧和左外叶肝脓肿，与前腹膜发生紧密粘连，可采取前侧腹膜外进路引流脓液，可减少对腹腔的污染。

（3）后侧脓肿切开引流：位于肝右叶膈顶部或后侧的脓肿，可采用后侧腹膜外脓肿切开引流。患者取左侧卧位，左侧腰部垫一沙袋。沿右侧第十二肋骨稍偏外侧作一切口，切除一段肋骨，在第一腰椎棘突水平的肋骨床区作一横切口，显露膈肌，用手指沿肾后脂肪囊向上分离，显示肾上极与肝下面的腹膜后间隙直达脓肿。用穿刺针沿手指方向刺入脓腔，抽得脓液后，用血管钳顺穿刺方向插入脓腔，排尽脓液，再用手指扩大引流，冲洗后，置入双腔负压引流管，再缝合伤口。

对于慢性壁厚的肝脓肿，引流后脓壁不塌陷，长期留有无效腔者；肝内一叶一段胆管结石反复感染，肝组织已严重毁损无功能者，可考虑作肝叶切除术。

二、阿米巴性肝脓肿

阿米巴性肝脓肿是肠阿米巴病最多见的并发症。其主要并发症为不规则长期发热，肝脏肿大，肝区疼痛，全身逐渐消耗和消瘦等。

（一）病因

阿米巴性肝脓肿是由溶组织阿米巴所引起的。有的在阿米巴痢疾期形成，有的发生于痢疾之后数周或数月，也有长达二三十年之久。当人们吞食阿米巴包囊污染的食物或饮水等经胃液消化，在肠内释放原虫并大量繁殖，侵犯结肠黏膜形成溃疡，常见于盲肠、升结肠等处，少数侵犯乙状结肠和直肠。

寄生于结肠黏膜的阿米巴原虫，分泌溶组织酶，消化溶解肠壁上的小静脉后，原虫侵入静脉，随门静脉血流进入肝脏。原虫也可以穿过肠壁直接侵入肝脏，或经淋巴管到达肝内。一小部分存活原虫在肝内繁殖，引起肝组织充血炎症，继而原虫阻塞门静脉末梢，造成肝组织局部缺血坏死，又因原虫产生溶组织酶，破坏静脉壁，溶解肝组织而形成脓肿。

（二）病理

阿米巴性肝脓肿多为单发，脓腔多较大。脓肿分三层，外层早期为炎性肝细胞，随后有纤维组织增生形成纤维膜；中间层为间质；内层中央为脓液。脓液内充满溶解和坏死的肝细胞碎片和血细胞，典型的阿米巴肝脓肿呈果酱色，较黏稠，无臭，一般是无菌的。阿米巴滋养体在脓液中很难找到，但在脓肿壁上常能找到阿米巴滋养体。

（三）临床表现

本病的发展过程一般比较缓慢，急性阿米巴肝炎期较短暂，继之为较长时期的慢性期。主要为发热，肝区疼痛及肝大。体温多持续在 $38 \sim 39℃$，常为弛张热或间歇热，在肝脓肿后期，体温可正常或仅低热。如继发细菌感染，体温可达 $40℃$ 以上，伴有畏寒、多汗、食欲不振、腹胀、恶心、呕吐，甚至腹泻、痢疾等症状。患者伴体重减轻，衰弱乏力，消瘦，贫血等亦常见。约 $10\% \sim 15\%$ 出现轻度黄疸。

肝区有明显叩击痛，较大的右肝脓肿可出现右下胸部膨隆，肋间饱满，局部皮肤水肿与压痛，肋间隙增宽，肝右下脓肿时可见右上腹膨隆，有压痛，右上腹肌紧张或扪及包块。少数患者可出现胸水。

（四）诊断

对有长期不规则发热，出汗，食欲不振，体质虚弱，贫血，肝区疼痛，肝脏肿大有压痛或叩击痛，特别是伴有痢疾病史时，应疑为阿米巴性肝脓肿。当然缺乏痢疾病史，也不能排除本病的可能性。下列几点对确诊具有重要意义。

（1）新鲜大便反复检查：寻找阿米巴包囊或滋养体。

（2）乙状结肠镜检查：发现结肠黏膜有特征性凸凹不平的坏死性溃疡，或愈合后的瘢痕，自溃疡面取材，可能找到阿米巴滋养体。

（3）B 超检查：在肝脏发现不均质的液性暗区，与周围肝组织分界清楚。

（4）超声定位肝穿吸得典型的果酱色无臭脓液，有重要诊断价值。

（5）血液检查：白细胞增高，肝功能可正常，偶见谷丙转氨酶、碱性磷酸酶轻度升高，少数患者胆红素可增高。

（6）血清学检查：间接血凝法较灵敏，阳性率可达90%以上，故对阿米巴性肝脓肿的诊断有一定价值。

（7）诊断性治疗：经上述检查，高度怀疑本病者，可试用抗阿米巴药物治疗，如治疗后临床症状、体征迅速改善，则可确诊。

（五）治疗

阿米巴性肝脓肿病程长，消耗大，患者全身情况差，常有贫血和营养不良，在治疗上应给高碳水化合物、高蛋白、高维生素和低脂肪饮食，纠正贫血，同时给予抗生素治疗。最重要的是用抗阿米巴药物治疗，并结合穿刺抽脓，必要时采用外科治疗。

1. 药物治疗　灭滴灵对肠道阿米巴病和肠外阿米巴原虫有较强的杀灭作用。对阿米巴性肝脓肿和肝炎均有效。毒性小、疗效高，成人每次 400~800mg，一日3次，连服5~7日为一疗程。儿童每日每千克体重50mg，分3次服，连服7日。疗效可达96%。服药期间应禁忌饮酒，偶有恶心、腹痛、皮炎、头昏及心慌，不需特殊处理。

盐酸吐根碱（依米丁）对阿米巴肝脓肿有良好效果。吐根碱对阿米巴滋养体有较强的杀灭作用。成人每日0.06g，肌内注射，连续6~10日为一疗程，总剂量不超过0.6g。必要时可重复应用，但需隔30日。本品毒性大，可引起心肌损害，血压下降，心律失常等。此外还有胃肠道反应，肌无力，神经疼痛及吞咽、呼吸肌麻痹。由于该药毒性大，目前多用灭滴灵或氯喹啉。

氯喹啉对阿米巴滋养体有杀灭作用。口服后肝内浓度较高，排泄也慢，毒性小，疗效高。成人每次口服0.5g，一日2次；2日后改为0.25g，一日2次；14~20天为一疗程。偶有胃肠道反应，头昏，皮肤瘙痒。

2. 穿刺抽脓　对脓腔较大、积脓较多，或病情较重者，应在抗阿米巴药物治疗下进行穿刺排脓。穿刺次数视脓量而定，一般在脓液转为稀薄，且不易抽得，超声检查脓腔很小，体温降至正常时可停止穿刺。

3. 手术治疗　下列情况可考虑手术切开引流。

（1）经抗阿米巴药物治疗及穿刺排脓后高热不退者。

（2）脓肿伴有继发性细菌感染，经综合治疗不能控制感染者。

（3）脓肿穿破入胸腔或腹腔并发脓胸或腹膜炎者。

（4）左外叶肝脓肿，抗阿米巴药物治疗不见效，穿刺易损伤腹腔脏器或污染腹腔者。

三、肝结核

肝结核是一种继发性疾病，常继发于体内其他脏器的结核。肝结核因缺乏较典型的临床症状和特异性的检查技术，常常在手术中或尸检时发现和证实。术前常诊断为肝占位性病变，影像诊断难以与其他肝实质性占位性病变相鉴别。常误诊为肝癌。

粟粒性肺结核患者，肝结核的并发率为50%~80%。有人统计还高于此数字。有人说近年来由于抗结核药物的发展，结核病已有了很大的控制，肝结核在临床上少见。然而同济医科大学附属同济医院1992年一年中因肝占位病变剖腹探查中，经病理切片证实有6例为肝结核，看来并不少见。

（一）病因

本病主要继发于肺、肠道或其他部位结核经肝动脉、门静脉等播散到肝脏。有时原发病灶深在、较小或已痊愈，往往不易发现。此外，还可通过淋巴系统或从肝邻近器官结核病灶侵入肝脏。

（二）病理

肝结核按发病部位可分两类：

1. 肝浆膜结核　又称结核性浆膜炎，即肝脏包膜被结核病浸润，呈广泛肥厚性改变，形成所谓"糖皮肝"；或在肝包膜上发生粟粒性病灶，有人也把这归属于结核性腹膜炎的一部分。

2. 肝实质结核　如下所述。

（1）肝脏粟粒性结核：此型最多见，为全身血行播散性粟粒性结核的一部分，病变为小而孤立呈灰色结节散布于全肝。其病理特点是含有明显的多核巨细胞，外周有淋巴细胞浸润。

（2）肝结核瘤：当粟粒性结核融合成单个或多个结节时，称肝结核瘤，临床上少见。肝结核瘤中心为干酪样坏死，色黄，类脂质增多，状如奶酪。镜下组织细胞先呈混浊肿胀，继而细胞质发生脂肪变性，细胞核溶解碎裂，直到组织完全坏死。病灶周围逐渐出现肉芽组织，形成纤维包围。在一定条件下可发生软化或液化，形成结核性肝脓肿。

（3）肝内胆管结核：是肝结核病中最少见的一种，主要患者是儿童，其来源可能是结核性肝脓肿破入胆管所致。病变为局限性，也可沿胆管播散。

（三）临床表现

肝结核临床表现仍为一般结核感染的常见表现，如畏寒，发热，夜间盗汗，乏力，纳差等，肝脏肿大同时伴肝区疼痛，在肿大的肝上可触及结节性肿块，有压痛，少数患者可出现黄疸。此外，还有原发灶的结核病症状和体征。

（四）诊断

肝结核常无特殊症状和体征，临床上诊断比较困难。因此本病只有通过详细了解病史，反复分析症状和体征，结合寻找身体其他部位的结核病灶，再结合实验室检查和一些特殊检查的资料，加以综合分析，才能做出判断。最终诊断常依赖于病理切片检查的结果。

（五）治疗

肝结核的治疗一般以内科治疗为主，供给高蛋白、高碳水化合物、高维生素、低脂肪饮食，在提高机体抵抗力的支持疗法的基础上给予抗结核药物。常用的抗结核药物有链霉素、异烟肼（雷米封）、乙胺丁醇、利福平等。

结核瘤引起的肝占位性病变，如病变局限于肝的一叶或一段，而无全身其他器官活动性结核病（如肺结核），肝功能良好，可考虑剖腹探查，作肝叶或段切除术，同时进行抗结核治疗，防止结核菌扩散和恢复。

（朱丙帅）

第十三节　肝外胆管损伤

一、概述

肝外胆管系统包括左、右肝管、肝总管、胆总管、胆囊管及胆囊，与肝、十二指肠、胰腺、胃、门静脉、下腔静脉等邻近。在腹部创伤中，单纯肝外胆管损伤少见，发生率在1%左右。

二、病因及特点

闭合性腹部创伤引起肝外胆管损伤的常见原因为车祸和高空坠落。其损伤机制可能与下列因素有关。

1. 肝外胆管系统在脊柱与腹壁之间挤压　当右下胸或上腹部受撞击时，肝外胆管在腰椎和腹壁之间碾压致伤。

2. 胆囊受压爆破　当腹部受碾压后，胆囊受到挤压，胆囊壶腹产生痉挛胆囊内压升高，致使胆囊爆破。

3. 胆总管附着部及胆囊附着部剪力损伤　腹部受压时肝上升，或减速损伤时，使肝脏、胆囊附着部产生剪力，造成 Vater 壶腹部胆总管、胆囊撕脱伤。穿透性创伤常见于下胸、右上腹穿透创伤中引起肝外胆管系统损伤。

4. 医源性损伤　由于腹腔镜胆囊切除术的在各种基层医院的广泛开展，腹腔镜技术尚不熟练，术中胆管损伤似有增多趋势。发生率约 0.5%。

三、临床表现

无论是闭合性创伤还是穿透性创伤肝外胆管系统孤立性损伤均属罕见，常伴有腹内其他脏器损伤，且术前常常不能确诊。

（一）腹痛

肝外胆管系统损伤不论何种原因引起，都有不同程度的腹痛。轻者仅局限于右上腹，呈持续性胀痛，随后疼痛可逐渐减轻，甚至消失，直至以后发生胆管狭窄，胆管感染时腹痛再次复发。严重肝外胆管系统损伤伤后即呈上腹剧烈持续性疼痛，迅速遍及全腹呈持续性疼痛。腹部可有压痛、反跳痛等腹膜炎症状。

（二）休克

肝外胆管系统损伤常合并有邻近脏器损伤，如肝、十二指肠、胰腺、右肾及大血管损伤，引起腹腔内出血低血容量性休克；另外，胆汁渗入腹腔，刺激腹膜，腹膜大量渗出，致使有效循环血容量骤降，引起休克。

（三）胆汁外漏

穿透性肝外胆管损伤常能见到伤道胆汁外漏，腹腔引流出大量胆汁样液体。钝性胆管损伤，胆汁积聚于肝下间隙形成胆汁湖。胆汁漏入游离腹腔，引起胆汁性腹腔积液或呈现局限性或弥漫性腹膜炎。

（四）黄疸

胆管破裂或横断胆汁流入腹腔，腹膜吸收胆色素；以及胆管近侧断端挛缩，纤维素沉积胆汁排泄不畅可引起黄疸。一般伤后 2~3 天出现黄疸，并逐渐加深。

（五）全身症状

伤后常有消化道症状，如恶心、呕吐、腹胀等。早期可有低热，随着膈下胆汁积聚增多或形成胆汁性腹膜炎，体温逐渐升高。当形成膈下脓肿时，患者可有寒战、高热等症状。

四、诊断

肝外胆管损伤发生率低，除根据腹部损伤的部位或穿透性损伤的伤道中出现胆汁可考虑肝外胆管伤外，多数在术前难以作出诊断。绝大多数是腹部损伤行剖腹探查时，发现腹内有胆汁溢出、积聚或脏器被胆汁染色才作出诊断。当肝十二指肠韧带为胆汁所染时，除仔细探查外，还可经胆囊管行术中胆管造影，能显示出溢胆的部位。伤后早期 B 超和 CT 检查难以作出正确的诊断。在行胆囊切除术时可行胆管造影。Koffron A 报道胆管造影可能降低胆管损伤的发生率；另外，还可以较早发现胆管损伤。MRCP 对诊断也有一定价值。

五、治疗措施

肝外胆管损伤的治疗多在处理腹部其他脏器损伤的同时加以处理。胆囊损伤的治疗原则上应行胆囊切除术。

胆总管损伤应根据伤情做不同处理。对胆总管裂伤但仍保存连续性时，可修整边缘后放置"T"管进行缝合，但应注意无张力。胆总管横断时可采用对端吻合并放置合适的"T"管作支撑，但"T"管的长臂应在吻合口的上方或下方另做切口引出，"T"管不能直接从吻合口引出，以免日后有纤维瘢痕组织增生，形成狭窄。"T"管的支撑时间不应少于半年，在此期间还应定期冲洗，以防胆盐形成胆泥、结石。对胆总管缺损过多，对端吻合有困难的伤员可做胆总管空肠 Roux – en – Y 吻合。操作困难时，也可做胆囊空肠或胆囊十二指肠吻合术。

医源性胆管损伤主要在手术时，要熟悉局部解剖，在怀疑胆管损伤时，可行术中胆管造影。Flum DR 等统计行胆管造影的胆总管损伤发生率为 0.39%（380/613 706），而未行胆管造影胆总管损伤的发生率为 0.58%（5 531/956 655）。因此，急诊手术有条件的可行胆管造影以便及时发现胆管损伤并做相应处理。

肝管有损伤时，处理原则同胆总管，按伤情作修复，由于肝管较细，不论做何种术式都应放置支撑管。如患者病情危重，可在胆管损伤处放置双腔管引流，同时作腹腔引流，待伤情稳定后，再行胆管修复手术。

（朱丙帅）

第十一章

胆管疾病

第一节　胆囊结石

一、概述

胆囊结石是指原发于胆囊内的结石，其病变程度有轻有重，有的可无临床症状，即所谓的无症状胆囊结石或安静的胆囊结石；有的可以引起胆绞痛或胆囊内、外的各种并发症。

从发病率来看，胆囊结石的发病在 20 岁以上便逐渐增高，45 岁左右达到高峰，女性多于男性，男女发病率之比为 1∶（1.9～3）。儿童少见，但近年来发病年龄有儿童化的趋势。

胆囊结石的成因迄今未完全明确，可能为综合因素引起。①代谢因素：正常胆囊胆汁中胆盐、磷脂酰胆碱、胆固醇按一定比例共存于稳定的胶态离子团中，当胆固醇于胆盐之比低于 1∶13 时，胆固醇沉淀析出，聚合成较大结石。②胆管感染：从胆结石核心中已培养出伤寒杆菌、链球菌、魏氏芽孢杆菌、放线菌等，可见细菌感染在胆结石形成中有着重要作用，细菌感染除引起胆囊炎外，其菌落、脱落上皮细胞等均可成为结石的核心，胆囊内炎性渗出物的蛋白成分也可成为结石的支架。③其他：胆囊管异常造成胆汁淤滞、胆汁 pH 过低、维生素 A 缺乏等，也都可能是结石的成因之一。

二、诊断

（一）病史要点

（1）诱因有饱餐、进油腻食物等病史。

（2）右上腹阵发性绞痛：常是临床上诊断胆石症的依据，但症状可能不典型，不容易与其他原因引起的痉挛性疼痛鉴别，亦不易区别症状是来自胆囊还是胆管。

（3）胃肠道症状：恶性、呕吐、食后上腹饱胀、压迫感。

（4）发热：患者常有轻度发热，无畏寒，如出现高热，则表明已经有明显炎症。

（二）查体要点

右上腹有不同程度的压痛及反跳痛，Murphy 征可呈阳性。如合并有胆囊穿孔或坏死，则有急性腹膜炎症状。

（三）辅助检查

（1）血常规：白细胞和中性粒细胞轻度升高或正常。

（2）B 超检查：是第一线的检查手段，结果准确可靠，达 95% 以上。

（四）诊断标准

上述病史（1）、（2）项辅以查体以及 B 超检查多能确诊。

诊断流程见图 11－1。

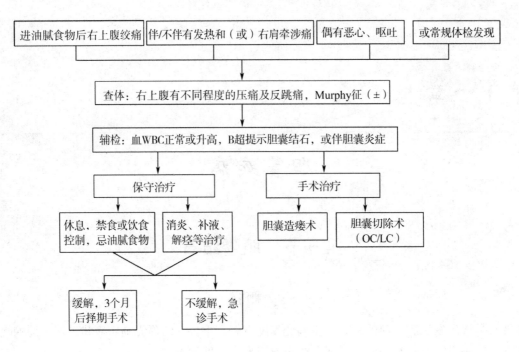

图 11 -1　胆囊结石诊断流程

（五）鉴别诊断

胆囊炎胆石症急性发作期症状与体征易与胃十二指肠溃疡穿孔、急性阑尾炎（尤其高位阑尾）、急性腹膜炎、胆管蛔虫病、右肾结石、心绞痛等相混淆，注意鉴别，辅以适当检查，多能区分。

三、治疗

1. 一般治疗　卧床休息、禁食或饮食控制，忌油腻食物。
2. 药物治疗　鹅去氧胆酸、熊去氧胆酸有一定疗效。
3. 手术治疗　胆囊切除术是胆囊结石患者的首选治疗方法。腹腔镜胆囊切除术以最小的创伤切除了胆囊，而且没有违背传统的外科原则，符合现代外科发展的方向，已取代传统的开腹手术成为治疗胆囊结石的"金标准"。
4. 并发症　胆漏、术中、术后出血、胆管损伤、胆总管残余结石、残余小胆囊。

四、预后

部分患者饮食控制得当可以终身不急性发作。手术切除胆囊后对患者生活质量没有明显影响，部分患者有轻度腹泻等胃肠症状。

（彭佑共）

第二节　胆管闭锁

一、概述

胆管闭锁并非少见疾病，至少占有新生儿长期阻塞性黄疸的半数病例，其发病率约为1：8 000 ～ 1：14 000个存活出生婴儿，但地区和种族有较大差异，以亚洲报道的病例为多，东方民族的发病率高4 ~ 5倍，男女之比为1：20。

以往认为胆管闭锁难以治疗，必将死于感染和肝功能衰竭，自 Kasai 首创的手术方法取得成功以来，疗效获得显著提高，7 篇报道562 例，存活206 例。目前主要是争取早期诊断和早期手术，可能获得更多的存活机会。在日龄 60d 以内手术者，生存率可达 75%；而 90d 以后接受外科治疗者降至 10%。因此，对于新生儿、乳儿的阻塞性黄疸疾患应行早期筛选，以期做出早期诊断。

（一）病因

在病因方面有诸多学说，如先天性发育不良学说、血运障碍学说、病毒学说、炎症学说、胰胆管连接畸形学说、胆汁酸代谢异常学说、免疫学说等等。病因是一元论，还是多元论，至今尚无定论。

早年认为胆管闭锁的发生类似十二指肠闭锁的病因，胆管系的发育过程，亦经过充实期、空泡期和贯通期三个阶段，胚胎在第 5~10 周时如果发育紊乱或停顿，即可形成胆管闭锁畸形。可是，从现实观察有许多不符之处，首先在大量流产儿和早产儿的解剖中，从未发现有胆管闭锁。其次，常见的先天发育异常，如食管闭锁、肛门闭锁等多伴有其他畸形，而胆管闭锁恒为一种孤立的病变，很少伴发其他畸形，罕有伴同胰管闭锁是明显的对比。黄疸的延迟发病和完全性胆汁淤积的渐进性征象（大便从正常色泽变为灰白色），就此怀疑胆管闭锁不是一种先天发育畸形，而是在出生前后不久出现的一种疾病。

近年发现以下事实：①第一次排出的胎粪，常是正常色泽，提示早期的胆管是通畅的；个别病例在出现灰白色粪便之前，大便的正常颜色可以持续 2 个月或更长时间。肝门区域的肝内胆管亦是开放的，以上现象提示管腔闭塞过程是在出生之后发生和进展的。②特发性新生儿胆汁淤积的组织学特征，具有多核巨细胞性变。有的病例曾作多次肝脏活组织检查，先为新生儿肝炎，后发展为胆管闭锁，尤其在早期（2~3 个月前）作活检者。③从肝外胆管闭锁病例所取得的残存胆管组织做病理检查，往往发现有炎性病变，或在直视或镜下可见到中心部萎陷的管道结构或腺样结构含有细小而开放的管腔。因此，认为胆管闭锁是由于传染性、血管性或化学性等因素，单一或合并影响在宫内胎儿的肝胆系统。由于炎性病变大的胆管发生管腔闭塞、硬化或部分消失，病变可进展至出生之后，由于不同的病期长短和肝内病变的严重程度，肝外胆管可全部、部分或一段闭塞。

此概念是新生儿肝炎与胆管闭锁属于同一范畴，是一种新生儿梗阻性胆管疾病，可能与遗传、环境和其他因素有关。因而，胆管闭锁与新生儿肝炎两者的鉴别非常困难，且可以同时存在，或者先为肝巨细胞性变而发展为胆管闭锁。原发病变最可能是乙型肝炎，它的抗原可在血液中持续存在数年之久。因此，母亲可为慢性携带者，可经胎盘传给胎儿，或胎儿吸入母血而传染。在病毒感染之后，肝脏发生巨细胞性变，胆管上皮损坏，导致管腔闭塞，炎症也可产生胆管周围纤维性变和进行性胆管闭锁。

Landing 将新生儿肝炎综合征和胆管闭锁统称为婴儿阻塞性胆管病，根据病变累及部位分为 4 型：①当病变仅累及肝脏时为新生儿肝炎。②若炎症累及肝外胆管而成狭窄但未完全阻塞者，即所谓胆管发育不良，有时这种病变可能逐渐好转，管腔增大，胆管恢复通畅。有时炎症继续发展导致胆管完全阻塞成为胆管闭锁。③若阻塞在肝管或胆囊及胆总管的远端，则为"可治型"胆管闭锁。④若肝外胆管严重受累，上皮完全损坏，全部结构发生纤维化，胆管完全消失，仅有散在残存黏膜者是"不可治型"胆管闭锁。认为这种原因造成的胆管闭锁占有 80% 病例，而纯属胆管先天性发育异常引起的胆管闭锁仅有 10%。先天原因造成者常伴有其他先天性畸形。

（二）病理

一般将胆管闭锁分为肝内和肝外两型。肝内型者可见到小肝管排列不整齐、狭窄或闭锁。肝外型者为任何部位肝管或胆总管狭窄、闭锁或完全缺如。胆囊纤维化呈皱缩花生状物，内有少许无色或白色黏液。胆囊可缺如，偶尔也有正常胆囊存在。

Koop 将胆管畸形分为三型：①胆管发育中断。②胆管发育不良。③胆管闭锁。此种分类对指导临床，明确手术指征和估计预后，有一定的实用意义。

1. 胆管发育中断　肝外胆管在某一部位盲闭，不与十二指肠相通。盲闭的部位在肝管上段，则肝管下段和胆总管均缺如；也有肝管、胆囊和胆总管上段均完整，盲闭部位在胆总管，仅其下段缺如。以上两种仅占 5%~10% 病例。由于肝外胆管为一盲袋，内含胆汁，说明与肝内胆管相通，因此可以施行肝外胆管与肠道吻合术。

2. 胆管发育不良　炎症累及肝外胆管，使胆管上皮破坏，发生纤维性变，管腔发生狭窄，但未完全闭塞。有时这种病变可能逐渐好转，管腔增大，恢复通畅。有时炎症继续发展，使整个胆管系统完全阻塞，近年主张施行肝门肠管吻合术治疗这种病变。如果仔细解剖肝十二指肠韧带，并追踪至肝门区，可在此纤维结缔组织内发现有腔隙狭小的微细胆管，直径约 1～2mm 的发育不良胆管。

3. 胆管闭锁　肝外胆管严重受累，胆管上皮完全损坏，全部结构发生纤维化，胆管完全消失。在肝十二指肠韧带及肝门区均无肉眼可见的腔隙管道，组织切片偶尔可见少量黏膜组织。此种病例是真正的胆管闭锁。

4. 肝脏病变　肝脏病损与病期成正比，在晚期病例有显著的胆汁性肝硬化、肝大、质硬，呈暗绿色，表面有结节。肝穿刺组织在镜检下，主要表现为肝内胆小管增生，管内多为胆栓，门脉区积存大量纤维组织，肝细胞及毛细胆管内淤积胆汁，也可见到一些巨细胞性变，但不及新生儿肝炎为多。后者胆小管增生和胆栓均相对地少见。

二、诊断

（一）合并畸形

胆管闭锁的合并畸形比其他先天性外科疾病的发生率为低，各家报告相差较大，在7%～32%之间，主要是血管系统（下腔静脉缺如，十二指肠前门静脉、异常的肝动脉）、消化道（肠旋转不良）、腹腔内脏转位等。

胆管闭锁的典型病例，婴儿为足月产，在生后 1～2 周时往往被家长和医生视作正常婴儿，大多数并无异常，粪便色泽正常，黄疸一般在生后 2～3 周逐渐显露，有些病例的黄疸出现于生后最初几天，当时误诊为生理性黄症。粪便变成棕黄、淡黄、米色，以后成为无胆汁的陶土样灰白色。但在病程较晚期时，偶可略现淡黄色，这是因胆色素在血液和其他器官内浓度增高而少量胆色素经肠黏膜进入肠腔掺入粪便所致。尿色较深，将尿布染成黄色。黄疸出现后，通常不消退，且日益加深，皮肤变成金黄色甚至褐色，可因搔痒而有抓痕，有时可出现脂瘤性纤维瘤，但不常见。个别病例可发生杵状指，或伴有发绀。肝脏肿大，质地坚硬。脾脏在早期很少扪及，如在最初几周内扪及肿大的脾脏，可能是肝内原因，随着疾病的发展而产生门静脉高压症。

在疾病初期，婴儿全身情况尚属良好，但有不同程度的营养不良，身长和体重不足。时常母亲叙述婴儿显得兴奋和不安，此兴奋状况可能与血清胆汁酸增加有关。疾病后期可出现各种脂溶性维生素缺乏现象，维生素 D 缺乏可伴发佝偻病串珠和阔大的骨骺。由于血流动力学状况的改变，部分动静脉短路和周围血管阻力降低，在心前区和肺野可听到高排心脏杂音。

（二）实验室检查

现有的实验方法较多，但特异性均差。胆管闭锁时，血清总胆红素增高，结合胆红素的比例亦相应增高。碱性磷酸酶的异常高值对诊断有参考价值。γ-谷氨酰转氨酶高峰值高于 300IU/L，呈持续性高水平或迅速增高状态。5′-核苷酸酶在胆管增生越显著时水平越高，测定值 >25IU/L，红细胞过氧化氢溶血试验方法较为复杂，若溶血在 80% 以上者则属阳性。甲胎蛋白高峰值低于 40μg/mL，其他常规肝功能检查的结果均无鉴别意义。

（三）早期诊断

如何早期鉴别阻塞性胆管疾病，是新生儿肝炎综合征，还是胆管闭锁，这是极为重要的。因为从当前的治疗成绩来看，手术时间在日龄 60d 以内者，术后胆汁排出率可达82%～90%，黄疸消退率55%～66%；如手术时间延迟，则成绩低下，术后胆汁排出率为 50%～61%。由于患儿日龄的增加，肝内病变继续发展，组织学观察可见肝细胞的自体变性和肝内胆管系的损害，日龄在 60～100d 者小叶间胆管数显著减少，术后黄疸消退亦明显减少，由此可见早期手术的必要性。

但要做出早期诊断是个难题，必须在小儿内外科协作的体制下，对乳儿黄疸病例进行早期筛选，在日龄 30～40d 时期进行检查，争取 60d 以内手术，达到诊断正确和迅速的要求。对于黄疸的发病过程、粪便的色泽变化、腹部的理学检查，应作追迹观察，进行综合分析。目前认为下列检查有一定的诊断价值。

1. 血清胆红素的动态观察 每周测定血清胆红素，如胆红素量曲线随病程趋向下降，则可能是肝炎；若持续上升，提示为胆管闭锁。但重型肝炎并伴有肝外胆管阻塞时，亦可表现为持续上升，此时则鉴别困难。

2. 超声显像检查 若未见胆囊或见有小胆囊（1.5cm 以下），则疑为胆管闭锁。若见有正常胆囊存在，则支持肝炎。如能看出肝内胆管的分布形态，则更能帮助诊断。

3. ^{99m}Tc – diethyl iminodiacetic acid（DIDA）排泄试验 近年已取代^{131}碘标记玫瑰红排泄试验，有较高的肝细胞提取率（48% ~56%），优于其他物品，可诊断由于结构异常所致的胆管部分性梗阻。如胆总管囊肿或肝外胆管狭窄，发生完全梗阻时，则扫描不见肠道显影，可作为重症肝内胆汁淤积的鉴别。在胆管闭锁早期时，肝细胞功能良好，5min 显现肝影，但以后未见胆管显影，甚至 24h 后亦未见肠道显影。当新生儿肝炎时，虽然肝细胞功能较差，但肝外胆管通畅，因而肠道显影。

4. 脂蛋白 – X（Lp – X）定量测定 脂蛋白 – X 是一种低密度脂蛋白，在胆管梗阻时升高。据研究所有胆管闭锁病例均显升高，且在日龄很小时已呈阳性，新生儿肝炎病例早期呈阴性，但随日龄增长也可转为阳性。若出生已超过 4 周而 Lp – X 阴性，可除外胆管闭锁；如 > 50mg/dl，则胆管闭锁可能性大。亦可服用消胆胺 4g/d，共 2 ~3 周，比较用药前后的指标，如含量下降则支持新生儿肝炎综合征的诊断，若继续上升则有胆管闭锁可能。

5. 胆汁酸定量测定 最近应用于血纸片血清总胆汁酸定量法，胆管闭锁时血清总胆汁酸为 107 ~294μmol/L，一般认为达 100μmol/L 都属淤胆，同年龄无黄疸对照组仅为 5 ~ 33μmol/L，平均为 18μmol/L，故有诊断价值。尿内胆汁酸亦为早期筛选手段，胆管闭锁时尿总胆汁酸平均为 19.93 ±7.53μmol/L，而对照组为 1.60 ±0.16μmol/L，较正常儿大 10 倍。

6. 胆管造影检查 ERCP 已应用于早期鉴别诊断，造影发现胆管闭锁有以下情况：①仅胰管显影。②有时可发现胰胆管合流异常，胰管与胆管均能显影，但肝内胆管不显影，提示肝内型闭锁。新生儿肝炎综合征有下列征象：①胰胆管均显影正常。②胆总管显影，但较细。

7. 剖腹探查 对病程已接近 2 个月而诊断依然不明者，应作右上腹切口探查，通过最小的操作而获得肝组织标本和胆管造影。如发现胆囊，作穿刺得正常胆汁，提示近侧胆管系统未闭塞，术中造影确定远端胆管系统。假如肝外胆管未闭塞，则作切取活检或穿刺活检，取自两个肝叶以利诊断。如遇小而萎陷的胆囊得白色胆汁时仍应试作胆管造影，因新生儿肝炎伴严重肝内胆汁淤积或肝内胆管缺如，均可见到瘪缩的胆囊。如造影显示肝外胆管细小和发育不良，但是通畅，则作活检后结束手术。假如胆囊闭锁或缺如，则解剖肝门区组织进行肝门肠管吻合术。

三、治疗

1. 外科治疗 1959 年以来，自 Kasai 施行肝门肠管吻合术应用于所谓"不可治型"病例，得到胆汁流出，从而获得成功，更新了治疗手段。据报告 60d 以前手术者，胆汁引流成功达 80% ~90%，90d 以后手术者降至 20%。在 2 ~3 个月间手术成功者为 40% ~50%，120d 之后手术仅 10% 有胆流。

手术要求有充分的显露，作横切口，切断肝三角韧带，仔细解剖肝门区，切除纤维三角要紧沿肝面而不损伤肝组织，两侧要求到达门静脉分叉处。胆管重建的基本术式仍为单 Roux – en – Y 式空肠吻合术，亦可采用各种改良术式。术后应用广谱抗生素、去氢胆酸和泼尼松龙利胆，静脉营养等支持疗法。

术后并发症常威胁生命，最常见为术后胆管炎，发生率在 50%，甚至高达 100%。其发病机制最可能是上行性感染，但败血症很少见。在发作时肝组织培养亦很少得到细菌生长。有些学者认为这是肝门吻合的结果，阻塞了肝门淋巴外流，致使容易感染而发生肝内胆管炎。不幸的是每次发作加重肝脏损害，因而加速胆汁性肝硬化的进程。术后第 1 年较易发生，以后逐渐减少，每年 4 ~5 次至 2 ~3 次。应用氨基糖甙类抗生素 10 ~14d，可退热，胆流恢复，常在第 1 年内预防性联用抗生素和利胆药。另一重要并发症是吻合部位的纤维组织增生，结果胆汁停止，再次手术恢复胆汁流通的希望是 25%。此外，肝内纤维化继续发展，结果是肝硬化，有些病例进展为门脉高压、脾功能亢进和食管静脉曲张。

2. 术后的内科治疗　第1年要注意营养是很重要的，一定要有足量的胆流，饮食处方含有中链甘油三酸酯，使脂肪吸收障碍减少到最低限度和利用最高的热卡。需要补充脂溶性维生素 A、E 和 K。为了改善骨质密度，每日给维生素 D_3，剂量 0.2mg/kg，常规给预防性抗生素，如氨苄青霉素、先锋霉素、甲硝唑等。利胆剂有苯巴比妥 3~5mg/（kg·d）或消胆胺 2~4/d。门脉高压症在最初几年无特殊处理，食管静脉曲张也许在4~5岁时自行消退，出血时注射硬化剂。出现腹腔积液则预后差，经限制钠盐和利尿剂等内科处理可望改善。

四、预后

胆管闭锁不接受外科治疗，仅1%生存至4岁。但接受手术也要做出很大的决心，对婴儿和家庭都具有深远的影响，早期发育延迟，第1年要反复住院，以后尚有再次手术等复杂问题。

接受手术无疑能延长生存，报告3年生存率为35%~65%。长期生存的依据是：①生后10~12周之前手术。②肝门区有一大的胆管（>150μm）。③术后3个月血胆红素浓度 < 150.5μmol/L（8.8mg/dl）。Kasai 报道22年间施行手术221例，尚有92例生存，79例黄疸消失，10岁以上有26例，最年长者29岁，长期生存者中，2/3病例无临床问题，1/3病例有门脉高压、肝功能障碍。

多年来认为 Kasai 手术应用于胆管闭锁可作为第一期处理步骤。待婴儿发育生长之后，再施行肝移植，以达到永久治愈。近年活体部分肝移植治疗胆管闭锁的报道增多，病例数日见增加，手术年龄在4个月至17岁，3年生存率在80%以上。

（彭佑共）

第三节　胆管肿瘤

一、胆囊良性肿瘤

（一）概述

胆囊良性肿瘤少见，B超上可见胆囊黏膜充盈缺损，偶尔在胆囊结石行胆囊切除术时也可发现。真正的腺瘤只占4%左右。胆囊息肉样病变（polypoid lesions of gallbladder，PLG）是来源于胆囊壁并向胆囊腔内突出或隆起的病变的总称，多为良性。一般分为以下两类：

1. 肿瘤性息肉样病变　包括腺瘤和腺癌。腺瘤性息肉可呈乳头状或非乳头状，为真性的肿瘤，可单发或多发，有时可充满胆囊腔，可合并慢性胆囊炎及胆囊结石。此外，如血管瘤、脂肪瘤、平滑肌瘤、神经纤维瘤等均属罕见。

2. 非肿瘤性息肉样病变　大部分为此类。常见的如炎性息肉、胆固醇息肉、腺瘤性增生等。胆固醇性息肉最常见，不是真正的肿瘤，直径常在1cm以内，并有蒂，常为多发性；炎症性息肉可单发或多发，直径常 <1.0cm，常合并有慢性胆囊炎及胆囊结石。此外，腺肌增生或腺肌瘤属胆囊的增生性改变，可呈弥漫性或局限性改变，其特点是过度增生的胆囊黏膜上皮向增厚的肌层陷入形成。其他如黄色肉芽肿、异位胃黏膜或胰组织等，也均罕见。

（二）诊断

1. 病史要点　胆囊良性肿瘤的主要症状与慢性胆囊炎相似，有上腹部疼痛不适、消化不良表现。胆囊颈部息肉影响胆汁排泄时，可有胆囊肿大、积液。

2. 查体要点　一般无阳性体征，有时可扪及胀大的胆囊。

3. 辅助检查　如下所述。

（1）常规检查：B超检查可检出胆囊息肉的位置、大小、根有无蒂等情况，但对病变的性质难以确定。

（2）其他检查：CT检查对较小的胆囊息肉诊断价值不大，但对肝脏、胰腺有较高的分辨率。

4. 诊断标准　胆囊息肉样病变在以往临床诊断较为困难，随着 B 超检查的普及，诊断不难。

（三）治疗

1. 一般治疗　息肉直径大小 <0.5cm，无症状、多发、生长速度不快者，可随诊观察。

2. 手术治疗　一般行腹腔镜胆囊切除，除非术前已高度怀疑是胆囊癌。

对胆囊息肉是否手术有不同意见。一般认为：①息肉大小及增长快慢，直径大于 1cm 的或短期内增大迅速者恶性可能性大， <0.5cm 可随诊观察。②数目，多发者常为胆固醇息肉等非肿瘤性息肉样病变，腺瘤或癌多为单发。③形状，乳头状、蒂细长者多为良性，不规则、基底宽或局部胆囊壁增厚者，应考虑恶性。④部位，腺肌性增生好发胆囊底部，位于胆囊体部又疑为恶性息肉样病变者，易浸润肝，应采取积极态度治疗。⑤症状，有症状者考虑手术治疗。⑥年龄大于 50 岁的患者。

二、胆囊癌

（一）概述

胆囊癌较少见，预后极差。胆囊癌与胆囊结石的发生率间有一定的关系，胆囊癌多发生于 50 岁以上的中老年患者，女性多于男性，80% 以上的患者合并有胆囊结石。

胆囊癌多发生于胆囊体或底部。80% 为腺癌，可分为浸润型和乳头状型两类。组织学上胆囊癌可直接浸润周围脏器，亦可经淋巴道、血液循环、神经、胆管等途径转移及腹腔内种植。

按病变侵犯范围，Nevin（1976）将胆囊癌分为 5 期。Ⅰ 期：黏膜内原位癌；Ⅱ 期：侵犯黏膜和肌层；Ⅲ 期：侵犯胆囊壁全层；Ⅳ 期：侵犯胆囊壁全层并周围淋巴结转移；Ⅴ 期：侵及肝和（或）转移至其他脏器。

（二）诊断

1. 病史要点　胆囊癌缺乏特异性临床症状，早期诊断困难，有时在施行胆囊切除术时偶然发现。多数被误诊为胆囊炎、胆石症。出现右上腹痛、右上腹包块或贫血等症状时病情常已属晚期。胆囊癌的临床症状有中上腹及右上腹疼痛不适、消化不良、嗳气、食欲缺乏、黄疸和体重减轻等。常合并有胆囊结石病史 5 年以上；不合并胆囊结石的胆囊癌患者，病程多较短，常在半年左右。黄疸往往是晚期表现。胆囊癌的转移早而广泛，最常见的是引起肝外胆管梗阻、进行性肝衰竭及肝脏的广泛转移。如癌肿侵犯十二指肠，可出现幽门梗阻症状。

2. 查体要点　晚期常有黄疸、右上腹部硬块、体重下降。

3. 辅助检查　如下所述。

（1）常规检查

1）肿瘤标记物：胆囊癌患者常有血清 CEA 升高，但在早期诊断无价值。

2）B 超：诊断准确率达 75% ~82%，为首选检查方法。

（2）其他检查

1）CT：CT 扫描对胆囊癌的敏感性为 50%，对早期胆囊癌的诊断不如 B 超。如果肿瘤侵犯肝脏或肝门、胰头淋巴结转移，多能在 CT 下显示。

2）彩色多普勒血流显像：占位内异常的高速动脉血流信号是胆囊原发性恶性肿瘤区别于良性肿块的重要特征。

3）细胞学检查：细胞学检查法有直接取活检或抽取胆汁查找癌细胞两种。阳性率虽不高，但结合影像学检查方法，仍可对半数以上胆囊癌患者做出诊断。

4. 诊断标准　胆囊癌的早期诊断常比较困难，当临床上已能在胆囊区摸到硬块时，病程多已是晚期。另一些患者只诊断为胆囊结石，对癌变未能有足够的注意，待切除胆囊后送病理检查时，才在标本上发现癌变。

（三）治疗

1. 放化疗　胆囊癌对各种化疗药物均不敏感，很难观察其疗效，多用于术后辅助治疗。放疗仅作为一种辅助手段应用于手术后或已无法切除的病例。

2. 手术治疗　手术切除是胆囊癌的唯一有效的治疗，但结果令人失望。

（1）胆囊切除术：若癌肿仅侵犯至黏膜层或肌层者，单纯行完整胆囊切除术已达根治目的，可不必再行第二次根治性手术。但位于胆囊颈、胆囊管的隐匿性胆囊癌，无论其侵犯至胆囊壁的哪一层，均应再次行肝十二指肠韧带周围淋巴结清扫术。

（2）胆囊癌的根治手术：根治术的范围主要包括胆囊切除、肝部分切除和淋巴结清扫。应清扫肝十二指肠韧带的淋巴结，必要时还应清扫胰十二指肠上、胰头后淋巴结。

（3）胆囊癌的姑息性手术：对于无法根治的晚期胆囊癌病例，手术原则为减轻痛苦，提高生活质量。

三、胆管癌

（一）概述

胆管癌包括肝门部胆管、肝总管、胆总管区域内的原发性癌肿，约占尸检查的0.01%～0.85%。60岁以上多见。男性稍多，男女之比约为3：2。

本病病因至今尚不清楚，约有16%～30%的胆管癌患者伴有胆结石；先天性胆总管囊肿患者胆管癌发生率高；胆管良性乳头状瘤可转变为胆管癌，原发性硬化胆管炎合并溃疡性结肠炎者发生胆管癌的比例高；胆管血吸虫病也是病因之一。

胆管癌约1/3～1/4合并有结石。根据癌肿部位常分为肝门部（上部）胆管癌（Klatskin肿瘤）、胆管中部癌及胆管下端癌。肝门部胆管癌系指左右肝管主干及其与肝总管汇合部的癌肿，约占胆管癌的1/3～1/2，多发生于左肝管，癌肿常向对侧肝管及肝总管浸润。胆管中部癌多位于胆囊管、肝总管、胆总管三者交接处。胆管下端癌主要指胆总管下端癌，多归于壶腹部肿瘤。三者在临床病理、手术治疗方法、预后上均有一定的差别。

（二）诊断

1. 病史要点　其临床表现症状主要为伴有上腹部不适的进行性黄疸、食欲不振、消瘦、瘙痒等。如合并胆结石及胆管感染，可有发冷、发热等，且有阵发性腹痛及隐痛。当肿瘤来源于一侧肝管时，早期可不出现黄疸，直至肿瘤延伸至肝总管或对侧肝管时，才出现明显的阻塞性黄疸。黄疸一般进展较快，呈进行性加重。

2. 查体要点　检查可见肝大、质硬、胆囊不肿大；如为胆总管下端部，则可扪及肿大的胆囊；如肿瘤破溃出血，可有黑便或大便潜血试验阳性、贫血等表现。

3. 辅助检查　如下所述。

（1）常规检查

1）B超：可显示肝内胆管扩张、肝门部肿块，肝外胆管不扩张，胆囊不肿大。

2）CT检查也有相同的效果。

对于一侧的肝管的肿瘤，早期时尚未引起梗阻性黄疸时，B超及CT检查仅能发现一侧的肝内胆管扩张。

（2）其他检查

1）$^{99m}Tc-HIDA$放射核素扫描：可以鉴别阻塞性黄疸是来源于肝外胆管阻塞或肝内胆汁淤积。

2）PTC：是最直接而可靠的诊断方法。患者的肝内胆管扩张，PTC的成功率高，如果穿刺后未能立即施行手术或血清总胆红素在171μmol/L以上者，应行PTCD以暂时引流胆管，改善黄疸。

3）ERCP/MRCP：可了解胆管情况。

4）血管造影：选择性动脉造影可显示胆管癌本身的血管情况，经皮肝穿刺门静脉造影（PTP）可了解门静脉是否受累。

5）腹腔镜检查：可直观了解肿瘤的位置、大小、形态，以及探查肿瘤与周围血管等组织的关系，尤其可以病理活检,了解肿瘤的良恶性。

4. 诊断标准　根据进行性黄疸的病史,结合影像学表现,一般均可获得正确诊断。诊断流程见图 11 - 2。

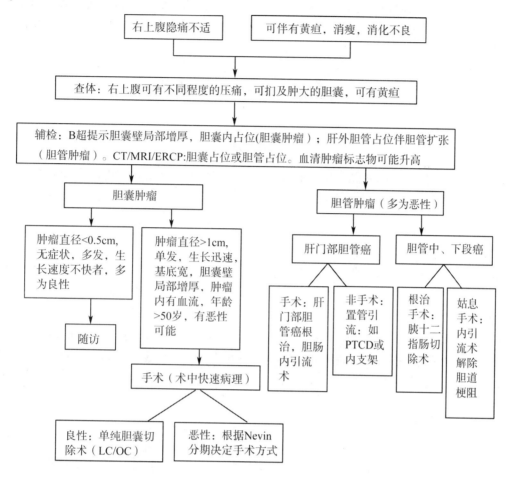

图 11 - 2　胆管癌诊断流程

5. 鉴别诊断　不应满足于阻塞性黄疸以及胆管结石或胆管炎性狭窄的诊断。应与胆囊癌鉴别。还需要与肝门部转移癌、肝门部肝细胞性肝癌、肝门淋巴结转移癌或淋巴瘤相鉴别。近端胆管癌常合并有胆囊结石、肝胆管结石,胆管癌梗阻性黄疸合并感染时可出现胆管炎的症状、体征。在 B 超检查中结石及胆囊癌容易发现。

(三) 治疗

1. 一般治疗　术前准备同一般阻塞性黄疸。

2. 手术治疗　手术方法的选择。

(1) 中、下部胆管癌切除术:中、下部胆管癌比肝门部及乳头部癌少见。目前多数学者为其手术方式是胰十二指肠切除术。中下部癌无法切除者,可用姑息性方法。

(2) 上段胆管癌的手术治疗:根据 Bimuth - Corlett 分型,上段胆管癌分四型。Ⅰ 型:肿瘤位于肝总管,未侵犯左右肝管汇合部;Ⅱ 型:肿瘤侵犯汇合部,未侵犯左或右肝管;Ⅲa 型:已侵犯右肝管;Ⅲb 型:已侵犯左肝管;Ⅳ 型:同时侵犯左右肝管。其中 Ⅰ、Ⅱ 型可行肝外胆管、胆囊切除术的同时做区域淋巴结清扫、肝门胆管与空肠 Roux - en - Y 吻合术;Ⅲ 型以上的病变,则需要在上述术式的基础上再附加左或右肝叶部分切除术;Ⅳ 型者则需行扩大根治切除,包括左或右半肝切除。

(3) 肝门部胆管癌姑息性手术:胆肠内引流术是首选的姑息手术方法。原则是胆肠吻合口应尽量远离病灶,不能行内引流者常用扩张癌性狭窄后放置尽可能粗而较硬的 T 形管、U 形管或内支撑导管。

非手术置管引流常用的方法为 PTCD，也可经 PTCD 窦道扩大后放置内支撑管。

（四）预后

胆管癌预后极差。手术切除组一般平均生存期为 13 个月，如单做胆管内或外引流，其平均生存仅 6~7 个月，很少超过 1 年。下段胆管癌预后最好，胰十二指肠切除术后的 5 年生存率为 20%~35%。

（彭佑共）

第四节　急性胆囊炎

一、概述

据国外文献报道，急性胆囊炎以中年（40 岁）以上女性，特别是身体肥胖且曾多次怀孕者为多，男女之比为 1：（3~4）。国内报告发病年龄较国外为低，男女之比为 1：（1~2）。慢性胆囊炎多由急性胆囊炎反复发作形成。

（一）病因

1. 梗阻因素　由于胆囊结石、胆管结石，胆囊管过长、扭曲、狭窄、纤维化、螺旋瓣的部分梗阻、胆囊颈旁淋巴结肿大等因素造成胆囊管梗阻，使存留在胆囊内的胆汁滞留、胆汁浓缩，高浓度的胆盐可损伤胆囊黏膜，引起急性炎症，当胆囊内已有细菌感染存在时，胆囊黏膜的病理损害过程加重。

2. 感染因素　无论胆管有无梗阻因素，细菌都可能进入胆管。细菌可通过血液、淋巴或胆管而达胆囊。通过胆管达胆囊是急性胆囊炎时细菌感染的主要途径。急性胆囊炎时的细菌感染多为肠道菌属，如大肠杆菌、链球菌、梭状芽孢杆菌、产气杆菌、沙门杆菌、肺炎球菌、葡萄球菌，亦常合并有厌氧菌的感染。

3. 化学因素　胆囊管梗阻后，胆囊胆汁停滞，胆盐浓度增高，特别是去结合化的胆汁酸盐对组织的刺激性更大，如牛磺胆酸有显著的致炎作用，可引起明显的急性胆囊炎改变。严重创伤、烧伤休克、其他部位手术后的创伤性或手术后的非结石性急性胆囊炎的原因可能为此。另外的化学性因素是胰液的反流。当胰管与胆管有一共同通道时，胰液可反流入胆囊内，胰蛋白酶被激活，引起胆囊黏膜损害，甚至坏死、穿破。

4. 血管因素　严重创伤、大量出血、休克后，由于血管痉挛，血管内血流淤滞、血栓形成，可导致胆囊壁坏死，甚至穿破。

（二）病理

急性胆囊炎的病理改变视炎症的轻重程度而有甚大的差别。

1. 急性单纯性胆囊炎　由于存在胆囊管梗阻，胆囊内压力升高，胆囊黏膜充血水肿，胆囊内渗出增加，外观胆囊肿大，张力高，胆囊壁充血，稍增厚，有白细胞浸润。胆囊胆汁肉眼仍正常或稍混浊，细菌培养多为阴性。

2. 化脓性胆囊炎　胆囊管梗阻不能解除，胆囊内压力持续升高，胆囊显著增大，表面有脓性纤维素性渗出、沉积，胆囊黏膜形成小溃疡，胆囊内为脓性胆汁，或充满脓液形成胆囊蓄脓。

3. 坏疽性胆囊炎　胆囊胀大过甚，促使胆囊壁发生血运障碍，引起胆囊壁缺血坏疽。或胆囊内结石嵌顿在胆囊颈部，引起囊壁压迫坏死，最终导致胆囊穿孔。如果炎症发展迅速，穿孔前胆囊周围尚未形成粘连，胆囊穿孔引起弥漫性胆汁性腹膜炎。若穿孔前周围有紧密粘连，胆囊穿孔后可发生胆囊与十二指肠、胆总管或结肠之间的内瘘。

胆囊梗阻一旦解除，胆囊内容物得以排出，胆囊内压力降低，胆囊的急性炎症便迅速好转，部分黏膜修复，溃疡愈合，形成纤维瘢痕组织，呈现慢性胆囊炎的病理改变。反复多次的急性胆囊炎发作，胆囊壁纤维瘢痕化，肌纤维萎缩，胆囊黏膜脱落，胆囊萎缩，完全丧失其生理功能。

二、诊断思路

（一）病史要点

急性胆囊炎的主要症状为右上腹疼痛，常在进油腻食物之后，开始可为剧烈绞痛，可伴有恶心、呕吐、寒战、发热，过去多有类似的发病史。疼痛呈持续性，可放射至右肩或右腰背部。

急性结石性胆囊炎常表现为胆绞痛，疼痛剧烈，呈持续性常伴阵发性加剧。若发展至急性化脓性胆囊炎时，可出现寒战、高热，以至全身严重感染的症状。

（二）查体要点

右上腹胆囊区有明显的压痛和腹肌紧张，胆囊区深吸气时触痛反应，即 Murphy 征阳性，部分患者可扪及肿大、紧张而有触痛的胆囊。由于反复发作，胆囊被大网膜包裹，在右上腹区可触及边界不清楚、活动不明显而有触疼的炎性团块。急性胆囊炎一般不发生黄疸，但有 10.6% ～20% 的患者由于胆囊急性炎症、水肿，波及肝外胆管而发生轻度黄疸。

（三）辅助检查

1. 常规检查　实验室血常规检查，白细胞计数及中性粒细胞明显增多。白细胞计数一般在（10 ～15）×10^9/L，但在急性化脓性或坏疽性胆囊炎时，白细胞计数可达 20×10^9/L 以上。

白细胞的多少，通常与病变的程度平行，其计数在 20×10^9/L 以上者，很可能胆囊已有化脓或坏死穿孔。

如前所述，10% ～20% 的急性胆囊炎患者可能出现轻度黄疸，血清胆红素一般在 51.3μmol/L 以下；若血清胆红素超过 85.5μmol/L（5mg/dl）时，常提示胆总管结石或胆管炎并肝功能损害。如伴随着有 ALT 和 AST 升高，肝实质的损害无疑。血清碱性磷酸酶亦可升高。

2. 其他检查　超声波检查对急性胆囊炎的诊断具有很高的价值，可见胆囊肿大、胆囊壁增厚、胆囊内有一个或多个结石光团，伴有声影。由于超声检查操作简便、无创伤痛苦，又能及时得到结果，是一较好的辅助诊断技术。

X 线肝胆区平片在少数患者可显示不透光的结石阴影；由于胆囊管梗阻，静脉法胆管造影可以显示胆总管，但胆囊不显影。

（四）诊断标准

根据上述病史、查体、辅助检查即可诊断。

诊断流程见图 11 - 3。

（五）鉴别诊断

急性胆囊炎患者大多有右上腹突发性疼痛，典型病例并有右肩部放射痛，右上腹触痛和腹肌紧张，白细胞计数增加，诊断一般不困难。超声显像对胆囊结石诊断的准确率可高达 90% ～100%，是诊断急性胆囊炎最重要的手段。本病需与下列疾病鉴别。

1. 急性消化性溃疡穿孔　消化性溃疡穿孔所产生的腹痛较急性胆囊炎剧烈，为持续的刀割样痛，触痛范围不常局限于上腹，往往累及全腹，腹壁肌紧张常呈板样强直。X 线检查多可发现膈下有游离气体，更可确定诊断。仅有少数病例无典型的溃疡病史，穿孔小、症状不典型，有时仍可造成诊断困难。

2. 急性胰腺炎　腹痛较急性胆囊炎剧烈，偶伴有休克，腹痛部位在上腹部偏左侧，右上腹肌紧张不如胆囊炎明显，Murphy 征阴性。血清淀粉酶测定在诊断上有肯定的价值，但有时急性胆囊炎患者可以并发急性胰腺炎，两种情况同时存在时可使确诊发生困难，需加注意。

3. 急性阑尾炎　高位阑尾炎常误诊为急性胆囊炎，因两者的疼痛和腹壁压痛、腹肌紧张均可局限在右上腹。按压左下腹引起阑尾部位疼痛的 Rovsing 征有助于鉴别。而且急性胆囊炎多见于中年以上，过去有反复发作史，疼痛多为阵发性绞痛，向右肩背放射的感觉，偶可发生轻度黄疸，一般不难做出诊断。

此外，对传染性肝炎、右侧肺炎、右肾绞痛、右胸带状疱疹早期等，亦需注意鉴别。

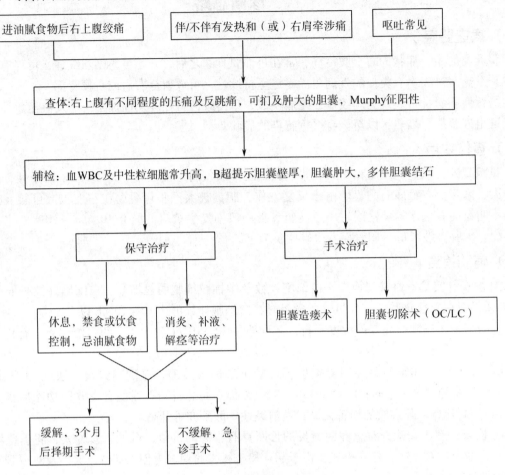

图 11 - 3　急性胆囊炎诊断流程

三、治疗措施

急性胆囊炎的治疗包括非手术治疗和手术治疗。非手术治疗主要是禁食、使用广谱抗生素、解痉止痛、补液纠正体液及电解质平衡失调。

结石性急性胆囊炎，虽经非手术治疗病情可以好转，但胆囊内结石很难得以排出，下列情况可作为手术治疗的指征。

1. 反复发作的急性胆囊炎　此等患者在过去的发作中，曾经用非手术治疗得以治愈，由于反复发作，胆囊已呈慢性炎症改变，胆囊壁增厚，周围有粘连，胆囊功能可能已经丧失，虽再次采取保守治疗并可能奏效，但仍会再次发作。应视为早期手术的适应证。

2. 初次发作的急性胆囊炎　在非手术治疗 24~48h 后，如情况尚无好转，胆囊逐渐肿大，局部触痛和腹肌紧张加重，且伴有寒战、发热、白细胞计数在 $20 \times 10^9/L$ 以上，应考虑及时手术治疗，以免发生胆囊坏死或穿孔等严重并发症。

3. 病情严重　患者来治时已发病多日，局部体征严重，可触及肿大胆囊伴压痛明显，或腹壁肌紧张明显，伴有高热、黄疸，有胆囊积脓或胆管感染现象，或并发急性胰腺炎者也应考虑手术治疗，以免延误治疗时机，造成不良后果。

急性胆囊炎的手术治疗以胆囊切除为有效的根治疗法。急性胆囊炎时早期手术操作并不困难，即使发病时间超过 72h，也不能视为手术治疗的禁忌证。发病在 72h 以上，但腹部体征明显，全身毒血症表现极为严重，在适当的术前准备后手术仍可取得满意疗效。

（彭佑共）

第五节　慢性胆囊炎

一、病因

慢性胆囊炎可以伴有或不伴有胆囊结石，临床上以前者居多，约为70%。由于结石的刺激及阻塞于胆囊颈及胆囊管，使胆囊中胆汁淤积而形成慢性炎症。非结石性慢性胆囊炎可为急性胆囊炎的迁延所致，也可因胆囊发育异常，如胆囊过长悬垂，部分可能与慢性胰腺炎、胆管口括约肌张力过高、胆囊管狭窄等原因使胆囊不易排空所致。

二、临床表现

（一）症状

慢性胆囊炎的临床症状常不典型，许多患者无明显症状，于 B 超检查时发现胆囊萎缩而壁厚，被诊断为慢性胆囊炎。

多数慢性胆囊炎患者无急性发作史，仅有不规则的上腹隐痛，进食油腻食品后间歇性右上腹痛，患者有时可感到在肩胛骨角下、右季肋部或右腰部等处有隐痛，在长时间站立、运动或冷水浴后更加明显。有时出现恶心，上腹饱胀不适，食欲缺乏，消化不良等消化道症状，而长期误诊为胃炎，服胃炎药物无效。

（二）体征

胆囊部位常有轻度压痛，偶尔还可触及肿大的胆囊；少数病例在第8、10胸椎右旁也有压痛。

三、辅助检查及诊断

（一）B 超检查

B 超检查是慢性胆囊炎的首选辅助检查方法。B 型超声可以显示胆囊的大小，囊壁的厚度，黏膜是否粗糙不平和胆囊内有无结石或胆固醇沉积，胆囊是否能活动，与周围脏器有无粘连。对慢性胆囊炎的诊断有肯定价值。B 超检查既方便对患者又无痛苦，其诊断正确率一般可达95%以上。其主要声像特征如下所述。

（1）胆囊的长径和宽径明显缩小，可仅为2cm×1cm，甚至显示不清，难以探测。

（2）胆囊壁毛糙不平，可明显增厚，大于5mm。

（3）胆囊内容物透声性差，可与胆囊壁混同呈椭圆形聚集光团，类似实体样回声。

（4）胆囊较大者，有时在胆汁下部出现半圆形回声光点增多的区域，并随体位的改变而移动。

（5）胆囊周围有炎症时，其周围条索状或斑块状回声增多，呼吸运动使胆囊有活动"受限"现象。

（6）脂餐试验胆囊收缩功能差或丧失。

（二）CT 检查

对少数 B 超检查发现，胆囊壁有粗糙不平而不能肯定诊断者，特别是疑有胆囊癌者应进一步做 CT 检查以明确诊断。但一般诊断慢性胆囊炎无须做 CT 摄片，只有 B 超或 X 线摄片发现，胆囊壁有高低不平或增生现象，不能肯定为胆囊息肉、腺瘤、胆固醇沉积或胆囊癌者，方有做 CT 摄片的指征。部分含钙少者，X 线检查结石可阴性。

（三）胆囊造影

胆囊造影目前已较少使用，但该方法除可了解胆囊的大小、形态外，尚可了解胆囊的收缩功能，对某些慢性胆囊炎的诊断仍有一定价值。

四、鉴别诊断

由于慢性胆囊炎的临床症状常不典型，临床常易误诊，以下疾病常被误诊为慢性胆囊炎，故应注意鉴别。

（1）消化性溃疡：症状不典型的消化性溃疡与慢性胆囊炎常易混淆，且此类疾病常与慢性胆囊炎并存。除仔细询问病史外，上消化道钡餐检查及B超检查有助于鉴别。

（2）慢性胃炎：各种慢性胃炎的症状与慢性胆囊炎有相似之处，纤维胃镜检查是诊断慢性胃炎的重要方法，诊断明确后行药物治疗，如症状好转，则可与慢性胆囊炎相鉴别。

（3）食管裂孔疝：食管裂孔疝常见的症状是上腹或两季肋部不适，典型者表现为胸骨后疼痛，多在饱餐后 0.5~1 小时发生，饭后平卧加重，站立或半卧位时减轻，可有嗳气反胃；而慢性胆囊炎腹痛多在右季肋部，饭后加重而与体位无关。因食管裂孔疝约有 20% 的患者合并慢性胆囊炎，故二者临床症状常同时并存。钡餐检查可以鉴别。

（4）原发性肝癌：在无 B 超的时代，临床上有些原发性肝癌被诊为慢性胆囊炎。因为原发性肝癌早期，即小肝癌及亚临床肝癌多无自觉症状，一旦出现右上腹不适或隐痛，多已是晚期，B 超及 CT 检查可以鉴别。

（5）胆囊癌：本病早期症状颇似慢性胆囊炎，此时行 B 超检查可与慢性胆囊炎鉴别，并可有较好的治疗效果。如病情发展，出现黄疸及右上腹肿块，多为晚期。

五、治疗

（一）治疗原则

（1）非结石性慢性胆囊炎可能通过节制饮食和内科治疗而维持不发病，但疗效并不可靠。

（2）伴有结石的慢性胆囊炎急性发作的机会更多，且可以有一系列严重并发症，可诱发胆囊癌。故本症最好的疗法是胆囊切除，只有切除胆囊才能除去感染病灶，防止发生并发症。须强调指出，所谓慢性胆囊炎的诊断，必须有上述辅助检查结果为依据，不能单靠临床表现来推断。凡临床表现明显，在过去或现在胆绞痛发作时，有急性胆囊炎的明显体征，伴有黄疸，且辅助检查亦支持诊断者，则胆囊切除后的疗效较好；反之，若症状较轻或长期未曾发作，辅助检查结果又似是而非、难以绝对肯定者，就不宜贸然做胆囊切除，否则术后症状可能改进不多，反而给患者带来一次手术负担和痛苦。

（二）手术适应证

若临床诊断为慢性胆囊炎，辅助检查不能确定，手术时发现胆囊的外观近乎正常者，则必须详细检查胃十二指肠有无溃疡、有无慢性阑尾炎、慢性胰腺炎或横结肠病变；在系统的排除了肝脏、胆管、胰腺、胃十二指肠、阑尾、横结肠等器官病变以后，仍以切除胆囊为较好疗法，较单做胆囊引流或缝闭腹腔为佳。这种胆囊切除后再做病理检查，很可能发现囊壁有慢性炎症存在，或为胆囊胆固醇沉着症，手术后患者也多数能解除症状，不再有胆绞痛发作或上腹隐痛。

（三）手术禁忌证

（1）如患者已患晚期癌肿，或有严重的肾脏病或心血管病，则慢性胆囊炎不应施行手术治疗。

（2）如其肝功能已有明显损害，或患者年龄过大，则除非患者的慢性胆囊炎急性发作极为频繁而且剧烈，一般亦不宜施行手术。

（3）有下列情况者，手术效果大多不佳，更应视为手术的禁忌证：①术前并无客观的检查证据证明胆囊确实有病变者；②临床症状未经仔细分析，实际上是由其他原因引起者；③手术时见胆囊基本正常，或仅有轻微病变者；④尚有其他病变存在（如胆管结石）而未能同时解决者。

（四）手术方法

手术方法同胆囊切除术。

（彭佑共）

第六节　急性梗阻性化脓性胆管炎

急性梗阻性化脓性胆管炎（AOSC）又称急性重症型肝管炎（ACST），是在胆管梗阻的基础上发生的急性化脓性炎症。这种梗阻完全或趋于完全，故胆内压很高，常并发败血症、胆源性肝脓肿、感染性休克及多器官功能不全或多器官功能衰竭，因而发病凶险、迅速，病死率很高。

一、临床表现

（一）Charcot 三联症

（1）突发右上腹或剑突下剧烈绞痛，为持续性、阵发加剧，常向右肩及背部放射，伴有恶心、呕吐。

（2）寒战、高热：体温达 $39 \sim 40℃$，弛张热；如伴有肝脓肿可持续高热，1d 可多次寒战，为细菌及内毒素入血所致。

（3）黄疸：为急剧加重的梗阻性黄疸。检查可见肝内外胆管扩张。

（二）Reynold 五联症

除上述 Charcot 三联症外，尚包括以下几点。

（1）休克：30% ~50% 的患者发生感染性休克。患者出现心悸、脉率快，常大于每分钟 120 ~ 140 次；呼吸困难，呼吸频率常大于每分钟 40 次；尿少或无尿；皮肤黏膜发绀，肢端青紫发冷，常并发多器官功能衰竭；出现弥散性血管内凝血 DIC 时，血小板低于 $50 \times 10^9/L$，DIC 试验阳性；可出现心功能衰竭、呼吸功能衰竭、肾衰竭、肝功能衰竭等多脏器衰竭。

（2）意识障碍：患者伴随高热和休克，常出现不同程度的意识障碍，如烦躁、谵妄、嗜睡、昏迷等，其原因为脑血管痉挛和脑水肿。

（3）腹部体征：右上腹中至重度压痛、反跳痛和肌紧张，少数可因继发胆囊或胆管穿孔而出现全腹膜刺激征。可扪及肿大及触痛的肝和（或）胆囊。

二、辅助检查

（1）血常规：白细胞计数明显增高，通常高达 $20 \times 10^9/L$ 以上。中性白细胞左移。

（2）血生化检查：呈代谢性酸中毒、低血钾的表现。

（3）肝功能检查：血清总胆红素、直接胆红素升高，ALT、AST 升高，谷丙酰转肽酶（$\gamma - GT$）、碱性磷酸酶、乳酸脱氢酶等升高。

（4）尿常规：尿胆红素呈阳性反应，尿中可出现蛋白及颗粒管型。

（5）B 超、CT 检查：可见肝内外胆管明显扩张，胆囊肿大，并可见其梗阻的原因，如结石、蛔虫、肿瘤、狭窄等。

三、分型

急性梗阻性化脓性胆管炎（AOCS）分为 4 级。

Ⅰ级：单纯 AOSC，三联症加体温39℃，脉搏 > 每分钟120 次，白细胞 $>15 \times 10^9/L$。B 超示胆管扩张或有蛔虫、结石，逆行十二指肠胆胰管造影（ERCP）、经皮肝穿刺造影（PTCD）或手术证实胆管高压及脓性胆汁。

Ⅱ级：AOSC 休克。低血压、皮肤色泽变化、神志变化、内环境紊乱等。

Ⅲ级：AOSC 伴胆源性肝脓肿。弛张热、白细胞高、败血症、难以纠正的内环境紊乱、胆管引流后症状不好转。B 超发现肝内脓腔，导向穿刺抽到脓液或手术证实。

Ⅳ级：AOSC + MOF。临床表现为心功能衰竭（ECG、IVP），成人呼吸窘迫综合征（ARDS），尿素氮（BUN）呈进行性增高，尿量及尿比重变化显著，白蛋白剧降、腹腔积液、肝性脑病、弥散性血管内凝血 DIC、消化道出血或应急性溃疡，内环境失控。

四、治疗

（一）非手术治疗

1. 积极的抗休克治疗　AOSC 伴有中毒性休克是导致患者死亡的主要原因。因此，积极纠正休克，可以提高患者对手术的耐受性，减轻各重要器官功能损害，是防止出现 MOF 的主要措施。

（1）补充血容量：为抗休克的基本措施。应立即输液、输血、补充血容量，以提高血压，维持组织的血液灌注，使中心静脉压维持在 490 ~ 785Pa（5 ~ 8cmH$_2$O）。

（2）纠正电解质紊乱和酸中毒：第一为监测患者血清电解质：作血生化和血气分析，根据检验结果作相应的补充和纠正。留置导尿管，监测每小时尿量和尿比重，根据尿量注意补充钾离子；第二为注意纠正酸中毒：纠正酸中毒宜用碳酸氢钠溶液，其作用迅速，效果好。不宜使用乳酸钠溶液，因为肝细胞缺氧，其功能有不同程度的损害，不能将乳酸转变成为可利用的碳酸根。

（3）血管活性药物应用：AOSC 患者经扩容、纠正酸中毒治疗后，血压可能升高，组织灌注改善，休克得以纠正。如果休克仍不能纠正，应该应用血管活性药物治疗。其一为 β 受体兴奋剂，可解除末梢血管的痉挛状态，改善微循环，增加回心血量及组织的血流灌注。常用药物有多巴胺、异丙基肾上腺素等。其二为 α 受体兴奋剂：已极少单独使用，多以与多巴胺联合应用。其三为当输液量很大，心功能受到一定损害时，可应用毛花苷 C 治疗。

（4）皮质类固醇药物：肾上腺类固醇药物能阻断 α 受体兴奋，解除末梢血管痉挛，使血管扩张，降低外周阻力，改善微循环，同时增强心肌收缩力，增加心排血量，增强血管对升压药物的反应。皮质类固醇还能保护细胞内溶酶体，防止溶酶体破裂；增进线粒体的功能，防止白细胞凝集。改善毛细血管通透性，减少渗出，有助于炎症消退，减轻细菌内毒素对重要脏器的损害，有利于纠正休克。一般临床上宜大剂量使用，如氢化可的松 200 ~ 300mg 或地塞米松 1 ~ 3mg/kg，加入液体中静脉滴注。

2. 抗感染治疗　控制感染是治疗 AOSC 的主要治疗，应合理选用抗生素。

（1）选用广谱抗生素，既抗革兰阳性（G$^+$）又抗革兰阴性（G$^-$）菌。

（2）选用抗需氧菌和抗厌氧菌的药物。

（3）对有肝肾功能障碍者，特别是老年患者，尽可能选用对肝、肾毒性小的药物。

（4）根据血培养、胆汁培养和药敏结果，选用对细菌敏感的抗生素。

（5）在有胆管梗阻时，抗生素在血清中浓度比胆汁中浓度更为重要。因为胆汁淤积影响抗生素在胆管的排泄，控制败血症则更为重要。只有当解除胆管梗阻，行胆管引流术后，某些抗生素如头孢哌酮或头孢噻甲羧肟等才能获得胆汁中的适当浓度。

（6）临床上常首选头孢菌素、甲硝唑以及氨基糖苷类药物联合应用。

3. 全身支持治疗　预防和治疗多器官衰竭（MOF）：在积极抢救休克的同时应注意全身支持，有利于全身情况的改善，提高患者对严重感染的抵抗力。可少量多次输入新鲜血浆、白蛋白等。AOSC 发生 MOF 较为多见，因此如何保护重要器官的功能，及时发现和治疗 MOF 成为减少 AOSC 病死率的重要内容。

（1）肝功能衰竭：AOSC 患者应及时观察肝功能、血氨的变化、黄疸、精神状态、肢体震颤、腹腔积液等，以便早期发现肝功能衰竭。应注意，其一，停止使用对肝脏有害的药物；其二，口服肠道抗生素抑制肠道细菌，减少内毒素的吸收；其三，静脉输入 GIK 溶液，给予能量、肌苷、白蛋白、支链氨基酸、精氨酸、谷氨酰胺、谷氨酸钠等。

（2）肾衰竭：休克、感染中毒、高胆红素血症等可导致肾脏损害。当休克纠正后。仍然少尿、无尿，则预示急性肾衰竭。在补足血容量后间断使用利尿药，有利于毒性物质的排泄，可起到保护肾功能的作用。其一，在少尿期、无尿期应限制水分科的摄入，其补液量应为隐性失水量（700mL）+ 尿量 + 异常失水量 - 内生水（450mL）。可给予大量呋塞米（呋塞米）以及酚妥拉明（苄胺唑啉）等。其二，密切监测血清钾离子、尿素氮、肌酐，必要时可进行血液透析。其三，多尿期应注意水电解质平衡，防治感染等。

（3）心功能衰竭：其一，进行心电监护；其二，应用保心药物，如高渗糖、辅酶A、肌苷等；其三，应限制液体的输入，注意调节输液速度，适当应用强心药物等。

（4）呼吸衰竭：AOSC的呼吸衰竭主要表现为肺水肿、ARDS（成人呼吸窘迫综合征），应注意防治。

（5）弥散性血管内凝血（DIC）：其一，低分子右旋糖酐和肝素合用有较好的效果；其二，输入新鲜血液，给予维生素 K_1、6-氨基己酸等药物治疗。

（二）手术治疗

1. 手术治疗原则　如下所述。

（1）紧急胆管减压，解除梗阻，引流胆管，控制胆管感染。

（2）手术应简单有效，以挽救患者生命为目的。

2. 手术指征　患者在行非手术治疗或观察期间，出现下列情况之一，应考虑及时行手术治疗。

（1）使用大量广谱抗生素后，仍持续性腹痛，体温在39℃以上，黄疸加重者。

（2）上腹肌紧张、压痛明显，且呈进行性加重者。

（3）肝脏压痛或有明显肝区叩击痛者。

（4）血压开始下降，脉压变小者。

（5）出现表情淡漠、反应迟钝等精神症状者。

（6）老年患者代偿力较差，容易发生MOF，应尽早手术。

3. 手术方式　如下所述。

（1）基本手术方式为胆总管切开引流术。术中取出结石、蛔虫等解除梗阻。如肝外胆管有狭窄，应剪开狭窄，取出狭窄以上的结石，并充分引流狭窄以上的肝管。

（2）对并发胆囊积脓、胆囊结石者，可同时做胆囊切开取石术和胆囊造瘘术，不必强求切除胆囊。

（3）一般不宜采用单纯胆囊造瘘术治疗AOSC，因为胆总管内梗阻因素未解除，加之胆囊管细小，炎性水肿后易被堵塞，造成引流效果不佳，影响预后。

（4）如果术中发现胆源性肝脓肿，对较大的脓肿，应行脓肿引流术。

（5）术中不宜行胆管造影术，以防增加胆管内压，使感染扩散，加重病情。

（彭佑共）

第七节　胆管先天性畸形

一、先天性胆管闭锁

先天性胆管闭锁病因不明，是胆管先天性发育障碍所致的胆管梗阻，是新生儿期长时间梗阻性黄疸的常见原因。病变可累及整个胆管，亦可仅累及肝内或肝外的部分胆管，其中以肝外胆管闭锁常见，占85%~90%。女性多于男性。

（一）病理

胆管闭锁所致梗阻性黄疸，可致肝细胞损害、肝脏淤胆肿大、胆汁性肝硬化等。按闭锁部位可分为3型：肝内型、肝外型和混合型。

（二）临床表现

1. 黄疸　梗阻性黄疸是本病突出表现。一般出生时并无黄疸，1~2周后出现，呈进行性加深，并可有陶土便、浓茶样尿等。

2. 营养及发育不良　初期患儿情况良好，营养发育正常。随后一般情况逐渐恶化，至3~4个月时出现营养不良、贫血、发育迟缓、反应迟钝等。

3. 肝脾大　是本病特点。出生时肝脏正常，随病情发展而呈进行性肿大，2～3个月即可发展为胆汁性肝硬化及门静脉高压症。最终常因感染、出血、肝衰竭、肝性脑病，于生后1年内死亡。

（三）诊断

凡出生后1～2个月出现持续性黄疸，陶土色大便，伴肝大者均应怀疑本病。下列各点有助于确诊。

（1）黄疸超过3～4周仍呈进行性加重，对利胆药物治疗无效；对苯巴比妥和激素治疗试验无反应；血清胆红素动态观测呈持续上升，且以直接胆红素升高为主。

（2）十二指肠引流液内无胆汁。

（3）B超检查显示肝外胆管和胆囊发育不良或缺如。

（4）^{99m}Tc – EHIDA扫描肠内无核素显示。

（5）ERCP和MRCP：有关报道ERCP的正确诊断率为87%～90%，并能显示胆管闭锁的长度。

本病需与新生儿胆汁浓缩相鉴别，后者常见于新生儿肝炎、溶血病、药物（维生素K）和严重脱水等引起胆汁浓缩、排出不畅而致暂时性梗阻性黄疸，一般经1～2个月利胆或激素治疗后黄疸逐渐减轻至消退。B超、MRCP或ERCP检查对鉴别诊断有帮助。

（四）治疗

手术治疗是唯一有效方法。手术宜在出生后2个月进行，此时尚未发生不可逆性肝损伤。若手术过晚，患儿已发生胆汁性肝硬化，则预后极差。

手术方式选择如下。

（1）部分肝外胆管通畅，胆囊大小正常者，行胆囊或肝外胆管空肠Roux – en – Y吻合。

（2）肝外胆管完全闭锁，肝内仍有胆管腔者，Kasai肝门胆管空肠吻合术。

（3）肝移植：适于肝内肝外胆管完全闭锁、已发生肝硬化和施行Kasai手术后无效的病儿。胆管闭锁是儿童肝移植的主要适应证。

二、先天性胆管扩张症

先天性胆管扩张症可发生于肝内、肝外胆管的任何部分，因好发于胆总管，曾称之为先天性胆总管囊肿。本病好发于东方国家，尤以日本常见。女性多见，男女之比为1：（3～4）。幼儿期即可出现症状，约80%病例在儿童期发病。

（一）病因

未完全明了。胆管壁先天性发育不良及胆管末端狭窄或闭锁是发生本病的基本因素，其可能原因如下。

（1）先天性胰胆管合流异常，胰液易反流入胆管，致胆管内膜受损，发生纤维性变，导致胆总管囊性扩张。

（2）先天性胆管发育不良。

（3）遗传因素。

（二）病理

根据胆管扩张的部位、范围和形态，分为5种类型。

Ⅰ型：囊性扩张。临床上最常见，约占90%。可累及肝总管、胆总管的全部或部分肝管。

Ⅱ型：憩室样扩张。为胆总管壁侧方局限性扩张呈憩室样膨出，临床少见。

Ⅲ型：胆总管开口部囊性脱垂。胆总管末端十二指肠开口附近的局限性囊性扩张，脱垂坠入十二指肠腔内，常可致胆管部分梗阻。

Ⅳ型：肝内外胆管扩张。肝内胆管有大小不一的多发性囊性扩张，肝外胆管亦呈囊性扩张。

Ⅴ型：肝内胆管扩张（Caroli病）。肝内胆管多发性囊性扩张伴肝纤维化，肝外胆管无扩张。其癌变率为10%，成人接近20%，较正常人群高出10～20倍。囊性扩张的胆管腔内也可有胆石形成，成年人中合并胆石者可高达50%。

（三）临床表现

典型临床表现为腹痛、腹部包块和黄疸"三联症"。症状多呈间歇性发作。腹痛位于上腹部,可为持续性钝痛;黄疸呈间歇性;>80%患者右上腹部可扪及表面光滑的囊性肿块。合并感染时,可出现黄疸持续加深,腹痛加重,肿块有触痛,并有畏寒、发热等表现。晚期可出现胆汁性肝硬化和门静脉高压症的临床表现。囊肿破裂可导致胆汁性腹膜炎。

（四）诊断

对于有典型"三联症"及反复发作胆管炎者诊断不难。B超、MRCP、ERCP、PTC、胆管造影等检查对确诊有帮助。

（五）治疗

本病一经确诊应尽早手术,否则可因反复发作胆管炎导致肝硬化、癌变或囊肿破裂等严重并发症。完全切除囊肿和胆肠 Roux - en - Y 吻合是本病的主要治疗手段,疗效好。单纯囊肿 - 胃肠道吻合术,现已基本废弃。并发严重感染或穿孔等病情危重者,可先采用囊肿造瘘外引流术,待症状控制、黄疸消退、一般情况改善后,再行二期囊肿切除和胆肠内引流术。对于合并局限性肝内胆管扩张者,可同时行病变段肝切除术。如肝内胆管扩张病变累及全肝或已并发肝硬化,可考虑施行肝移植手术。

（彭佑共）

第八节　胆囊扭转

胆囊扭转是一种少见的疾病,与其他一些急性外科腹部疾病比较,临床特征甚少。一些学者认为其发病率逐渐增加,可能是人类寿命延长的结果。本病多见于60~70岁妇女,特别是瘦长体形者,男女之比为1∶（3~5）。

一、病因

尚不清楚,老年胆囊系膜过长,仅被一个蒂附着的自由浮动的胆囊。可动的胆囊底部,有力的肠蠕动、胆石、胆囊动脉硬化和脊往后凸,所有这些均被认为是患此病或有助于患此病的因素。

二、病理

整个胆囊不附在胆囊窝,而位于肝下,胆囊与肝脏之间有一定距离。胆囊系膜呈圆锥形如蒂,蒂的结构为胆囊管,胆囊动、静脉及系膜所组成。蒂呈360°甚至720°扭转,多为顺时针方向,但亦能逆时针扭转。胆囊壁水肿增厚,可能有坏疽灶,胆囊内常有结石。如有继发感染,胆囊内有黏稠暗色液体,有恶臭味,为革兰阴性菌。

三、临床表现

突然发病,右上腹疼痛,呈持续性阵发性加剧,有时向右肩放散。亦有的表现急性腹胀,广泛腹痛,伴恶心、呕吐、厌食,但无黄疸,既往无类似发作史。有不同程度的发热,白细胞增多。腹部检查,有明显腹膜刺激征。1/3病例触及肿大的胆囊。表现在发病2小时内,于胆囊区触到一压痛明显、梨形、可随呼吸移动的包块。术前不易诊断,尤其与胆石症并发急性胆囊炎不易鉴别,亦易误诊为溃疡病穿孔、急性阑尾炎等。

四、诊断

本病缺少临床特征,过去术前诊断困难。CT显示胆囊壁增厚,胆囊膨胀等非特异性改变。但B超显像有时提示本病,它在B超的显示:①胆囊漂浮征,几乎整个胆囊位于肝下,且不与肝脏接触。

②胆囊蒂延长和/或扭转征，圆锥形结构是由接近于圆锥尖部的多重线形回声组成。③胆囊壁弥漫性增厚和低回声，增厚可不均匀，底部灶性变薄可能表现该区域穿孔或将要穿孔。胆囊周围局限液体聚集提示为渗出液、脓肿或穿孔。

五、治疗

立即手术，行胆囊摘除术，及时手术死亡率为3%～5%。如手术有危险，可行经皮胆囊造瘘术，好转后手术。

（彭佑共）

第九节　肝外胆管结石

肝外胆管结石较常见，其中绝大多数为原发性肝外胆管结石。继发性肝外胆管结石常由肝内胆管结石下降引起，少部分来自胆囊结石。肝外胆管结石可位于肝总管或胆总管，但大多数位于胆总管下端。结石嵌顿时可引起胆管梗阻，并发感染可导致急性梗阻性化脓性胆管炎，严重时危及患者生命；结石嵌顿于胆总管壶腹部则可引起胆源性胰腺炎；结石梗阻并发感染可导致胆源性肝脓肿、胆管出血，以及胆汁性肝硬化。

一、临床表现

主要取决于有无梗阻和感染，一般静止期可无症状。如若结石阻塞胆管并发急性化脓性胆管炎时，其典型的表现为夏柯三联征，即腹痛、寒战高热、黄疸。

（一）腹痛

绝大多数患者表现为剑突下和右上腹阵发性剧烈绞痛，或是持续性疼痛阵发性加剧，常向右肩背部放射，伴有恶心、呕吐，进食油腻食物和体位改变常为诱发或加重的因素。

（二）寒战高热

约有2/3的患者在胆绞痛发作之后出现寒战高热。一般表现为弛张热，体温可高达39～40℃。这是由于胆管内压升高，胆管感染的细菌及其毒素经肝血窦逆行扩散进入体循环，引起全身性感染所致。

（三）黄疸

在胆绞痛和寒战高热后1～2d出现梗阻性黄疸。如梗阻为不完全性或间歇性，黄疸程度较轻且呈波动性；如梗阻完全且合并感染时则黄疸明显，并呈进行性加深；如胆囊已被切除或有严重病变，常于梗阻后8～24小时内发生黄疸。黄疸时常有尿色加深，粪色变浅，有的可出现皮肤瘙痒。

体格检查：剑突下和右上腹有深压痛，感染严重者则出现右上腹肌紧张、肝区叩击痛，有时可扪及肿大而具有压痛的胆囊。

实验室检查：白细胞计数和中性粒细胞升高；血清胆红素升高，尿胆红素增加而尿胆原降低或消失，粪中尿胆原降低；血清转氨酶、γ-转肽酶、碱性磷酸酶等均升高。

影像学检查：B超为首选的检查方法，可发现胆管内结石及胆管扩张，但对胆管下端病变显示较差。必要时可采用PTC、ERCP、CT、MRI等检查可进一步明确诊断。

二、诊断

根据病史及典型的夏柯三联征，多可作出诊断，如能结合实验室检查和影像学检查则可确定诊断。

三、治疗

肝外胆管结石以手术治疗为主，并可酌情采用中西医结合治疗。手术的原则：①术中尽可能取尽结石；②解除胆管狭窄及梗阻。去除感染病灶；③确保术后胆汁引流通畅，防止结石再发。

（一）手术治疗

手术时机和手术方法应根据病情和术中探查发现来决定。通常对于症状较轻、初次发作、胆管不完全性梗阻者，可采用非手术治疗，待病情好转或急性发作后行择期手术；对于反复发作或复发性结石患者，也可在发作的间歇期行择期手术；但当结石完全梗阻合并急性重症胆管炎时，则应果断地施行急诊手术。常用手术方法如下。

1. 胆总管切开取石 T 管引流术　适应于单纯胆管结石，胆管无狭窄或其他病变。如伴胆囊结石和炎症，可同时切除胆囊。有条件者可采用术中胆管造影、B 超检查或胆管镜检查以防止结石残留。手术时应将 T 管妥善固定、防止压迫和脱落。术后每日观察胆汁的引流量、色泽和性状。T 管引流胆汁量平均每日为 200～400mL，如超过此量则提示胆总管下端有梗阻。如胆汁正常且流量逐日减少，说明胆总管下端通畅。一般于术后 12d 左右，可先行试夹管 1～2d，如患者无腹痛、发热等不适可经 T 管胆管造影，如无异常发现，于造影 24 小时后，可夹管 2～3d，仍无症状可予拔管。如造影发现结石残留，则需保留 T 管 6 周以上待窦道形成坚固，再拔除 T 管经窦道行纤维胆管镜取石。

2. 胆肠内引流术　其适应证为：①胆管明显扩张，下端有炎性狭窄等器质性病变，且用一般手术方法难以解除者，但胆总管上段必须通畅无狭窄。②泥沙样结石难以取尽，以及结石残留或复发者。常用术式有胆管空肠 Roux-en-Y 吻合术，间置空肠胆管十二指肠吻合术（JICD）等。行胆肠内引流术时，无论胆囊有无病变均应同时切除。

3. Oddi 括约肌形成术　其适应证同胆肠吻合术，尤其是胆总管扩张程度较轻而又不适应于做胆肠吻合术者。

4. 内镜下括约肌切开取石术　适用于结石嵌顿于壶腹部以及胆总管下端的良性狭窄。但若胆管内结石多于 5 枚，结石 >1cm，或狭窄段过长，该手术疗效不佳。

（二）非手术治疗

该疗法不仅是急性胆管炎发作期重要的治疗方法，也是手术前准备的主要措施。主要包括：①禁食和补液，在纠正水电解质和酸碱平衡失调的同时补充热能。②应用足量有效的抗生素，尽快控制感染。③解痉止痛，对症治疗。④补充维生素 K，纠正凝血功能障碍；⑤全身支持，酌情给予输血或血液制品，支链氨基酸等，增强患者的抗病能力。

（彭佑共）

第十节　肝内胆管结石

肝内胆管结石又称肝胆管结石，原发于肝内胆管，多为胆色素性结石，是我国常见而难治的胆管疾病。

一、病因病理

肝内胆管结石可弥漫于整个肝内胆管系统，也可局限于某肝叶或肝段的胆管内。由于肝左叶肝管较长呈水平方向行走，与肝总管成锐角，不利于胆汁的引流，故左叶结石多于右叶。其发病原因复杂，主要与肝内感染、胆汁淤积、胆管蛔虫等因素有关。

肝内胆管结石引起肝内胆管炎症，反复炎症导致狭窄，狭窄部位以上的胆管扩张，呈囊状。结石长时间堵塞肝段、肝叶胆管，使该区域细胞坏死、纤维增生、肝组织萎缩。长期的胆管结石或炎症可诱发胆管癌。

二、临床表现

肝内胆管如不合并肝外胆管结石，可多年无症状或仅有肝区和胸背部胀痛不适。若合并肝外胆管结石时，其临床表现与肝外胆管结石相似。如发生梗阻和合并细菌感染，可表现为胆管炎症状，主要为寒战、发热，体检有上腹压痛、肝大、肝区叩击痛等，严重者出现急性梗阻性化脓性胆管炎的表现。除双侧胆管均有梗阻或发生胆汁性肝硬化晚期，肝内胆管结石一般不出现黄疸。肝内胆管结石合并感染容易引起多发肝脓肿，脓肿穿破膈肌可发生胆管支气管瘘。广泛的肝内结石、反复胆管炎易引发胆汁性肝硬化，晚期可继发门静脉高压。对病史较长，年龄较大，近期内频繁发作胆管炎，伴进行性黄疸、腹痛及发热难以控制者，应怀疑合并肝胆管癌的可能。

三、诊断

除病史及临床表现外，主要依靠影像学检查，如 B 超、CT、PTC、MRCP 等，均能有助于肝内胆管结石的诊断和鉴别诊断，并能准确定位，指导治疗。

四、治疗

肝内胆管结石主要采用手术治疗。治疗原则为尽可能取净结石，解除胆管狭窄及梗阻、去除结石部位和感染病灶、恢复和建立通畅的胆汁引流、防止结石的复发。手术方法包括以下几种。

（一）胆管切开取石

是最基本的方法，应争取切开狭窄的部位。沿胆总管纵行向上作肝总管及左右肝管的 Y 形切开，显露 1~2 级肝管，直视下取出结石。或者在手术中行 B 超检查协助定位，按照位置取出结石。术中胆管镜检查并取石是达到取净胆管内结石的最有效方法。

（二）胆肠吻合术

高位肝管切开取石后，多需做各种胆管空肠吻合内引流术，以预防狭窄、利于残留结石的排出及预防结石复发。但胆肠吻合手术决不能代替对胆管狭窄、结石等病灶的有效手术处理。

（三）肝切除术

局限于肝段、肝叶的结石，在确定没有其他部位结石的基础上，尤其是合并纤维化、萎缩和丧失功能时，可考虑做肝段、肝叶切除手术。不仅去除了结石的再生源地，并可防止病变肝段的癌变。

（四）残留结石的处理

术后结石残留较常见，可通过 T 管窦道插入纤维胆管镜取出残留结石；结石过大可采用激光等其他方法将结石碎裂后取出，经 T 管注入溶石药物也有一定疗效。

（彭佑共）

第十一节　重症急性胆管炎

重症急性胆管炎（ACST）是指临床症状较重的急性化脓性胆管炎，一般又称为急性梗阻性化脓性胆管炎（AOSC）。它是由胆管梗阻、管内高压和急性化脓性感染协同所致，以肝胆系统病损为主，进一步可造成多器官功能和器质性损害的全身严重感染性疾病。它是由胆管蛔虫、胆管结石和炎性纤维性狭窄所引发的严重急腹症。重症急性胆管炎是我国和亚洲地区的多发病，在广大基层医院十分常见。重症急性胆管炎是胆管系统疾病发生死亡的主要原因，病死率至今下降得不理想。

一、病因

胆汁被病原菌污染和胆管梗阻致胆流不畅是发生急性化脓性胆管炎不可缺少的两个基本因素。

1. 胆管梗阻　胆管梗阻的原因有多种。我国以原发性胆管结石最多见，蛔虫次之，炎性纤维性狭窄占第三位。有的是 2 种或 3 种梗阻因素合并存在。其他较少见的梗阻病因有医源性胆管损伤，胆肠内引流术后吻合口狭窄，先天性肝内外胆管囊性扩张、狭窄，硬化性胆管炎，慢性胰腺炎等。

2. 胆管感染　化脓性胆管炎的致病菌几乎都是肠道菌种，细菌主要经肠腔逆行途径侵入胆管。在我国，胆管蛔虫病发生程度不等的急性化脓性胆管炎。滞留于胆管内的蛔虫尸体角皮又常作为结石的核心成分而促进结石形成。感染引起结石，结石梗阻又促发感染，反复胆管炎症可发生纤维性狭窄而加重梗阻，形成相互促进病变发展的复杂链条。华支睾吸虫病是发生胆管炎、胆管结石病的又一种寄生虫病。

各种梗阻因素致胆汁滞流是阻碍净化的重要原因，胆管结石本身已证实是细菌的"掩蔽所"。一旦梗阻加重，胆流排出严重受阻，细菌可迅速繁殖而导致急性化脓性胆管炎。胆肠内引流术后反流性胆管炎就是例证。肿瘤梗阻性化脓性胆管炎肠源细菌的来源尚存争议，有认为系胆汁中早已存在的细菌或未完全梗阻时从肠道的逆入，也不能排除胆管梗阻后经门静脉侵入的可能性。

二、发病机制

1. 胆管内压力的影响　胆管梗阻所致的管内高压是急性化脓性胆管炎发生、发展和恶化的首要原因，梗阻愈完全，管内压愈高，菌血症和内毒素血症发生率愈显著。在胆管持续高压下，除大量细菌毒素从广泛炎性组织经毛细血管和淋巴管吸收入血外，已证明胆管内各种感染物质也可直接进入血液循环中，产生严重的脓毒败血症。归纳入血途径如下：①毛细胆管－肝窦瘘。感染物质循肝小叶中央静脉、小叶旁静脉、肝静脉和下腔静脉达右心，经肺动脉入肺，产生胆砂性栓塞及败血性梗死。②胆源性肝脓肿腐蚀损害肝内血管使细菌入血。③胆管黏膜炎性溃烂累及相邻的门静脉分支，在门静脉内可发现胆砂性血栓。④与肝内淋巴管相通，可能经肝门淋巴管、胸导管入上腔静脉。胆管内高压还会强烈刺激管壁自主神经，抑制交感神经活动可发生神经性低血压、休克。临床上重症胆管炎患者中，脓性胆汁排出后，血压迅速回升和脉率减慢者亦屡见不鲜，表明有神经因素参与。

2. 细菌和毒素的作用　肠源性多菌种联合协同感染而产生大量强毒性的细菌毒素，是引起本病严重感染症状、休克和多器官衰竭的重要原因。感染细菌以需氧革兰阴性杆菌检出率最高，其中大肠埃希菌最常见，铜绿假单胞菌、变形杆菌和克雷白杆菌次之。革兰阳性球菌则以粪链球菌、四联球菌及葡萄球菌较多。胆管内严重感染由革兰阴性需氧和厌氧多种细菌大量释放入血的内毒素，是本病的主要细菌毒素，也是高内毒素血症的主要来源。在发病过程中，肠源性内毒素超常吸收也是不可忽视的加重因素。胆管梗阻后，胆盐排入肠道减少或缺如，使肠内菌群失调，革兰阴性杆菌过度繁殖致内毒素池扩大，同时见肠黏膜、绒毛水肿致屏障功能受损，从而导致细菌和内毒素大量吸收易位至门静脉血内。严重感染时多器官受损，胃肠道黏膜常缺血甚至糜烂，也是肠道内毒素吸收所造成的。

3. 免疫防御功能降低　本病所造成的全身和局部免疫防御系统的损害，直接削弱了机体自身消灭致病菌能力，是感染恶化的重要影响因素。吞噬作用是人体内最重要的防御功能。胆管内高压削弱其吞噬功能。血浆调理素和纤维连接素是促进巨噬细胞系统吞噬功能的重要体液介质。在感染过程中，它们不断与细菌和毒素结合后被分解而明显减少，从而使体内吞噬功能进一步下降。这些都是全身防御免疫系统结构和功能受损的明显表现。

三、病理

胆管急性化脓性感染在胆管内高压未及时解除时，炎性迅速加重并向周围肝组织扩展，引起梗阻近侧所有胆管周围化脓性肝炎，进而因发生多处局灶性坏死、液化而形成多数性微小肝脓肿。各级肝胆管还可因管壁严重变性、坏疽或穿孔，高压脓性胆汁直接进入肝组织，加速肝炎发展和脓肿形成。微脓肿继续发展扩大或融合成为肝内大小不等的脓肿，较表浅者常可自溃而破入邻近的体腔或组织内，形成肝外的化脓性感染或脓肿，常见的有膈下脓肿，局限性或弥漫性化脓性腹膜炎，还可穿破膈肌而发生心包积脓、脓胸、胸膜肺支气管脓肿和腹壁脓肿等。胆管下端梗阻引起的肝外胆管或胆囊坏疽，穿孔致胆汁性腹膜炎也较常见。乏特壶腹部梗阻致胰管内压增高，可并发重型急性胰腺炎。

肝脓肿发展过程中，还可腐蚀毁损血管壁（多为门静脉或肝静脉分支），若脓肿又与胆管相通时，则出现胆管出血。胆管壁糜烂、溃疡，损害伴行血管也是胆管出血的原因之一。

细菌、毒素、胆管内感染物质如胆砂石、蛔虫或虫卵，可经胆管－肝窦瘘、胆管－肝脓肿－血管瘘或胆管－血管瘘直接进入血液循环，产生严重的内毒素血症、多菌种败血症及脓毒败血症，并造成多系统器官急性化脓性损害，较常发现的有急性化脓性肺炎、肺脓肿、间质性肺炎、肺水肿、肾炎、肾皮质及肾小管上皮变性坏死、心肌炎、心包炎、脑炎、胃肠道黏膜糜烂和出血等。这些全身严重感染性损害，是导致病情危重、休克难于逆转和发生多器官衰竭的病理基础。

四、临床表现

发病年龄和性别与原发性胆管结石一致，男女接近，青壮年最多见。多数患者有较长期胆管感染史，部分病例曾经接受过急症或择期胆管手术。

大多数患者有胆管疾病史，发病急骤，病情发展迅速。有突发性剑突下或右上腹部持续性顶胀样疼痛，阵发性加重，伴有恶心、呕吐。寒战发热是最普遍的主诉。体温常高至39℃以上，呈弛张热型，少数危重者反应低下，体温可低于正常。脉率明显增快，可达120/min以上。呼吸亦相应增速。有明显的梗阻性黄疸，尿呈浓茶色，大便可呈灰白色。全身感染中毒症状是本病的基本临床表现。较常发生低血压、休克，其中有因高热、出汗、禁食和呕吐等所引起的低血容量性休克，但多数是感染性休克，多为多重原因导致的休克。随着病情加重，发生神志障碍者增多，以反应迟钝、神志恍惚、烦躁不安多见，重者可发展至昏迷状态。

体检可见右上腹腹膜刺激征，肝脏肿大，肝区有叩击痛，有时可以触及肿大的胆囊。若并发胆管穿孔，则出现胆汁性腹膜炎。肝内胆管梗阻引发的急性梗阻性化脓性胆管炎，腹痛较轻，黄疸轻微或无，可无腹膜刺激征。但全身感染症状较为明显，有反复畏寒、发热，肝脏呈不对称肿大，肝区有叩击痛。

血白细胞计数明显增加，>20×10⁹/L者常见，中性粒细胞所占百分率上升及核左移，重症者中少数也可发现白细胞计数基本正常，而仅显示分类计数异常及中性粒细胞质内可见中毒颗粒的病例。血液细菌培养阳性率为21%～57%，阳性率高低常受病情程度、抗生素应用、抽血标本时机及培养、分离技术等多因素影响。近年来，采用改良鲎试验检测患者血液，确证血中内毒素水平升高，其增高量与病情程度呈正相关。

临床上大致可以分为肝外胆管梗阻和肝内胆管梗阻两型。

1. 肝外胆管梗阻型　上腹部剧烈疼痛和巩膜黄染是本型的主要表现，常伴恶心、呕吐。由于胆管周围炎和继发急性胆囊炎致上腹和右上腹明显压痛及肌卫。胆囊坏疽穿孔时，可表现明显的局限性或弥漫性腹膜炎。年老体弱者对炎症反应能力降低，腹痛及腹部体征不甚显著。少数因病程早期肿大胆囊的缓冲作用，或胆管不完全梗阻者，黄疸可暂不出现或显示轻微。急症手术中常发现肝外胆管明显扩张，张力增高，切开后脓性胆液喷涌而出。

2. 肝内胆管梗阻型　左右肝管汇合以上梗阻者，腹痛轻微甚至无痛为其特点。一侧肝胆管梗阻可不出现黄疸，临床上仅以畏寒发热为主者并不罕见。腹部多无明显压痛及腹膜刺激征，常表现肝大、压痛和叩痛。一侧肝胆管梗阻则显示不对称性肝大，但病变侧肝可因过去长期梗阻发生纤维性萎缩，健侧肝脏代偿性肿大，此时须仔细对比两侧触叩痛，较明显侧提示为病变所在。更深的肝内胆管支梗阻因累及范围较小，肝脏阳性体征更不明显。急症手术时可见肝外胆管内压不高，胆汁也无脓性改变，但当松动肝内胆管的梗阻后，即有脓性胆汁涌出，便可确定何侧肝胆管梗阻所致。

我国肝内外胆管并存结石者较多，合并蛔虫、狭窄者也不少见，故应警惕同时存在肝内外胆管梗阻的可能性。其临床表现常被肝外胆管梗阻症状所掩盖，有赖于术中探查确定。

五、诊断和分级诊断

Charcot（1877）首先描述腹痛、畏寒发热、黄疸即"三联征"为本病的基本临床表现，Reynolds等（1959）补充感染性休克和神志改变为"五联症"。临床医生多将这些标准作为不可缺少的诊断依据。我国1983年制定的标准则以全身感染中毒征象、急症术中胆管内高压及脓性胆汁等为判断项目，明确规定了严重感染指标如休克的动脉收缩压须<9.3kPa，体温>39℃或<36℃，脉率>120/min，白细胞>20×10⁹/L等。但是大量临床资料表明，不少确诊者达不到上述感染指标，华西医科大学附属医院1000余例经急症手术证实为本病的临床资料中，近一半病例无休克，临床症状与术中胆管病变程度不一致的情况并不罕见。有的感染症状相对较轻，但术中却发现胆管显著扩张，脓性胆汁自胆管切开口高压喷出。有的术中见胆管炎性较轻或并未发现梗阻原因，而病情严重甚至死亡。根据上述临床实际情况，为减少漏诊、延误治疗和抢救，作者们认为不应过分强调感染症状的定量指标，主张以明显的全身感染症状和本病的局部症状体征为主要依据，结合过去胆管感染病史和手术史，少数须配合 B 超检查或手术发现等综合判定的诊断标准。不能满足于化脓性胆管炎的诊断，而是要确定该病所处的发展阶段、严重程度、病变范围和胆管梗阻的准确部位，以便确定治疗方针。

化脓性胆管炎急性发作阶段，不宜进行各种胆管造影检查，有时腹部 X 线片可能显示肝胆系统及其周围的化脓性炎性特征，如肝大、右膈肌升高及活动减弱、膈上下出现异常阴影区、邻近胃肠道有麻痹性梗阻征，或见积气扩大的肝内、外胆管影等。

B 超扫描可发现肝脏和胆囊肿大。肝内外胆管扩张，有结石者可见结石光团，其后伴有声影。胆管壁增厚，胆管腔内有伴声影或不伴声影的光团，有时胆管可见双平行线的蛔虫声影像。伴胆管结石的胆管炎 B 超诊断与手术所见符合率达 80% 以上，位于十二指肠后和肝门以上的胆管色素结石诊断符合率极低。有时误将肝内钙化点误诊为肝内结石。CT 检查除发现上述征象外对肝内胆管结石的检出率明显优于 B 超，同时还可了解有无合并胆源性肝脓肿和胆汁性肝硬化。少数合并有胆肠内瘘的患者，腹部 X 线片可提示胆管内有气体出现。

急性化脓性胆管炎发作期间，少数非胆管结石或狭窄的患者可用纤维内镜逆行胆管插管引流术（ERBD）和经皮肝穿刺胆管引流术（PTCD），既可诊断，又完成初步治疗。但国内多数急性胆管炎或急性中毒性胆管炎并发于原发性肝内外胆管结石病，插管难以彻底减压和控制感染，因此实际应用较少。CT 扫描或磁共振成像（MRI）对某些肝内外疑难病变的诊断确有一定价值。

华西医科大学附一院的分级诊断标准，简称为"华西分级标准"。按轻重标准分为 4 级。

Ⅰ级：称单纯 AOSC，病变多局限于胆管范围内，以毒血症为主，血培养阳性者较少且常为一过性。

Ⅱ级：为 AOSC 伴感染性休克，胆管炎加重，胆管周围化脓性肝炎发展，胆管、毛细胆管及肝窦屏障进一步受损，败血症及脓毒败血症发生率增多。

Ⅲ级：为 AOSC 伴胆源性肝脓肿，它是胆管内高压未解除后的必然发展，肝脓肿形成意味着胆管外的感染物质大量释放，仅做胆管减压引流已不能制止病情发展。

Ⅳ级：为 AOSC 伴多器官功能衰竭，是严重感染的后期表现，胆管高压不缓解和肝脓肿未予处理，是内脏功能衰竭发生、发展的根本原因。

注意病情加重升级，其恶化不一定逐级发展，患者可暴发休克而迅速死亡，也可不经休克而发生肝脓肿或多器官功能衰竭。肝脓肿的临床症候常缺少特征性，为改变过去临床确诊较少的状态，应加强 B 超检查和手术中探查。

六、鉴别诊断

国内急性化脓性胆管炎常并发胆管结石，为常见病、多发病。典型的病例可根据其临床表现在术前做出正确诊断。急性胆囊炎、细菌性肝脓肿、胆源性胰腺炎等也可出现右上腹痛、发热、黄疸、高胆红素血症与白细胞计数增高等表现，但很少出现典型 Charcot 三联征或 Reynolds 五联症症状，B 超检查也各有特点，鉴别多不困难。对无腹痛或黄疸，仅有发热症状的肝内型化脓性胆管炎，有时需与急性右肾盂肾炎、右下肺炎或肺梗死等鉴别。

七、治疗

急性化脓性胆管炎治疗的原则是完全控制感染过程和去除发病原因。对严重急性胆管炎和所有急性中毒性胆管炎患者，都应联合使用有效的抗菌药物。造成本病一系列损害致病情恶化的基本病变是胆管内高压下的严重化脓性感染，不能有效解除胆管梗阻就不能阻止急性胆管炎的进展，只有及时行胆管减压和引流脓性胆汁，才能有效制止炎症发展和感染。

1. 手术治疗　实践证明，外科手术是最迅速而确切的胆管减压手段，急症胆管减压手术作为主要治疗方法后，本病死亡率已明显下降。急症手术也存在一些问题：第一，本病患者对手术和麻醉的耐受能力差，手术死亡率和并发症率较择期手术高；第二，局部组织的急性炎症、合并凝血功能障碍、伴有肝硬化、门脉高压，加以过去胆管手术所形成的瘢痕性粘连等，手术困难，甚至因出血不止或找不到胆管而被迫终止手术；第三，由于不能从容探查和处理肝内胆管和肝脏病变，常需再次手术解决。因此，以非手术疗法度过急性期再择期手术最为理想。但是由于胆管梗阻难以自行解除，不可因企求择期手术而贻误减压时机致使病情恶化。

（1）关于手术时机：整个治疗过程都应在严密的监护下进行。对于肝内胆管结石引发本病且发病时间短者，应争取在非手术治疗下度过急性期，待全面检查、了解清楚肝内病变后，选择合适的手术方式加以处理。对于由肝外梗阻因素造成的急性梗阻性化脓性胆管炎，应进行短时间积极的术前准备后迅速有效地解除胆管梗阻并减压引流。对于经短时间药物治疗后血压仍不稳定者，应及时中转手术，切不可消极等待，贻误手术时机。

（2）术前准备：①抗休克治疗：针对感染性休克给予补扩容，纠正水、电解质及酸碱平衡紊乱；及时给予肾上腺皮质激素；输新鲜血或血浆；必要应用以扩张血管为主的升压药（多巴胺）。急性重症胆管炎补液的量和速度最好在中心静脉压的监测下实时调整。急性重症胆管炎往往合并代谢性酸中毒，大量呕吐、胃肠减压加上高钾血症形成之后，又可发展成混合性酸碱平衡失调。补碱时不要"矫枉过正"，应先给计算量的一半，参照 HCO_3^-、CO_2 CP 水平酌情补给。②抗感染治疗：应给予足量有效的抗生素。针对革兰阴性杆菌和厌氧菌，常用第三代头孢菌素加甲硝唑。在胆管梗阻时，许多抗生素不能进入胆管，只有及时地解除胆管梗阻才能充分发挥抗生素的作用。术中应采集脓性胆汁做细菌培养和药敏试验，及时调整用药。尽可能选用对肝脏和肾脏毒性较小的抗生素，要避免应用有肾毒性的庆大霉素等。③对重要脏器的保护与支持：治疗中重点是保护肝、肺、肾、心和脑等重要器官，给予能量合剂和大剂量维生素类，用利尿药以维持尿量，给氧和改善微循环功能。

（3）手术术式的有关问题：胆总管切开减压、解除梗阻及"T"形管引流是最直接而有效的术式。但必须探查肝内胆管有无梗阻，尽量去除肝胆管主干即 1～2 级分支内的阻塞因素，以达到真正有效减压的目的。胆管狭窄所致梗阻常不允许在急症术中解除或附加更复杂的术式，但引流管必须置于狭窄以上的胆管内才能有效。一般不应以胆囊造瘘代替胆管引流，在肝内胆管梗阻更属禁忌。属肝外胆管梗阻者，若寻找胆管非常艰难，病情又不允许手术延续下去，亦可切开胀大的胆囊，证实其与胆管相通后行胆囊造瘘术。

胆管减压引流后可否顺便切除胆囊，需慎重考虑。对一般继发性急性胆囊炎，当胆管问题解决后，胆囊的形态及正常功能常可恢复，故不应随意切除。严重急性胆囊炎症如坏疽、穿孔，或合并明显慢性病变具有切除指征者，则要根据当时病情选择胆囊切除或胆囊造瘘术。全身感染征象严重、休克或生命体征虽有好转但尚不稳定者，选择胆囊造瘘更恰当。

附加胆肠内引流术尤须慎重，我国肝内胆管结石、狭窄多见，在不了解肝内病变情况下，即使术中病情许可，加做胆肠内引流术带有相当盲目性，可因肝内梗阻存在而发生术后反复发作的反流性化脓性胆管炎，给患者带来更多痛苦及危险。

随着内镜技术和介入放射医学发展，国内外已陆续开展经纤维十二指肠镜逆行插管行鼻胆管引流（ERBD）和经皮肝穿刺胆管引流（PTCD）治疗重症急性胆管炎，取得了减压引流的效果，又避免了急症手术风险。这两种技术的共同缺点是引流导管较细，管腔易被胆砂泥或黏稠脓液堵塞。胆管内结石嵌顿、严重狭窄或肝内胆管梗阻，内镜插管难于成功。经皮肝穿刺后高压脓性胆汁可经穿刺孔道或导管脱落后的窦道发生胆管腹腔瘘，形成局限性或弥漫性腹膜炎，还可在肝内形成胆管血管瘘而导致脓毒血症、胆管出血等并发症。内镜下乳头切开术和从胆管取出结石对于 Vater 壶腹结石嵌顿患者有效，但对肝内外胆管多发结石，或胆管不明原因梗阻者，仍须谨慎选用，以免贻误治疗时机。对老年、危重不能耐受手术者，上述微创和无创治疗可作为首选。

2. 非手术治疗　在急性重症胆管炎的非手术治疗期间，必须严密观察生命体征、神志的改变、每小时尿量、血常规、血清电解质、血气分析、心电图以及腹部体征。在严密的观察下保守治疗 4~6h 之后，如果出现寒战、高热、体温 >39℃ 或 <36℃、神志淡漠、血压下降，应果断进行胆管引流。

非手术疗法包括：①静脉滴注强有力的抗生素，联合应用的药物须覆盖肠源性菌种，即需氧、厌氧革兰阴性杆菌和革兰阳性球菌；②积极补充血容量，改善微循环灌注，纠正体液不足、电解质及酸碱失衡；③抗休克中血管活性药物合理使用和短程大剂量肾上腺皮质激素的应用；④补充多种维生素 B、维生素 C、维生素 K 等，及时满足高代谢所需热量；⑤保护、改善和支持重要器官功能。有条件者应收治于 ICU 病房内，以提高抢救成功率。

3. 关于分级治疗　分级诊断的最终目标是为了寻求更合理的治疗对策，拟定出个体化的治疗方法。

Ⅰ级患者首先在抗感染、解痉、补液等非手术疗法下，观察治疗反应，部分病例病情可得到缓解，避免了急症手术，但若全身感染症状和（或）局部病征趋于加重者应急诊手术。观察 48h 左右，病情虽未加重但无好转者，亦宜及时手术。Ⅱ级者应在快速扩容、纠正体液严重失衡和抗休克等短时间准备后，行急症胆管减压引流术。在术前准备过程中也有少数患者休克较快矫正，病情好转而免于急症手术。Ⅲ级者须在胆管有效减压前提下，着重处理好肝脓肿。对术前 B 超或术中探查确诊者，应在胆管减压同一手术中解决肝脓肿的引流问题。术后因病情不好转，经 B 超等检查发现的肝脓肿，则另行处理包括再手术引流。Ⅳ级者，主要是大力纠正内环境紊乱，改善各脏器功能和全身支持，力争在病情有所稳定时及时行胆管减压或脓肿引流，以挽救生命。

八、预后和影响预后的因素

就国内外文献报道所见，总的病死率为 4%~13%，其中休克病死率（不分级别）为 2%~40%，AOSC 所致胆源性肝脓肿病死率为 40%~53.3%，严重感染所致两个以上器官功能衰竭者病死率为 60%~70%。

多种因素可影响本病预后。①病程：病程愈长发生休克的机会和持续时间增加，肝脓肿及内脏功能衰竭发生率增高，这是高病死率的重要因素。②严重并发症：如重症急性胰腺炎、胆管出血、肝脓肿或胆管溃破所致的肝外脓肿及化脓性感染等，能否及时发现和有效处理均直接关系着预后。③肝脏慢性损害：严重广泛的肝纤维化和胆汁性肝硬化，是本病易发生肝衰、肝肾综合征及促进其他器官功能衰竭的病理因素。④年龄：老年患者的重要脏器代偿功能减退，常伴发心血管及代谢性疾病，致抗感染能力降低，预后较差。其他的如免疫功能低下、低蛋白血症、营养不良和重要脏器急、慢性伴发病等也影响预后。

（彭佑共）

第十二节　肝门部胆管狭窄的手术治疗

一、概述

胆管良性狭窄除了较为少见的先天性胆管狭窄及胆管闭锁和原发性硬化性胆管炎之外，较为常见的原因是手术造成的胆管损伤。胆囊切除术和胆总管探查手术又是其中最常见的原因。近年来腹腔镜胆囊切除术的广泛开展，使胆管损伤的发生率呈增加趋势，值得引起重视。其他造成肝门部胆管损伤的手术如胃大部切除术。胆肠吻合后再狭窄也是胆管外科经常遇到的问题。在我国原发肝胆管结石和反复发作的胆管炎是造成肝门部胆管狭窄需要手术治疗的最常见原因。

肝门部胆管狭窄的定义是指肝总管以上水平的胆管狭窄。Bismuth 依据狭窄的水平与左右肝管汇合部的关系将肝门部胆管狭窄分成 5 型。Ⅰ型：狭窄以上肝管至左右肝管汇合部距离大于 2cm，属低位肝门胆管狭窄；Ⅱ型：左右肝管汇合部未累及，残存总肝管长度小于 2cm；Ⅲ型：肝总管缺损或狭窄、左右肝管汇合部被累及，但左右肝管仍然相通；Ⅳ型：汇合部被破坏，左右肝管不再相通；Ⅴ型：右肝内胆管受累及。Madden 提出第Ⅴ型为包括右肝管狭窄在内的各种肝内胆管狭窄。

肝门部胆管狭窄的诊断除依据胆管先天性狭窄、手术胆管损伤及肝胆管结石等各自特殊的临床表现进行病因学诊断外，尚需对患者的整体情况及肝脏功能进行全面检查。对梗阻时间较长，肝功能损害较重的患者应注意是否并发肝硬化、门脉高压症，这对于患者的手术风险及预后估计是非常重要的。Blumgart 等对 78 例胆管损伤后胆管狭窄治疗患者的术前预后估计进行了分析。依据病史及生化检验指标分析结果表明梗阻时间越长，胆管炎发作越频繁，发生门脉高压症的可能性越大。手术死亡率与肝硬化、重症胆管炎发作及低蛋白血症关系十分显著。重症胆管炎发作又与既往手术次数关系密切。梗阻部位较高者愈后也较差。

胆管狭窄的影像学诊断如下。

1. B 型超声　能对狭窄以上部位以上胆管扩张及扩张程度提供无创、快捷的检查。较低位的胆管狭窄可探查到扩张的肝外胆管，而高位狭窄特别是 Bismuth Ⅲ、Ⅳ 型探不到肝外胆管，而肝内胆管的扩张显著。Ⅴ型狭窄可发现左或右一侧肝胆管扩张。B 超对狭窄的直接定位诊断较困难。B 型超声检查对有无肝硬化，肝脏肝叶的萎缩及肥大，是否有门脉高压症的超声影像诊断依据，如脾大，脾静脉、门静脉增宽、肝硬化、腹腔积液以及有无肝胆管结石均可提供重要资料，不应仅仅满足胆管本身的情况的了解。

2. CT　对肝门部胆管狭窄诊断方面所能提供的信息并不比 B 超更多。但作为梗阻性黄疸的鉴别诊断方法，在除外肝脏、胆管，胰腺等的占位病变方面有重要价值。

3. HIDA（^{99m}Tc 标记的 iminodlicetic acid）　胆管扫描对胆管狭窄但梗阻不完全的病例是一种重要检查手段。它可呈现肝实质有无充盈缺损区，肝叶肥大或萎缩，胆管扩张程度及分布，狭窄部胆流受阻的部位等。HIDA 胆管扫描对胆肠吻合术后再发生狭窄的病例是一种很好的检查、诊断方法，也可作为胆肠吻合术后吻合口通畅性随访的可靠方法。

4. ERCP　可提供狭窄段以下胆管情况、狭窄程度的检查方法，因此可据此推测狭窄发生的部位。如狭窄不完全，造影剂逆行进入狭窄以上胆管，则可以全面了解狭窄的部位和程度。但是因胆管梗阻行ERCP 检查后并发重症胆管炎而贻误择期手术时机，甚至导致死亡的报告不少见，因此 ERCP 检查应慎重。如果必要宜选择在决定进行手术的前 1～2d 进行，以便一旦发生重症胆管炎时尽早按原方案手术，否则将失去择期手术的时机。

5. PTC　虽然是一种有创的检查方法，但能对狭窄段以上的胆管情况提供直接清晰的图像，对定位诊断，确定狭窄程度最有参考价值，必要时可对左右肝管分别进行穿刺，对Ⅴ型狭窄的手术治疗方案很有帮助。虽然有一定并发症，如胆瘘，出血，胆管炎的可能，但由于肝门胆管狭窄时肝内胆管扩张显著，在 B 超引导下成功率高，并发症反而较少。注造影剂前应尽可能抽吸胆汁减压、引流，造影剂中加抗生素可减少并发症。应当争取在 PTC 基础上置管引流，即 PTCD，除达到引流减黄目的外，置入的PTCD 引流管对手术时肝门部胆管的解剖定位非常有帮助，这是一条很重要的经验。

胆管狭窄患者往往有较长时间的梗阻性黄疸病史和胆管炎反复发作病史。一些患者刚刚经历过一次胆管损伤造成的严重并发症，或多次手术的折磨，大部分患者全身情况较差，除了梗阻性黄疸造成的损害外尚有营养不良，低蛋白血症、甚至门脉高压等症、在经受再次大手术之前必须尽可能地改善患者全身情况，否则术后并发症发生率很高，文献报告肝胆管狭窄的手术死亡率可高达 3%～9%，术前准备措施为：①对梗阻性黄疸超过 8 周，血胆红素高于 255μmol/L 的患者行引流减黄措施减少梗阻性黄疸引起的系统性损害；②静脉补充 Vit K_1，改善凝血机制，使凝血酶原时间恢复正常；③通过胃肠及胃肠外途径结合的方式改善全身营养状况，纠正低蛋白血症；④口服胆盐制剂，熊去氧胆酸片 50mg，每日 3次；⑤口服肠道抗生素，手术前 3d 开始口服新霉素和甲硝唑；⑥术前 3d 开始用全身抗生素；⑦加强保肝治疗。

二、肝门部胆管的显露

（一）切口选择

除非患者的肋弓比较窄小，一般均选用右肋缘下斜切口，这种切口对肝门部的显露较右侧经腹直肌切口优越。必要时可向左肋缘延长形成屋顶形（roof top）切口，对左肝外叶切除、左肝管胆肠吻合术提供满意的暴露。对多次胆管手术的患者，肋缘下切口尤为首选切口。多次胆管或上腹手术史患者，经腹直肌切口进腹腔之前就会遇到麻烦，切口下方肠管脏器的粘连十分严重，在达到肝脏下缘解剖肝门之前分离粘连就十分费时费事，并增加肠管损伤和出血的机会。此时从右肋缘下切口进腹较少遇到肠管粘连，较容易找到右肝肝缘，沿肝缘贴肝脏脏面向下逐步深入解剖，比较容易接近肝门。并且由于操作均在结肠上区，对腹腔的污染较小。术后切口并发症，及术后粘连性肠梗阻也较少。吴金术等用上腹正中切口约5cm后再向右侧横断腹直肌的"J"形切口，对肋弓较窄的患者既可提供较好的肝门部显露，又可较方便地进行左肝外叶的手术，用于肝胆管结石的肝门部胆管显露，有一定优点（图11-4）。

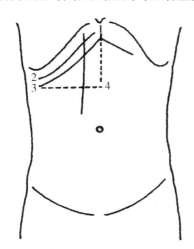

图11-4 肝门部手术的切口选择
1. 经腹直肌切口；2. 右肋缘下切口；3. 屋顶形切口；4. J形切口

高位肝门部胆管狭窄的修补、成形手术是以接近肝门、找到狭窄部位与扩张胆管的交界外为起点的。下面介绍几种复杂条件下肝门区胆管解剖的方法，以供参考。

（二）判断第一肝门的位置

第一肝门在胆管外科中简称肝门，位于肝门横沟部。横沟的位置恰在肝方叶和尾状叶之间。因此肝门的位置与肝方叶的关系是恒定的。肝门位置的深浅又与肝方叶的大小和厚度有关。肝方叶肥大时肝门的位置可以变得高而且深。方叶如萎缩时则正相反，肝门位置较低较浅而容易接近，并使其后的手术操作较为容易。

方叶的大体解剖位置在胆囊窝中线与圆韧带之间。如左、右两叶肝分别因病理改变而发生萎缩或肥大的，方叶的位置可因此而发生向左或向右偏移，左肝因病变萎缩时，右肝代偿性肥大，第一肝门位置向左移位，并因左肝萎缩方叶体积变小而使肝门位置偏向左，并且变得浅表，肝门位置也浅。而肝右叶病变萎缩，左肝代偿肥大时肝门不仅向右偏移，此时整个肝脏以肝蒂为轴心向右，向后发生顺时针方向的转位，使肝门部胆管位置更加深在，并使原来在胆管后下方的门静脉转移至胆管的前方，使肝门部胆管的解剖难度大大增加。

因此，开腹后探查时首先注意胆囊窝和圆韧带、镰状韧带的位置，以确定方叶的位置，明确左、右两叶肝分别是否有萎缩或肥大，对初步判断肝门位置所在及手术的难易是有帮助的。

（三）分离肝门部粘连，显露肝门

多次胆管手术或因肝门部反复炎症发作导致肝门部与横结肠，网膜，十二指肠和胃粘连而被掩蔽、封冻、有时可因纤维结缔组织增生使瘢痕十分致密，肝门解剖困难重重。如该处粘连紧密遇到困难，将肋缘下切口向右延伸至十一肋，从右肝外侧缘开始分离粘连就比较容易，此处较少发生粘连，即使有粘连也较轻微，必要时可将肝结肠韧带剪断，稍事分离即可在肝下，结肠上找到一间隙。此时术者用左手伸入肝和结肠之间，在左手拇指和食指感触之下寻找空隙，紧贴肝脏脏面，自右向左分离粘连。待左手中指、食指能探入到小网膜囊内，触知肝十二指肠韧带内肝动脉搏动，或触及胆管内的结石时再进一步解剖肝门就变得容易而在控制掌握之中。当自右向左的肝门部解剖因粘连严重而受阻时，尚可将肝胃韧带打开，用右手将胃和十二指肠从后面捏住并向下牵引，紧贴肝下缘自左向右分离粘连，最后左、右两个方向会师。切断圆韧带和镰状韧带至膈顶，用大弧形拉钩将方叶向头侧牵引拉开，用左手拇指和食指触知肝动脉的搏动后在其右侧进行锐加钝的分离，常可使肝门部粘连松解。分离肝缘处粘连的正确入路是紧贴肝脏包膜进行。如若不然在网膜中分离粘连，损伤肠管和血管的机会增多，使操作困难重重。因此宁肯沿肝被膜进行分离伤及肝包膜及肝表面组织，或在瘢痕性粘连十分致密时切开肝包膜在肝包膜下剥离，渗血反而较少而且容易控制。

为了分离十二指肠与肝门部的粘连，将十二指肠降段侧腹膜切开，游离十二指肠降段，左手拇指和食指伸入到十二指肠和下腔静脉之间，将十二指肠捏在手中，用小刀锐性分离其与肝门部的粘连。分离时应紧贴肝表面进行，凭借左手食指和拇指的精细触觉，注意感觉肝动脉的搏动，或触知胆管中的结石常可成功分离出肝门部，并避免损伤十二指肠和肝动脉。将肝门部粘连的脏器分离后，用大弧形拉钩保持对方叶向头侧的牵引，显露肝门，沿方叶下缘剪开肝十二指肠韧带上的腹膜，便可对肝门做进一步解剖。

肝门部粘连分离后对 Bismuth Ⅰ、Ⅱ型胆管狭窄较容易找到近端扩张的残存胆管，困难更多在于 BismuthⅢ、Ⅳ型肝门胆管的切开。

（四）经肝横沟解剖肝门部胆管

进入肝脏的门静脉、肝动脉和出肝的胆管在横沟部为纤维结缔组织所包绕，向上与肝被膜及肝内 Glisson 鞘是连续的。胆管在横沟处的纤维结缔组织包绕较致密，称肝门板，炎症情况下肝门板增厚尤其严重。此时如通过打开纤维结缔组织的鞘膜去解剖左、右肝管出血较多，也很容易将胆管壁分破。胆管多次手术后肝方叶被膜与肝十二指肠韧带之间形成致密的粘连，使肝门部胆管的显露非常困难时，靠近肝方叶的被膜向横沟的顶端分离，该处为左、右肝管及进入肝脏血管的中间空隙地带，达到横沟顶端后再向下分离即可到达左、右肝管及交汇处，必要时宁可在肝包膜下深入向上分离，虽然渗血较多但仍容易控制，并可避免损伤肝门部血管。达到肝横沟顶端后用弧形拉钩将肝方叶下缘向上牵开，用注射器穿刺，一旦获取胆汁即可在丝线牵引下将胆管切开，而不强调先解剖出左或右肝管。经切开的胆管探查明确左或右肝管后再逐步将肝门部胆管做进一步解剖。

（五）右肝管及其分支的切开

50%～70%患者的右肝管是右前叶、右后叶肝管在肝内汇合后出肝，肝外右肝管的长度一般为 0.84～0.9cm，因此一般均可在肝外先显露出右肝管。在肝外右肝管较短的情况下可用钝分离肝实质的方法，通常用"花生米"推开肝管旁肝组织，以显露右肝管的全长。

绝大部分情况下右门静脉及右肝动脉均在右肝管的后方，因此右肝管的切开大多数情况下是安全的。偶尔也可有肝中静脉右前支在右肝管前方跨过，遇此种情况可将血管与胆管前壁用圆针细丝线一并缝扎切断。右肝管切开时可用直角钳将胆管壁撑开，并稍向下方保持牵引，结合边缝扎，边切开，边牵引的方法逐步深入切开。将缝扎线保留，分两排顺序排列牵引，既有利显露，又便于切开、止血，为其后的胆肠吻合创造良好条件。

（六）右前叶肝管及分支切开（经胆囊床途径）

右前叶肝管一般均汇入右肝管，右门静脉前支在右前叶肝管的左后方。因此沿切开的右肝管继续向前深入，用钝分离法推开肝实质或联合胆管切开实质可较容易地切开右前叶肝管。伴行的肝动脉和门静脉发出的小分支用缝扎方法较容易控制出血。

右前叶肝管进入肝实质后分出右前叶上、下段支。下段支沿胆囊床方向行走。在未行胆囊切除的病例表面肝组织一般不超过1cm，已经切除了胆囊的病例由于纤维结缔组织增生而变得稍厚，但切开时出血反而较少而更容易将该支胆管切开。当遇有狭窄需切开，或欲通过右前叶下段支在直视下探查右后叶肝管或右尾叶肝管处理狭窄或结石时，沿胆囊床方向作右前叶下段支肝管切开是一条很好的径路。切开成形后可在肝门部形成一较宽大的吻合口，因此这一径路广泛用于肝胆管狭窄，及右肝内胆管结石的处理，并联合左肝管的切开成形，在肝门部形成更为宽大的肝胆管吻合口。

（七）左肝管的显露切开

左肝管肝外部分较长，约为 1.5cm，正常情况下左门静脉干及左肝动脉在左肝管深方入肝，偶可有肝中动脉跨越左肝管横部的前面，进入左内叶，左肝管前面有时有通向左内叶的门静脉小分支，这些血管的缝扎切断对肝血运无不良影响。左肝管的横部切开应以门静脉矢状部为限，至此左肝管发出左外叶肝管行走于左门静和左肝动脉的深部，损伤这些血管易导致严重出血，结扎门静脉矢状部及左肝动脉会导致左内叶肝脏血供不足而导致萎缩或坏死。如有伴随左外叶肝管的狭窄或结石，将左外叶切除是更好的选择，而不应以损害左内叶血供为代价。

左肝管显露在切断圆韧带，镰状韧带使左肝较为游离后分离肝方叶与十二指肠的粘连，将方叶用弧形拉钩牵向头侧，沿方叶下缘剪开肝十二指肠韧带腹膜，使可进一步寻找并解剖左肝管横部。由于可能经过多次手术或反复发作的炎症，纤维结缔组织增生而使寻找左肝管有一定困难。此时用注射器试穿刺抽吸方法，确定左肝管横部，如其内有结石在触及结石处切开左肝管即较容易。如果左内叶不肥大，左肝管位置较右肝管浅表，横行于肝方叶和左尾状叶之间，表面即为覆盖于肝方叶和尾叶表面的肝包膜皱折，在炎症、增厚不严重时即使有肝组织覆盖也很薄，切开时很少出血。

左肝管切开后可按照右肝管剖开相同的技术，向纵深进行，用直角钳撑开向下牵引，结合细丝线边缝扎，边牵引，使解剖在控制出血状态下进行。如此可一直切开到门静脉矢状部的右缘，一般已可获得足够大的吻合口。如仍嫌不够充分，须解剖门静脉矢状部并向左牵开，结扎切断门静脉矢状部向左内叶的分支，沿左肝管横部继续向上切开左内叶肝管，以增加左肝管切开的长度。

在方叶肥大的情况下，左肝管横部显露常受到肥大方叶的掩盖，此时有必要将肥大的方叶行部分肝组织切除，以便较容易地显露左肝管横部。

（八）切开左外叶与肝方叶肝实质桥显露左肝管

当在肝门部直接解剖左肝管横部或右肝管遇到严重粘连而难以进行时，可选择将左外叶和左内叶间肝实质桥切开方法显露左肝管横部。

将圆韧带结扎剪断，将镰状韧带剪开至膈顶部，以增加肝脏游离度。肝方叶和左外叶之间在圆韧带之间的联合部较薄而且没有重要结构。将圆韧带向上牵引，术者右手食指自圆韧带根部，左内、左外叶之间插入，食指伸向肝门，将肝组织桥用手指掐断。或用大弯钳在左内、左外间插入撑开，用电刀切断肝组织桥，使方叶游离。将方叶向上牵引，圆韧带拽向下方，沿肝方叶的下缘，紧贴肝脏包膜分离粘连达到肝门横沟的左侧。切开覆盖在左肝管主干上的肝包膜反折。在该水平切断左门静脉矢状部通向左内叶的门静脉分支。如遇有肝中动脉横跨可将其结扎切断。这一显露左肝管横部及左内叶肝管的方法在肝门部粘连严重情况下是一个可供选择的径路。在此处解剖出左肝管后再向肝门部左右肝管汇合部逐步解剖，或向上切开左肝内胆管即比较容易。

三、肝门部肝组织切除显露肝门部

当肝门部胆管狭窄位置很高，如 Bismuth Ⅳ型狭窄病例，或因肝方叶肥大而使肝门部位置高而且深时，经肝门部显露切开胆管非常困难，即使能够勉强显露也不能充分切开狭窄进行肝门胆管成形时，需将肝方叶做部分切除。根据需要及肝方叶切除的多寡可分别行肝中裂分离，肝门中央部肝切除或肝方叶切除，有时为了更好地显露右肝管及右前叶胆管，可将方叶部分切除扩大至右前叶下段肝组织。肝门部肝组织切除是治疗各种原因引起的肝门部狭窄必须掌握的手术。

（一）肝正中裂分离

肝正中裂分离径路经常在肝门部粘连严重不能在肝门部直接解剖出左、右肝管情况下；或虽已初步显露出肝外胆管，但不能充分切开左、右肝管汇合部的狭窄，并进行成形和胆肠吻合时方采用。

（1）确定肝门横沟的位置：如果肝外胆管已显露并切开，可通过切开的胆管伸入胆管探子作标记了解肝门横沟位置所在。在肝门部粘连严重无法寻及肝门部胆管时，可先将肝方叶下缘与肝十二指肠韧带前腹膜粘连分离，再沿肝方叶肝被膜下进行分离，达肝门横沟顶端的空隙地带。进行肝正中裂分离手术时肝组织分离的深度如超越横沟水平，也即过分深入时可损伤胆管及血管。

（2）在胆囊左侧缘切开肝包膜，通常在横沟水平能确定时，分离从肝门部开始向上，向膈面进行，肝门显露有困难时亦可自膈面向肝门方向进行。用手术刀柄及指捏法钝分离肝实质，将肝内小胆管及小血管分支钳夹切断、结扎。在此过程会遇到肝中静脉左内叶下段支，将其结扎切断是减少出血的重要步骤。避免肝中静脉主干损伤是技术的关键。在胆囊窝左侧缘 1.5~2cm 处沿正中裂方向进行分离，由浅入深，避免将肝中静脉在分出左内叶下段支的分叉部撕裂。

在逐渐深入过程中最先显露的是肝内胆管。伴行的肝动脉及门静脉均在胆管的深方，因此肝中裂分离径路操作比较容易。左、右肝管分叉部容易显露。有时也可楔形切除一小块方叶，以增加显露和吻合的空间，亦称肝方叶尖楔形切除。

在向肝门部深入进行分离时应时时对肝门横沟所在位置加以留意，避免肝门部胆管及血管的损伤。

分离肝组织应在肝门血流控制情况下进行，但肝中静脉损伤必须缝合止血。创面渗血可用热盐水纱垫压迫，如有氩气电刀喷射止血效果更佳。

（二）肝方叶部分切除及右前叶下段肝切除

当处理 Bismuth Ⅳ、Ⅴ型胆管狭窄需要显露肝胆管二级以上分支时，或肝方叶肥大，影响肝管汇合部及左、或右肝管的显露时，可将方叶做部分切除，这较之肝正中裂分离对肝门部胆管的显露更满意。

（1）确定肝门横沟即第一肝门的位置。

（2）通过圆韧带径路，先断圆韧带，将镰状韧带剪至膈顶，切断左内、左外叶之间的肝组织桥后即可分离肝方叶的左侧缘。分离脐静脉窝——左矢状裂的前部，镰状韧带左侧的肝组织。将门静脉矢状部、左内叶肝动脉向方叶发出的分支——分离结扎切断，逐步深入到左肝管横部和肝门横沟水平。

（3）在胆囊窝左侧 1.5~2cm 处沿正中裂方向由浅入深向上将肝组织作钝性分离，与正中裂分离的方法一样，需结扎切断肝中静脉左内叶下段支，并避免肝中静脉损伤，结扎切断肝断面上的胆管分支，达横沟右侧及右肝管水平。

（4）左、右两侧分离在肝门横沟的顶端汇合。方叶前下部切除后肝门完全敞开，有利于狭窄的切开、成形及胆管肠吻合的进行。

在进行肝方叶部分切除时可采取控制肝门部血流的方法控制出血，也可用缝肝针预先环肝方叶预定切除的范围进行"U"形交叉重叠褥式缝扎后再分离肝组织以控制出血。

（5）如果特别需要显露右前叶肝胆管，则右侧切缘可扩大包括右前叶下段。在沿右肝管，右前叶肝管分离前方的肝组织时，需切断肝中静脉左内叶下段支和右前叶下段支。

（三）经左外叶肝管途径

经过影像学诊断，特别是术前 PTC 检查证实肝门部胆管虽狭窄但未累及左右肝管汇合部（Bismuth Ⅲ型），或虽已累及但左右肝管仍然相通，狭窄又不甚严重时，如果术中发现经肝门部各径路显露肝胆管确实存在条件不允许，如严重粘连，门脉高压导致肝门部静脉曲张，或者术者缺乏经验技术上有困难者，可选择左外叶肝管显露途径，先找到左外叶肝管开口，再用胆管探子逆行探向肝门部，作为进一步解剖肝门部的标志；或直接利用左外叶肝管行胆管肠吻合术（Longmire 手术）引流狭窄段以上胆管。

（1）切断肝圆韧带，镰状韧带至膈顶部后再转向左冠状韧带前后叶及左三角韧带，切断上述诸韧带后左外叶即告游离。

（2）在肝门部血流暂时阻断情况下，在镰状韧带左侧 2cm 处切开肝包膜，再用刀柄及指捏法钝性分离肝组织，结扎切断肝实质中所有小分支，切除部分左肝外叶即很容易显露扩张的左外叶肝管。如发现左外叶肝有病变，如肝内胆管结石或已经纤维瘢痕化萎缩，则可将左外叶切除。切除左外叶时在下腔静脉左侧缘处理左肝静脉时注意勿损伤下腔静脉。在切除左外叶时还应避免损伤左门静脉的矢状部。

（3）将已显露的左外叶肝管继续向左侧推开分离肝组织，进一步显露左外叶上下段肝管的分支，分别切断。

左外叶肝管途径寻找肝内胆管比较简单，在阻断肝门血流情况下施行，所需切开，切除的肝组织量较少，又无重大血管，比较容易掌握。找到左外肝管开口后尚可逆行切开左肝管横部及左肝管，甚至右肝管。

四、肝门部狭窄胆管的切开成形

通过上述各径路完成了肝门部或肝内胆管的显露后，必须将狭窄段胆管充分切开，并且进行成形，以纠正狭窄，形成尽可能宽大的肝门部胆管吻合口，准备施行胆肠吻合术，保证胆肠吻合口引流通畅，才能获得较好的预后。

（一）Bismuth Ⅰ型

此种狭窄上端肝门部肝外胆管可直接提供吻合。但仅以横断的胆管直接吻合，尽管狭窄段以上肝管已明显扩张，但吻合日发生向心性狭窄，造成吻合口再狭窄的可能仍然存在。正确的方法是将近端肝管前壁切开至左右肝管汇合部下方，使吻合口更加宽大。

（二）Bismuth Ⅱ型

尽管总肝管可能尚有可供直接吻合的肝管，但正确的方法是将总肝管前壁切开并向左、右肝管延伸，使吻合口呈"鱼嘴状"。

（三）BismuthⅢ型

狭窄已累及左右肝管汇合部，因此切开狭窄并进行成形是必不可免的。在肝门部胆管充分显露的前提下，将一级肝门狭窄充分切开。然后将左、右肝管分别与总肝管用 0 号丝线或 3 - 0 单纤维线间断缝合成形，形成一个肝门部吻合口。

（四）Bismuth Ⅳ型

这种情况下肝门部胆管狭窄严重，左右肝管汇合部被累及并已不再相通。但是如果左、右一级肝管的显露充分，狭窄段范围较小，狭窄段切除后左、右一级肝管仍有可能在没有张力情况下进行拼合时，可将左、右两肝管的断端用 0 号丝线或 000 号单纤维线间断缝合，以形成一个单一的吻合口，进行胆肠吻合术。但如果狭窄段切除后左右肝管已不能在无张力的情况下拼合成形，此种情况下应将左、右肝管的开口分别与空肠进行吻合，或者只能做肝门部肝管空肠吻合术（Rodney Smith 手术），这将在胆肠吻合术中进行介绍。

（五）Bismuth Ⅴ型

右肝内胆管狭窄切开成形。经胆囊床途径在右肝管，右前叶下段支胆管充分剖开，将狭窄段打开后，经右前叶下段支胆管可在直视下将狭窄的右后叶肝管开口也切开，成形后形成吻合口。通过切开的右前叶下段支胆管可在直视下探查右尾状叶肝管，并将其狭窄的开口联合成形。

右肝管的二级分支解剖约有 40% 为不规则形，约 12% 右前叶或右后叶肝管开口于左肝管，遇有此种情况经切开左肝管横部可能找到右前或右后叶肝管开口，经切开的左肝管横部也可将尾状叶左段开口在直视下切开成形、纠正狭窄。

五、肝胆管空肠吻合术

经过上述各种径路显露并切开狭窄的胆管并进行成形后，最终的目的是纠正狭窄并恢复胆管肠引流的通路，因此肝胆管空肠吻合术是处理肝胆管狭窄的最后手术步骤。最理想的情况是胆管狭窄纠正后在肝门部形成一宽敞的吻合口，与空肠襻吻合。但如果局部条件或技术条件不能解剖出狭窄段胆管进行成形，则有时不得不设法找至狭窄段以上扩张的肝胆管，切开后与空肠襻进行吻合，如 Longmire 手术等。

肝胆管空肠吻合术是处理肝胆管狭窄的关键步骤，也是技术要求较高的步骤。为了保证肝胆管空肠吻合的顺利进行并取得满意的远期疗效，以下几点应引起重视：①要求吻合时有良好的显露。达到良好的显露要求切口选择合理，助手良好的配合，以及必要时进行肝门部肝组织部分切除。充分地显露能使手术野开阔、变浅，困难的操作变得比较容易；②要求吻合口足够大，因为胆管狭窄后反复发作的炎症使吻合口部位的胆管存在慢性炎症、纤维结缔组织增生，吻合后吻合口常因慢性炎症的存在使吻合口有发生再狭窄的倾向。胆管狭窄的手术疗效评定结果表明，发生再狭窄的时间并不在手术的近期，而在术后二、三年之后。认识到这一特点，在治疗胆管狭窄时应尽可能地充分显露狭窄胆管，尽可能地充分切开，使成形后的吻合口足够大这点十分重要；③正是由于同一理由，胆肠吻合口内应放内支架支撑，并至少保留 3~6 个月。特别是局部条件差而使吻合口较小的病例，内支撑管应留置更长的时间。如考虑到内支架需存留较长时间，可以 U 形管的形成放置，以便手术后可以更换。也可考虑放置带气囊的导管，必要时手术后可利用气囊导管扩张吻合口；④吻合时力求黏膜对黏膜，选用细丝线或 3-0 单纤维线作单层间断缝合，较粗的缝线残存可导致吻合口异物反应较重，使吻合口狭窄以及将来可能成为结石形成的核心；⑤吻合口要求有良好的血运及彻底的止血。吻合口胆管的过分游离会影响吻合口胆管的血运障碍，使愈合受影响，并也造成远期吻合口狭窄。另一方面不彻底的止血是造成吻合口出血的原因。吻合口的出血点应用 3-0 丝线进行缝扎；⑥吻合口要避免有张力，良好的空肠襻制作既保证空肠襻有良好血运，又保证空肠襻上提后足够松弛。一般情况下失功能空肠襻切断的部位距 Treitz 韧带 20~30cm，但实际距离应考虑到系膜血管弓的长度和松弛程度，如系膜短小，血管弓狭小，截取空肠部位应距 Treitz 韧带较远处，反之可较靠近 Treitz 韧带。总之以上提至肝下进行吻合时没有张力为度；⑦吻合口外引流管的放置是至关重要的。良好的吻合技术是减少或避免吻合口瘘发生的最重要保证，但是由于吻合口的局部条件及患者全身状况的好坏对吻合口的愈合也非常重要，因此有时发生吻合口瘘是难以避免的。但只要有充分的引流，绝大部分情况下瘘可自行愈合而不发生腹膜炎，肝下膈下积液、感染、脓肿形成等严重并发症。作者习惯放置自制双套管引流管，可同时滴注生理盐水，稀释漏出的胆汁、肠液减少局部刺激，避免单纯负压吸引造成局部炎性渗出物干涸阻塞引流管孔而使引流管失去引流作用；⑧当肝胆管肠吻合口不够理想，或因狭窄并伴有肝胆管结石而使术后仍有结石残余之可能时，应当为以后胆肠吻合口狭窄或残余结石导致胆管炎复发的治疗留一条后路。通常可通过将空肠襻留一段盲祥埋置皮下的做法，以便日后通过简单地将盲祥切开进行胆管镜治疗狭窄、胆管炎及残余结石。

（一）肝胆管 Roux - en - Y 吻合术

肝门部肝胆管空肠 Roux - en - Y 吻合术是最经典、目前广泛采用的标准术式。

1. 空肠襻的截取　在横结肠系膜根部，脊柱的左侧缘将近端空肠襻提出，将提出的肠襻向近端方向探查直至明确见到空肠的起始端标记 Treitz 韧带。

2. 在距离 Treitz 韧带 20cm 左右处截断空肠　将近端空肠襻提起，借助灯光的透照了解肠系膜血管的分布情况。实际截断空肠部位取决于每个具体患者的情况，如肠系膜的长短，患者的胖瘦。作者习惯将空肠襻试提至肝下，选择肠系膜较为松弛的部位截断空肠，而并不强调距离 Treitz 韧带的距离。原则是尽可能靠近 Treitz 韧带，但以完成吻合时无张力为度。

3. 处理空肠血管弓时一定要保证空肠襻上一级血管弓的完整　为了使上提的失功能空肠襻的系膜松弛而不发生向系膜缘的弯曲，可切断 2~3 支 2 级血管弓。

对肠系膜比较肥厚的患者，宜用小刀将系膜划开，将血管小心分出后上钳剪断，血管近端应上 2 支血管钳，用 4 号线双重结扎。不预先切开肥厚的系膜即钳夹切断，血管一旦因脂肪组织太多结扎不紧而退缩进系膜内，出血的处理就比较困难。

4. 旷置空肠襻的长度　对于失功能肠襻的长度究竟多长合适仍有一些不同的观点。旷置肠襻越长，食物反流进胆管的机会就越少；但对生理的干扰就加大。一方面使小肠黏膜的吸收面积减少，另一方面已有研究表明旷置空肠襻越长，胃窦部分泌胃泌素量也增多，使胃酸分泌量增多，Roux - en - Y 手术后胆汁流改道不再流经十二指肠，使十二指肠黏膜受酸性胃液损害的保护机制丧失，因而 Roux - en - Y 胆肠吻合术后十二指肠发生消化性溃疡的机会增多。

从抗反流的角度来看，失功能肠襻的长度在 40~60cm 即可达到预防反流的目的，更长的距离已属多余。为了解决胆肠吻合术的反流问题，国内外不少学者设计了一些抗反流装置，如在旷置的空肠襻上加做人工套叠，人工乳头，活瓣形成术及曾宪九提出的近端空肠与远端空肠的半周端侧吻合术，改变了Roux－en－Y经典吻合时近远端空肠吻合后呈 T 形，不利于抗反流的缺点。改良后的吻合方法并加上近远端空肠的同步并扰浆肌层间断缝合，形成真正的 Y 形，具有良好的抗反流性能。

近端失功能肠襻套叠，人工乳头及矩形瓣等抗反流装置的远期疗效仍缺乏临床研究结果的支持。但以作者之见，对于吻合口上游已经没有狭窄存在及残余结石的病例，抗反流装置是不必要的。因为胆管的压力高于小肠内压力，即使有间断性逆蠕动使肠内容反流，胆汁的分泌及胆液的流动具有自然冲洗，清洁的作用，不致引起胆管炎和结石复发。对于胆肠吻合术后吻合口及吻合口以上胆管内残余结石和狭窄未能纠正者，由于抗反流装置并不能完全阻止反流，其结果是反流首先发生于抗反流装置处而又影响排空，在抗反流装置上游的胆肠液发生淤滞，及肠道细菌的生长，结果使吻合上游因狭窄引流不畅的胆管炎更加频繁发作，并使残余结石下降至抗反流装置处而不能排入肠道，残余结石于抗反流装置部位嵌顿引起梗阻造成急性化脓性胆管炎已有报告。

上述各种抗反流的手术设计中以曾宪九对 Roux－en－Y 经典术式的改良，即同步半环吻合法的设计最合理。

5. 空肠肝胆管吻合　在肝胆管狭窄得到良好的整形后一方面提供了满意的吻合口，另一方面通常也就获得了良好的显露，有利于吻合的施行。

将旷置空肠襻经结肠后提至肝下间隙。作者习惯将十二指肠降段的侧腹膜打开，沿十二指肠侧后方，经后腹膜途径用左手食指、中指将横结肠系膜用手指钝分出一个小孔，经此将横结肠系膜打开，无损伤中结肠动静脉和其他横结肠系膜血管的危险；空肠襻在十二指肠的右后方到达肝门部，对十二指肠无压迫。

将空肠襻上提过程中用右手将肠襻向上方推送，避免提拉使肠系膜边缘小血管损伤而影响肠襻血运。

如不计划在皮下埋置空肠襻，则在距失功能肠襻距残端 3～4cm 处，肠系膜对侧缘用电刀切开肠壁。由于肠壁具有良好的延展性，肠壁上的切口应略小于吻合口的长度，宁可边吻合边调整切开，也不要在一开始时肠壁上切口过大，使肠壁开口大于吻合口而使吻合不满意。

先吻合后壁。用 1－0 丝线或 3－0 聚羟基乙酸线行后壁间断线合。一针一线，每根缝线长 50cm 左右，先缝合不打结，用蚊式钳将每对缝线钳夹后按顺序逐一套到一把卵圆钳上，以避免未结扎的线互相缠绕，待后壁缝合全部完成后再逐一打结。打结时应将肠襻向上向肝门部推送，避免结扎过程将肝胆管后壁撕裂。打结完成后将缝扎线集束上提，以显露吻合口之后壁吻合口对合是否满意，必要时可加针修补。

保留后壁吻合口最外侧的缝线作为前、后壁的分界标志后即可开始前壁之吻合。为保证吻合两侧顶端吻合口黏膜对黏膜、内翻，以使吻合可靠，应将缝针由胆管黏膜面进针、浆膜面出针，再经肠壁之浆膜面进针、黏膜出针，打结在吻合口内，如此缝合 2 至 3 针后再间断缝合前壁，结打在吻合口外。

前后壁吻合时每针间距约 3mm，一层缝合即可。

胆肠吻合口内一般均应放置内引流管，以减少胆汁经吻合口漏出的机会，除此之外术后可通过内引流管造影，冲洗，以及作为将来纤维胆管镜治疗的通道。

引流管可以 U 形管形式安放，也可经失功能肠襻放入吻合口内。可安放 T 形管，带气囊导管等。带气囊导管可在必要时对狭窄胆管或吻合口进行扩张治疗。

腹腔引流管的放置非常重要。虽然良好的外科吻合操作技术是减少吻合口瘘的首要条件，但患者全身状况对愈合的影响以及胆管局部条件较差时吻合口瘘有时难免，因此吻合口外腹腔引流管的放置是一件不容轻视的重要举措。吻合口瘘并不可怕，可怕的是瘘发生后未能得到充分的引流。其结果是一系列并发症接踵而至，如胆汁性腹膜炎，膈下感染，吻合口瘘又是造成远期吻合口狭窄的原因之一。位置恰当能达到充分引流目的引流管是保证患者术后顺利康复的重要条件。作者习惯用自制双套管。即用一根乳胶管前端每间隔 1.5cm 左右剪一侧孔，约需 5～6 个侧孔，将一根 Fr 8～10 号导尿管经乳胶管之侧壁插进乳胶管的内腔，使其前端超出乳胶管开口约 1cm。将此双套管放在吻合口的后面、下方，沿肝下缘，经肝肾间隙至第十一肋上方相当腋中线位置引出体外，用缝线妥善固定。乳胶管接负压引流瓶，导尿管术后先用无菌纱布包裹封闭，如果有胆瘘发生则可经此导尿管滴注生理盐水，每分钟 10~20 滴，既可稀释漏出的胆汁减少刺激，又可避免持续负压吸引使胆汁及炎性渗出液干固凝结堵塞引流管口。获得充分引流的胆瘘多可在 1~2 周自行愈合。

（二）左肝管空肠吻合术

左肝管空肠吻合术是处理高位胆管狭窄常用的一种术式。Bismuth、Blumgart 及国内黄志强均报告用于肝门部胆管显露困难的 BismuthⅢ型肝胆管狭窄病例，取得良好疗效。

至于左肝管显露，切开的手术径路前面已作介绍。左肝管空肠吻合术的主要手术步骤如下：

（1）切开左肝管，必要时切开左内叶肝管，吻合口可达 3~4cm。

（2）用 Roux - en - Y 旷置空肠襻经结肠后上提至肝下，与切开左肝管横部进行吻合。对手术野较浅，显露良好操作较容易的病例可先行后壁的吻合。术野较深的病例为了使后壁吻合较容易进行，可在胆管前壁先间断缝合一排缝线不结扎，每对缝线用蚊式钳钳夹后依次排列向上牵引开，使吻合后壁时视野清楚，操作方便。后壁吻合完成后将前壁缝线依次穿小圆针后与相对应的空肠前壁全层缝合、打结。吻合完成后可将吻合口两旁空肠缝合固定于周围组织，以减少吻合的张力。

左肝管空肠吻合时内引流支架管可经吻合口经右肝管再从肝表面戳创引出，引流管两端通过腹壁皮肤戳创引出成 U 形管，必要时术后 6 周后可通过 U 形管窦道用纤维胆管镜对汇合部狭窄进行治疗。

（三）左肝内胆管空肠吻合术

处理高位胆管狭窄时往往由于患者已经过多次手术，肝门部粘连严重，经肝门部解剖左、右肝管十分困难，或因长期梗阻性黄疸合并门脉高压使肝门部胆管成形，胆肠吻合不可能时，为达到引流的目的可选用这种术式。Longmire 和 Sandtord 于 1948 年描述了左外叶上段支胆管空肠 Roux - en - Y 吻合术，因此此种术式命名为 Longmire 手术。其最初形式为将肝左外叶切除，显露左外叶上段支及下段支胆管，再用 Roux - en - Y 吻合。如果左外叶胆管口径较细，胆肠吻合有困难，也可做成左肝断面与空肠襻的肝肠吻合。由于这种术式对肝内胆管的引流欠满意，肝内胆管仍有胆汁停滞，因而不是一种满意的治疗肝门部胆管狭窄的术式，对 BismuthⅣ型患者由于左右肝管汇合部已被累及且互不相通，Longmire 手术不能引流右肝，此种情况 Longmire 手术也属不宜。

（1）行左外叶肝切除：肝门部常温下血流阻断，在镰状韧带左缘 2cm 处切除左外叶。在左外叶上、下段肝管汇合部的左缘约 2cm 处断肝胆管，切除左外叶。

（2）将左外叶上下段肝管分叉部剪开，成形后形成一较为宽大的吻合口。

（3）将旷置段失功能空肠襻上提（结肠前、后均可），将左肝断面成形的左肝管吻合口与空肠吻合。将空肠襻与断面做间断缝合加固吻合口。

（4）经空肠失功能襻引入内引流管，通过吻合口，经左肝管，争取通过左右肝管汇合部，以引流左右两肝胆流。如左右肝管汇合部有相对狭窄，则在后壁吻合完成后、前壁吻合前用金属胆管探子通过左、右肝管汇合部，至右肝管后经肝表面戳创引出，将内支架引流管缚扎固定在金属探子前端，反相拽入内支架引流管，形成"U"形管引流。

（四）左外叶下段支肝管空肠吻合

由于 Longmire 手术需要切除左外叶肝脏，手术较大，一般适合于高位胆管狭窄伴左肝内胆管结石的病例。左外叶切除将病灶切除并可彻底清除肝内胆管结石。如单纯为了引流肝内胆管的梗阻，更常选用圆韧带途径，切开左外叶下段支肝管行肝胆管肠吻合术。

（1）切断圆韧带，镰状韧带及左肝三角韧带，使左肝外叶游离。

（2）切断左外叶、左内叶之间的肝组织桥。将圆韧带向上牵引，在圆韧带左侧缘切开肝实质，逐步深入数厘米即可遇见门静脉矢状部发出的左外叶下段门静脉支。当左肝管梗阻而使左外叶肝管扩张时，很容易在左外叶下段门静脉支的上方寻及左外叶下段支胆管。

将左外叶下段支肝管在两牵引线之间切开，即可进行肝管空肠吻合。为了使吻合口尽可能地大，可将切开的左外叶下段支肝管向右侧剖开至左内叶肝管，此时需要切断左门静脉矢状部通向门静脉的分支及肝中动脉。

有时可见到部分病例的左外叶下段支肝管表面的肝实质较薄，或胆管扩张明显，或扩张的胆管内可扪及结石。此时，可经穿刺证实后切开肝实质到达胆管，伸入一探子在其表面沿肝管之长轴切开，再行肝管空肠吻合。

（彭佑共）

第十三节　胆管寄生虫病

一、胆管蛔虫病

胆管蛔虫病是指蛔虫自肠道钻入胆管所引起的疾病。多见于儿童和青少年，农村发病率高于城市。随着卫生条件的改善和防治工作的加强，近年来本病发病率明显下降。

（一）病因与病理

蛔虫有厌酸喜碱和遇孔即钻的习性，一般寄生在小肠的中下段。当体温升高、饥饿、胃肠功能紊乱、Oddi括约肌松弛或收缩乏力、妊娠及驱虫不当时，蛔虫上行进入十二指肠，然后经十二指肠乳头钻入胆管，可引起十二指肠乳头水肿、胆管炎、胆囊炎、胆管出血和胰腺炎等并发症。蛔虫在胆管内死后，其残骸和虫卵可在胆管内沉积，成为结石形成的核心。由于蛔虫为圆形，即使多条蛔虫积聚在胆总管内，胆汁仍可从虫体之间的间隙流入十二指肠，故一般不会出现黄疸。

（二）临床表现

胆管蛔虫病的临床特点是突发性剑突下阵发性钻顶样剧烈绞痛。蛔虫钻入胆管时引起Oddi括约肌强烈痉挛导致剑突下钻顶样剧烈绞痛。疼痛发作时患者辗转不安，呻吟不止，大汗淋漓，可伴有恶心、呕吐或呕吐蛔虫。一旦蛔虫死在胆管内或退出胆管，绞痛随之消失。

单纯性胆管蛔虫病仅剑突下或稍右方有轻微压痛，一般不会出现肌紧张和反跳痛。若并发胆管炎、胰腺炎、肝脓肿，则会出现相应的体征。

B超检查是本病的首选检查方法，发现胆管内有平行强光带（双轨征），偶见蛔虫在胆管内蠕动，有确诊价值。CT、MRCP、ERCP除能客观地证明蛔虫的存在外，还可发现或排除同时存在的胆管其他的疾病，如结石、肿瘤、畸形和狭窄。不仅如此，ERCP还可钳取蛔虫，发挥治疗作用。

（三）诊断与治疗

剧烈的腹部绞痛与不相称的轻微腹部体征是本病的特点和诊断要点，结合B超及其他检查，诊断一般不难。

本病的治疗原则是解痉镇痛、抗感染和驱虫。治疗方法分为非手术疗法和手术疗法，以非手术疗法为主，仅在非手术疗法无效或出现严重并发症的情况下才考虑手术疗法。

1. 非手术疗法　如下所述。

（1）解痉镇痛：肌内注射阿托品、维生素K可减轻疼痛，诊断明确时可肌内注射哌替啶。

（2）利胆驱虫：发作时可服用乌梅汤、食醋、25%硫酸镁，有利于蛔虫退出胆管。驱虫最好在症状缓解期进行，可选用哌嗪、阿苯达唑或左旋咪唑等。如症状缓解后B超检查发现胆管内有虫体残骸时，应继续服用消炎利胆药2周，以排出胆管内的残骸和虫卵，预防结石形成。

（3）内镜治疗：蛔虫有部分在胆管外，可直接用取石钳取出；若蛔虫完全进入胆总管，则应先行EST，再用取石钳取出虫体。内镜治疗后立即服用驱虫药。

（4）抗感染：常规选用针对革兰氏阴性杆菌和厌氧菌的药物预防和控制感染。

2. 手术疗法　如下所述。

（1）手术指征：①经积极治疗3~5d以上，症状无缓解或反有加重者；②胆管内有多条蛔虫或蛔虫与结石并存者；③胆囊蛔虫病；④合并严重并发症者。

（2）手术方法：无并发症者采用胆总管探查取虫及 T 管引流。有并发症应根据患者情况选用适当术式。术中和术后均采用驱虫治疗。

二、华支睾吸虫病

华支睾吸虫又称肝吸虫。成虫寄生在人体的肝胆管内可达 20～30 年之久，反复感染，引起一系列肝胆疾病，称为华支睾吸虫病。该病在我国至少已有 2 300 年以上历史。

（一）病理与临床表现

流行地区的人有食生鱼和食未熟透的鱼虾习惯，寄生在第二中间宿主淡水鱼、虾的囊幼在人胃里变为幼虫，然后从十二指肠乳头进入胆管，发育为成虫，寄生在肝内胆管。成虫的不断运动、活虫代谢物以及死虫的降解产物导致胆管上皮脱落破损、坏死、增生，管壁纤维增厚，胆管周围纤维化等一系列病理改变。同时由于合并细菌感染，胆汁内可溶的葡萄醛酸胆红素在细菌 β－葡萄醛酸苷酶作用下变成难溶性的胆红素钙。这些物质与死虫体碎片、虫卵、胆管上皮脱落细胞构成核心，形成胆管结石。

华支睾吸虫病本身的临床症状并无特异性。华支睾吸虫引起肝胆系统的损害在临床上可表现为：胆管炎、胆管结石、胆管炎性狭窄、胆管癌，因而最常见的临床表现是梗阻性黄疸，及各种不同类型的胆系感染症状。

（二）诊断与治疗

本病的诊断要点：①患者有在流行疫区进食生鱼粥、生鱼、生虾等感染接触史。②粪便或/和十二指肠引流液找到华支睾吸虫虫卵。③ELISA 法具有简便、快速、敏感性高、特异性强的特点，是目前较为理想的免疫检查方法。既可用于检测华支睾吸虫患者，又可用于流行病学调查。④影像学检查可为该病的诊断提供参考价值。

华支睾吸虫病 ERCP 表现：①胆管内细丝形或椭圆形充盈缺损，呈卷曲状或瓜仁状。②小胆管变钝或突然中断，胆管不连贯。③胆管不平滑，扭曲或呈枯树枝状。④小胆管扩张增生。

B 超检查的特点：①肝内胆管扩张，以左外叶胆管较明显和多见。②扩张的胆管呈丛状分布，围绕扩张的小胆管形成一个不伴身影的小光团，或沿门静脉分支走行，呈点状强回声。③肝内呈现一带晕圈的强光团，可能是寄生虫虫体局限寄生于某一部位的胆管造成，临床上易误诊为肝癌。④肝回声增强，无特异性。

CT 检查对华支睾吸虫病诊断也有较大价值。在 CT 照片上华支睾吸虫胆管感染具有以下特征：肝内胆管从肝门向周围均匀扩张，肝外胆管无明显扩张；肝内管状扩张胆管直径与长度比多数小于 1：10；被膜下囊样扩张小胆管以肝周边分布为主，管径大小相近。这些是特异性征象。少数病例胆囊内可见不规则组织块影。

治疗包括两方面：一是治本，即用药物治疗华支睾吸虫。常用比喹酮，每天服 25mg/kg，分 2 次服用，连服 2～3d 为一疗程。2～3 疗程后，虫卵转阴率达 90% 以上。二是外科治疗，即解除胆管梗阻（包括抗感染和引流）。

因华支睾吸虫感染所致的胆管炎，如果术前明确诊断，只需内镜鼻胆管引流和驱虫就能治愈。所致胆管结石的治疗方法与肝胆管结石症大致相同，只是在拔除胆管引流管之前应驱虫，以免虫体阻塞胆管。引起胆管炎性狭窄治疗常采用"U"形管引流，同时采取组织行病理检查，术后长期严密追踪病情的发展。如已发展为胆管癌，则应视病变的部位、范围与浸润的程度，采用不同的治疗措施。术后辅以驱虫治疗。

三、胆囊血吸虫病

胆囊血吸虫病是由于血吸虫虫卵沉积于胆囊壁、胆囊颈管的黏膜下层造成局部组织充血水肿，进一步形成嗜酸性脓肿，表面的黏膜坏死脱落后形成溃疡，继而组织发生炎性增生，纤维化。另外，成虫和虫卵在胆囊内均可构成结石的核心形成胆石。胆囊壁长期炎性浸润或嗜酸性肉芽肿形成后可与周围肠管粘连形成内瘘。胆囊血吸虫病在不同时期临床上可表现为胆管炎、胆囊出血、胆囊结石、胆肠内瘘。

胆囊血吸虫病临床少见，术前诊断困难，但一般需外科治疗。正确的病因往往在术后病理检查才被证实。一经确诊，应给予抗血吸虫病的药物治疗。

（彭佑共）

第十四节　胆管出血

胆管出血系因创伤、炎症、结石、肿瘤、血管疾病或其他原因造成肝内或肝外的血管与胆管病理性沟通，血液经胆管流入十二指肠而发生的上消化道出血。

胆管出血的临床表现取决于出血的量和速度。临床上所指的胆管出血，一般是指有较大量的出血，以胆绞痛、消化道出血、阻塞性黄疸三大症状为特征，多需急诊外科处理。

胆管出血其发病率占上消化道出血的 1.3% ~ 5%，仅次于溃疡病出血、食管胃底静脉曲张破裂出血与急性胃黏膜糜烂，死亡率较高。我国胆管出血的病因及发病率与西方有着明显的差异，国外较多为外伤所致，少见原因有肝肿瘤、肝血管瘤等。国内胆管出血主要继发于胆管感染。近年来胆管蛔虫与原发性胆管结石的发病率已趋下降，因而继发感染所致的胆管出血病例较前减少。随着经皮肝穿刺诊疗技术的推广应用和肝胆手术的广泛开展，医源性胆管出血的发病率有所增加。

一、分类

胆管出血根据出血的部位分为肝内胆管出血和肝外胆管出血。国外文献报道引起出血的部位，约一半位于肝内，胆囊与肝外胆管各占 1/4，只有少数病例由胰腺出血进入胆管。在我国，来源于肝内胆管出血者占绝大多数。各种情况的胆管出血与胆管和血管之间的特殊的解剖学结构有关。

（一）肝内胆管出血

在肝内，胆管、肝动脉、门静脉分支包裹在 Glisson 鞘内，关系密切，并且肝内胆管的分支稠密，肝动脉分成许多分支围绕着胆管，组成胆管周围血管丛。所以胆管出血多来自肝内胆管。感染性胆管疾病如：急性化脓性胆管炎、胆管蛔虫症、肝内胆管结石是引起胆管出血的常见原因。胆管出血亦可继发于肝脏的外伤、肝脓肿、肝脏肿瘤的破溃。肝内胆管出血多来源于门静脉、肝动脉。出血部位通常是单发的，亦可是多发的。

（二）肝外胆管出血

肝外胆管出血比较少见，除来源于胆管之外，亦可来自胆囊的病变。肝外胆管的血液供给来自十二指肠后动脉、十二指肠上动脉、肝固有动脉、胆囊动脉，围绕着胆总管，形成胆管周围血管丛、黏膜下血管丛。胆总管的血管走向是呈轴向的，主要的血流从下向上，约占 62%，在胆总管壁的 3 点钟和 9 点钟的位置处，有 2 支较粗的动脉，约有 1/3 的人有一门静脉后动脉，起源于腹腔动脉或肠系膜上动脉，紧贴胆总管的后壁，上行汇入肝右动脉。

（三）出血部位

根据肝外胆管与邻近血管解剖学关系的特点，肝外胆管出血时，临床上多见于以下部位：
（1）肝右动脉从左向右与胆总管或肝总管后壁的交叉处。
（2）胆总管的后壁。
（3）胆总管壁上 9 点钟与 3 点钟处。
国内所见的肝外胆管出血多见于急性化脓性胆管炎及胆管手术以后的出血。肿瘤或肝动脉瘤向胆管内溃破，肝外的门静脉胆管瘘引起的出血则比较少见。亦可来源于急性出血性胆囊炎时胆囊黏膜面的溃烂，但此时出血量一般不很多。

（四）胆管出血按病因分类

1. 感染性胆管出血　急性梗阻性化脓性胆管炎、肝脓肿、胆管蛔虫症、肝内胆管结石、急性胆囊炎。

2. 外伤性胆管出血　肝外胆管外伤、肝破裂。

3. 医源性胆管出血　PTC、PTCD、肝穿刺活检、手术后胆管出血。

4. 血管性胆管出血　肝动脉瘤破入胆管。

5. 肿瘤性胆管出血　胆管肿瘤、肝细胞癌破入胆管。

此外，还有一些较少见的情况引起胆管出血，如急性胰腺炎、胆管造影剂刺激、重症梗阻性黄疸、出血倾向、药物所致等。

二、病因病理

（一）感染性胆管出血

原发性胆管结石与胆管蛔虫所致的急性化脓性胆管炎是我国胆管出血最常见的原因，致病菌多为大肠杆菌。肝内感染可累及 1 个或多个肝叶、肝段。发病机制有：①肝内弥漫性小胆管炎、胆管周围炎、多发性小脓肿型。主要病变在汇管区，小胆管与小叶间静脉相沟通发生多个小胆管血管瘘，广泛的胆管血管沟通可汇集成胆管大出血。②局限性脓肿。多因蛔虫、胆结石阻塞胆管而形成局限性脓肿。集聚的脓液有可能腐蚀附近的肝动脉或门静脉分支而发生胆管大出血。③肝胆管溃疡型。溃疡可穿透邻近肝动脉、门静脉而发生胆管大出血。④肝管内囊状结构。肝胆管炎症波及肝动脉或门静脉分支，形成感染性动脉瘤或门静脉扩张，然后突入肝胆管所致，破裂后血液进入胆管发生胆管出血。

胆囊急性感染后，囊壁可出现多发性糜烂，局灶性或广泛的坏死和出血。也可因结石嵌顿压迫胆管壁或胆囊管壁使之形成溃疡，累及伴行的血管并向胆管穿破，导致胆管出血。动脉血管与胆总管间的沟通可以是血管胆管瘘或是首先形成一假性动脉瘤然后再破溃入胆总管。胆总管探查时，可发现胆总管后壁或一侧壁的穿透性溃疡，并有出血或血凝块。

（二）外伤性胆管出血

一般指工业生产、交通和其他意外事故所致的肝破裂和肝外胆管系统损伤，意外损伤后致胆管出血的机制有：

（1）肝损伤同时伤及肝动脉及胆管，导致动脉与胆管相通，早期即可发生胆管出血。

（2）肝脏的中央型裂伤，肝内血肿，严重的肝穿通伤后，未彻底清创、止血和引流，因血肿、坏死组织继发感染，逐渐腐蚀邻近胆管后引起胆管出血，所以常常不是发生于外伤的当时，而是在外伤后一段时间，称为延迟性胆管出血。延迟性胆管出血有下列特点：①外伤后早期无伤口或胆管出血。②有较长时期发热。③肝表面缺少一敞开的引流口，胆汁、血液、血凝块、脓液及坏死组织不能充分流出。肝内血肿机化，形成假性动脉瘤，再溃破入胆管导致胆管出血。

（三）医源性胆管出血

因各种创伤性诊疗技术或手术所造成的，是外伤性胆管出血的一种特殊类型。

1. 施行肝穿刺诊疗技术　近 10 年来由于肝胆系统穿刺和引流技术的广泛开展，医源性胆管出血的发病率有增高趋势。肝内胆管与肝动脉、门静脉在解剖上关系密切，在有胆管梗阻、感染的情况下，肝动脉的血流增加，胆管周围血管丛增生、扩张，汇管区内的肝动脉支增多，管径增粗，这些都是穿刺置管时容易发生胆管出血的原因。

2. 手术后胆管出血　可见于：①胆管手术中游离、结扎或缝合时损伤肝动脉、胆管壁的滋养动脉，可形成假性动脉瘤，后者腐蚀或漏穿入胆管形成胆管动脉瘘。②探查、显露或取石时损伤胆管黏膜或取出结石后胆管壁上的溃疡出血。③强行扩张肝总管、左右肝管的狭窄或癌肿时，损伤胆管与血管，术中即可发生胆管大出血或术后形成假性动脉瘤再向胆管穿破出血。④胆囊切除术时将胆囊管与胆囊动脉或肝右动脉一并结扎或缝扎，术后可因缝线切割或因局部炎症使之直接沟通或形成假性动脉瘤后向胆管穿破。⑤胆肠吻合手术时止血不妥，或缝线损伤了胆管旁的肝动脉，可于术后立即出血或先形成假性动脉瘤后，再向胆管穿破出血。⑥胆管内置"T"形管或"U"形管，压迫胆管壁或因胆管缝线切割松脱引起继发性胆管出血。⑦由于无机碘对胆管黏膜刺激性较强，较用有机碘溶液更易诱发出血。有报道称，经"T"管碘化钠造影可发生胆管出血。

不伴有明显消化道出血的小量胆管出血，或称隐性胆管出血的发病率高，有学者统计，25%的胆囊切除术后及37%的胆总管切开探查后发生便血。

（四）血管病变

肝动脉及其分支动脉瘤向胆管穿破引起胆管出血。来自肝右动脉瘤破裂者多见，其次为肝固有动脉瘤、肝左动脉瘤、胆囊动脉瘤、胃十二指肠动脉瘤破裂。动脉瘤有动脉粥样硬化引起的真性动脉瘤和胆管感染、胆管损伤性假性动脉瘤。良性海绵状血管瘤发生胆管出血者少见。特发性动脉炎、先天性动脉薄弱等罕见。此外，尚有门静脉高压症胆管黏膜下静脉曲张破裂引起胆管出血的报道，均属少见。

（五）肿瘤所致的胆管出血

肝细胞性肝癌、肝内外胆管良性或恶性肿瘤、胆囊息肉或胆囊癌均可发生胆管出血。

（六）其他

有时胆管出血是肝硬化、凝血功能障碍、弥漫性血管内凝血等全身性出血性疾病的局部表现。

三、临床表现与诊断

胆管大量出血的典型临床表现为：①剧烈上腹部疼痛。②呕血及便血。③黄疸。④肿大的胆囊。出血常呈周期性，每隔数天至1~2周重复发生，除胆管出血的症状外，患者亦有原发病的临床表现。严重者可出现休克、严重贫血、低蛋白血症、全身水肿、营养不良、全身衰竭。

带有"T"管的手术后胆管出血时，腹痛的同时可见鲜血从"T"管内流出，并很快在管内凝固。

胆管出血周期性发作的机理：大量的血液涌入胆管，造成胆管内高压，引起胆管及括约肌痉挛，表现为剧烈绞痛。由于胆管内高压，胆囊肿大，胆管系统的腔隙有限，出血后血压下降，血液在胆管内迅速凝固，故出血往往能自行停止。停止出血后胆管炎症更因引流受阻而加剧，待血凝块溶解后，出血又可再发，如此可周期性发作。

曾经做过胆肠吻合的患者，发生胆管大出血时，因无括约肌的强烈痉挛，疼痛程度较轻。由于大量血液突然涌入肠道亦可发生肠绞痛，出血往往不能自行停止。来自门静脉的胆管出血，由于门静脉的压力较低，除引起上腹部的胀感不适外，可以不伴有明显的胆绞痛。胆管完全梗阻者可无消化道出血。

诊断胆管出血的临床诊断主要是根据：①病史如肝外伤，胆管病史。②上消化道出血。③胆绞痛。④胆囊肿大及有可能黄疸。⑤周期性发作的典型表现。

胆管出血是上消化道出血的一种，所以诊断胆管出血首先要排除其他引起上消化道出血的原因。出血部位的定位诊断对治疗措施的选择以及治疗结果有重要的意义。目前在胆管出血的诊断和定位诊断上通常采用以下几种辅助检查。

（一）X线造影检查

1. 选择性肝动脉插管造影　选择性肝动脉插管造影现在被认为是胆管出血中最佳的定位诊断方法。在急性出血期，可见造影剂从肝动脉支漏出汇集于肝动脉假性动脉瘤囊内，或经动脉胆管瘘流进胆管或肝内腔隙。间歇期动脉造影多表现为假性动脉瘤。如果出血来源于门静脉或肝静脉，则不能在动脉造影上显示。由于这种检查方法显影率高，定位准确，可重复检查以及能清楚显示肝动脉的解剖，为手术及选择性肝动脉栓塞止血提供依据。

有上腹部手术史者，由于腹腔粘连、解剖结构改变，易造成肝动脉插管失败。选择性肝动脉插管是一种比较安全的方法，它的主要并发症是可能加重出血或引起新的动脉破裂出血和假性动脉瘤形成。

近来有学者推行术中肝动脉造影，用于术中一般探查难以确定的病灶。因为胆管出血患者多起因于胆管感染，对多发性、双侧性或居肝深面病灶常常难于定位，通过胃右动脉或胃十二指肠动脉插入直径

2mm 聚乙烯导管到肝固有动脉，注入 50% 泛影葡胺 20mL，从注入 15mL 时开始拍片，摄影时间需 2.5 ~3s，根据造影结果发现的病理改变选择术式，达到止血和处理原发病灶的目的。

2. 胆管造影　造影的方法有：①术中胆管造影。②术后 "T" 管造影。③静脉胆管造影，但是在肝功能严重障碍或黄疸时不适宜。胆管出血的患者在胆管造影中可见：①血凝块堵塞肝胆管，该部位出现特殊性充盈缺损。②造影剂与肝内血肿、动脉瘤或肝腔隙相通。③肝胆管有狭窄、囊性扩张、结石、肿瘤或其他病灶，有助于推测胆管出血的部位。

（二）纤维内窥镜检查

可在直视下排除食道、胃、十二指肠上段疾病引起的上消化道出血，可经十二指肠乳头明确出血是来源于胆管系统。此外，还可通过逆行胆管造影，显示血管胆管交通的部位，以助出血部位的诊断。然而临床上胆管出血量大时或在胆管出血间歇期内，常常不能清楚分辨出血的来源。

（三）超声显像、CT、同位素 ^{99m}Tc 肝胆核素显像

这些检查方法可发现肝内各种原发病灶，如肝内血肿、肝脓肿、良性或恶性肿瘤、胆管有无扩张等。B 型超声显像检查方便易行，无损伤性。CT 的优点在于可以显示肝和肝周器官和组织的断面图像，有助于定位诊断。肝胆核素检查反映是否存在血管和胆管之间的交通。

（四）手术探查

如果术前未能确定出血部位，病情不允许做进一步检查或观察时，则可考虑手术探查，以明确原因及处理。

依序探查胃、十二指肠、肝、胰，排除其他原因的出血后再探查胆管。仔细探查肝表面质地与周围粘连等，可疑部位可做穿刺，对定位也有帮助。胆管出血时肝动脉扪诊有震颤，这是由于肝动脉管腔狭窄，受压迫或破裂，引起的血液旋涡所致，在肝大量出血时可作为参考。胆管增粗，胆总管穿刺吸得血液，诊断即可明确。如胆囊有明显急性炎症，甚至坏疽，则出血可能来自胆囊。有时肝内胆管出血时，胆囊可充满血液和凝块，因此在诊断胆囊出血时需注意探查，认真鉴别，防止遗漏肝内病变。

胆总管探查是术中诊断胆管出血最简单有效的方法。切口应靠近肝门，要有足够的长度，以便观察左、右肝管开口。首先迅速取尽胆管内残留的血液凝块和坏死组织，先探查肝外胆管有无胆石，管壁有无溃疡，肝外胆管有无与血管相通的病灶。如出血已停止，可分别置塑料管于双侧肝管，冲洗和吸尽洗液后，按摩肝脏诱发出血，确定出血来源。

术中胆管造影、胆管镜检查、术中 B 超检查、肝动脉造影和门静脉造影等，这些检查也都有助于定位诊断。

四、治疗

近几年来对本病的病因、病理日趋明确，诊断水平逐渐提高，治疗方法的选择亦更为合理，使疗效已有所提高。胆管出血国外报道经治疗后死亡率为 25% ~50%，国内报道死亡率为 7.2% ~33%。

胆管出血的处理主要根据出血部位、出血量、病理特点结合患者全身情况，选择相应的治疗方法。

近期临床研究表明选择性肝动脉栓塞（TAE）是治疗胆管出血的首选方法，尤其是治疗肝内胆管出血。这种方法的优点在于：①它将胆管出血的诊断、定位及治疗结合起来，一次性完成。②高选择性肝动脉分支的栓塞部位接近出血部位，效果满意，并可减少因肝动脉侧支循环引起的复发性出血。③止血速度快。④肝功能损害小，很少发生大面积肝坏死。⑤对肝内感染所致的肝静脉出血，亦因肝动脉栓塞后，肝静脉与门静脉内压降低，常可达到止血目的。⑥对合并胆管损伤、狭窄需二期手术修复的，可提供最佳择期手术时机。此法对患者的全身状况扰乱较小，特别适用于病情重、手术后出血、肝外伤出血、肿瘤性出血、复发性出血的患者。通常所用的栓塞剂是不锈钢弹簧和明胶海绵。

选择性肝动脉栓塞治疗胆管出血的常见不良反应可有腹痛、发热和 SGPT 升高等，其他少见并发症有肝脓肿和胆管感染以及侧支循环引起的复发性出血。许多报道都认为选择性肝动脉栓塞对治疗胆管出血的近期效果是满意的，至于远期再出血的复发情况尚无明确报道。

（一）非手术治疗

非手术疗法适应证：

（1）出血量不大，且逐渐减少者。

（2）胆管大出血的第 1~2 个周期。

（3）无梗阻性黄疸或化脓性胆管炎的临床表现。

（4）经纤维内窥镜检查、T 形管造影、选择性肝动脉造影或已做手术探查，但出血病灶仍不明确者。

（5）全身情况太差，不能耐受手术者。

非手术治疗包括输血、补液、抗休克、营养支持疗法、应用抗生素和止血药物。带有 T 形管的胆管出血患者，可试用肾上腺素或去甲肾上腺素生理盐水，反复冲洗胆管。本病的特点是周期性反复出血，因此非手术疗法止血后，宜继续用药巩固 10d 以上，以防再度出血和促使残余血块排出。血止后仍需作进一步检查，如胆管造影、B 型超声、同位素扫描、CT 等，明确出血病因和病灶部位，以利根治。对胆管大量出血和经非手术治疗仍继续出血的患者，应予手术治疗。

（二）手术治疗

1. 手术适应证　如下所述。

（1）反复大量出血超过 2 个周期者。

（2）伴出血性休克不易纠正者。

（3）经查明出血病灶较严重，需要手术处理。

（4）有梗阻性化脓性胆管炎的临床表现，非手术治疗不能控制者。

2. 手术时机　出血量大伴有休克，抗休克治疗又不易纠正，应施行急诊手术，出血期进行手术易判定病灶部位，增加手术止血的确切性。出血病灶定位明确，出血暂停或出血量较少，可择期或出血间歇期施行手术治疗。

（三）手术方式选择

手术术式的选择要根据病变的部位和性质、患者的全身情况来确定。

1. 胆囊切除术　适用于急性出血性坏疽性胆囊炎、胆囊肿瘤、胆囊动脉瘤或肝动脉瘤等所造成的胆囊出血。

2. 胆总管探查加"T"管引流　胆总管探查加"T"管引流术因未能处理出血灶，除对部分因胆管黏膜炎性溃疡，引流后出血可渐停止外，对大多数胆管出血不能奏效，仅适用于严重的胆管感染和一般情况差，不能耐受复杂手术的患者。胆总管探查加"T"管引流的作用在于：①探查出血来源，去除梗阻原因。②引流胆汁，减低胆管内压，有助于控制感染、减轻黄疸、促进出血灶的愈合和改善肝功能。③观察术后再出血。④可经"T"管注入抗生素或造影剂或止血药物。⑤部分因胆管黏膜炎症溃疡引起的出血可望治愈。

3. 肝动脉结扎术　肝动脉结扎只能阻断出血灶的血供，未处理出血病灶，故其应用范围受到一定限制，仅适用于：①确属肝动脉支破裂引起的活动性肝内胆管出血。阻断肝动脉血流时，震颤消失，出血停止。②双侧肝内胆管出血，肝内没有明显局限性病灶可见者。③手术中出血已停止，不能明确出血灶。④不能切除的肝肿瘤或胆管癌所致的胆管出血，或不能耐受手术者。

结扎部位以肝固有动脉为好，肝动脉结扎术选择结扎越接近出血部位的动脉分支，效果越好。若出血来自一侧肝胆管者，结扎患侧肝动脉止血效果较好，结扎时应细致解剖肝门，如有异常的肝副动脉，应一并结扎。若结扎后仍然出血，应做术中肝动脉、门静脉造影等进一步检查。有重度休克时或门静脉有血栓形成者，不宜采用肝动脉结扎术。

肝动脉结扎术治疗胆管出血的效果，取决于下列因素。

（1）术前必须确定患者胆管出血主要来自肝动脉胆管瘘，虽然肝动脉结扎可降低部分门静脉压力，但对较大的胆管静脉瘘或多发性胆管小静脉瘘难以奏效。

（2）结扎的动脉是否是出血灶的血管，肝动脉结扎后其原有灶区肝动脉震颤消失、出血停止，方确认有效。

（3）肝动脉结扎是否有效：肝动脉震颤消失是结扎有效的依据。

肝动脉结扎术治疗胆管出血，可造成肝功能损害，复发出血较多。肝动脉变异的发生率可高达45%，侧支循环多达26条，术后很快通过小叶间动脉、包膜下动脉及膈下动脉形成广泛侧支循环，一方面可改善肝动脉主干被结扎所致的肝功能损害，而另一方面也是造成肝动脉结扎后胆管出血复发的原因。

4. 肝动脉结扎、切除　用于肝外胆管壁的溃疡蚀破肝动脉分支所致的胆管出血，出血来源多为：①肝右动脉胆管后部分，出血处在肝总管后壁。②门静脉后动脉，出血在胆总管后壁。③胰十二指肠上前动脉，出血处在胆总管下段前壁。出血可以发生在胆肠吻合内引流术后或继发于急性化脓性胆管炎。处理的方法应该找出出血相应的动脉支，将出血段的两头结扎并切除，该处动脉壁多已破坏，若切除动脉段有困难，则必须将出血处动脉上、下方妥善结扎。

5. 肝部分切除术　肝叶或肝段切除治疗肝内胆管出血，既达到止血目的，又去除病灶，是一种彻底的治疗手段。但手术创伤大、出血量大，对处于失血和感染双重侵袭下的重危患者来说，肝叶切除确有一定的危险性。肝部分切除的指征：①可切除的肝脏良性或恶性肿瘤。②定位局限的肝内感染或损伤灶。③出血来自一侧肝内，但不能明确出血灶的病理性质。④患者全身情况可耐受肝切除手术者。目前多是在选择性肝动脉栓塞失败或肝动脉结扎后胆管出血复发时采用。

其他手术治疗方式：如果胆管出血的原因由门静脉胆管瘘引起，可采用结扎门静脉分支，术中静脉穿刺插管行选择性门静脉分支栓塞。由胰腺假性囊肿引起胆管出血较少见，可采用囊肿切除或切开囊肿、缝扎出血的血管并行囊肿空肠内引流术。

（彭佑共）

第十五节　原发性硬化性胆管炎

一、概述

原发性硬化性胆管炎是一种慢性胆管的炎性狭窄。多发于成年人，男性多于女性。常伴有一些其他全身自身免疫性疾病。患者一般不伴有胆管结石，亦无胆管外伤病史。

原发性硬化性胆管炎的原因尚不清楚，可疑病因有：①免疫紊乱，免疫功能失调可能是主要的病因，常见于自身免疫性疾病的 HLA - B8，HLA - DR3 与原发性硬化性胆管炎的发病有关。已证实免疫系统调控失调及 T 淋巴细胞参与了胆管的破坏。患者可伴有甲状腺肿、腹膜后纤维化症等自身免疫性疾病。频繁发作的慢性溃疡性结肠炎患者，可发生硬化性胆管炎。②感染因素，门静脉菌血症可引起胆管纤维性增厚、胆总管周围淋巴结肿大、炎性细胞浸润，黏膜完整。尽管巨细胞病毒和Ⅲ型呼吸肠道病毒对肝内胆管有影响，但患原发性硬化性胆管炎的患者很少有上述病毒感染的证据。

二、诊断

（一）病史要点

该病多见于年轻男性，而且往往与炎性肠病，尤其是溃疡性结肠炎有关。其起病一般呈隐匿性，可有渐进性加重的乏力、瘙痒和黄疸。以右上腹疼痛和发热为表现的进行性胆管炎发作不常见。一些患者可有肝脾肿大或有肝硬化的表现。该病后期呈门静脉高压、腹腔积液、肝功能衰竭等肝硬化失代偿期表现。原发性硬化性胆管炎的症状可以是多样化的，但其主要表现为慢性进行性的胆管梗阻及胆管炎，有时起病之初亦可表现有急性腹痛，伴有间歇性的不规则发热等胆管炎的症状。患者常表现有慢性的、持续性的梗阻性黄疸，黄疸可以在一定范围内波动、起伏，伴有皮肤瘙痒、消瘦、精神欠佳。

（二）查体要点

检查主要发现为肝脾肿大，有时因脾肿大伴有慢性溶血性贫血；晚期患者，常有重度黄疸、严重肝功能损害、胆汁性肝硬化、门静脉高压症的表现。

（三）辅助检查

1. 常规检查　多数原发性硬化性胆管炎的患者有高胆红素血症、血清碱性磷酸酶异常增高、程度不同的肝功能损害。线粒体抗体阴性，而原发性胆汁性肝硬化为阳性。IgM 高于正常。部分患者的抗核抗体和平滑肌抗体为阳性，肝和尿含铜量增高。

2. 其他检查　口服法及静脉法胆囊造影均不显影。

经纤维十二指肠镜逆行胆管造影（ERCP）一般能提供 X 线诊断依据，肝内、肝外胆管多发性狭窄和囊性扩张使胆管树呈不规则的串珠状。主要胆管造影表现有：①受累的胆管管腔变狭窄，可以是弥漫性或局限性的，常见于肝总管上段及左、右肝管的开口处；或是节段性的，如在肝外胆管或某一侧的肝管；有时狭窄部亦可以是多发性的，分别在肝内、外胆管。②肝内胆管的分支减少，胆管僵直。③有时肝内胆管呈串珠状，表示胆管的不匀称性受累；狭窄部上方，有时可见胆管扩张，甚至呈囊状扩张，内有胆泥淤积或色素性结石。④从胆管造影上，原发性硬化性胆管炎的局限性或节段性类型，很难与硬化性胆管癌区别。

经皮肤肝穿刺胆管造影（PTC）对节段性的硬化性胆管炎，特别是局限在肝外胆管或主要肝胆管时，可帮助诊断。

肝活检可发现胆管增生、胆管周围纤维化和炎症、胆管缺失。随着病情进展，纤维化可从门脉区扩展而最终发展为胆汁性肝硬化。

（四）诊断标准

原发性硬化性胆管炎的临床诊断依据有：①进行性阻塞性黄疸及胆管炎。②胆管壁增厚、弥漫性管腔不规则狭窄。③无胆结石。④无胆管手术史。⑤术中扪及胆管增厚、条索感、内径狭窄，病理检查为纤维化性炎症，无癌细胞。

（五）鉴别诊断

应与硬化性胆管癌及毛细胆管性肝炎鉴别，有时难以鉴别，有少数患者在手术时诊断为硬化性胆管炎，经过长时间观察和肿瘤进展，才被证实为胆管癌，甚至在冰冻切片时，也很难与硬化型胆管癌鉴别。

三、治疗

（一）一般治疗

对无症状患者，只需随访观察，定期做肝脏生化等检查。对进行性加重患者以及对慢性胆汁淤积和并发肝硬化患者应予支持治疗。皮质类固醇激素、硫唑嘌呤、青霉胺、甲氨蝶呤的疗效不确切，可能有明显的不良反应；熊去氧胆酸可减轻瘙痒。对有胆管感染者应用抗生素。

（二）介入治疗

胆管显著狭窄可经肝或经内镜行扩张治疗，也可放置支架。

（三）手术治疗

7%～10% 的原发性硬化性胆管炎患者可发生胆管癌。对溃疡性结肠炎患者行直肠结肠切除术对于原发性硬化性胆管炎没有疗效。

对胆管的病变遍及整个肝外胆管及主要的肝胆管，手术方法常是切开胆总管之后，放置合适的 T 形管引流；如肝总管及胆总管狭窄，或发生在左、右肝管与肝总管汇合处的狭窄，如肝内胆管可能呈扩张，应早期行肝门部胆管引流或扩张部胆管与空肠 Roux - en - Y 吻合，以减少胆管梗阻对肝脏的损害；对合并有胆汁性肝硬化，并同时有门静脉高压和消化道出血者，治疗上常比较困难，应首先引流胆管待肝功能好转后，争取做胆管空肠吻合。

（四）新型技术

肝移植术是唯一可治愈本病的方法。

四、预后评价

原发性硬化性胆管炎的预后较差。最终发展成胆汁性肝硬化、门静脉高压症。多数患者死于肝功能衰竭、肝性脑病。多数人在诊断后仅能缓解 5~10 年，合并有溃疡性结肠炎者预后更差。

（彭佑共）

第十六节　胆总管结石

胆总管结石可以是原发于胆管系统的所谓原发性胆管结石，其成分是胆色素结石或以胆色素为主的混合性结石；亦可能是胆囊结石移位至胆总管，其结构成分与胆囊结石完全相同，故称继发性胆管结石。

一、临床表现

不论是原发性或是继发性胆总管结石，如结石下降到胆总管下端刺激 Oddi 括约肌，或在胆总管出口处暂时滞留，引起 Oddi 括约肌痉挛及胆总管下端流出道梗阻，就可能致急性发作性胆绞痛，亦可能出现黄疸，也可能诱发急性胰腺炎。病程发展可以自然缓解，亦可经合理治疗，结石排至肠管，症状缓解。更多的是胆囊内较多的结石下降至胆总管，或胆总管内已有较多大小不等的结石存积，经过治疗后暂时缓解，以后仍会反复发作，因饮食不当或无明确诱因再次发作。如结石阻塞胆管，并发感染，则剑下及右上腹可出现典型的剧烈的刀割样绞痛，疼痛可以向右肩部放射，伴恶心、呕吐。同时出现寒战、高热，相继出现梗阻性黄疸，即 Charcot 三联征。如梗阻不能缓解可发展致中毒性休克、谵妄、昏迷，即急性梗阻性化脓性胆管炎。体检发现剑下和右上腹压痛、反跳痛，腹肌紧张，有时触到肿大的胆囊。胆总管结石在症状缓解期间其临床表现多样，胆总管直径可能增粗至 2~3cm，其内含有大量结石，而无明显症状、体征；常有不同程度的上腹不适、腹痛，可表现有轻度的全身性黄疸，或轻度发热、畏寒；多数病例会有典型发作的病程和典型的症状、体征。实验室检查可发现白细胞计数明显增高，核左移，血清总胆红素及 1 分钟胆红素增高，尿中胆红素阳性。

胆总管结石，特别是 1cm 左右的结石，下降到壶腹部，可以在典型的腹痛或非典型的症状后，结石嵌顿在壶腹部而引起胆管梗阻。此时可因腹痛不重或无腹痛和发热、畏寒等感染表现，仅有黄疸且进行性加深，甚至出现肝功能受损。此时可误认为肝炎或肿瘤，鉴别诊断时应予注意。

胆总管结石致胆管阻塞及反复发作的化脓性胆管炎，可以引起胆总管十二指肠或胆总管横结肠内瘘，加重胆管感染。胆管结石，尤其是有胆囊内多发小结石时，在排石过程中可致胆总管出口处括约肌痉挛，黏膜损伤、水肿、充血，从而引起 Oddi 括约肌狭窄，此类小结石也可引起严重的梗阻。

二、诊断

对有典型症状、体征的胆总管结石的诊断是不困难的，结合实验室检查及适时 B 超检查，更能明确诊断。鉴别诊断方面应当引起注意的有：①腹痛剧烈而又非典型时，应与肾绞痛、上消化道穿孔性病变、急性胰腺炎鉴别；②右上腹绞痛不典型、感染症状不重时，有逐渐加深的阻塞性黄疸，B 超检查仅能揭示胆总管和肝内胆管扩张，此时应与胰头癌、壶腹周围肿瘤鉴别；③伴有慢性肝病、胆管病变的胆总管结石病例，特别是壶腹部嵌顿的结石者，常仅表现有阻塞性黄疸、而 B 超检查仅发现胆管轻度扩张或扩张不明显，更难以发现胆管内结石，常易误认为肝脏病变而延误诊断及治疗。

MRCP、ERCP、十二指肠低张力钡餐检查都有助于鉴别，必要时在手术中应用纤维胆管镜检查、术中胆管造影都有利于明确诊断。个别病例在必要时 PTC 检查仍是重要的诊断措施。

三、治疗

胆总管结石的治疗仍然以外科手术为首选。手术前后均应注意水、电解质和酸碱失衡的纠正，重视在阻塞性黄疸状况下凝血机制和肝功能受损的处理，重症感染时抗生素的合理应用，认识手术前、后给患者足够营养支持的重要性。

手术治疗的时机：①症状轻、有发作史者，可在间歇期择期手术治疗。②胆总管结石合并急性胆管炎及阻塞性黄疸时应早期手术。③胆总管结石合并重症胆管炎时，应积极术前准备后急诊手术，或在PTCD后情况改善、诊断进一步明确，尽早手术。

手术方法：胆总管结石常在手术前可获得较准确的定位诊断，术中仍应充分常规探查、术中胆管镜检，有条件时辅以术中胆管造影，用以明确胆管内病变情况、抉择具体术式：①若胆总管上、下端均通畅无狭窄，取净结石放置 T 管引流。②上端通畅，下端狭窄，可以选用 Roux - Y 胆总管空肠吻合术，如患者情况较差、年迈，或已有多次手术史者，胆总管扩张在 2.5cm 以上可行胆总管十二指肠吻合术。如为胆总管下端或壶腹部嵌顿结石，视嵌顿结石的情况而定。有时在麻醉下，轻轻地探查就可将结石推入肠管；而对嵌顿甚紧的结石，欲用暴力推入肠腔是危险的。此时应该用纤维胆管镜检查，先在镜下用盐水冲洗，确认是结石嵌顿，再用取石钳或胆匙取石或镜下用网篮取石，若仍然不成功时，可施行十二指肠切开，在胆管探子的引导下，找到十二指肠乳头开口处，切开 Oddi 括约肌，能顺利地、安全地将结石取出，随后施行 Oddi 括约肌成形术，可取得良好效果。③如合并肝内胆管结石，则应按肝胆管结石处理。

对单纯胆总管结石可以考虑行纤维十二指肠镜下乳头切开或括约肌切开术，应用网篮取石；或经PTCD 窦道扩张后经肝行纤维胆管镜检查并取石；或经扩张的窦道，用气囊导管扩张 Oddi 括约肌，以利结石排出。腹腔镜胆管手术的发展已能在腹腔镜下行胆总管切开探查，并施行胆管镜检查及取石。显然目前腹腔镜技术的发展使部分胆总管结石患者免受剖腹手术痛苦已成为可能。

（彭佑共）

第十七节　医源性胆管损伤

由于手术直接或间接损伤胆管致胆管连接中断、胆流闭塞、胆管缺损、胆汁漏出等称医源性胆管损伤。由此导致胆漏、胆汁性腹膜炎、阻塞性黄疸、胆管狭窄、胆管炎是损伤后的继发病变，为医源性胆管损伤的并发症。据国外资料，其发生率约为 2‰，国内仅有散在报告，无准确统计资料。黄志强教授来自"查账"式的报告在 136 316 例中胆管损伤约 0.5%，有的高达 1.09%。胆管损伤大多发生于胆囊切除术，其次是胆管手术，也偶见于胃、十二指肠及胰腺等手术中。胆囊疾病发生率高，胆囊切除术为一常见手术，因而在胆囊、胆管手术中防止发生损伤是值得重视的一个问题。

一、损伤原因及分类

（一）常见的损伤原因

（1）无粘连、并认为是很简单的胆囊切除术，在处理胆囊管时过于用力牵拉，使胆总管和肝总管成锐角屈曲而被全部或部分结扎，或被切断。

（2）胆囊三角区炎症、水肿、粘连，胆囊动脉结扎不牢，在切断胆囊动脉后结扎线滑脱，慌乱中于血泊内盲目钳夹或缝扎止血以致损伤胆管。

（3）胆囊颈部结石嵌顿、胆囊管甚短，并与肝总管粘连，在牵引胆囊，分离胆囊三角，将胆囊和肝总管牵向头侧时将胆总管误认为胆囊管结扎切断，或在处理很短的胆囊管时损伤部分胆总管及肝总管。

（4）胆囊管开口于低位开口的右肝管，将胆囊向头侧牵引时，使胆囊管和右肝管拉成一线，误认右肝管为胆囊管，将其结扎、切断。

（5）副肝管为变异肝管，无一定的规律，出现率为 10% ~ 15%，术中容易将右侧副肝管误为粘连束带予以切断而致术后胆漏。

（6）探查无明显扩张的胆总管后放置 T 管引流时，若 T 管过粗，勉强缝合，术后发生局部压迫，致组织缺血、坏死，引起胆汁渗漏，继发炎症狭窄。胆总管扩张不明显，加之针大、缝线过粗，缝合时容易损伤胆总管，致术后胆汁外漏。

（7）粗暴探查不明显扩张的胆总管，或胆总管下端结石嵌顿，而强行探查、刮取、钳夹，造成胆总管下端、胰、十二指肠损伤。

（8）慢性反复发作的十二指肠球部溃疡，因溃疡周围炎症水肿、疤痕挛缩，使球部变形，正常解剖结构发生变异，在行胃大部切除时如强行切除溃疡，容易损伤胆总管。

（9）电视腹腔镜胆囊切除时除一般的分离、解剖、电凝、电切、上夹所致胆管损伤外，还有电凝、电切产生的热效应所造成的胆管损伤，同时可导致更大范围的组织损伤。

（二）损伤的分类

1. 根据损伤和胆管狭窄的部位和范围分类　部位的高低处理的难易不一样，效果也有差异。范围则是损伤涉及肝外和肝内胆管。甚至肝门部广泛热损伤，易至术后粘连、瘢痕，增加再次手术的难度。

（1）低位胆总管损伤：狭窄距离肝管分叉部 2cm 以上。

（2）高位胆总管损伤：狭窄距离肝管分叉部 2cm 以内，已累及肝总管。

（3）肝门部损伤：狭窄在肝总管上端，左、右肝管仍相通。

（4）肝管损伤：狭窄位于左、右肝管汇合部，左、右肝管已互不相通。

（5）副肝管损伤。

（6）广泛损伤：损伤范围可能从十二指肠上方的胆总管直至肝内胆管，部分或大部分肝外胆管缺损。由于损伤的范围广、狭窄位置高，不但左、右肝管不相通，右前、右后肝管亦不相通。

前 4 类为"BISMUTH"的胆管狭窄分级，1 ~ 5 则是黄志强教授关于胆管损伤 5 种类型。目前由于腹腔镜胆囊切除术的广泛开展，其电热效应致肝内、外胆管的损伤即为第 6 类。

2. 按损伤性质分类　如下所述。

（1）一般性损伤：因切割、结扎、胆管探查及引流不当所致损伤。

（2）特殊性损伤：电视腹腔镜胆囊切除时钳夹、电凝、电切及电热伤所致胆管损伤。

二、手术中及时发现的胆管损伤及处理

明显的胆管损伤能及时发现，可得到处理。由于肝门部胆管及肝动脉的变异，每个病例的局部病变情况不同，特别是胆囊三角处因结石、炎症变化所致病理解剖复杂，全靠手术中细致的解剖分离，仍有误伤肝外胆管之虞。麻醉及手术创伤情况下胆汁分泌会暂时受抑，胆汁分泌压降低，在胆总管下端通畅时，胆管部分损伤很难及时发现。为此应在胆囊切除完毕后，常规重复检查胆囊管残端、肝总管、胆总管三者的关系，同时用一块白净的纱布在肝门部逐一查视有无胆汁溢漏，以便及时发现局部损伤的情况，并应明确是否有损伤，是部分损伤或是完全损伤，损伤部位——肝总管、胆总管，判定距左、右肝管汇合部的距离，确定损伤分级，部分损伤的程度（包括损伤的周径和长度）。

手术中发现胆管损伤，应予及时处理。一次常规手术，本不应发生意外损伤，如及时、正确地处理，能取得满意的效果，不致带来严重后果。为此有必要邀请有经验的医师协助，以顺利完成这一补救性治疗。

新鲜损伤的特点：损伤局部无污染或很少污染，因外溢的胆汁甚少，局部炎症、水肿亦很轻微，损伤的上、下胆管的直径、管壁厚薄均无差异，有利于局部修复。

1. 以保留 Oddi 括约肌功能为主的修复手术　如下所述。

（1）胆管部分损伤，且损伤边缘完整，则以 5 - 0 无损伤缝针单丝线间断缝合修补。如裂口稍大或边缘不整齐或有黏膜损伤，经修剪后裂口增大，需作整形修补，要求缝针要小、缝线要细，修复完毕后应放置经肝的胆管引流（图 11 - 5）。

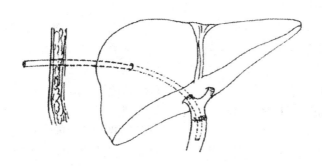

图 11-5 经肝的胆管引流

（2）胆管部分损伤，若损伤范围较大，采用缝合修补则易使管腔狭窄，可在损伤处的上方或下方胆管内置 T 管支撑引流，其缺损部分选用带蒂的胃壁、空肠壁浆肌层或圆韧带，应用其浆膜面行修补术。

（3）胆管完全性横断损伤，应将断端修整，切开十二指肠侧腹膜，将十二指肠及胰头松动，以减少吻合后的张力。用 5-0 无损伤缝合针线行黏膜对黏膜的间断吻合术，要求吻合后局部无张力、血运良好，内置经肝的胆管引流，引流管放置 3 个月。

2. 以恢复胆肠引流为目的手术 如肝门部胆管或肝管损伤，胆管缺损位置高，范围较大，上述各种修复手术有困难，则应找到肝总管断端，沿肝总管向上切开左或右肝管，行肝胆管空肠 Roux-Y 吻合术。要求以 5-0 无损伤缝合针线作黏膜对黏膜间断对合式单层缝合，采用经肝置管引流或 U 形管引流，以达有效的支撑和引流，引流管放置半年。

3. 如损伤的胆管是右侧副肝管 其管径较细，引流肝脏的范围较小，可以结扎而不会带来不良后果。

三、胆管损伤的并发症

术中未及时发现的胆管损伤，术后必然发生并发症：即胆漏、胆汁性腹膜炎、阻塞性黄疸、胆肠内漏、感染、胆管狭窄、胆管炎、胆汁性肝硬化等。由于在原来手术中未及时发现，只是在出现并发症后才认识到为损伤所致，故称此为延迟发现及延迟诊断的胆管损伤。此外在术中发现胆管损伤，并进行了相应处理但效果不好，术后仍出现阻塞性黄疸、胆管炎等并发症，这些并发症的治疗与损伤情况，发现的迟早、是否经正确有效的处理，有着重要关系。损伤后出现黄疸，如长时间不能明确诊断，以致不能得到正确治疗；最终发生胆汁性肝硬化等不可逆的严重并发症。

（一）胆漏及胆汁性腹膜炎

胆囊切除后几小时内或稍长时间内从烟卷引流或腹腔引流管中有胆汁流出，为胆外漏或胆漏。常见于胆囊管结扎不牢、肝外胆管损伤或部分损伤、右副肝管损伤。由于胆流未受阻，暂时不会出现黄疸，但可有局限性或弥漫性胆汁性腹膜炎表现。因有引流存在，可以密切观察。①48h 内胆汁引流量增加，出现胆汁性腹膜炎的症状、体征，并有加重趋势，应急诊手术探查，引流腹腔、引流胆管。②引流量减少，局部症状减轻或消失，引流管内仅少量胆汁，可继续观察。③观察过程中局部及全身症状好转，直至完全无症状、体征。引流量在 100mL 左右或更少，常见于右副肝管损伤，需造影及进一步检查。④观察过程中，局部体征好转，引流量未增加，但逐渐出现黄疸，常是胆管狭窄的表现，需进一步检查、处理。

胆囊切除术后放置不同类型的引流物，是一种安全措施，旨在观察有无出血或胆漏，如引流物放置不当，达不到通畅引流，发生胆漏甚至弥漫性胆汁性腹膜炎时常不能做出明确判断，故正确放置腹腔引流，并保持引流管的通畅，密切观察、及时发现问题，都是很重要的。此外应加强护肝及支持治疗，维持水电解质平衡，应用广谱抗生素。对出现黄疸者应进一步明确诊断，必要时手术治疗。

（二）术后阻塞性黄疸

1. 诊断　如是肝、胆、胰、胃以外的手术后出现黄疸，常是肝功能受损的标志或多器官系统衰竭临床表现的一部分。胃、肝、胰手术后出现黄疸，除应考虑上述原因外，常要注意是否有手术引起胆管损伤之可能。胆管手术，特别是单纯胆囊切除术后出现黄疸，最引起关注的问题是有否胆管损伤。常规胆囊切除术后出现阻塞性黄疸有两种表现形式：一是黄疸前或后，或同时出现胆漏、胆汁性腹膜炎；二是黄疸而无其他症状及体征。对后者及其他胆管手术后出现黄疸的诊断常常是困难的，其原因可能是复杂的，需要全面分析、鉴别诊断。首先是排除其他原因引起的黄疸，即内科性黄疸，包括：①药物或药物毒性反应；②过多的库血输入；③慢性肝炎病史，术前忽视了肝功能受损情况；④急性肝炎。化验检查：直接胆红素升高、AKP、r‑GT 的升高，乙肝、丙肝抗原等可鉴别阻塞性或非阻塞性黄疸。现今 B 超检查已作为鉴别内科抑或外科黄疸的首选方法。但在某些情况下如梗阻早期、原有慢性肝脏病史，或受超声技术水平所限，很难发现轻度的胆管扩张。此时除应多次重复 B 超检查外，应与术前提示的肝内、外胆管的直径对照，以资鉴别胆管是否扩张。早期 B 超检查发现肝内胆管与门静脉呈双管征，常提示肝内胆管轻度扩张。磁共振胆管成像（MRCP）可以了解梗阻部位，清楚显示扩张胆管的全貌。PTC 检查虽有损伤，但其诊断价值一直受到重视。PTC 检查不仅可显示胆管扩张，更可显示梗阻部位及梗阻程度，是诊断和治疗的重要依据。ERCP 检查仅能显示梗阻下端胆管，如为结石引起梗阻可同时得到治疗。根据以上检查明确诊断：①是否有梗阻：肝内胆管扩张或同时有肝外胆管扩张表明有梗阻存在。②梗阻部位：肝内胆管扩张，肝外胆管不扩张——梗阻在肝总管或左、右肝管汇合部下缘。肝外胆管扩张，且扩张胆管的长度大于 2cm，表明梗阻在胆总管。③梗阻原因：如扩张胆管下端有强光团回声且后方伴声影常是结石引起的梗阻，梗阻下端中断，则常是损伤所致。

2. 治疗　常规胆囊切除术，因胆管损伤出现全身进行性加重的黄疸，无疑对病员或医师都是一个重大的事情，应予以高度重视。问题是在术后短时间内又需要经受一次较大的再次胆管手术。治疗的原则是：①良好的术前准备，包括营养支持、护肝、水电解质的补充，黄疸状态下凝血机制异常应得到纠正。②早期手术探查，找到梗阻的胆管减压并恢复通畅的胆肠引流。

（1）再手术的时机：胆囊切除术后出现梗阻性黄疸，除并发胆汁性腹膜炎、腹痛、高热时需急诊手术外，原则上应早期手术。如胆管及肝脏无特殊病变，当胆总管完全梗阻 24h 就可以出现梗阻性黄疸。随着淤胆加重，黄疸加深，胆管也随之扩张，完全有充分的时间进行有关检查，得到明确诊断，并为再次手术作好必要的准备。当诊断明确有损伤存在，应于术后 7～10d 再次手术为宜。这种扩张的胆管用作胆肠吻合是较理想的，如无感染存在，吻合后不易再狭窄。随着阻塞时间延长，胆管扩张更甚，同时会加重肝脏损害，导致肝细胞坏死和肝硬化的结局。

（2）再手术的方法：再手术选择的方法应视具体情况而定。

1）胆管外引流加腹腔引流：即再手术时以暂时解除胆管梗阻为目的，探查过程中只需了解胆管损伤的存在，仅在胆管损伤处或扩张的胆管下缘切开，放置 T 管或导管引流即可。减少对局部的分离、探查，待 3 个月后择期重建胆肠内引流。适应于：①合并有胆汁性腹膜炎、局部感染明显、已损伤的胆管局部炎症水肿不宜于行胆肠内引流者，并应同时引流腹腔。②基层医院条件差，不能一次完成更大的手术。暂时置管引流是以解除梗阻，达到缓解梗阻性黄疸的目的，仅是暂时的临床措施，且有一定的缺点。由于置管减压后扩张的胆管复原，置管及局部探查，特别是乳胶管对局部的刺激，加重局部的炎症反应。肉芽及瘢痕增生，置管的局部胆管壁增厚，胆管黏膜因胶管刺激‑炎症反应‑黏膜变性，给下次手术带来诸多不利因素。且胆管不扩张或仅轻度扩张，对建立一个较大的吻合口是不利的。

2）重建胆肠内引流：即再次手术时，以达到一次性、有效地解除梗阻为目的。要求：①诊断明确，最好要有 MRCP 或 PTC 检查明确梗阻的部位、梗阻以上胆管扩张的程度及病变受累的范围。②要求患者情况基本良好，能耐受一次较大的手术。③技术条件允许，最好由具有施行多次复杂胆管手术经验者施行手术。再次手术要求显露肝门部，寻找及切开肝门部扩张的胆管，并进一步判定肝外胆管扩张程度及肝外胆管残留长度。如肝外胆管很短甚至完全损伤，寻找及显露肝内胆管很困难时，则需切除肝方叶或将肝中央部分肝切除，以便进一步显露肝内扩张的胆管。如切开的胆管不够宽大，或肝总管损伤甚至累及左、右肝管结合处，则不但要切开左、右肝管，必要时须行胆管整形，以获得一个较大的胆管开口。选择哪一种内引流术式，仍然是有争议的。作者认为由于胆管损伤，常在较高位置，局部炎症、水肿及新形成的瘢痕组织使扩张的胆管与十二指肠间的距离较大，此时行胆管修复术或扩张的胆管十二指肠吻合术都难以达到满意的结果。而应用空肠与高位胆管吻合，可以充分利用上端空肠的优点建立一个通畅有效的胆肠内引流，可获得相对较好的手术效果。如果是中、下段胆总管损伤，术中发现肝外胆管扩张达2cm以上，且有足够的长度，同时因为腹腔粘连寻找及提起上段空肠，既费时又造成很大范围创伤，也可考虑行胆管十二指肠吻合术，同样可取得良好的效果。对胆囊切除术后因胆管损伤，无胆漏、腹膜炎，仅为胆管完全性梗阻的患者，应以一次性有效的重建胆肠内引流为首选方法，且能获得很好的效果。在此情况下，局部常无明显的炎症、感染，损伤以上的胆管扩张显著，可以根据胆管扩张的情况合理设计、切开，有利于重建一个宽畅的胆肠内引流，术后患者恢复良好并可获得立竿见影的好效果。

（三）胆肠内漏（瘘）

由于胆管下端炎症狭窄或结石嵌顿在Vater壶腹部，当用硬质胆管探强行探查通过或用暴力强行取石时，导致胆总管及十二指肠损伤，继发局部感染，术后出现寒战、高热，从T管引流出大量胆汁、肠液、食物残渣、混合感染之发臭的液体，每天引流量达1 000mL以上。随着感染被控制，体温下降，胆汁可以通过损伤及感染之缺损处漏入十二指肠，肠内容物可反流至胆管。经T管造影可见胆总管十二指肠内漏形成。稀钡造影可见钡剂通过漏口逆流入胆管。日后可反复发生上行性胆管炎。

预防及处理：对需行胆总管探查的病例，要熟知术前胆管造影所显示的胆管走向，不论应用硬探条或软质探条及用取石钳取石，都应注意轻细的操作，避免用力过猛，在遇有阻力时决不能强行通过。取石困难时需在术中应用胆管镜辅助检查及取石，或术中胆管造影以进一步了解胆总管下端病变情况，决定治疗原则。如若结石嵌顿难以用一般方法取石，可考虑胆管镜加液电碎石取出，或行经十二指肠乳头切开或Oddi括约肌切开取石，再作成形修补。

治疗：早期主要是加强抗感染治疗，保持T管、腹腔引流管通畅，有效的胃肠减压，预防及治疗水、电解质失衡，营养支持治疗。

（四）感染

损伤后感染来自两个方面：一是损伤后胆汁渗漏、局限或弥漫性胆汁性腹膜炎、腹腔感染、脓肿形成；二是胆管感染：损伤后胆汁外渗或漏，胆汁引流不畅，肝内胆汁淤积，继发胆管感染。临床上表现为寒战、高热、腹痛、黄疸、恶心呕吐，同时白细胞升高，核左移，重者继发肝、肾衰竭。

治疗：①尽早明确诊断及时引流腹腔、引流胆管。②加强抗感染治疗。③加强护肝及支持治疗。

（五）胆汁性肝硬化

胆管损伤引起胆管阻塞、长时间淤胆及感染的结果，胆管内压增高，微胆管扩张状况下渗透性增加，或胆管破裂，胆汁及毒素经肝窦入血，或进入肝内小胆管间隙，引起胆管周围炎、小动脉内膜炎及小动脉闭塞，肝小叶变性坏死、纤维组织增生，新生肝小叶结节形成终至肝硬化，甚至门静脉高压症。临床表现为长期不退的黄疸、灰黄色的面容，伴严重的肝功能受损、腹腔积液、凝血机制障碍、营养不良、肝脾肿大，重者因食道静脉曲张破裂大出血死亡。胆管损伤致胆管完全性阻塞，未能尽早发现，且梗阻时间较长，最终导致胆汁性肝硬化。为什么这类损伤不能及时发现呢，究其原因可能有：①单纯的胆囊切除术后出现黄疸，术者过于自信不是手术引起的。②可能确是并发肝炎，乙肝、丙肝肝炎抗原阳性伴肝功能受损，使外科医生找到了黄疸的"原因"。③肝脏、胆管原有慢性病变以致早期胆管扩张不明显，B超诊断困难。④某些地区是因B超技术所限。作者认为一个单纯胆囊切除术后出现黄疸，应引起外科医生的高度重视，除应与其他原因引起的黄疸鉴别外，更应把损伤的可能性放在重要位置上，而诊断阻塞性黄疸的关键问题是尽早发现胆管是否扩张。绝对不能满足于一次、二次的阴性结论，应该说手术后，特别是一个单纯胆囊切除术后出现阻塞性黄疸直致肝硬化、门静脉高压形成，这一病变演变过程中，通过B超、MRCP或PTC检查，总能找到肝内胆管扩张这一特殊变化。只要能早期发现此点并尽快解除梗阻，胆汁性肝硬化是能够避免发生的。

（六）损伤性胆管狭窄

损伤性胆管狭窄是胆管损伤的不良后果，是多种原因引起的损伤后一种特殊的病理改变，是胆管损伤发生并发症的基础。胆管损伤后出现胆管狭窄，最常见于：①术中发现胆管损伤，但处理方法不当，效果不佳，诸如对端吻合后，吻合口狭窄；修复术后胆汁渗漏继发感染，局部炎症反应，瘢痕组织增生引起狭窄；胆肠吻合后吻合口狭窄。②术中未发现损伤，但术中因分离、缝扎胆管壁或钳夹、切断等直接损伤了胆管或胆管的血供，使胆管黏膜缺血，细胞变性坏死、萎缩，胆汁渗漏，致局部炎症反应，终致胆管狭窄。③放置 T 管引流不当，造成局部压迫及缺血坏死，引起胆管狭窄。

1. 病理特点　如下所述。

（1）胆管狭窄的程度与损伤的情况，胆汁渗漏、局部炎症变化有关，管腔狭窄可以是轻度狭窄到严重狭窄，直至胆管完全闭塞。

（2）狭窄部位胆管壁及胆管周围结缔组织增生、瘢痕化，管壁增厚。

（3）胆管狭窄使胆流不畅，胆管梗阻，胆压增高，继发化脓性胆管炎，胆管黏膜炎症、水肿，甚至出现溃疡，更促使瘢痕狭窄加重，胆汁淤滞加重感染。

（4）胆管系统的严重感染和胆汁滞流及由此而引起胆汁成分的改变，为结石形成创造了条件。结石形成又加重胆管炎症性病变进展及胆管狭窄。

（5）狭窄以上胆管扩张，扩张的程度及梗阻情况与肝胆管原来的病变有关，但当有长期胆管慢性感染时，胆管扩张可能不显著。

（6）胆管狭窄，如未能得到及时处理，终因长期并逐渐加深的阻塞性黄疸，继发反复发作性化脓性胆管炎，导致严重的肝实质损害，最终发生胆汁性肝硬化、门静脉高压症，并发上消化道出血或肝功能衰竭。

2. 临床特点　医源性胆管狭窄发生在胆囊切除、胆管手术后，也可见于胃、胰、肝手术后。轻度的胆管狭窄往往症状不重，仅仅表现为反复发作的发烧、畏寒、巩膜黄染、轻度肝功能受损及白细胞升高。与慢性肝病及一般感染难以鉴别，经过治疗常可缓解，因此早期难以得到诊断。反复感染使狭窄加重，可出现重度黄疸，甚至化脓性梗阻性胆管炎，如长时间不能得到正确诊断和治疗，可继发胆管结石，最终发展至胆汁性肝硬化。如损伤严重至胆管重度狭窄，仅出现严重的梗阻性黄疸而无明显的感染症状，此时应与胆管的梗阻性疾病胆管肿瘤相鉴别。损伤性胆管狭窄毕竟是良性疾病，如及早发现，明确诊断，采取及时正确、有效的补救性治疗，可以获得良好的效果。

3. 诊断　确切地了解胆管损伤和明确损伤性胆管狭窄的资料是困难的。应用现代诊断手段诊断胆管狭窄是可行的。由于这类狭窄与非损伤性胆管良性狭窄在诊断和治疗上有许多共同之处，然而其复杂性及治疗效果要好得多，有别于结石性、炎症性胆管狭窄，所以明确诊断损伤性胆管狭窄，对选择恰当的治疗方法及取得良好的手术效果是有益的。

（1）病史：一部分患者有明确的胆管损伤病史、病程、演变过程及治疗经过。另一部分患者则难以得到准确的病史资料，只有依靠症状、体征及影像学检查明确有关胆管狭窄及梗阻的存在，所以应仔细查询前次手术的有关问题，诸如：①术前诊断：单纯胆囊结石，是否同时合并有肝、胆管结石；②上次手术的方法：单纯胆囊切除，是否同时探查了胆总管，同时应了解胆管直径，是否有胆管结石；③手术经历时间，手术顺利与否；④手术后恢复顺利与否及手术后出现症状时检查、治疗情况等；⑤是否置管引流，何种引流，引流内容、引流量及引流管留置时间，拔管时是否行导管造影检查。因为经窦道引流管造影可以显示部分或全部胆管，可以了解有无胆漏及胆管扩张。对此需耐心查询，并结合症状、体征及各种检查结果全面分析评估。

（2）症状、体征：依胆管狭窄的程度及是否合并感染，其临床表现有很大差异。单纯胆管狭窄未合并胆管感染常常仅有胆管梗阻的症状及体征，表现为全身及巩膜黄染，并且逐渐加深，此时需与其他各种原因引起的黄疸鉴别。胆管狭窄合并胆管感染多数表现为反复发作的畏寒、发烧，甚至高热、寒战，同时合并全身黄染、肝区不适、上腹胀痛、恶心、呕吐等化脓性胆管炎的症状。一般经过抗感染治疗可以暂时缓解，以后常间断发作并逐渐加重，个别病例仅出现反复发作的发烧、畏寒等胆管炎的表现。

（3）诊断：依赖影像学检查明确狭窄部位、狭窄上方胆管扩张的程度。特别是肝总管，左、右肝管是否扩张及扩张的程度，为手术治疗提供重要依据。

4. 治疗　因为胆管狭窄是最基本的病理基础，由此引起反复发作的、轻重不等的急性或慢性胆管炎。治疗原则应是解除狭窄，重建或恢复通畅的胆肠引流。除非合并有明显的胆汁性腹膜炎，对损伤性胆管狭窄的外科治疗一般应在充分的术前准备后择期手术治疗。

（1）显露及进入狭窄上方扩张的胆管、备置通畅的胆管出口：通常采用肋缘下切口进入腹腔，一般情况下沿肝缘直指肝门，将粘连于肝脏面的结肠、十二指肠及胃窦部逐一分离，直达肝十二指肠韧带前方及右侧缘。应分离并显露小网膜孔，使能容示指、中指进入网膜孔内，以便必要时控制出血，便于止血，同时扪摸肝十二指肠韧带前缘并尽可能辨别肝动脉及门静脉的可能位置、深度及走向。如留有引流管者可沿引流管分离达肝门前方，拔管进入胆管。当肝门前方显露清楚后，扩张胆管的外貌得到显现，用小针细线悬吊，并通过细针穿刺法找到胆管。可能会因为肝门部局部炎症、瘢痕增生，或因损伤位置较高寻找胆管异常困难，此时可在肝十二指肠韧带上缘（肝门横沟处）分离粘连，切开肝包膜，向上推开肝实质，分离肝门板可以找到扩张的左、右肝管。如肝方叶肥大或肝门抬高，常需切除肝方叶，或肝中裂劈开、肝中央肝部分切除，以利找到扩张的左、右Ⅰ级肝管，进一步显露扩张的近端胆管。经穿刺抽到胆汁，用尖刀切开一小孔，选用探针或细探条向下一直切开扩张的胆管，直到狭窄处的上方（我们所见损伤性胆管狭窄都在肝总管或左、右肝管汇合处此时不必继续切开狭窄处，由于损伤、炎症至该处瘢痕增生，其瘢痕组织宽、厚，且范围较大）并经此开口探查左、右肝管扩张的情况及行走方向，分别切开左、右肝管，将扩张的肝胆管前壁尽量敞开，保留完整的后壁。有时需要将左、右肝管的间嵴，或肝中叶、尾状叶与左、右肝管的间嵴切开整形，尽量扩大胆管的出口。这样在狭窄的上方的一个肝胆管的联合开口的周边无瘢痕且血运良好，其直径4～5cm以上的盆状肝胆管开口，以备行高位胆管空肠吻合术。

（2）重建胆肠通道：通常有3种术式可供选择：①胆管十二指肠吻合术；②胆管空肠Roux-Y吻合术；③间置空肠胆管十二指肠吻合术。

胆总管十二指肠吻合术：因其方法简便、损伤小，如胆管扩张显著，且是胆总管，可以考虑选用。但若是高位损伤性胆管狭窄，由于距离远、张力大，局部瘢痕组织不利于吻合，也妨碍吻合口愈合，易发生胆漏，故不宜于采用。

胆管空肠Roux-Y吻合术：是目前应用较广的一种术式。①以空肠的侧壁与胆管吻合，可以根据需要及胆管开口的大小，切开肠管的侧壁，建立足够大的胆肠吻合口；②用于吻合的空肠襻（输胆肠襻）长约50cm，加上同步10～12cm的空肠y型吻合，可以达到有效地防止食糜反流的目的；③由于空肠有足够长的系膜，活动范围大的特点，将空肠上提到肝门，仍可保持良好的血运，用于吻合后局部血运良好，无张力，愈合好，不易发生胆漏。唯在胆管狭窄再次手术或多次手术者，因腹腔广泛粘连，寻找及提起上段空肠会增加不少困难，因胃窦部、结肠及网膜广泛粘连或瘢痕组织过多，经胃及结肠前将空肠上提到肝门下方常感到张力过大，甚至有影响空肠血运之虑，此时可将输胆空肠襻经结肠后、胃后上提到肝门部，可以减少张力，保持良好的血运，且有利于胆肠吻合。一般吻合口在1.5cm以上，用于吻合的肠管、胆管血运良好，无疤痕，吻合满意，一般不必放置任何支撑引流。如果胆管扩张不好，吻合口不大，左、右肝管开口处狭窄经整形处理后胆管出口仍不够大，难以建成较大的吻合口，吻合口狭窄的患者再手术时肠襻破损，恐术后愈合不良。需要放置引流支撑，引流方法一般用经肝－吻合口－肠的"U"形管引流为好。

间置空肠胆管十二指肠吻合术：手术适应证同胆管空肠Roux-Y吻合术，其最大的优点是免除了胆管空肠Roux-Y吻合术后继发十二指肠溃疡发生的可能性。

损伤性胆管狭窄的病理特点是狭窄周围瘢痕组织增生，狭窄上、下胆管的内径相差甚大，同时切除了狭窄处胆管及瘢痕组织后，上、下胆管间缺损更大，在此条件下行胆管对端吻合难以得到较好的效果。应用周围材料及其他人造材料进行修复也是不适宜的，已为多年实践所证实。

采用经皮肝穿刺胆管造影后，在放射监视下如导丝通过狭窄胆管，将狭窄胆管扩张后放置金属支撑架或镍钛形状记忆合金支撑管，治疗无结石性胆管狭窄，可在部分病例中得到满意的效果，而远期疗效有待进一步观察。

（彭佑共）

第十二章

胰腺疾病

第一节　急性胰腺炎

一、概述

急性胰腺炎是外科临床常见的急腹症之一，从轻型急性胰腺炎到重型急性胰腺炎，由于两者严重度不一，所以预后相差甚远。在急性胰腺炎中，约80%左右为轻型胰腺炎，经非手术治疗可以治愈。而另20%的重型胰腺炎由于起病骤然、病情发展迅速，患者很快进入危重状态，往往在数小时至数十小时之内产生全身代谢紊乱、多脏器功能衰竭并继发腹腔及全身严重感染等，即使给予及时治疗（包括外科的干预），仍有30%左右的死亡率。因此，虽然目前对急性胰腺炎的病情发展和病程转归有了一定的认识，治疗手段也有显著进步，但对于重症急性胰腺炎的发病机制、病情变化规律及治疗方法仍存在较多的难题，有待我们去解决。

二、病因与发病机制

急性胰腺炎是指胰腺消化酶被异常激活后对胰腺本身及其周围脏器和组织产生消化作用而引起的炎症性疾病。到目前为止对于急性胰腺炎的发病机制仍未完全清楚，基本原因与 Vater 壶腹部阻塞引起胆汁反流入胰管和各种因素造成胰管内压力过高、胰管破裂、胰液外溢等有关。急性胰腺炎发病因素众多，胆管疾病、酗酒、高脂血症和医源性创伤都可以诱发胰腺炎，其中，最常见的病因是胆管疾病，其次，则是酗酒及医源性的创伤包括手术损伤、内镜操作等。近年来，高脂血症诱发的急性胰腺炎逐渐增多。其他的病因还有外伤、十二指肠病变如十二指肠憩室、高钙血症、药物因素（如他莫昔芬、雌激素等）的诱发，以及妊娠等。另外，有少数急性胰腺炎找不到原因，称特发性胰腺炎。

急性胰腺炎是因胰腺分泌的各种消化酶被各种因素异常激活，导致对胰腺组织本身及其周围脏器和组织产生消化，即"自我消化"作用。正常情况下，胰腺腺泡分泌的消化酶并不能引起自身消化，主要是有一系列的保护机制运作：①胰腺导管上皮有黏多糖保护。②胰酶在胰腺内主要以胰酶原的形式存在，胰酶原是没有活性的。③各种胰酶原以酶原颗粒的形式存在于胰腺腺上皮细胞内，酶原颗粒呈弱酸性，可以保持胰蛋白酶原的稳定形式。④在胰腺实质和胰管之间，胰管和十二指肠之间的胰液分泌压和胆管中的胆汁分泌压之间均存在着正常的压力梯度，维持胰管内胰液的单向流动，使胰液不会发生反流，Oddi 括约肌和胰管括约肌也是保证压力梯度存在、防止反流的重要因素。总之，保持胰酶在胰腺内的非活化形式存在是维持胰腺正常运转的关键，任何原因诱发了酶原在胰腺内不适时地激活都将会启动急性胰腺炎的病程。

急性胰腺炎的发病机制复杂，在病情发展过程中，还有新的因素参与，促使病情进一步变化。至今，确切的发病机制尚不完全清楚，目前已了解的发病机制归纳如下。

（一）急性胰腺炎的启动因素

1. **胰酶被异常激活的机制**　胆胰管内压力升高和胆汁反流的因素胆管和胰管在解剖学上的特异性

造成胆胰管的压力联动。通常，近80%的正常人群存在胆胰管的共同通道。当共同通道受阻时，可造成胆汁反流进入胰管；胰管出口的梗阻也会导致胰管内压力的升高。胆管内的结石梗阻在共同通道的末端，以及胆管癌、胰头癌、十二指肠乳头的病变，十二指肠镜逆行性胰胆管造影（ERCP）都可以导致胆胰管开口的梗阻和胰管内压力的升高。反流进入胰管的胆汁中的游离脂肪酸可以直接损伤胰腺组织，也可以激活胰酶中的磷脂酶原A，产生激活的磷脂酶A。它使胆汁中的卵磷脂成为有细胞毒性的溶血卵磷脂，引起胰腺组织的坏死。磷脂酶A除作用于胰腺局部，还作用于全身，引起呼吸和循环的功能障碍。弱碱性的胆汁也可以激活胰管内胰酶颗粒中的各种酶原，提前启动了胰酶的活性。胰管内压力的上升还可以破坏胰管上皮，使胰液逆向流入胰腺间质内，被激活的各种胰酶对胰腺组织产生自身消化，导致胰腺的坏死。急慢性的胆管系统炎症也会诱发十二指肠乳头的炎症性水肿、痉挛和狭窄，胆胰管内的压力升高，导致急性胰腺炎。

此外，十二指肠乳头周围的病变（如十二指肠憩室）、十二指肠穿透性溃疡、胃次全切除术后输入襻淤滞症等都可以造成十二指肠腔内压力的升高，导致十二指肠内容物反流入胰管。因十二指肠内容物中含有肠激酶以及被激活的各种胰酶、胆汁酸和乳化的脂肪，一旦这些内容物进入胰管后，再激活胰管内胰液中的各种胰酶原，造成胰腺组织自身消化，发生急性胰腺炎。

2. 酒精中毒的因素　在西方国家，酒精中毒引起的急性胰腺炎约占总数的25%。酒精中毒导致胰腺炎的机制尚未完全明确，大致归纳为以下几个方面：①酒精的刺激作用：大量饮酒刺激胰腺分泌增加，同时酒精可以引起Oddi括约肌痉挛，这样使胰管内压升高，导致细小胰管破裂，胰液进入胰腺实质，胰蛋白酶原被胶原酶激活，胰蛋白酶再激活磷脂酶、弹力蛋白酶、糜蛋白酶等，导致胰腺自身消化。②酒精对胰腺的直接损伤作用：血液中的酒精可直接损伤胰腺组织，使胰腺腺泡细胞变性坏死，蛋白合成能力减弱。

3. 高脂血症的因素　目前，国内外较为公认的高脂血症导致胰腺炎的机制有以下几点：①甘油三酯的分解产物对腺泡的直接损伤。高脂血症的患者游离脂肪酸产生过多，超出了白蛋白的结合能力，胰腺内高浓度聚集的游离脂肪酸就会产生细胞毒性，损伤胰腺腺泡细胞和小血管，导致胰腺炎的发生。此外，游离脂肪酸可以诱发胰蛋白酶原激活加速，加重腺泡细胞的自身消化和胰腺炎的病理损害。②当血清内血脂 >2.15mmol/L 时，患者的血液黏滞度增高，Ⅶ因子活性、纤溶酶原激活抑制物活性增高，干扰纤溶，易于形成血栓。高脂血症也会激活血小板，产生缩血管物质血栓素 A_2，导致胰腺血液微循环障碍。而高脂血症中大分子的乳糜微粒可直接栓塞毛细血管，使胰腺缺血坏死。

4. 其他因素　急性胰腺炎的起病因素众多，发病机制也很复杂，目前尚未完全明晰。在不同的国家和地区，主要的发病因素也不相同。除以上较为常见的因素以外，还有暴饮暴食的饮食因素，外伤和医源性损伤的创伤因素，以及妊娠、高钙血症等有关的代谢因素，以及一些药物相关的药物因素、败血症相关的感染因素和精神因素等。

（二）导致急性胰腺炎病变加重的因素

80%的急性胰腺炎患者属于轻型急性胰腺炎，这些患者保守治疗有效，经自限性的胰腺炎过程，很快能够恢复。但另外20%左右的患者，开始就呈现危及生命的临床表现，随着胰腺组织的出血、坏死及后腹膜大量炎性毒素液的渗出，病情急剧加重，全身代谢功能紊乱，出现肺、肾、心、脑多脏器功能障碍并继发局部及全身感染，最终导致患者死亡。是什么原因导致这部分患者病变加重，近年来研究揭示，尽管不同的始动因素诱发了急性胰腺炎，但在启动后的急性胰腺炎的进程上，它的病理生理过程是一致的，导致病变加重的因素也是相同的，而且这些因素又相互交叉、互相作用，使急性胰腺炎的病变严重化，病程复杂化。

1. 白细胞的过度激活和全身炎症反应　胰腺炎是一炎症性疾病，炎症介质和细胞因子过度释放是重症急性胰腺炎病情加重的重要因素。1988年Rindernecht提出急性胰腺炎的白细胞过度激活学说。近年来的实验研究显示，巨噬细胞、中性粒细胞、内皮细胞和免疫系统均参与急性胰腺炎的病变过程，并诱发了多种细胞因子的级联反应。其中，单核巨噬细胞在损伤因子的刺激下，能够合成和释放多种细胞因子，如 TNF-α、IL-1 等，也释放活性自由基及蛋白酶和水解酶，引起前列环素类物质、白三烯等炎症介质的分泌，引起和增强全身炎症反应。细胞因子在炎症反应中，能刺激粒细胞的活化，大量释放损伤性炎性介质，其中 PMN - 弹力蛋白酶含量增高，它能够降解细胞外基质中的各种成分，水解多种血浆蛋白，破坏功能完好的细胞，加重胰腺的出血、坏死和胰外脏器的损伤，并导致全身代谢功能的严重不平衡，临床上出现急性反应期症状，即形成了全身炎症反应综合征（SIRS），最终可导致多脏器功能衰竭（MOF），此时是重症急性胰腺炎病程第一阶段，也是重症急性胰腺炎的第一个死亡高峰。

2. 感染 患者度过急性胰腺炎急性反应期的全身代谢功能紊乱和多脏器功能不全后，接着要面临的是胰腺坏死灶及胰外脂肪组织坏死灶的感染和全身的脓毒血症，它是急性坏死性胰腺炎第二阶段的主要病变，也是急性胰腺炎患者的第二个死亡高峰时期。急性胰腺炎患者并发的局部和全身的感染多为混合性感染，主要的致病菌是来源于肠道的革兰阴性杆菌和厌氧菌。肠道菌群移位到胰腺和身体其他部位，是因为肠道黏膜屏障在急性胰腺炎的早期就受到破坏。急性胰腺炎发病早期血流动力学改变，使肠道供血减少、肠黏膜缺氧，黏膜屏障被损伤。早期的禁食治疗，也使肠黏膜绒毛的营养状态下降，加剧了肠道黏膜屏障的破坏，使得肠黏膜的通透性异常增加，细菌和内毒素移位到胰腺和胰外侵犯的坏死组织内，导致胰腺坏死灶继发感染、胰腺和胰周脓肿及全身脓毒血症。

3. 胰腺血液循环障碍的因素 有实验研究表明，胰腺的供血不足和胰腺的微循环障碍可以诱发和加重胰腺炎的发生和发展。在解剖上，胰腺小叶内中央动脉是唯一的胰腺腺叶的供血动脉，相互间缺少交通支。一旦中央动脉因各种原因导致供血障碍，容易发生胰腺小叶坏死，小叶内腺泡细胞的坏死会产生胰酶颗粒的释放和激活。在急性胰腺炎的病程中，胰腺血液循环障碍进一步加剧了胰腺坏死的发展，使病变加重。

4. 急性胰腺炎全身代谢功能的改变和对重要脏器的影响 轻型急性胰腺炎病变仅局限在胰腺局部，而重症急性胰腺炎的病变则以胰腺病变和胰外侵犯共同存在为特点。重症急性胰腺炎影响全身多脏器功能的途径是多因素的，大量胰酶释放入血、失控的炎症反应、微循环的障碍、再灌注的损伤、感染等都可以诱导多脏器功能不全。其中全身炎症反应综合征（systemicinflammatorv response syndrome，SIRS）是多脏器功能不全的共同途径。在重症急性胰腺炎的早期，主要表现为循环系统、呼吸系统和肾功能受到影响。而到了感染期则全身多脏器和代谢功能均受伤害。

（1）对循环系统的影响：重症急性胰腺炎患者胰腺、胰周组织、腹膜后的大量液体渗出导致全身循环血容量的急剧丧失，造成低血容量性休克。同时，过度释放的损伤性炎性介质带来全身炎症反应综合征，炎症介质对心血管系统的作用和血液分布不均是休克的主要原因。因此临床上单纯的液体补充并不能有效地中止重症胰腺炎患者的休克病程。

（2）呼吸功能的影响：胰腺炎症激活的弹性蛋白酶促使全身免疫细胞释放大量的炎症介质，具有细胞毒性的细胞因子和炎症介质导致血管内皮和肺泡上皮的损伤。肺毛细血管内皮损伤后大量血浆成分渗透到肺间质和肺泡内。磷脂酶 A_2 的异常释放和激活，使卵磷脂转变成溶血卵磷脂，破坏了肺泡表面的活性成分，肺泡表面张力增加。以上原因造成肺的顺应性降低，患者可表现为进行性缺氧和呼吸困难。急性胰腺炎并发的肺损伤（acute lung injury，ALI）或急性呼吸窘迫综合征（acute respiratory distress syndrome，ARDS）是短时间内患者死亡的主要原因，约占死亡总数的近 60%。此外，重症胰腺炎患者腹腔内的大量渗出和肠壁水肿、肠蠕动障碍产生腹腔内的高压（intra abdominal hypertension，IAH），也迫使横膈抬高，影响了呼吸功能，造成呼吸困难和缺氧，这与 ARDS 有所不同。

（3）肾功能的影响：在重症急性胰腺炎早期，肾前因素是导致肾功能损伤的主要原因。急性炎症反应期的有效循环血量的相对或绝对不足引起严重的肾缺血，使肾小球滤过下降，肾组织缺氧。长时间的肾供血不足，以及全身炎症反应和感染的情况下，炎症介质也可以直接或间接导致肾功能损害，出现急性肾小管坏死。

（4）其他：对肝功能的影响是因为胰酶和血管活性物质及炎症介质通过门静脉回流入肝，破坏肝细胞，此外，血容量的不足也导致回肝血量的减少损伤肝细胞。胰头水肿可压迫胆总管导致梗阻性黄疸。脑细胞缺血、缺氧以及磷脂酶的作用使中枢神经系统发生病变。在严重的感染期，真菌感染也可带来烦躁不安、神志模糊、谵妄等精神神经症状。

（5）代谢的改变：重症急性胰腺炎的代谢性改变主要表现在低钙血症和高血糖。

血钙低于 1.87mmol/L（7.5mg/L）预示胰腺炎病变严重，预后不良。低钙血症往往发生在发病后的第三天。低钙血症的发生主要是因为胰周和腹膜后脂肪坏死区域发生钙盐皂化作用。由于血钙约半数与白蛋白结合，在低蛋白血症时也会导致总钙值降低。此外，胰腺炎时胰高血糖素的分泌增加，通过降钙素的释放和直接抑制钙的吸收可引起低钙血症。血钙严重降低代表脂肪坏死范围的增大，胰腺炎的胰周病变严重。

胰腺炎全程均可出现高血糖。胰腺炎早期多是因为机体的应激反应，胰高糖素的代偿性分泌所致。后期则是因为胰腺坏死、胰岛细胞广泛受到破坏、胰岛素分泌不足。

三、病理

急性胰腺炎的基本病理改变包括水肿、出血和坏死。任何类型的急性胰腺炎都具有上述 3 种改变，只是程度有所不同。一般急性胰腺炎在病理上分为急性水肿性胰腺炎（又称间质性胰腺炎）和急性出血坏死性胰腺炎。

1. 急性水肿性胰腺炎　肉眼可见胰腺呈弥漫性和局限性水肿、肿胀、变硬，外观似玻璃样发亮。镜下可见腺泡和间质水肿、炎性细胞浸润，偶有轻度的出血和局灶性坏死，但腺泡和导管基本正常。此型胰腺炎占急性胰腺炎的绝大多数，其预后良好。

2. 急性出血坏死性胰腺炎　大体上胰腺肿大，胰腺组织因广泛出血坏死而变软，出血区呈暗红色或蓝黑色，坏死灶呈灰黄、灰白色。腹腔伴有血性渗液，内含大量淀粉酶，网膜及肠系膜上有小片状皂化斑。镜检：胰腺组织呈大片出血坏死，腺泡和小叶结构模糊不清。胰导管呈不同程度扩张，动脉有血栓形成。坏死灶外有炎性区域围绕。当胰腺坏死灶继发感染时，被称为感染性胰腺坏死。肉眼可见胰腺腺体增大、肥厚，呈暗紫色。坏死灶呈散在或片状分布，后期坏疽时为黑色，全胰坏死较少发生。

四、分类

急性胰腺炎因发病原因众多，病程进展复杂，预后差别极大，因此，分类侧重的方面不同，分类的方法也就有所不同。

1. 病因学分类　如下所述。

（1）胆源性胰腺炎：由于胆管结石梗阻或胆管炎、胆囊炎诱发的急性胰腺炎。患者首发症状多起自中上腹或右上腹，临床上 50% 以上的急性胰腺炎都是胆管疾病引起。

（2）酒精性胰腺炎：因酗酒引起的急性胰腺炎，国外报道较多，西方国家约占急性胰腺炎的 25% 左右。

（3）高脂血症性胰腺炎：高血脂诱发的急性胰腺炎。近年来逐渐增多，正常人群如血脂高于 11mmoL/L，易诱发急性胰腺炎。

（4）外伤或手术后胰腺炎：胆管或胃的手术、Oddi 括约肌切开成形术，ERCP 后诱发的急性胰腺炎。

（5）特发性胰腺炎：病因不明的急性胰腺炎，多数是微小胆石引起。

（6）其他：还有药物性急性胰腺炎、妊娠性急性胰腺炎等。

2. 病理学分类　如下所述。

（1）急性水肿性胰腺炎：又称急性间质水肿性胰腺炎。

（2）急性坏死性胰腺炎：又称急性出血坏死性胰腺炎。

3. 病程和严重程度分类　如下所述。

（1）轻型急性胰腺炎：仅为胰腺无菌性炎症反应及间质水肿，或有胰周少量炎性渗出。

（2）重型急性胰腺炎：指胰腺炎症及伴有胰周坏死、脓肿或假性囊肿等局部并发症出现，造成全身代谢紊乱，水、电解质、酸碱平衡失调，出现低血容量性休克等。

（3）暴发性急性胰腺炎：指在起病 48～72h 内经充分的液体复苏及积极地脏器支持治疗后仍出现

多脏器功能障碍的重症急性胰腺炎患者，病情极为凶险。

五、临床表现

急性胰腺炎起病急骤，临床表现的严重程度和胰腺病变的轻重程度相关，轻型胰腺炎或胆源性胰腺炎的初发症状较轻，甚至被胆管疾病的症状所掩盖。而重症胰腺炎在剧烈腹痛的临床表现基础上症状逐渐加重，出现多脏器功能障碍，甚至多脏器功能衰竭。

1. 腹痛、腹胀　突然出现上腹部剧烈疼痛是急性胰腺炎的主要症状。腹痛前，多有饮食方面的诱因，如暴饮暴食、酗酒和油腻食物。腹痛常为突然起病，剧烈的上腹部胀痛，持续性，位于中上腹偏左，也可以位于中上腹、剑突下。胆源性胰腺炎患者的腹痛常起于右上腹，后转至正中偏左。可有左肩、腰背部放射痛。病情严重的患者，腹痛表现为全上腹痛。腹痛时，患者常不能平卧，呈弯腰屈腿位。

2. 演变　随病情的进展，腹痛呈一种持续性胀痛，随后转为进行性腹胀加重。部分患者腹胀的困扰超过腹痛，少数老年患者可主要表现为腹胀。胰腺炎患者腹痛腹胀的强度与胰腺病变的程度相一致，症状的加重往往预示着病变严重程度的加重。

3. 恶心呕吐　伴随腹痛而来，恶心呕吐频繁，呕吐物大多为胃内容物，呕吐后腹痛腹胀症状并不能缓解为其特点。

4. 发热　多数情况下轻型急性胰腺炎及重型急性胰腺炎的早期体温常在38℃左右，但在胆源性胰腺炎伴有胆管梗阻、化脓性胆管炎时，可出现寒战、高热。此外，在重症急性胰腺炎时由于胰腺坏死伴感染，高热也是主要症状之一，体温可高达39℃以上。

5. 休克　在重症急性胰腺炎早期，由于大量的液体渗透到后腹膜间隙、腹腔内、肠腔内或全身的组织间质中，患者出现面色苍白、脉搏细速、血压下降等低血容量性休克症状，并尿量减少。此外，在重症急性胰腺炎的感染期，如果胰腺及胰周坏死感染，组织及化脓性积液不及时引流时，可出现感染性休克。有少数患者以突然的上腹痛及休克、伴呼吸等多脏器功能障碍和全身代谢功能紊乱为表现的发病特点，称为暴发型胰腺炎。

6. 呼吸困难　在重症急性胰腺炎的早期，一方面由于腹胀加剧使横膈抬高影响呼吸，另一方面由于胰源性毒素的作用，使肺间质水肿，影响肺的气体交换，最终导致呼吸困难。患者呼吸急促，呼吸频率常在30次/分以上，$PaO_2 < 60mmHg$。少数患者可出现心、肺、肾、脑等多脏器功能衰竭及DIC。

7. 其他　约有25%左右的患者会出现不同程度的黄疸，主要是因为结石梗阻和胰头水肿压迫胆总管所致，也可因胰腺坏死感染或胰腺脓肿未能及时引流引起肝功能不良而产生。此外，随着病情的进展，患者会出现少尿、消化道出血、手足抽搐等症状，严重者可有DIC的表现。

六、体格检查

1. 一般情况检查　患者就诊时呈急腹症的痛苦面容，精神烦躁不安或神态迟钝，口唇干燥，心率、呼吸频率较快，大多心率在90次/分以上，呼吸频率在25次/分以上，一部分患者巩膜可黄染，血压低于正常。

腹部检查：

压痛，轻型水肿性胰腺炎，仅有中上腹或左上腹压痛，轻度腹胀，无肌卫，无反跳痛。重症坏死性病例，全腹痛，以中上腹为主，上腹部压痛，伴中重度腹胀，上腹部有肌卫、反跳痛等腹膜炎体征。根据胰腺坏死的程度和胰外侵犯的范围，以及感染的程度，腹膜炎可从上腹部向全腹播散。左侧腰背部也会有饱满感和触痛。有明显的肠胀气，肠鸣音减弱或消失。重症患者可出现腹腔积液，腹腔穿刺常可抽到血性液体，查腹腔积液淀粉酶常超过1 500单位。坏死性胰腺炎进展到感染期时，部分患者有腰部水肿。

一些患者左侧腰背部皮肤呈青紫色斑块，被称为 Grey – Turner 征。如果青紫色皮肤改变出现在脐周，被称为 Cullen 征。这些皮肤改变是胰液外渗至皮下脂肪组织间隙，溶解皮下脂肪，使毛细血管破裂出血所致，出现这两种体征往往预示病情严重。

2. 全身情况　胆源性胰腺炎患者如果有结石嵌顿在壶腹部，会出现黄疸。也有少数患者会因为炎症肿大的胰头压迫胆总管产生黄疸，但这种类型的黄疸程度较浅，总胆红素指数很少超过100mmol/L。

早期或轻型胰腺炎体温无升高或仅有低于38℃的体温。坏死性胰腺炎患者病程中体温超过38.5℃，预示坏死继发感染。

患者左侧胸腔常有反应性渗出液，患者可出现呼吸困难。少数严重者可出现精神症状，包括意识障碍、神志恍惚甚至昏迷。

重症坏死性胰腺炎在早期的急性反应期最易出现循环功能衰竭、呼吸功能和肾衰竭，此时会出现低血压和休克，以及多脏器功能衰竭的相关表现和体征，如呼吸急促、发绀、心动过速等。

七、实验室检查

1. 淀粉酶的测定　血、尿淀粉酶的测定是胰腺炎诊断最常用和最重要的手段。血清淀粉酶在急性胰腺炎发病的2h后升高，24h后达高峰，4~5天恢复正常。尿淀粉酶在发病的24h后开始上升，下降缓慢，持续1~2周。血尿淀粉酶在发病后保持高位不能回落，表明胰腺病变持续存在。很多急腹症都会有血清淀粉酶的升高，如上消化道穿孔、胆管炎症、绞窄性肠梗阻等，故只有血尿淀粉酶升高较明显时才有临床诊断的意义。使用Somogyi法，血淀粉酶正常值在40~110u，超过500u，有诊断急性胰腺炎的价值。测值越高，诊断的意义越大。

淀粉酶/肌酐清除率比值：淀粉酶清除率/肌酐清除率（%）=（尿淀粉酶/血淀粉酶）/（尿肌酐/血肌酐）×100%，正常人该比值是1%~5%，一般小于4%，大于6%有诊断意义。急性胰腺炎时，肾脏对淀粉酶的清除能力增加，而对肌酐不变，因此，淀粉酶/肌酐清除率比值的测定可以协助鉴别诊断。

2. 血清脂肪酶的测定　因血液中脂肪酶的唯一来源是胰腺，所以具有较高的特异性。发现血中淀粉酶和脂肪酶平行升高，可以增加诊断的准确性。

3. C反应蛋白，PMN-弹力蛋白酶的测定　C反应蛋白是急性炎症反应的血清标志物，PMN-弹力蛋白酶为被激活的白细胞释放，也反映了全身炎症反应的程度，因此，这两个指标表明急性胰腺炎的严重程度。48h的C反应蛋白达到150mg/L，预示为重症急性胰腺炎。

4. 血钙　由于急性坏死性胰腺炎周围组织脂肪坏死和脂肪内钙皂形成消耗了钙，所以，血钙水平的降低也侧面代表了胰腺坏死的程度。血钙降低往往发生在发病后的第2~3天后，如果血钙水平持续低于1.87mmol/L，预后不良。

5. 血糖　急性胰腺炎早期，血糖会轻度升高，是与机体应激反应有关。后期，血糖维持在高位不降，超过11.0mmol/L（200mg/dl），则是因为胰腺受到广泛破坏，预后不佳。

6. 血红蛋白和血细胞比容　急性胰腺炎患者血红蛋白和血细胞比容的改变常常反映了循环血量的变化。病程早期发现血细胞比容增加>40%，说明血液浓缩，大量液体渗入人体组织间隙，表明胰腺炎病情危重。

7. 其他　在胰腺炎的治疗过程中，要随时监测动脉血气分析、肝肾功能、血电解质变化等指标，以便早期发现机体脏器功能的改变。

八、影像学检查

1. B型超声检查　B超由于无创、费用低廉、简便易行而成为目前急腹症的一种普查手段。在急性胆囊炎、胆管炎、胆管结石梗阻等肝胆疾病领域，诊断的准确性甚至达到和超过CT。但是，B超检查结果受到操作者的水平、腹腔内脏器气体的干扰等影响。B超也是急性胰腺炎的首选普查手段，可以鉴别是否有胆管结石或炎症，是否是胆源性胰腺炎。胰腺水肿改变时，B超显示胰腺外形弥漫肿大，轮廓线膨出，胰腺实质为均匀的低回声分布，有出血坏死病灶时，可出现粗大的强回声。因坏死性胰腺炎时常常有肠道充气，干扰了B超的诊断，因此B超对胰腺是否坏死诊断价值有限。

2. CT 检查　平扫和增强 CT 检查是大多数胰腺疾病的首选影像学检查手段。尤其是对于胰腺炎，虽然诊断胰腺炎并不困难，但对于坏死性胰腺炎病变的程度、胰外侵犯的范围及对病变的动态观察，则需要依靠增强 CT 的影像学判断。单纯水肿型胰腺炎，CT 表现为：胰腺弥漫性增大，腺体轮廓不规则，边缘模糊不清。出血坏死型胰腺炎，CT 表现：肿大的胰腺内出现皂泡状的密度减低区，增强后密度减低区与周围胰腺实质的对比更为明显。同时，在胰周小网膜囊内、脾胰肾间隙、肾前后间隙等部位可见胰外侵犯。目前，CT 的平扫和增强扫描已是胰腺炎诊疗过程中最重要的检查手段，临床已接受 CT 影像学改变作为病情严重程度分级和预后判别的标准之一（表 12 - 1）。

表 12 - 1　Balthazar CT 分级评分系统

A 组：胰腺显示正常，为 0 级

B 级：胰腺局限性或弥漫性肿大（包括轮廓不规则、密度不均、胰管扩张、局限性积液），为 1 分

C 级：除 B 级病变外，还有胰固的炎性改变，为 2 分

D 级：除胰腺病变外，胰腺有单发性积液区，为 3 分

E 级：胰腺或胰周有 2 个或多个积液积气区，为 4 分

　　　胰腺坏死范围 ≤30%，加 2 分

　　　胰腺坏死范围 ≤50%，加 4 分

　　　胰腺坏死范围 >50%，加 6 分

严重度分为三级：Ⅰ 级，0 ~ 3 分；Ⅱ 级，4 ~ 6 分；Ⅲ 级，7 ~ 9 分

九、穿刺检查

1. 腹腔穿刺　是一种安全、简便和可靠的检查方法，对有移动性浊音者，在左下腹和右下腹的麦氏点作为穿刺点，穿刺抽出淡黄色或咖啡色腹腔积液，腹腔积液淀粉酶测定升高对诊断有帮助。

2. 胰腺穿刺　适用于怀疑坏死性胰腺炎继发感染者。一般在 CT 或 B 超定位引导下进行，将吸出液或坏死组织进行细胞学涂片和细菌或真菌培养，对确定是否需要手术引流有一定帮助。

十、诊断

病史、体格检查和实验室检查可以明确诊断。急性水肿型胰腺炎，或继发于胆管疾病的水肿型胰腺炎，常不具有典型的胰腺炎临床症状。血尿淀粉酶的显著升高，结合影像学检查结果也可以确立诊断。通常，急性胰腺炎患者血尿淀粉酶大于正常值的 5 倍以上，B 超或 CT 检查胰腺呈现上述改变，可以诊断急性水肿型胰腺炎。

急性出血坏死性胰腺炎，又称重症急性胰腺炎，以及在此基础上出现的暴发性急性胰腺炎的概念，在 2006 年西宁第十一届全国胰腺外科会议上，中华医学会外科分会胰腺外科学组制定了《重症急性胰腺炎诊治指南》，可供临床指导：

急性胰腺炎伴有脏器功能障碍，或出现坏死、脓肿或假性囊肿的局部并发症者，或两者兼有。腹部体征包括明显的压痛、反跳痛、肌紧张、腹胀、肠鸣音减弱或消失。可有腹部包块，偶见腰胁部皮下瘀斑征（Grey - lurner 征）和脐周皮下瘀斑征（Cullen 征）。可以并发一个或多个脏器功能障碍，也可伴有严重的代谢功能紊乱，包括低钙血症，血钙低于 1.87mmol/L（7.5mg/dl）。增强 CT 为诊断胰腺坏死的最有效方法，B 超及腹腔穿刺对诊断有一定帮助。重症急性胰腺炎的 APACHE Ⅱ 评分在 8 分或 8 分以上。Balthazar CT 分级系统在 Ⅱ 级或 Ⅱ 级以上。

在重症急性胰腺炎患者中，凡在起病 72h 内经充分的液体复苏，仍出现脏器功能障碍者属暴发性急性胰腺炎。

十一、严重度分级

重症急性胰腺炎无脏器功能障碍者为 Ⅰ 级，伴有脏器功能障碍者为 Ⅱ 级，其中 72h 内经充分的液体复苏，仍出现脏器功能障碍的 Ⅱ 级重症急性胰腺炎患者属于暴发性急性胰腺炎。

十二、重症急性胰腺炎的病程分期

全病程大体可以分为三期，但不是所有患者都有三期病程，有的只有第一期，有的有两期，有的有三期。

1. 急性反应期　自发病至两周左右，常可有休克、呼吸衰竭、肾衰竭、脑病等主要并发症。

2. 全身感染期　2周～2个月左右，以全身细菌感染、深部真菌感染（后期）或双重感染为其主要临床表现。

3. 残余感染期　时间为2～3个月以后，主要临床表现为全身营养不良，存在后腹膜或腹腔内残腔，常常引流不畅，窦道经久不愈，伴有消化道瘘。

十三、局部并发症

1. 急性液体积聚　发生于胰腺炎病程的早期，位于胰腺内或胰周，无囊壁包裹的液体积聚。通常靠影像学检查发现。影像学上为无明显囊壁包裹的急性液体积聚。急性液体积聚多会自行吸收，少数可发展为急性假性囊肿或胰腺脓肿。

2. 胰腺及胰周组织坏死　指胰腺实质的弥漫性或局灶性坏死，伴有胰周脂肪坏死。胰腺坏死根据感染与否又分为感染性胰腺坏死和无菌性胰腺坏死。增强CT是目前诊断胰腺坏死的最佳方法。在静脉注射增强剂后，坏死区的增强密度不超过50Hu（正常区的增强为50～150Hu）。

包裹性坏死感染，主要表现为不同程度的发热、虚弱、胃肠功能障碍、分解代谢和脏器功能受累，多无腹膜刺激征，有时可以触及上腹部或腰胁部包块，部分病例症状和体征较隐匿，CT扫描主要表现为胰腺或胰周包裹性低密度病灶。

3. 急性胰腺假性囊肿　指急性胰腺炎后形成的有纤维组织或肉芽囊壁包裹的胰液积聚。急性胰腺炎患者的假性囊肿少数可通过触诊发现，多数通过影像学检查确定诊断。常呈圆形或椭圆形，囊壁清晰。

4. 胰腺脓肿　发生于急性胰腺炎胰腺周围的包裹性积脓，含少量或不含胰腺坏死组织。感染征象是其最常见的临床表现。它发生于重症胰腺炎的后期，常在发病后4周或4周以后。有脓液存在，细菌或真菌培养阳性，含极少或不含胰腺坏死组织，这是区别感染性坏死的特点。胰腺脓肿多数情况下是由局灶性坏死液化继发感染而形成的。

十四、治疗

近年来，对急性胰腺炎的病理生理认识逐步加深，针对不同病程分期和病因的治疗手段不断更新，使急性胰腺炎的治愈率稳步提高。由于急性胰腺炎的病因病程复杂，病情的严重程度相差极大，单一模式的治疗方案不能解决所有的急性胰腺炎病例。因此，结合手术和非手术治疗为一体的综合治疗才能收到预期的效果。总体来说，在非手术治疗的基础上，有选择的手术治疗才能达到最好的治愈效果。总的治疗原则为：在非手术治疗的基础上，根据不同的病因，不同的病程分期选择有针对性的治疗方案。

（一）非手术治疗

非手术治疗原则：减少胰腺分泌，防止感染，防止病情进一步发展。单纯水肿型胰腺炎，经非手术治疗可基本治愈。

1. 禁食、胃肠减压　主要是防止食糜进入十二指肠，阻止促胰酶素的分泌，减少胰腺分泌胰酶，打断可能加重疾病发展的机制。禁食、胃肠减压也可减轻患者的恶心、呕吐和腹胀症状。

2. 抑制胰液分泌　使用药物对抗胰酶的分泌。包括间接抑制和直接抑制药物。间接抑制药物有H_2受体阻滞剂和质子泵抑制剂如西咪替丁和奥美拉唑，通过抑制胃酸分泌减少胰液的分泌。直接抑制药物主要是生长抑素，它可直接抑制胰酶的分泌。有人工合成的生长抑素八肽和生物提取物生长抑素十四肽。

3. 镇痛和解痉治疗　明确诊断后，可使用止痛剂，缓解患者痛苦。要注意的是哌替啶可产生Oddi括约肌痉挛，故联合解痉药物如山莨菪碱等同时使用。

4. 营养支持治疗 无论是急性水肿性胰腺炎还是急性坏死性胰腺炎，起病后，为了使胰腺休息，都需要禁食较长的一段时间，因此营养支持尤为重要。起病早期，患者有腹胀、胃肠道功能障碍，故以全胃肠道外的静脉营养支持为主（TPN）。对不同病因的急性胰腺炎，静脉营养液的配制要有不同。高脂血症型急性胰腺炎，要减少脂源性热量的供给。一旦恢复肠道运动，就可以给予肠道营养。目前的观点认为，尽早采用肠道营养，尽量减少静脉营养，可以选择空肠营养和经口的肠道营养。肠道营养的优点在于保护和维持小肠黏膜屏障，阻止细菌的肠道移位。在静脉营养、空肠营养和经口饮食三种方法中，鼻肠管（远端在屈氏韧带远端20cm以下）和空肠造瘘营养最适合早期使用。无论是静脉营养还是肠道营养，都要注意热卡的供给、水电解质的平衡，避免低蛋白血症和贫血。

5. 预防和治疗感染 抗生素的早期预防性使用目前尚有争议。在没有感染出现时使用预防性抗生素，有临床研究证实并未减少胰腺感染的发生和提高急性胰腺炎的治愈率，反而长期的大剂量的抗生素使用加大了真菌感染的机会。我们认为，在急性水肿性胰腺炎，没有感染的迹象，不建议使用抗生素。而急性坏死性胰腺炎，可以预防性使用抗生素。首选广谱的、能透过血胰屏障的抗生素如喹诺酮类、头孢他啶、亚胺培南等。

6. 中医中药治疗 中药的生大黄内服和皮硝的外敷，可以促进肠功能早期恢复和使内毒素外排。50mL水煮沸后灭火，加入生大黄15～20g浸泡2～3min，过滤冷却后给药。可以胃管内注入，也可以直肠内灌注。皮硝500g，布袋包好外敷于上腹部，一天2次，可以促进腹腔液体吸收减轻腹胀和水肿，控制炎症的发展。

（二）针对性治疗方案

在上述急性胰腺炎基本治疗基础上，对不同原因、不同病期的胰腺炎病例，还要有针对性地治疗，包括对不同病因采用不同的治疗手段，对处于不同病期的患者采用个体化的治疗方案。

1. 针对不同病因的治疗方案 如下所述。

（1）急性胆源性胰腺炎的治疗：急性胆源性胰腺炎是继发于胆管疾病的急性胰腺炎，它可以表现为胆管疾病为主合并有胰腺炎症，也可以表现为以胰腺炎症状为主同时伴有胆管系统的炎症。对这类疾病，首先是要明确诊断，胆管是否有梗阻。

1）胆管有梗阻：无论是否有急性胆管炎的症状，都要外科手段解决胆管梗阻。首选手段是 ERCP + EST、镜下取石，有需要可行鼻胆管引流。内镜治疗不成功，或患者身体条件不适合十二指肠镜检查，可行开腹手术。开腹可切除胆囊、胆总管切开引流、胆管镜探查并取石。手术一定要彻底解除胆胰管的梗阻，保证胆总管下端和胆胰管开口处的通畅，这与急性梗阻性化脓性胆管炎的处理还是有区别的。

2）胆管无梗阻：胆囊炎症引起胰腺炎或胆管小结石已排出，胆总管无梗阻表现，可先行非手术的保守治疗，待胰腺炎病情稳定，出院前，可行腹腔镜胆囊切除术。

（2）急性非胆源性胰腺炎的治疗：单纯水肿性胰腺炎可通过上述保守治疗治愈。而急性坏死性胰腺炎，则要对病例进行胰腺炎的分期，针对不同的分期选用不同的方案。

（3）高脂血症性急性胰腺炎的治疗：近年来此类患者明显增多，因此在患者入院时要询问高脂血症、脂肪肝和家族性高脂血症病史，静脉抽血时注意血浆是否呈乳糜状，且早期检测血脂。对于该类患者要限制脂肪乳剂的使用，避免应用可能升高血脂的药物。甘油三酯＞11.3mmol/L易发生急性胰腺炎，需要短时间内降到5.65～6.8mmol/L以下。可使用的药物有小剂量的低分子肝素和胰岛素。快速降脂技术有血脂吸附和血浆置换等。

2. 对于重症急性胰腺炎，针对不同病期的治疗 如下所述。

（1）针对急性炎症反应期的治疗

1）急性反应期的非手术治疗：重症急性胰腺炎，起病后就进入该期，出现早期的全身代谢功能的改变和多脏器功能衰竭，因此该期的非手术治疗主要是抗休克、维持水电解质平衡、对重要脏器功能的支持和加强监护治疗。由于急性坏死性胰腺炎胰周及腹膜后大量渗出，造成血容量丢失和血液浓缩，同时存在着毛细血管渗漏，因此以中心静脉压（CVP）或肺毛细血管楔压（PWCP）为扩容指导，纠正低血容量性休克，并要注意晶体胶体比例，减少组织间隙液体潴留。在血容量不足的早期，快速地输入晶胶体比例在 2 : 1 的液体，一旦血容量稳定，即改为晶胶体比例在 1 : 1 的液体，以避免液体渗漏入组织间隙。同时要适当控制补液速度和补液量，进出要求平衡，或者负平衡 300 ~ 500mL/d，以减少肺组织间质的水肿，达到"肺干燥"的目的。除上述的非手术治疗措施外，针对加重病情的炎性介质和组织间液体潴留，还可以通过血液滤过来清除炎性介质和排出第三间隙过多的体液。即在输入液体到循环血液中保持循环系统的稳定的同时，使组织间隙中的过多积聚的液体排除。

2）早期识别暴发性急性胰腺炎和腹腔间隔室综合征：在早期进行充分液体复苏、正规的非手术治疗和去除病因治疗的同时，密切观察脏器功能变化，如果脏器功能障碍呈进行性加重，即可及时判断为暴发性急性胰腺炎，需要创造条件，争取早期手术引流，手术方式尽量简单以渡过难关。

腹腔内压（intra - abdominal pressure，IAP）增加达到一定程度，一般说来，当 IAP ≥ 25cmH$_2$O 时，就会引发脏器功能障碍，出现腹腔间隔室综合征（abdominalcompartment syndrome，ACS）。本综合征常是暴发性急性胰腺炎的重要并发症及死亡原因之一。腹腔内压的测定比较简便、实用的方法是经导尿管膀胱测压法。患者仰卧，以耻骨联合作为 0 点，排空膀胱后，通过导尿管向膀胱内滴入 100mL 生理盐水，测得平衡时水柱的高度即为 IAP。ACS 的治疗原则是及时采用有效的措施缓解腹内压，包括腹腔内引流、腹膜后引流以及肠道内减压。要注意的是，ACS 分为胀气型（Ⅰ型）和液体型（Ⅱ型），在处理上要分别对待。对于Ⅰ型，主要采用疏通肠道、负水平衡、血液净化；Ⅱ型则在Ⅰ型的基础上加用外科干预措施引流腹腔液体。在外科手术治疗前，可先行腹腔灌洗治疗。腹腔灌洗治疗方法如下：在上腹部小网膜腔部位放置一进水管，在盆腔内放置一根出水管，持续不断地采用温生理盐水灌洗，每天灌洗量约 10 000mL，维持 10 ~ 14 天。这样可以使腹腔内大量的有害性胰酶渗液稀释并被冲洗出来。做腹腔灌洗特别要注意无菌操作，避免医源性感染。还要注意引流管通畅，记录出入液体的量，保持出入液量基本平衡或出水量多于入水量。

3）治疗中手术治疗的时机：在非手术治疗过程中，若患者出现精神萎靡、腹痛、腹胀加剧，体温升高，体温 ≥ 38.5℃，WBC ≥ 20 × 10^9/L 和腹膜刺激征范围 ≥ 2 个象限者，应怀疑有感染存在，需做 CT 扫描。判断有困难时可以在 CT 导引下细针穿刺术（FNA），判断胰腺坏死及胰外侵犯是否已有感染。CT 上出现气泡征，或细针穿刺抽吸物涂片找到细菌者，均可判为坏死感染。凡证实有感染者，且作正规的非手术治疗，已超过 24h 病情仍无好转，则应立即转手术治疗；若患者过去的非手术治疗不够合理和全面时，则应加强治疗 24 ~ 48h，病情继续恶化者应行手术治疗。手术方法为胰腺感染坏死组织清除术及小网膜腔引流加灌洗，有胰外后腹膜腔侵犯者，应作相应腹膜后坏死组织清除及引流，或经腰侧作腹膜后引流。有胆管感染者，加做胆总管引流。若坏死感染范围广泛且感染严重者，需做胃造瘘及空肠营养性造瘘。必要时创口部分敞开。

（2）针对全身感染期的治疗

1）有针对性选择敏感的，能透过血胰屏障的抗生素如喹诺酮类、头孢他啶或亚胺培南等。

2）结合临床征象作动态 CT 监测，明确感染灶所在部位，对感染病灶，进行积极的手术处理。

3）警惕深部真菌感染，根据菌种选用氟康唑或两性霉素 B。

4）注意有无导管相关性感染。

5）继续加强全身支持治疗，维护脏器功能和内环境稳定。

6）营养支持，胃肠功能恢复前，短暂使用肠外营养，胃排空功能恢复和腹胀缓解后，停用胃肠减压，逐步开始肠内营养。

（3）腹膜后残余感染期的治疗

1）通过窦道造影明确感染残腔的部位、范围及比邻关系，注意有无胰瘘、胆瘘、肠瘘等消化道瘘存在。

2）强化全身支持疗法，加强肠内营养支持，改善营养状况。

3）及时作残余感染腔扩创引流，对不同消化道瘘作相应的处理。

3. 针对双重感染，即合并真菌感染的治疗 由于早期使用大剂量的广谱抗生素，加上重症患者机体免疫力低下，因此急性坏死性胰腺炎患者在病程中很容易并发真菌感染。尤其是肺、脑、消化道等深部真菌感染，并没有特异性的症状，临床上真菌感染早期难以判断。在重症胰腺炎患者的治疗过程中，如果出现不明原因的神志改变、不明原因的导管相关出血、气管内出血、胆管出血，不明原因的发热，就要高度怀疑有深部真菌感染存在。临床上寻找真菌感染的证据，是根据咽拭子、尿、腹腔渗液、创面等的涂片检查，以及血真菌培养，如果血真菌培养阳性或以上多点涂片有两处以上发现有统一菌株的真菌，即可诊断深部真菌感染。重症胰腺炎并发的真菌感染多数是念珠菌，诊断确立后，应尽早运用抗真菌药物。抗真菌药物首选氟康唑，治疗剂量为 200mg，一天 2 次，预防剂量是一天 1 次。若氟康唑治疗无效，可选用两性霉素 B。两性霉素 B 是多烯类广谱抗真菌药，主要的不良反应为可逆性的肾毒性，与剂量相关。还有血液系统的不良反应，临床使用应注意观察血常规、电解质和肾功能。

（三）手术治疗

部分重症急性胰腺炎，非手术治疗不能逆转病情的恶化时，就需要手术介入。手术治疗的选择要慎重，何时手术，做何种手术，都要严格掌握指征。

1. 手术适应证　如下所述。

（1）胆源性急性胰腺炎：分梗阻型和非梗阻型，对有梗阻症状的病例，要早期手术解除梗阻。非梗阻的病例，可在胰腺炎缓解后再手术治疗。

（2）重症急性胰腺炎病程中出现坏死感染：有前述坏死感染的临床表现及辅助检查证实感染的病例，应及时手术清创引流。

（3）暴发性急性胰腺炎和腹腔间隔室综合征：对诊断为暴发性急性胰腺炎患者和腹腔间隔室综合征患者，如果病情迅速恶化，非手术治疗方法不能缓解，应考虑手术介入。尤其是对暴发性急性胰腺炎合并腹腔间隔室综合征的患者。但在外科手术介入前应正规非手术方法治疗 24～48h，包括血液滤过和置管腹腔灌洗治疗。手术的目的是引流高胰酶含量的毒性腹腔渗液和进行腹腔灌洗引流。

（4）残余感染期，有明确的包裹性脓腔，或由胰瘘、肠瘘等非手术治疗不能治愈。

2. 手术方法　如下所述。

（1）坏死病灶清除引流术：是重症急性胰腺炎最常用的手术方式。该手术主要是清除胰腺坏死病灶和胰外侵犯的坏死脂肪组织以及含有毒素的积液，去除坏死感染和炎性毒素产生的基础，并对坏死感染清除区域放置灌洗引流管，保持术后有效地持续不断地灌洗引流。

术前必须进行增强 CT 扫描，明确坏死感染病灶的部位和坏死感染的范围。患者术前有明确的坏死感染的征象，体温大于 38.5℃，腹膜刺激征范围超过 2 个象限以上，白细胞计数超过 20×10^9/L，经积极的抗感染支持治疗病情持续恶化。

通常选用左侧肋缘下切口，必要时可行剑突下人字形切口。进腹后，切开胃结肠韧带，进入小网膜囊，将胃向上牵起，显露胰腺颈体尾各段，探查胰腺及胰周各区域。术前判断胰头有坏死病灶，需切开横结肠系膜在胰头部的附着区。对于胰头后有侵犯的患者，还要切开十二指肠侧腹膜（Kocher 切口）探查胰头后区域。胰外侵犯的常见区域主要有胰头后、小网膜囊、胰尾脾肾间隙、左半结肠后和升结肠后间隙，两侧肾周脂肪间隙，胰外侵犯严重的患者，还可以沿左右结肠后向髂窝延伸。对于以上部位的探查，要以小网膜囊为中心，分步进行。必要时可切断脾结肠韧带、肝结肠韧带和左右结肠侧腹膜。尽可能保持横结肠以下区域不被污染。胰腺和胰周坏死病灶常难以区分明显界限，坏死区常呈黑色，坏死病灶的清除以手指或卵圆钳轻轻松动后提出。因胰腺坏死组织内的血管没有完全闭塞，为避免难以控制的出血，术中必须操作轻柔，不能拉动的组织不可硬性拉扯。坏死病灶要尽可能地清除干净。清除后，以对半稀释的过氧化氢溶液冲洗病灶，在坏死病灶清除处放置三腔冲洗引流管，并分别于小网膜囊内、胰尾脾肾间隙、肝肾隐窝处放置三腔管。引流管以油纱布保护隔开腹腔内脏器，可以从手术切口引出，胰尾脾肾间隙引流管也可以从左肋缘下另行戳孔引出。术中常规完成"三造瘘"手术，即胆总管引流、胃造瘘、空肠造瘘。胆总管引流可以减轻 Oddi 括约肌压力，空肠造瘘使术后尽早进行空肠营养成为可能。术后保持通畅地持续地灌洗引流。灌洗引流可持续 3～4 周甚至更长时间。

规则全胰切除和规则部分胰腺切除现已不常规使用。坏死组织清除引流术后患者的全身炎症反应症状会迅速改善。但部分患者在病情好转一段时间后再次出现全身炎症反应综合征的情况，增强 CT 判断有新发感染坏死病灶，需再次行清创引流术。

再次清创引流术前，通过 CT 要对病灶进行准确定位，设计好手术入路，避免进入腹腔内未受污染和侵犯的区域。再次清创引流的手术入路可以从原切口沿引流管进入，也可以选肾切除切口和左右侧大麦氏切口，经腹膜外途径进入感染区域。

（2）胰腺残余脓肿清创引流手术：对于已度过全身感染期，进入残余感染期的患者，感染残腔无法自行吸收，反而有全身炎症反应综合征者，可行残余脓肿清创引流术。操作方法同坏死病灶清除引流术，只要把冲洗引流管放在脓腔内即可，也不需要再行"三造瘘"手术。

（3）急性坏死性胰腺炎出血：出血可以发生在急性坏死性胰腺炎的各个时期。胰腺坏死时一方面胰腺自身消化，胰腺实质坏死胰腺内血管被消化出血；另一方面大量含有胰蛋白酶、弹性蛋白酶和脂肪酶的胰液外渗，腐蚀胰腺周围组织和血管，造成继发出血。当进行胰腺坏死组织清创术时和清创术后，出血的概率更高，既有有活性的胰腺组织被清除时引起的创面出血，但主要是已坏死的组织被清除后，新鲜没有坏死栓塞的血管暴露于高腐蚀性的胰液中，导致血管壁被破坏出血。此外，在重症胰腺炎时，30% 的患者会发生脾静脉的栓塞，导致左上腹部门脉高压，左上腹部静脉屈曲扩张，一旦扩张血管被破坏常常导致致命性的出血。急性坏死性胰腺炎造成的出血常常来势凶猛，一旦出现常危及生命。治疗坏死性胰腺炎出血，可分别或联合采用动脉介入栓塞治疗和常规手术治疗。常规手术治疗可采用在药物治疗和介入治疗无效的情况下。手术主要是开腹缝扎止血手术，同时也要及时清除胰腺和周围的坏死组织，建立充分的腹腔和胰床的引流。

（彭佑共）

第二节　慢性胰腺炎

慢性胰腺炎以胰腺实质发生慢性持续性炎性损害，可导致胰腺实质纤维化、胰管扩张、胰管结石或钙化等不可逆性形态改变，并可引起顽固性疼痛和永久性内、外分泌功能损失。迄今，对其发病机制、病理生理和发病过程仍不十分清楚，各种治疗方法包括手术治疗也仅限于针对慢性胰腺炎的并发症及改善症状，是至今难治的疾病之一。

一、病因

长期酗酒是引起慢性胰腺炎的主要原因。在西方国家 70%～80% 的病例与长期酗酒和营养不良有关。研究证明，在经常酗酒的人中，慢性胰腺炎的发病率比不酗酒的人高 50 倍。长期酗酒能使胰液分泌减少，蛋白质在胰液中的含量升高，重碳酸盐降低，以致胰液中的蛋白质沉淀于细小的胰管中引起堵塞、慢性炎症和钙化。在我国胆石性因素占了相当的比例。

4% 的甲状旁腺功能亢进症并发慢性胰腺炎，可能与高钙血症有关，因此慢性胰腺炎患者必须检测血钙浓度，特别在胰腺有钙化时。

慢性胰腺炎常与高脂血症，胰腺先天性异常，胰腺外伤或手术有关。

另一种类型发生于严重营养不良的儿童中，患者有腹痛和胰腺钙化，很少并发糖尿病，但逐渐发生胰腺功能不全，补充营养后胰腺病变能完全复原。有些慢性胰腺炎属于常染色体显性遗传，在一个家庭内可发生 2 个或 2 个以上的患者，其临床和放射学表现与酒精性胰腺炎相似。

二、病理

近代观点（Singh SM，1990 年）将慢性胰腺炎按其病理分为两类，即酒精性和梗阻性慢性胰腺炎。

1. 酒精性慢性胰腺炎　这在西方国家是一种常见类型。在早期可见胰腺小导管内有蛋白类物质沉积，后来碳酸钙加入，形成钙化。蛋白类物质堵塞小导管，使近端管腔扩张，周围实质有炎性浸润，最后腺泡组织消失，代之以纤维组织，胰腺出现萎缩和缩小。偶见导管的交替扩张和狭窄，呈串珠状表现。胰岛或可较长时间存在，但由于其周围纤维组织中的小静脉已栓塞，内分泌不能进入血液循环，故仍发生糖尿病。在疾病的后期，由于炎症反复发作纤维化使腺体实质变得坚硬，胰腺表面呈灰白色。在纤维化严重受累区域，胰腺小叶消失，切面呈白色，很少出血。主胰管分段或全程扩张，胰腺的超微结构提示腺泡细胞分泌亢进，成熟的酶原颗粒数减少，但前酶原数以及粗内质网、高尔基复合体、细胞核和核仁均增大，线粒体变大，导管和中心腺泡细胞数也增多。

2. 梗阻性慢性胰腺炎　胰腺导管梗阻可因乏特壶腹纤维化、乳头炎症、主胰管狭窄、肿瘤压迫等因素所致。Uscanga 发现纤维化组织由半衰期较短的胶原组成，故胰腺炎的梗阻性病变有时是可逆的，多数导管内无蛋白类物质堵塞。胰腺的外观同酒精性胰腺炎，但其镜检所见截然不同，病变弥散，无小叶解剖外貌，外分泌组织广泛受累，导管口径仍规则，无狭窄，大导管中度扩张而小导管仍正常大小，导管上皮完整，腔内空虚，很少有蛋白堵塞物或钙化。

三、临床表现

1. 腹痛　腹痛是慢性胰腺炎最主要的症状，90%的病例诉腹痛，通常位于中上腹或左上腹并放射至背部。进餐后腹痛加剧。

腹痛的部位与胰腺病变的位置有关，胰头病变引起右上腹痛，胰体尾部病变时腹痛位于中上和左上腹部。背部放射痛提示炎症已扩展至腹膜后。腹痛常为持续性隐痛或剧痛，饮酒和饱餐可引起发作，每次发作持续数天。随着疾病的进展，发作的次数越来越频繁，持续的时间越来越久，腹痛的程度也越来越重，最终有10%～20%患者腹痛也可消失，所谓"无痛性慢性胰腺炎"，但随之出现胰腺功能不全的症状，例如脂肪痢和体重减轻。

2. 体重减轻　体重丧失也是慢性胰腺炎的重要症状之一，约发生于75%的病例，主要由于畏食和惧怕进食引起腹痛所致，其次，严重的胰腺病变可引起胰酶分泌减少和吸收不良。

3. 胰腺功能不全　胰腺内外分泌功能丧失90%以上，必然会引起吸收不良。脂肪痢是最常见的症状，粪便奇臭，量多且呈泡沫状，含大量脂肪颗粒。30%左右患者并发糖尿病。

四、诊断和术前检查

诊断主要根据病史、体格检查，辅以必要的实验室检查和诊断操作（图 12 - 1）。绝大多数的慢性胰腺炎根据病史和体格检查就可作出诊断，为了进一步明确胰腺的结构改变，例如胰腺钙化、肿块，胰管扩张或狭窄，胰腺囊肿等，应进行必要的放射学和超声检查，常规拍腹部 X 线平片，30%～50%可发现胰腺钙化。传统的低张十二指肠造影目前已被灰阶 B 超和 CT 所替代。

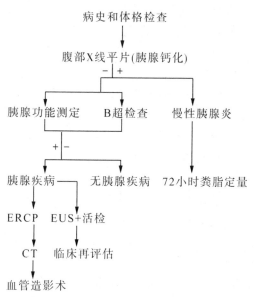

图 12 - 1　怀疑慢性胰腺炎时检查顺序

灰阶 B 超和 CT 对于明确胰腺的病变程度极有帮助，特别是灰阶 B 超具有较高的敏感性和特异性而无放射性的危害，故深受医师和患者的欢迎。若有腹腔积液和胃肠胀气等干扰 B 超的检查时可改行 CT。

逆行胰胆管造影（ERCP）可直接发现胰管的扩张和狭窄，并能获得组织作活检，对于鉴别恶性肿瘤特别有裨益，且对选择手术方式帮助很大，但此种检查属于损伤性，在慢性胰腺炎时可引起较多并发症。

病史和体格检查

腹部 X 线平片（胰腺钙化）+ 胰腺功能测定 + 胰腺疾病 72h 粪脂检测 ERCPCT 血管造影术无胰腺疾病，B 超检查慢性胰腺炎 72h 粪脂定量。

确定诊断后，术前检查的目的是进一步评价胰腺内、外分泌功能，了解胰腺结构改变的程度，包括胰腺大小、形态、胰管狭窄和扩张的部位，有无假性囊肿等，以便选择合适的手术方式。

五、治疗

治疗原则：①控制症状，改善生活质量；②去除病因和纠正存在的胰管梗阻因素，保护胰腺功能；③预防和治疗并发症及寻找胰腺内、外分泌功能的替代治疗方法。

1. 手术适应证　如下所述。

（1）保守治疗难于控制的顽固腹痛者：CP 引起疼痛的机制尚未完全明了，主要的假说有黏稠的胰液和胰管结构的改变引起胰管内压力增高，支配胰腺的神经周围炎症以及胰腺炎性肿块内局部疼痛介质的释放等。有学者基于对 CP 自然病程的研究认为随着病程的进展，患者的胰腺会"燃尽"（burn out），大多数患者最终将不再腹痛，因此建议使用保守治疗，但最近通过对大样本的病例较长期的随访后，发现仅 50% 的患者腹痛可自然缓解，故应先以止痛药物治疗。按世界卫生组织推荐三阶梯治疗方案。其主要内容是："按需服药"和"按时服药"。第一阶梯表示疼痛程度很轻，给非麻醉性镇痛药如：阿司匹林、吲哚美辛、萘普生、布洛芬和甲氯芬那酸（抗炎酸钠）等。第二阶梯表示中等程度疼痛，可以给非麻醉性镇痛药和弱作用的麻醉性镇痛药如：可待因等。第三阶梯表示疼痛剧烈，所以要给强作用麻醉性镇痛药（如吗啡、哌替啶、美沙酮、氢化吗啡酮、羟二氢吗啡酮和二氢埃托啡等）和非麻醉性镇痛药。注意麻醉性镇痛药有成瘾性、药物依赖性和耐药性不能滥用。联合用药效果较好，如氯丙嗪 + 曲马朵；吗啡 + 酚妥拉明等用 Baxter 管给药 5mL/h。疼痛顽固不能控制且影响生活和工作者可考虑手术治疗。避免酗酒仍是关键。

（2）胰腺邻近器官受累引起并发症者：大约 10% ~ 30% 的 CP 患者中胰头发生炎性肿块并累及邻近器官可能导致胆总管、十二指肠甚至横结肠的狭窄、阻塞，而门静脉、脾静脉受压则可引起狭窄、栓塞并导致门静脉高压症，并可继发食管胃底静脉曲张出血。

（3）胰腺假性囊肿：指应用内镜不能持久控制的伴有胰管病变的假性囊肿。

（4）胰管结石，胰管狭窄伴胰管梗阻。

（5）无法排除胰腺恶性疾病者：有时部分 CP 患者即使经过全面详尽的检查，仍无法排除胰腺癌的可能，须接受手术治疗。最近，欧洲与美国七个胰腺中心最初诊断为 CP 的 2015 例患者经 2 年以上的随访后，发现 16.5% 的患者最终确诊为胰腺癌，证实有部分病例继发于腺体的慢性炎症基础。因此，手术时应注意警惕胰腺癌的存在，术中快速冰冻切片和穿刺涂片对诊断有一定的帮助。

2. 手术方法的选择　如下所述。

（1）引流手术：适用于 CP 分类中的没有邻近器官并发症的大胰管性胰腺炎或胰石性胰腺炎和慢性阻塞性胰腺炎。单纯引流手术的方法主要有 Peustow 术式（胰管纵行切开与空肠作侧侧型 Roux – en – Y 吻合）或 DeVal 术式（横断胰尾，使与空肠作端端型 Roux – en – Y 吻合）。只要病例选择得当，尤其是主胰管扩张明显者，我们的实践经验提示效果较好。

（2）去神经治疗：内脏神经切除或神经节切除术对部分患者有效。凡无胰管扩张、囊肿及结石者，病变值于胰头部可行胰头丛切除术；病变位于胰体尾部可行左内脏神经及腹腔神经节切除。神经节切除可致内脏神经失调，且并发症多。单纯切除神经后 2 年复发率高。近年有人用胸腔镜行内脏神经切除术，钳夹和电凝 $T_{5\sim9}$ 较大内脏神经和 $T_{10\sim11}$，较小内脏神经，并发症少。从理论上讲，去神经治疗有其理论依据，但远期效果不理想。因此，目前此法应用较少。

（3）胰十二指肠切除术：主要适用于胰头肿块及胰头多发性分支胰管结石和不能校正的 Oddi 括约肌狭窄等病例。手术方法主要为 Whipple 手术或 PPPD 手术。优点是能有效地控制腹痛症状，缓解率可达到 80%～90%，能够解决周围器官的并发症，并能发现和根治胰腺癌。其缺点是手术创伤大，术后并发症发生率较高（5%～15%），远期死亡率高（5 年死亡率为 20%～40%），其原因可能与重建的消化道破坏了正常的肠 - 胰轴引起胰岛素分泌水平的降低，从而导致糖尿病的发生或恶化以及胰腺外分泌功能的丧失有关。

（4）保留十二指肠的胰头切除术（duodenum preserving resection of the head of the pancreas，DPRHP）：是目前所提倡应用于治疗 CP 右胰头肿块或周围器官并发症的一类手术方法。1972 年保留胰周器官（胃、胆总管和十二指肠）的 DPRHP 术式开始应用于临床，Beger 和 Frey 分别于 1980 年和1987 年正式应用于治疗有胰头肿块或周围器官并发症的 CP。Beger 术式和 Frey 术式的相同点都是作胰头次全切除术（注意保留十二指肠降段的肠系膜血管）并保留胰周器官，不同点在于重建方式：前者在门静脉前方横断胰腺，并作胰体与空肠端端吻合，胰头残余部分与空肠侧侧吻合；后者不切断胰腺而作纵向切开胰管联合胰头残余部分与空肠的侧侧吻合。DPRHP 治疗 CP 的 5 年腹痛缓解率达到 85%～95%，并能持久控制邻近器官的并发症。手术死亡率在 1.8% 以下，远期死亡率仅 3.6%。其最大的优点是保留了十二指肠，因为十二指肠不但是钙、铁等离子的吸收点，又是胃、胆及小肠正常运动和分泌的起搏点，就此保留了正常的生理性消化，术后 80% 左右患者的体重有所增加，70% 患者能恢复正常工作。可惜很多患者的病理改变不适合上述手术指征，慢性胰腺炎的治疗仍然是一个棘手问题，以病因治疗为主，在随访过程中还要与癌变相鉴别。

（5）全胰切除自体胰岛移植：对全胰腺广泛炎症改变和多发分支胰管结石的患者，不能通过局部切除或胰管切开等方式达到治疗目的者，可考虑全胰切除，自体胰岛移植，但此手术方法需慎重。

（彭佑共）

第十三章

阑尾疾病

第一节　急性阑尾炎

急性阑尾炎（acute appendicitis）是外科最常见的急腹症。任何年龄均可发病，以 10～40 岁年龄组发病为多。急性阑尾炎的症状变化多端，必须结合具体病例认真分析才能做出正确诊断。有人估计每 1 000 个人中，每年有 1 人患急性阑尾炎，中南大学湘雅第二医院临床资料统计，占普外科住院患者的 10.5%，占急腹症的 40.2%。

一、病因

1. 阑尾腔梗阻　是急性阑尾炎最常见的病因，阑尾管腔梗阻最常见的原因是淋巴滤泡的明显增生，约占 50%。粪石也是阻塞的常见原因，多见于成年人。异物堵塞、炎性狭窄、阑尾扭曲、食物残渣、寄生虫、阑尾肿瘤和右半结肠肿瘤等则是较少见的病因。各种原因导致阑尾腔完全或不完全梗阻，阑尾腔内的压力增高，阑尾壁的血运障碍，以致继发细菌感染，导致阑尾炎。

2. 细菌感染　阑尾腔内存在致病菌，当黏膜有损害时，细菌由损害处侵入阑尾壁而发生阑尾炎；或机体其他部位感染时，细菌可经血液循环到达阑尾而引起阑尾炎。

3. 神经反射学说　阑尾炎与神经系统活动有密切关系，各种原因所导致的阑尾神经调节紊乱，因而引起阑尾壁肌肉和血管反射性痉挛，使阑尾腔梗阻和血运障碍，随之出现细菌感染。

阑尾炎的发病过程往往是很复杂的，难以单一病因解释。在发病过程中神经反射、管腔梗阻和细菌感染 3 种因素可相继出现，且相互影响。阑尾常常发生感染的内在解剖因素有：①阑尾细长游离，且系膜相对较短，阑尾易扭曲梗阻；②阑尾是与盲肠相通的盲管，且开口狭小；③阑尾血管为单一终末分支，无交通支，一旦发生血运障碍将直接影响阑尾生机；④阑尾居于盲肠下端，或盲肠与阑尾开口交界处黏膜皱襞，Gerlach 瓣缺如或功能不全，盲肠内容物将进入阑尾腔使之梗死；⑤阑尾壁内有丰富的淋巴滤泡，容易增生致阑尾腔梗阻；⑥阑尾的蠕动缓慢而弱。细菌感染是阑尾炎的必备条件，但正常阑尾腔内存在细菌并不致病，一定还要有全身或局部的其他致病因素的参与，机体抵抗力降低、阑尾血运障碍、解剖形态变化等，往往成为细菌致病的有利条件。阑尾炎多为需氧菌和厌氧菌的混合感染，最常见的菌种为脆弱类杆菌。

二、病理

阑尾系一盲管，如近端梗阻，就形成一个盲襻，黏膜持续分泌黏液，且阑尾浆膜相对缺乏弹性，使腔内压力增高，当腔内压力超过毛细血管灌注压时，黏膜缺血致屏障受损，失去阻断细菌入侵能力，使炎症得以发展。压力升高首先使淋巴回流受阻，组织水肿，阑尾肿胀充血，黏膜由于缺血和细菌入侵可形成小脓肿和溃疡，并有出血点，黏膜和黏膜下层有较明显的中性粒细胞浸润，病理上称为单纯性阑尾炎。由于阑尾腔内压力增高，管腔扩张及炎症的发展，刺激内脏神经末梢产生定位不清的内脏痛，临床上表现为上腹部或脐周疼痛；如炎症刺激使阑尾蠕动增强，可产生痉挛性疼痛。由于阑尾与小肠受同一种神经支配，故临床上可出现食欲不振、恶心、呕吐等。

黏膜受炎症刺激，不断分泌黏液，使阑尾腔内压力继续升高，造成静脉回流障碍而动脉仍继续灌注时，阑尾显著充血，高度肿胀，组织水肿加重，小血管可因受压闭塞而血栓形成。黏膜面溃疡变大、增多，细菌侵犯扩展至阑尾组织深部，阑尾壁全层炎性细胞浸润，浆膜被纤维和脓性分泌物覆盖，阑尾腔内积脓，形成急性化脓性阑尾炎。腹腔内可有稀薄浑浊脓液，细菌培养可呈阳性。当发炎的阑尾浆膜和壁层腹膜接触，致壁层腹膜上的体神经受刺激，临床上就出现典型的转移性腹痛，右下腹疼痛较前加重。

炎症继续发展，阑尾腔内压力进一步升高，最终会波及动脉血运，也可因血管痉挛或血栓形成而使阑尾血液供应发生障碍，导致阑尾坏死。阑尾的对系膜侧中段，血液供应最差，是坏死的好发部位。坏死常呈灰绿或暗紫色，可局限于阑尾壁的一处或累及整个阑尾，成为坏死性阑尾炎。阑尾坏疽对机体的影响和阑尾穿孔一样，细菌可由坏死处进入腹腔，使腹腔污染。由于有活力的阑尾残段的细胞仍在继续分泌，腔内压力持续增加，最终导致阑尾穿孔，或称穿孔性阑尾炎。梗阻在阑尾尖端容易穿孔，梗阻在阑尾基底部不易穿孔，由于穿孔大多在梗阻的远端，故一般无粪便自穿孔处溢出。

阑尾穿孔后，积聚在腔内的脓液流入腹腔，有 1%～2% 的患者可发展成弥漫性腹膜炎，尤其是婴幼儿和老年患者，成为阑尾炎的主要死亡原因。在成人中，如炎症进展不快，机体有自然的保护机制，穿孔后绝大多数可形成局限性腹膜炎，由附近的小肠襻、网膜和腹膜形成机械性屏障，阻止炎症扩散；或由大网膜包裹坏疽穿孔的阑尾，形成炎性包块，其间可有散在的小脓肿，或发展为阑尾周围脓肿。这种炎性肿块或脓肿可完全吸收消散；但炎症也可发展，肿块扩大或脓肿突然破溃，形成弥漫性腹膜炎。如机体抵抗力尚好，也可在腹腔内其他部位形成局限性脓肿，常见的部位是盆腔、膈下、髂窝或肠间隙。总之，阑尾穿孔后，并发症和病死率都明显增高。

上述炎症演变是可以避免的，一部分患者经非手术治疗，炎症可以好转，增生的淋巴组织可消退，软的粪石、异物有可能松动而解除梗阻，蜂窝织炎可在数日内消退。早期的阑尾炎在炎症消退后可不留解剖上的改变，或仅有轻微的粘连，手术时或可见到阑尾扭曲、位置不正常等。如曾有黏膜溃疡，炎症修复，管壁纤维化，管腔可狭窄，以后必复发；如管腔完全闭塞，而远端黏膜仍有分泌功能，所分泌的黏液不能排出，潴留于阑尾腔内，又没有足够的细菌引起炎症，遂形成阑尾黏液囊肿，阑尾壁变薄，囊肿逐渐扩大，直到黏液停止分泌，阑尾囊肿在阑尾切除术中约占 0.3%；如整个阑尾黏膜均受破坏，愈合后管腔全部闭塞，则阑尾变成硬索条状物。

极少数化脓性或坏疽性阑尾炎，感染可经血循环扩散，侵及门静脉系统，导致化脓性门静脉炎、肝内多发性小脓肿和败血症。

三、临床病理分型

1. 急性单纯性阑尾炎　属轻型阑尾炎或病变早期。病变多只限于黏膜和黏膜下层。表现为阑尾壁轻度水肿，浆膜充血并失去光泽，表面有少许纤维素性渗出物。镜下可见阑尾壁各层水肿和中性粒细胞浸润，黏膜表面有小溃疡和出血点。临床症状和体征较轻。

2. 急性化脓型阑尾炎　亦称急性蜂窝织炎性阑尾炎，常由急性单纯性阑尾炎发展而来。阑尾明显水肿，浆膜高度充血，表面覆以脓性分泌物，阑尾腔内积脓。镜下，阑尾黏膜的溃疡面加大并深达肌层和浆膜层，管壁各层有小脓肿形成。阑尾周围腹腔内有稀薄脓液，并形成局限性腹膜炎。临床症状和体征较重。

3. 坏疽性及穿孔性阑尾炎　是一种重型阑尾炎，阑尾管壁坏死或部分坏死而呈紫黑色，阑尾腔内和右下腹腔内有恶臭脓液。阑尾腔内积脓，压力增高，阑尾动脉血栓形成，导致阑尾坏死、穿孔。穿孔部位多发于阑尾根部或近端。如穿孔前被大网膜包裹，便形成阑尾周围脓肿；否则穿入腹腔，则可引起急性弥漫性腹膜炎。

4. 阑尾周围脓肿　急性阑尾炎化脓坏疽或穿孔，病程进展较慢，大网膜可移至右下腹腔，将其包裹形成粘连，形成炎性包块或阑尾周围脓肿。

急性阑尾炎不同临床病理类型可随机体的防御功能强弱、治疗是否正确及时而出现以下 3 种不同的转归，①炎症消退：单纯性阑尾炎经及时药物治疗后炎症消退。大部分将由于黏膜溃疡而形成瘢痕，甚至阑尾腔变窄，管壁增厚，阑尾扭曲，而成为慢性阑尾炎；②炎症局限：化脓、坏疽或穿孔性阑尾炎被大网膜包裹粘连而形成阑尾周围脓肿。需用大量抗生素或中药治疗，脓液较多者还需穿刺引流或置管引流，治愈缓慢；③炎症扩散：阑尾炎症重，发展快，如治疗不及时，炎症扩散，可发展为急性弥漫性腹膜炎，细菌亦可经血液循环进入门静脉，引起化脓性门静脉炎和肝脓肿，严重感染可致脓毒血症或感染性休克等。

四、临床表现

1. 症状 如下所述。

（1）腹痛：所有的阑尾炎患者均有腹痛，但疼痛的程度和位置变化不同。由于内脏神经的反射，典型的腹痛始于右上腹，逐渐转移至脐周，数小时后（6～8h）转移并局限在右下腹。此过程的长短取决于病变发展的程度和阑尾位置，一般最短不少于 2h。70%～80% 的患者具有此典型的转移性腹痛，少数患者无转移性腹痛，可始发右下腹痛，慢性阑尾炎急性发作时多见。由于阑尾位置的变异，腹痛始发部位和局限部位将因此而改变，如阑尾位于盲肠后、回肠后、盆腔内时，不会完全表现为右下腹痛，也不转移至右下腹，有的患者疼痛开始于耻骨上、腰部、右上腹或左下腹部等，但最终将出现持续性固定腹痛。腹痛性质与阑尾炎类型相关，单纯性阑尾炎表现为轻度隐痛；化脓性阑尾炎呈阵发性胀痛和剧痛；坏疽性阑尾炎呈持续性剧烈腹痛；穿孔性阑尾炎可因阑尾腔内压骤减，而腹痛暂时减轻，但出现腹膜炎后，腹痛又会持续加剧且范围扩大，全身症状加重。

（2）胃肠道症状：发病早期可有厌食，亦可为首发症状；50% 患者有恶心、呕吐，以小儿和青年常见。呕吐为反射性，多在腹痛发作后发生，有的患者可能发生腹泻。盆腔位阑尾炎或盆腔积脓时，炎症刺激直肠和膀胱，可引起排便和里急后重等症状。弥漫性腹膜炎时可导致麻痹性肠梗阻。

（3）全身症状：早期有乏力、头部不适等。随着炎症加重，出现全身中毒症状，如出现寒战、高热和黄疸时，应考虑可能并发化脓性门静脉炎。

2. 体征 发病数小时后，患者因疼痛行走时常常将身体向前弯曲，卧床时多采用右髋屈曲位以减轻疼痛。早期体温正常或稍有升高，除小儿外，少有超过 39℃ 者，如出现寒战、高热，常预示阑尾坏死穿孔已有阑尾脓肿、弥漫性腹膜炎或门静脉炎等其他并发症。

腹部体征主要取决于阑尾位置和是否穿孔，必须对全腹进行系统而全面的检查，以期发现最明显的压痛点，此点常在右下腹麦氏点。但由于阑尾位置的变异和炎症程度的不同，压痛点并非都在麦氏点，关键是有固定的压痛点，这是阑尾炎最重要的体征，也是诊断阑尾炎最主要的依据。压痛的程度和范围与病变的程度相关。早期轻压痛，当炎症累及浆膜时即有叩击痛；当炎症加重时，压痛的程度加重，范围也随之扩大；当阑尾坏疽穿孔时，疼痛和压痛的范围可波及全腹，但仍以阑尾所在位置压痛最明显。

当炎症累及壁层腹膜时，可出现反跳痛、腹肌紧张、肠鸣音减弱或消失等腹膜刺激征象。一般而言，腹膜刺激征的程度、范围与阑尾炎症程度相平行，多且于化脓性阑尾炎和坏死穿孔性阑尾炎发生。腹膜刺激征范围扩大，说明腹腔内渗出增多或阑尾穿孔已导致弥漫性腹膜炎。但肥胖患者、小儿、老人、孕妇或盲肠后位阑尾炎时，腹膜刺激现象可不明显。阑尾周围脓肿时，可在右下腹触及触痛性固定肿块。

结肠充气试验（Rovsing 征）：患者仰卧位，用右手压迫左下腹，再用左手挤压近侧结肠，结肠内气体可传至盲肠和阑尾，引起右下腹疼痛者为阳性。

腰大肌试验（Psoas 征）：患者左侧卧位，右下肢伸直过度后伸，引起右下腹疼痛者为阳性，表示腰大肌受到炎症刺激，阑尾多为盲肠后位。

闭孔内肌试验（Obturator）：是让患者仰卧，右髋、膝屈曲 90°，将大腿内旋，引起右下腹疼痛者为阳性，表示阑尾靠近闭孔内肌。

应当重视直肠指诊，以减少误诊。其主要的目的是排除盆腔病变，其次是检查有无低位或盆腔内阑尾炎造成的直肠右前壁触痛，或阑尾周围脓肿时盆腔内触痛性肿块。

3. 实验室检查　白细胞计数升高到（10～20）×10⁹/L，可出现核左移。单纯性阑尾炎或老年患者，白细胞可无明显升高。尿常规检查一般无异常，当炎症刺激输尿管或膀胱时，尿中可出现少数红细胞，但应排除泌尿系统及其他原因所致。当诊断怀疑时，可做淀粉酶检测以排除胰腺炎；β-HCG 测定以排除宫外孕破裂等。

4. 影像学检查　X 线平片一般无阳性发现，偶见盲肠扩张和液气平面、钙化的粪石和异物影。B 超可发现肿大的阑尾或脓肿以及右下腹腔积液，对诊断有一定的帮助，并可排除某些妇科疾病所致腹痛。腹腔镜可用于急性阑尾炎的诊断，并可进行腹腔镜阑尾切除术。

五、诊断和鉴别诊断

典型急性阑尾炎诊断并不困难，①发病较急，多有转移性右下腹痛，也可在起病时，即为右下腹痛，伴恶心呕吐及不同程度发热；②右下腹局限性压痛、反跳痛及肌肉紧张；③血白细胞计数及中性粒细胞增高，尿常规及胸腹透视一般正常；④排除其他肠道疾病、妇科及内科疾病。但不典型阑尾炎、老年人或婴幼儿阑尾炎有时诊断相当困难，误诊并不少见。

1. 胃十二指肠溃疡穿孔　穿孔溢液可沿升结肠旁沟流至右下腹，很似急性阑尾炎的转移性腹痛，空腹穿孔且穿孔很快自行封闭时，上腹部症状较轻，而右下腹症状可很明显，极易误诊为急性阑尾炎。反之，阑尾穿孔引起急性弥漫性腹膜炎时也可能误诊为消化性溃疡穿孔。但胃十二指肠溃疡穿孔患者多有溃疡病史，溃疡穿孔时为突发上腹部剧烈疼痛，体检时上腹仍具疼痛和压痛，腹壁紧张度和肠鸣音减弱等腹膜刺激征象也较明显。溃疡病穿孔 70% 有气腹，而阑尾穿孔时气腹极为罕见。

2. 妇科疾病　误诊最多发生在育龄妇女，应与盆腔感染、卵巢滤泡破裂、卵巢囊肿蒂扭转、子宫内膜异位、异位妊娠破裂、黄体囊肿破裂等鉴别。

（1）盆腔感染性疾病：特别是右侧附件炎与阑尾炎的鉴别相当困难。附件炎腹痛初起即在下腹部，位置较低，常为双侧，伴有腰疼，压痛点较阑尾炎低且弥散。常有脓性白带而胃肠道症状少，后穹隆穿刺有脓液，子宫颈剧痛，涂片检查可见革兰阴性双球菌，盆腔 B 超有助于鉴别诊断。

（2）宫外孕破裂：可有右下腹痛，出血量少时，需与阑尾炎鉴别，如出血量大，急性失血的症状明显，诊断则无困难。宫外孕有停经和少量阴道出血史，腹痛常突然发作且较剧烈，有时肩部放射，下腹部有弥漫性压痛，患侧稍重，反跳痛和肌紧张不明显。妇科检查有子宫颈剧痛，可扪及附件肿块，子宫稍大，阴道后穹隆穿刺可抽出不凝固的血液。卵巢滤泡破裂和黄体囊肿破裂与宫外破裂的临床表现相似，但病情较轻。

（3）卵巢囊肿蒂扭转：腹痛突然发生，呈阵发性绞痛。由于下腹部压痛和肌紧张，囊肿不易触及。妇科检查或麻醉后检查，可扪及肿块，B 超或 CT 可明确诊断。

3. 右输尿管结石　腹痛多在右下腹，为阵发性绞痛，并向会阴部放射，亦可有胃肠道症状，压痛和腹肌紧张程度与腹部剧痛的程度不一致，腹部炎症现象不明显。但右输尿管结石嵌顿并发腹膜后炎症时，可出现极类似于急性阑尾炎的临床表现，往往需作影像学检查才能明确诊断。输尿管结石尿检有多数红细胞，X 线摄片在输尿管行程可见结石影。B 超检查可见肾盂积水、输尿管扩张和结石影。

4. 急性胆囊炎　一般无困难，但肝下阑尾炎时，其临床表现都在右上腹，给诊断带来困难。反之，急性胆囊炎如胆囊位置较低或肥胖患者肿大胆囊底达右下腹，或合并盲肠充分扩张，右下腹可有压痛，易误诊为阑尾炎。此时，B 超和 X 线平片检查有用助于鉴别诊断。

5. Crohn 病（克罗恩病）　多发生在回肠末段，因右下腹疼痛、压痛、低热可误诊为阑尾炎。但其腹痛轻，进展慢，右下腹压痛范围较广，有反复发作的腹泻、腹胀、低热病史。术中可见回肠呈节段性红肿，病变肠段与正常肠段之间界限清楚，且肠系膜淋巴结肿大，即可明确诊断。

6. 肠系膜淋巴结炎　儿童急性阑尾炎常需与之鉴别。病儿常有上呼吸道感染史，高热而腹痛较轻，腹痛开始就在右下腹，范围较弥散。腹膜刺激征象较轻，但体温较高。腹部压痛部位偏内侧，并可随体位改变。

7. 梅克尔憩室炎　因部位和阑尾临近，临床症状类似而难以鉴别。憩室炎最显著的压痛点偏内侧，可并发小肠机械性肠梗阻，两者虽难鉴别，但都需手术治疗。如术中发现阑尾炎症表现与临床表现不符时，必须检查有无梅克尔憩室。

8. 内科性疾病　右下基底肺炎和右侧膈胸膜炎可刺激第 10、11 和 12 肋间神经，出现反射性右下腹痛，但患者咳嗽或深呼吸时有胸痛，亦可有呼吸道症状，患者有明显症状，但腹部体征轻微且不局限。胸部体检和 X 线片可以避免误诊。急性胃肠炎的恶心、呕吐和腹泻明显，常发生在腹痛前或同时发生。而急性阑尾炎胃肠道症状常出现在腹痛之后。右侧急性肾盂肾炎常先有寒战、高热，疼痛起初在右肾区，腹痛常伴有腰痛，疼痛位置较高且范围较广，肋脊角叩痛阳性，如尿中发现脓细胞，或细菌培养阳性，即可明确诊断。

在临床实践中，非典型急性阑尾炎很难与其他有相似临床表现的疾病相鉴别。在鉴别诊断困难时，应请相关科室医师会诊，并做相应检查，以排除其他疾病，切勿盲目地急于手术。笔者认为，如果对急性阑尾炎的诊断有怀疑，但又需急诊手术时，最好不要选择麦氏切口，应选择剖腹探查切口。笔者认为：选择对应于麦氏点的右侧腹直肌外侧或经腹直肌小切口为宜，其显露并不亚于麦氏切口，如为其他疾病可上下延长切口以利手术。在术中，如阑尾的炎症程度与临床表现不符者，应该考虑妇科疾病及其他疾病所致，阑尾可能是继发性改变，术中应仔细探查，并请相关科室医师台上会诊，以保安全。

六、治疗

原则上急性阑尾炎一经确诊，应尽早行阑尾切除术。因早期手术简单有效，又可减少术后并发症的发生。如阑尾坏疽穿孔后再手术，不但手术操作困难，且术后并发症增加。术前、术后使用有效抗生素以控制感染。手术应注意以下事项：①正确选择手术切口，笔者认为，不要过于强调小切口，应便于手术野的暴露与探查，直观下行阑尾手术；②重视手术切口的保护和处理，以防止术后切口的感染，一旦发生术后切口感染，愈合的时间很长；③充分显露，在直视下切除阑尾；④确保阑尾完整切除，以防再发阑尾残株炎；⑤吸净脓液，必要时冲洗腹腔，并放置有效腹腔引流，以防术后腹腔脓肿的发生；⑥术中阑尾炎性改变不能解释临床症状时，应考虑阑尾为继发炎性改变，应仔细探查，寻找原发疾病并做相应处理，若忽视了这一点，后果可能十分严重；⑦注意罕见的畸形阑尾炎，如盲肠壁内阑尾；⑧注意回盲部的改变，以防漏诊，特别是中老年人结肠癌并发阑尾炎；⑨重视阑尾残端的处理，以防术后粪瘘；⑩切实结扎阑尾系膜，以防术后出血。

非手术治疗仅适应于：①急性单纯性阑尾炎；②急性阑尾炎的诊断尚未确定，且无剖腹探查指征；③有手术禁忌证者；④已形成炎性肿块，且无扩张趋势者。非手术治疗主要是选择有效抗生素和补液治疗，并须严密观察病情变化，防止非手术治疗期间阑尾坏疽穿孔或脓肿破裂。

七、急性阑尾炎的并发症及其处理

1. 腹腔脓肿　是阑尾炎未经及时治疗的后果。以阑尾周围脓肿最常见，也可见于盆腔、膈下或肠间隙等处。临床表现有触痛性肿块、腹胀、肠鸣音减弱、全身中毒症状等。B 超和 CT 检查有助于诊断并可定位。脓腔较小者，可选择非手术治疗，主要选择有效抗生素和中药治疗。多数患者需行引流术，此时有学者认为，千万不能同时切除阑尾，可能发生肠瘘，亦可在 B 超或 CT 引导下穿刺抽脓、冲洗或置管引流，必要时手术切开引流，但应避免副损伤。治愈 3 个月后择期行阑尾切除术，以免阑尾炎复发。

2. 内、外瘘　阑尾周围脓肿如未及时引流，脓肿可向小肠或大肠内穿破，或阑尾根部坏疽穿孔，再向膀胱、阴道或腹壁穿破，形成内瘘或外瘘。消化道造影或外瘘置管造影有助于诊断和治疗。

3. 化脓性门静脉炎　该并发症虽然少见，但预后严重。由阑尾静脉内感染性血栓脱落至门静脉所引起，尚可导致全身性感染和细菌肝脓肿。临床表现为寒战、高热、轻度黄疸、肝大、剑突下压痛等，应密切观察及早诊断，及时处理。

（彭佑共）

第二节　慢性阑尾炎

大多数慢性阑尾炎（chronic appendicitis）由急性阑尾炎转变而来，少数亦可开始即呈慢性过程。其主要病变为阑尾壁不同程度的纤维化及慢性炎性细胞浸润。多数慢性阑尾炎患者阑尾腔内有粪石，或者阑尾粘连，淋巴滤泡过度增生，使管腔变窄。慢性阑尾炎由急性阑尾转变而来者，其阑尾壁增厚、发白、硬韧，呈纤维结缔组织增生改变，系膜缩短或因周围粘连而使阑尾扭曲，阑尾腔不规则、部分狭窄或完全闭塞，其远端可扩张，阑尾各层可能形成瘢痕。这些病变妨碍了阑尾的排空，阑尾腔内压力增高，压迫阑尾壁内神经而产生疼痛症状，在病理切片中发现了阑尾黏膜下和浆肌层充满淋巴细胞和嗜酸粒细胞，有时还可见到异物巨细胞。

没有急性阑尾炎发病史的慢性阑尾炎，其病理生理仍不清楚，可能由于阑尾腔内粪石等异物，淋巴增生，阑尾细长、扭曲，管腔或开口部狭窄造成梗阻，分泌物潴留刺激黏膜导致慢性炎症。因此有人认为右下腹痛而诊断为慢性阑尾炎，必须有阑尾壁的纤维化，黏膜慢性溃疡，淋巴细胞和嗜酸粒细胞浸润，瘢痕形成，阑尾管腔部分或完全梗阻。

既往有急性阑尾炎发作病史，持续性或复发右下腹痛，右下腹局限性固定压痛，诊断为慢性阑尾炎多不困难，既往无急性阑尾炎发作病史，主要症状为右下腹痛或伴胃肠功能障碍，诊断有时很困难，尚需排除其他一切可引起右下腹痛的疾病。诊断慢性阑尾炎最重要的体征是右下腹局限性固定压痛。

X线钡灌肠检查有助于诊断，且可排除结肠某些疾病。其表现有阑尾腔狭窄和不规则，阑尾不显影或充盈不规则，阑尾粪石，阑尾过长、扭曲，钡剂排出迟缓（72h后有钡剂残留）。但是阑尾不显影并不能肯定阑尾腔梗阻，因为正常阑尾亦可不显影。纤维肠镜检查无助于慢性阑尾炎的诊断，但可排除结肠及回肠末段其他疾病。

确定慢性阑尾炎之诊断应具有3个标准：①症状与体征存在超过2周；②手术与病理切片确定阑尾有慢性炎症；③阑尾切除后症状消失。因此确定慢性阑尾的诊断需慎重，尤其是既往无急性发作史者，其诊断有疑问时，需进行一些必要的检查，以排除其他疾病。慢性阑尾炎的治疗很简单，只需行阑尾切除术，但仍有发生并发症的可能。故不可贸然手术，以免延误患者的诊断和治疗。如果术中发现阑尾无明显病理改变，应仔细探查回肠末段、小肠系膜、盲肠、升结肠及右侧附件等。

（彭佑共）

参考文献

[1] 雷鸣，周然．外科疾病．北京：科学出版社，2011.

[2] 汤文浩．普外科精要．北京：科学出版社，2010.

[3] 赵华，皮执民．胃肠外科学．北京：军事医学科学出版社，2010.

[4] 王深明．血管外科学．北京：人民卫生出版社，2011.

[5] 姜洪池．普通外科疾病临床诊疗思维．北京：人民卫生出版社，2012.

[6] 王宇．普通外科学高级教程．北京：人民军医出版社，2015.

[7] 周奇，匡铭，等．肝胆胰脾外科并发症学．广州：广东科技出版社，2012.

[8] 高志靖．普通外科临床经验手册．北京：人民军医出版社，2014.

[9] 杨玻，宋飞．实用外科诊疗新进展．北京：金盾出版社，2015.

[10] 刘昌伟，王深明．血管外科手术学．北京：人民军医出版社，2013.

[11] 吴金术．肝胆胰外科急症病案精选．湖南：湖南科学技术出版社，2011.

[12] 倪世宇，苏晋捷，等．实用临床外科学．北京：科学技术文献出版社，2014.

[13] 王少文，蔡建辉，闻兆章．肿瘤科微创学．北京：科学技术文献出版社，2011.

[14] 李海燕，王淑云，等．外科疾病健康教育指导．北京：军事医学科学出版社，2010.

[15] 张书信，张燕生，等．肛肠外科并发症防范与处理．北京：人民卫生出版社，2012.

[16] 方先业，刘牧林．急腹症与腹部损伤诊疗学．北京：人民军医出版社，2010.

[17] 翟瑜，苏力，脱红芳．外科微创学．北京：科学技术文献出版社，2010.

[18] 吴在德．外科学．第7版．北京：人民卫生出版社，2010：308 – 313.

[19] 刘宗文，田薇薇．实用常见肿瘤的诊断与综合治疗．郑州：郑州大学出版社，2012.

[20] 孙燕．临床肿瘤学高级教程．北京：人民军医出版社，2011.

[21] 汤钊猷．现代肿瘤学．第3版．上海：复旦大学出版社，2011.

[22] 王冠军，赫捷．肿瘤学概论．北京：人民卫生出版社，2013.